U0232813

# 古今中成药验方精华

主　编　程宝书　刘晓鸿

副主编　张　杨　沈文娟

编　委（按姓氏笔画排序）

张艳秋　张轶雯　张德龙

周子薇　饶三寿　祝珍珍

程　镇　程艳红　虞翠芳

中国健康传媒集团

中国医药科技出版社

# 内 容 提 要

本书收载了古今中成药验方 1238 首,既有古代医家的经验,也有当代医家的创新。内、外、妇、儿、五官、骨伤等各种疾病,大多都能从本书中遴选出疗效恰好的方药。本书附有主治 – 方剂索引,方便读者查阅,故本书是中医临床工作者必备的参考书,也可供中医大专院校师生和中成药研究人员阅读。

**图书在版编目(CIP)数据**

古今中成药验方精华 / 程宝书,刘晓鸿主编 . — 北京:中国医药科技出版社,2022.4
ISBN 978–7–5214–2020–3

Ⅰ . 古… Ⅱ . ①程… ②刘… Ⅲ . ①中成药—手册 Ⅳ . ① R286–62

中国版本图书馆 CIP 数据核字(2020)第 178299 号

美术编辑 陈君杞
版式设计 也 在

出版 **中国健康传媒集团** | 中国医药科技出版社
地址 北京市海淀区文慧园北路甲 22 号
邮编 100082
电话 发行:010–62227427 邮购:010–62236938
网址 www.cmstp.com
规格 787 × 1092 mm $\frac{1}{16}$
印张 40 $\frac{1}{4}$
字数 854 千字
版次 2022 年 4 月第 1 版
印次 2022 年 4 月第 1 次印刷
印刷 三河市万龙印装有限公司
经销 全国各地新华书店
书号 ISBN 978–7–5214–2020–3
定价 **218.00 元**

获取新书信息、投稿、为图书纠错,请扫码联系我们。

# 编者的话

"有是症，用是药"是中医临证的一项重要原则，服用中成药则是贯彻这一原则的重要方法之一。为了继承发扬中成药这一宝贵遗产，提高中医临床的治疗水平，为中医事业的发展推波助澜，我们从近万种中成药处方中，根据自己的经验筛选出其中的疗效确凿者，编辑了这本《古今中成药验方精华》。

本书具有以下几个特色：

1. 承古创新：本书所选验方，既有古代流传下来的名方名药如十灰散、清瘟败毒丸等，又有在古方的基础上进行了加减变化的加味十全丸、加味香连丸等，体现出了"承古"的特点；更多收集的则是根据当代中医学家的经验研制出来的新药，如通幽润燥丸、银屑丸等，这类中成药展现出了中医临床和科研工作者的"创新"成果。

2. 内容丰富：本书所选验方，有治疗内科疾病的方药，如腹痛止泻丸、痰喘丸等；有治疗外科疾病的方药，如腰椎止痛丸、妙济丸等；有治疗妇科疾病的方药，如愈带丸、催乳丸等；有治疗儿科疾病的方药，如解热镇惊散、稚儿灵等；有治疗五官科疾病的方药，如鼻炎灵、滴耳油等；有治疗传染科疾病的方药，如瘰疬内消丸、感冒丸等；还有一些治疗疑难杂症的方药，如治疗小儿百日咳的鹭鸶咳丸、治疗疝气的橘核疝气丸、治疗滑胎的嗣育保胎丸、治疗风寒湿痹的疏风活络丸等。

3. 剂型多样：本书所选验方有多种剂型，有丸剂，如二仙丸、乌发丸等；有散剂，如丁桂散、七厘散等；有膏剂，如二龙膏、万应膏等；有丹剂，如三仙丹、大活络丹等；有片剂，如小儿鼻炎片、化癥片等；有水剂，如二黄烧伤药水、止痒消炎水等；有酒剂，如人参百岁酒、丁公藤风湿药酒等；有茶剂，如三花减肥茶、万应甘和茶等；有油剂，如八宝油、大风子油等；有粉剂，如八宝眼药粉、口疳吹药等；有药锭剂，如子宫锭、八宝梅花锭等。如此多的剂型，充分地反映了中医制药用药方法的多样性和灵活性，为中医临床开辟了众多合理的用药途径，保障了良好的治疗效果。

4. 实用性强：本书收载验方1238首，这些优秀的中成药凝聚了古今医家们的智慧和心血，为当今中医临床提供了值得借鉴的经验。这些中成药经过了长期临床验证获得了较好治疗效果的精品，受到了广大患者的信任，在民众中留下了很好的口碑。临床中合理地应用这些药物，必然会效若桴鼓，祛疾愈病。凡是在临床上遇到的各种病症，大多都能在本书中找到对症治疗的方药。从这一点上来讲，本书可以称为中医临床之宝典，参考用药的指南。

为保证原方的准确性，一些保护性动物药用品如犀角、虎骨、玳瑁、穿山甲等在书中保持原样，临床应用中应使用相应替代品。

我已进入耄耋之年，从事中医临床和科研50余载，编辑出版中医药专著40余册，本书是我非常满意的作品之一。故推荐给中医的临床医生、中成药开发研究人员、中医院校师生和中医爱好者，希望大家从中受益，为中医事业的繁荣和发展做出贡献。

程宝书

2021年10月

# 目录

## 十四画以上

# 1. 一片丹

《上海市药品标准》（1980 年版）

【**药物组成**】儿茶 300 克，淀粉 100 克，薄荷油 45 克，高良姜、甘草浸膏各 30 克，砂仁 25 克，糯米粉 20 克，樟脑 17 克，苯甲酸钠、生菜油各 10 克，蟾酥 0.5 克，甘草粉适量。

【**功效**】健脾消食，化痰通窍。

【**主治**】消化呆滞及晕动病等。

【**方药分析**】樟脑、砂仁、高良姜行气宽中，温中散寒，消食止痛；糯米粉健脾消食；儿茶、蟾酥清热解毒，化痰通窍；薄荷清利头目；甘草调和诸药。

【**形状与剂型**】为茶褐色片状物，具芳香气，味清凉带辣。每片 0.5 克。

【**用法与用量**】内服，每次 1 片，每天服 3 次。

【**贮藏**】密封，置阴凉干燥处，防潮防晒。

【**宜忌**】忌食生冷油腻食物。

# 2. 一扫光

《辽宁省药品标准》（1980 年版）

【**药物组成**】松香（制）、枯矾、章丹、黄柏各 15 克，冰片、轻粉各 5 克。

【**功效**】祛湿止痒，收敛生肌。

【**主治**】皮肤湿痒，黄水疮，秃疮，薄皮疮。

【**方药分析**】松香、枯矾、轻粉解毒杀虫，燥湿止痒；章丹提毒生肌；黄柏清热燥湿；冰片清热解毒，芳香化湿。

【**性状与剂型**】为无色或淡黄色粉末，气清香，味苦而辛凉。

【**用法与用量**】外用，干敷患处或麻油调敷。

【**贮藏**】密闭，置阴凉干燥处，防潮防晒。

【**宜忌**】勿入口。忌食辛辣。

# 3. 一扫光药膏

《吉林省药品标准》（1977 年版）

【**药物组成**】章丹 50 克，轻粉、铅粉、松香、煅石膏、枯矾各 25 克，凡士林 350 克。

【**功效**】解毒消肿，燥湿止痒。

【**主治**】皮肤诸疮，小儿胎毒，湿疹，黄水疮。

【**方药分析**】轻粉、铅粉、松香、枯矾解毒杀虫，燥湿止痒；煅石膏敛疮生肌；章丹提毒生肌。

**【性状与剂型】**为橙黄色的膏状物。

**【用法与用量】**疮口洗净消毒后，将药膏涂抹患处。

**【贮藏】**密闭，置阴凉和干燥处，防晒。

**【宜忌】**不可内服。急性湿疹，流水浸润者慎用。

# 4. 一把抓

*《河南省药品标准》（1984 年版）*

**【药物组成】**干姜（炮）、陈皮各 200 克，大黄 125 克，香附（醋炙）、巴豆霜各 120 克，山楂、槟榔、枳实（麸炒）各 75 克，党参 50 克，丁香 40 克。

**【功效】**攻积破滞，温中消食。

**【主治】**过食生冷，食滞腹痛。

**【方药分析】**党参益气健脾；山楂消食化积：干姜、丁香温中散寒；香附、枳实、陈皮行气破滞；巴豆霜、槟榔、大黄攻积导滞。

**【形状与剂型】**为褐色水丸，味苦，刺喉。

**【用法与用量】**内服。1 次 0.9 克，1 日 2 次。小儿酌减或遵医嘱。

**【贮藏】**密闭，置阴凉干燥处，防潮防晒。

**【宜忌】**孕妇及体弱者忌服。

# 5. 一厘金

*《北京市药品标准》（1983 年版）*

**【药物组成】**大黄、牵牛子(炒)各 60 克，黄连、天竺黄、琥珀、人参（去芦）各 15 克。

**【功效】**清热镇惊，导滞通便。

**【主治】**小儿胃肠滞热引起的烦躁身热，食积腹胀，大便燥结；或内热惊风，睡卧不安。

**【方药分析】**重用大黄泻热导滞通便；辅以牵牛子泻下去积滞；黄连清热泻火；天竺黄、琥珀清热镇惊；人参补脾益气，助中焦运化。

**【形状与剂型】**为土黄色的粉末，味苦，每袋装 0.18 克。

**【用法与用量】**内服，1 次 1 袋，1 日 1 次，白糖水或温开水冲服。周岁以内小儿酌减。

**【贮藏】**密闭，置室内阴凉干燥处，防潮。

**【宜忌】**忌食生冷油腻食物。

## 6. 一号抗热牛黄丸
《全国中成药产品集》

【药物组成】牛黄，珍珠，广角，黄连，雄黄，栀子，木香，黄芩，冰片，朱砂。

【功效】清热解毒，镇惊开窍。

【主治】用于温病热入心包引起的<u>发热惊痫</u>。

【方药分析】牛黄、广角、黄连、雄黄、栀子、黄芩清热解毒；木香行气解郁；冰片、珍珠、朱砂清热开窍，镇惊安神。

【形状与剂型】丸剂，每丸重3克。

【用法与用量】内服，1次服1丸，1天服3次。

【贮藏】密闭，置室内阴凉干燥处，防晒。

【宜忌】忌食辛辣食物。

## 7. 一枝蒿伤湿去痛膏（痛贴灵）
《全国中成药产品集》

【药物组成】一枝蒿，川乌，草乌。

【功效】祛风除湿，活血止痛。

【主治】<u>风湿节性关节痛</u>，<u>肌肉痛</u>，<u>头痛</u>，<u>牙痛</u>，<u>腰痛及瘀血不止</u>。

【方药分析】本品以一枝蒿为主药，活血祛风，除湿止痛；配川乌、草乌祛寒湿，散风邪，温经止痛。

【形状与剂型】硬膏剂。

【用法与用量】外用，贴敷患处。

【贮藏】密闭，置室内阴凉干燥处，防晒。

## 8. 一粒珠
《良方集腋》

【药物组成】穿山甲（炙）800克，苏合香150克，麝香、冰片、雄黄（飞）、朱砂（飞）各20克，牛黄、珍珠（飞）各15克，蟾酥5克。

【功效】解毒消肿，醒神解痉。

【主治】一切痈疽，<u>肿毒</u>，<u>流注</u>，<u>小儿惊风</u>。

【方药分析】方中重用穿山甲活血通络，消肿排脓；苏合香开窍醒神，辟秽止痛；麝香活血散结，通络止痛；牛黄、冰片、雄黄、朱砂清热解毒，化腐消肿，开窍定惊；蟾酥解毒消肿，开窍解痉；珍珠镇心定惊，解毒生肌。

【性状与剂型】为黄色米糊丸，气芳香，味苦而咸，每粒重1克。

【用法与用量】内服。1 日 1 粒，重症加倍。

【贮藏】密闭，置室内阴凉干燥处，防潮防晒。

【宜忌】孕妇忌服。

## 9. 一捻金

《古今医鉴》

【药物组成】牵牛子（炒）200 克，大黄、槟榔、人参各 100 克，朱砂 30 克。

【功效】消食导滞，泻热通便。

【主治】小儿停乳停食，腹满便秘，痰涎壅盛。

【方药分析】大黄、牵牛子泻热通便，荡涤胃肠积滞；槟榔破气导滞，逐痰消胀；人参补脾益气，扶正固本；朱砂清热解毒，镇心安神。

【性状与剂型】为黄棕色至黄褐色的粉末，气微，味微苦而涩，每袋内装 1.2 克。

【用法与用量】内服，1 次 0.6 克，1 日 2 次。周岁以内小儿酌减。

【贮藏】密闭，置室内阴凉干燥处，防潮防晒。

【宜忌】忌食辛辣、生冷、油腻、腥膻等食物。脾虚体弱者忌服。

## 10. 乙肝宁冲剂

《全国中成药产品集》

【药物组成】黄芪，绵茵陈，太子参，何首乌，白芍，川楝子，白花蛇舌草，金钱草，蒲公英，牡丹皮，茯苓，白术。

【功效】调气健脾，滋肾养肝，利胆清热，活血化瘀。

【主治】用于乙型肝炎病毒抗原阳性者，慢性肝炎，慢性活动性肝炎，对急性肝炎也有一定疗效。

【方药分析】黄芪、太子参、何首乌、白芍、白术、茯苓健脾益气，养血柔肝；绵茵陈、金钱草、白花蛇舌草、蒲公英、牡丹皮清热利湿，凉血解毒；川楝子疏肝理气。

【性状与剂型】冲剂。每袋 25 克。

【用法与用量】内服。1 次服 1 袋，1 天服 2 次。

【贮藏】密闭，放阴凉干燥处，防晒。

## 11. 二龙膏

《全国中成药产品集》

【药物组成】活鳖，三棱，莪术，乳香，没药。

【功效】消积化癥，止痛。

【**主治**】气血凝结引起之癥积痞块，脘腹疼痛，经血不通，小儿痞积，消瘦腹大。

【**方药分析**】活鳖消积化痞；三棱、莪术、乳香、没药活血止痛。诸药相合消积止痛。

【**性状与剂型**】膏药剂，每张 6 克。

【**用法与用量**】外用，外敷患处。

【**贮藏**】密闭，放阴凉干燥处，防晒。

【**宜忌**】皮肤过敏者忌用。

# 12. 二仙丸

《山西省药品标准》（1983 年版）

【**药物组成**】黑木耳 600 克，苍术 100 克，制川乌、制草乌、杜仲炭、牛膝、升麻、神曲各 20 克。

【**功效**】暖骨搜风，除湿祛寒。

【**主治**】中风受寒，腰腿疼痛，手足麻木，拘挛痿软。

【**方药分析**】黑木耳善除湿祛寒，故为主药；辅以苍术祛风湿，川乌、草乌暖骨搜风；另配杜仲补肾阳以暖骨，升麻助苍术以祛风寒湿邪，神曲开胃消食以助药消化吸收，牛膝引诸药下行以治风寒湿在下之证。

【**性状与剂型**】为糖衣小水丸，除去糖衣后，呈黑褐色，味先甜后微苦，每 10 粒重 1.2 克。

【**用法与用量**】内服，1 次 6 克，1 日 2 次。

【**贮藏**】密闭，置室内阴凉干燥处，防潮防晒。

【**宜忌**】忌辛辣食物。孕妇忌服。川乌、草乌有毒，不可过量服用。

# 13. 二仙膏

《山东省药品标准》（1986 年版）

【**药物组成**】人参，鹿角胶。

【**功效**】滋阴助阳，益气养血。

【**主治**】气血两虚，神疲体倦。

【**方药分析**】人参大补元气，补脾益肺；鹿角胶补肾阳，益精血。两药相合，一补阴补气，一补阳补血，阴阳两济，气血双补，共奏滋阴助阳、益气养血之功，以治气血两虚之证。

【**性状与剂型**】为棕褐色稠厚的半流体，气香，味甜，每瓶装 250 克。

【**用法与用量**】内服，1 次 20 克，1 日 2 次白开水冲服。

【**贮藏**】密闭，置阴凉干燥处，防晒。

# 14. 二冬膏

《张氏医通》

【药物组成】天门冬、麦门冬各 500 克。

【功效】养阴，清肺。

【主治】肺燥咳嗽少痰，咽干喉痛。现用治干燥性鼻炎。

【方药分析】天门冬、麦门冬皆甘苦性寒，入肺经，有养阴清热之效。二药相须，可养肺阴、润肺燥、清肺热，故适用于温燥伤肺、肺失肃降之肺燥咳嗽，表现为干咳少痰，咽干喉痛等症。

【性状与剂型】棕黄色稠厚的半流体膏剂，味甜，微苦。

【用法与用量】内服，1 次 9~15 克，1 日 2 次，开水冲服。

【贮藏】密闭，置阴凉处保存，防潮防晒。

【各家论述】《本草蒙荃》："天门冬、麦门冬，并入手太阴经，而能祛烦解渴，止咳消痰，功用似同，实亦有偏胜也。麦门冬兼行手少阴心，每每清心降火，使肺不犯于贼邪，故止咳立效；天门冬复走足少阴肾，屡屡滋肾助元，令肺得全其母气，故消痰殊功。"

# 15. 二母丸

《全国中药成药处方集》(1965 年版)

【药物组成】川贝母、酒大黄各 160 克，酒黄芩、天花粉、桔梗各 80 克，知母（炒）、前胡、杏仁、炙桑白皮各 40 克。

【功效】清肺化痰，润肺止咳。

【主治】肺热咳嗽，肺燥咳嗽，痰涎壅盛，咽喉肿痛，口鼻生疮，大便秘结，小便赤黄。

【方药分析】方中重用酒制大黄与酒制黄芩，清泻上焦肺热；川贝母既清热化痰又润肺止咳，为治热痰、燥咳之佳品；知母、天花粉有清肺热、生津润燥之功；佐加前胡、桔梗、杏仁、桑白皮等泻肺降气，化痰止咳平喘；桔梗又开宣肺气，载药上行为使。

【性状与剂型】为暗黄绿色圆球形蜜丸，味苦，麻，每丸重 10 克。

【用法与用量】内服，1 次 1 丸，1 日 2 次。

【贮藏】密闭，置阴凉干燥处，防潮防蛀。

【宜忌】忌食辛辣食物。

## 16. 二母宁嗽丸（1）

《辽宁省药品标准》（1980 年版）

【**药物组成**】知母、川贝母、天冬、瓜蒌子（炒）、生地黄、麦冬各 150 克，茯苓、白果仁、北沙参、苦杏仁（炒）、白芍各 100 克，百部、甘草、清半夏各 50 克。

【**功效**】养阴润肺，止咳定喘。

【**主治**】肺热咳嗽，痰中带血，气促胸满，口燥咽干。

【**方药分析**】川贝、知母两药均可清肺，滋阴润燥，且川贝尚有较好的化痰止咳之功，两者相互为用，共为主药；辅以天冬、麦冬、沙参、地黄滋阴润肺；瓜蒌子清热化痰，白果敛肺止喘，百部润肺止咳，杏仁降肺气止咳喘，加少量半夏以燥湿化痰，以上均为佐药；白芍养血敛肺阴，甘草既可润肺止咳，又可调和诸药，共为使药。

【**性状与剂型**】味甘、微辛，黑褐色圆形蜜丸。每丸重 10 克。

【**用法与用量**】内服，1 次 1 丸，1 日 2 次，小儿酌减。

【**贮藏**】密闭，置阴凉干燥处，防潮防蛀。

【**宜忌**】忌食辛辣食物。

## 17. 二母宁嗽丸（2）

《古今医鉴》

【**药物组成**】生石膏 200 克，川贝母、知母各 150 克，栀子、黄芩各 120 克，茯苓、桑白皮、陈皮各 100 克，枳实（麸炒）、瓜蒌子（炒）各 70 克，生姜 30 克，五味子、甘草各 20 克。

【**功效**】清热化痰，止咳平喘。

【**主治**】肺热咳嗽气喘；或肺虚燥咳，痰黏咽干。

【**方药分析**】川贝、知母两药均可清肺，滋阴润燥，且川贝尚有较好的化痰止咳之功，两者相互为用，共为主药；生石膏、栀子、黄芩、桑白皮配合知母清泻肺热；瓜蒌仁、五味子配合川贝润肺敛肺止咳；茯苓、枳实、陈皮健脾行气，祛痰止咳，共为佐药；生姜与甘草调和诸药，共为使药。

【**性状与剂型**】黑褐色大蜜丸，味甘，微苦，每丸重 6 克。

【**用法与用量**】内服，1 次 1 丸，1 日 2 次。

【**贮藏**】密封，置阴凉干燥处，防潮防蛀。

【**宜忌**】忌食辛辣食物。

## 18. 二母安嗽丸

*《甘肃省药品标准》*（1978 年版）

【**药物组成**】款冬花（蜜制）180 克，紫菀、百合（蜜制）、玄参（去芦）、麦门冬、苦杏仁（去皮、炒）各 60 克，浙贝母 30 克。

【**功效**】清肺化痰，润肺止咳。

【**主治**】虚劳久咳，春秋俱发，咳嗽痰喘，骨蒸潮热，音哑声重，口燥舌干，痰涎壅盛。

【**方药分析**】款冬花润肺下气，止咳化痰，故以此为主药；辅以紫菀化痰止咳，浙贝清肺化痰止咳；百合、玄参、麦门冬润肺，止咳，生津；苦杏仁止咳平喘。

【**性状与剂型**】棕黑色的大蜜丸，气微，味甘，微苦，每丸重 9 克。

【**用法与用量**】内服，1 次 1 丸，1 日 2 次。

【**贮藏**】密闭，置阴凉干燥处，防潮防蛀。

【**宜忌**】忌食辛辣食物。

## 19. 二地膏

*《江苏省药品标准》*（1977 年版）

【**药物组成**】地黄、地黄（熟）各 1250 克。

【**功效**】滋阴凉血，补血益精。

【**主治**】真阴不足，精血两亏，虚劳赢瘦，腰疲腿软。

【**方药分析**】地黄滋阴凉血；熟地亦可滋阴，补血益精。两地相合，其滋阴，补血养精力强，故以治真阴不足、精血两亏之证。

【**性状与剂型**】棕黑色的稠膏，味微甜，略涩。

【**用法与用量**】内服，1 次 9~12 克，1 日 2 次。

【**贮藏**】密闭，贮阴凉干燥处，防晒。

【**宜忌**】忌食辛辣食物。

【**各家论述**】《医方集解》："补腰膝，壮筋骨，强阴肾，乌髭发。"

## 20. 二至丸

*《医方集解》*

【**药物组成**】女贞子（蒸）、墨旱莲各 150 克。

【**功效**】补肝肾，滋阴，止血。

【**主治**】头晕目眩，腰膝酸软，耳鸣，咽干，鼻燥易出血。

【**方药分析**】女贞子与墨旱莲相配伍，滋养肝肾之阴，墨旱莲又凉血止血。

故善治肝肾阴虚及出血等证。

【性状与剂型】黑褐色的水蜜丸，气微，味甘而苦。

【用法与用量】内服，1次9克，1日2次。

【贮藏】密闭，置阴凉干燥处，防潮防蛀。

【宜忌】忌食辛辣食物。

【各家论述】《成方切用》："女贞甘平，少阴之精，隆冬不凋，其色青黑，益肝补肾；旱莲甘寒汁黑，入肾补精，故能益下而荣上，强阴而黑发也。"

## 21. 二至益元酒
《全国医药产品大全》

【药物组成】女贞子、墨旱莲各17克，熟地黄、桑椹各13克。

【功效】滋养肝肾，益血培元。

【主治】肝肾不足，腰膝疲软，眩晕失眠。

【方药分析】女贞子配墨旱莲以滋养肝肾；熟地配桑椹以滋阴养血而培元。制成酒剂，以取酒助气血速行之意。

【性状与剂型】棕红色的澄清液体，气微，味微甜，辛。

【用法与用量】内服，1次30毫升，1日2次。

【贮藏】密封，置阴凉处保存，防晒。

【宜忌】忌食辛辣食物。

## 22. 二陈丸
《上海市药品标准》（1974年版）

【药物组成】姜半夏200克，鲜生姜、茯苓、橘皮各100克，甘草(蜜炙)50克。

【功效】除湿化痰，调气和胃。

【主治】痰饮咳嗽，胀满呕恶，头晕心悸。

【方药分析】半夏性燥而温，燥湿化痰，和胃止呕为主；陈皮辛苦而温，理气健脾，祛痰除湿为辅；茯苓、鲜生姜健脾利湿，断其流，竭其源，则湿无所聚为佐药；甘草和中补脾，且制半夏之毒为使药。

【性状与剂型】米黄色水丸剂，味微甘而辛。

【用法与用量】内服，1次15克，1日2次，饭前服用。

【贮藏】密封，置阴凉处保存，防晒。

【宜忌】忌食油腻厚味。

【各家论述】《医方考》："痰湿为患，此方主之。湿痰者，痰之源于湿也。水饮入胃，无非湿化，脾胃不能克制，停于膈间，中下二焦之气，熏蒸稠黏，稀则曰饮，稠则曰痰。痰生于湿，故曰湿痰也。是方也，半夏辛温能燥湿，茯苓甘淡能渗湿，湿去则痰无由以生，所谓治病必求其本也。陈皮辛温能利气，甘草甘平能益脾，益脾则土足以制湿，利气则痰无能留滞。益脾治其本，利气治其标也。"

## 23. 二妙丸
### 《丹溪心法》

【药物组成】苍术、黄柏各 500 克。

【功效】清热燥湿。

【主治】湿热下注，足膝红肿热痛，下肢丹毒，白带，阴囊湿疹。

【方药分析】黄柏苦温，清热燥湿；苍术燥湿健脾。两药各等分，清热燥湿。

【性状与剂型】为灰黄色水丸剂，气微香，味苦涩，60 粒重 3 克，每袋装250 克。

【用法与用量】内服，1 次 6~9 克，1 日 2 次。

【贮藏】密闭，置阴凉干燥处，防潮防蛀。

【宜忌】忌食炙煿肥甘之品。阴虚者禁用。

【各家论述】《成方便读》："二妙丸，苍术、黄柏治湿热盛于下焦，而成痿证者。方中苍术，辛苦而温，芳香而燥，直达中州，为燥湿强脾之主药，但病既传于下焦，又非治中可愈。故以黄柏苦寒下降之品，入肝肾直清下焦之湿热。标本并治，中下两宜，如邪气盛而正不虚者，即可用之。"

## 24. 二味枳术丸
### 《脾胃论》

【药物组成】白术（土炒）60 克，枳实（麸炒）30 克。

【功效】健脾祛湿，消积化滞。

【主治】脾胃虚弱，饮食停滞，腹胀痞满，肠鸣泄泻。

【方药分析】白术苦温健脾化湿；枳实苦寒下气，消痞泻满。方中白术倍于枳实，意在寓消于补，达到扶正祛邪之目的。

【性状与剂型】为灰褐色小粒水丸，具特异香气，味苦，每袋内装 6 克。

【用法与用量】内服，1 次 6~9 克。1 日 2 次，饭前服用。

【贮藏】密闭，置阴凉干燥处，防潮防晒。

【宜忌】忌食生冷黏腻等不易消化的食物。

## 25. 二益丸
### 《内蒙古药品标准》（1882 年版）

【药物组成】白芷 200 克，当归 120 克，肉桂（去粗皮）60 克，肉豆蔻（煨）、砂仁（炒）、木香、制附子、蛇床子、甘草（蜜制）、龙骨（煅）、吴茱萸（炒）、橘红、细辛、花椒（去目、炒）、檀香、枯矾、山奈、海螵蛸（去硬壳）各40克，豆蔻、丁香、母丁香各20克。

【功效】调经养血，止带暖宫。

【主治】经血不调，赤白带下，行经腹痛。

【方药分析】肉豆蔻、豆蔻、砂仁、橘红温中行气化湿；丁香、母丁香、肉桂、制附子、吴茱萸、细辛、花椒、蛇床子、檀香温肾壮阳，散寒止痛；龙骨、海螵蛸收敛止带；白芷、山奈祛风通络，燥湿止痛；木香行气止痛；当归活血止痛；枯矾解毒杀虫，燥湿止痒；甘草调和诸药。

【性状与剂型】为黄棕色或灰褐色蜜丸，气香，味辛甘涩苦，每丸重6克。

【用法与用量】内服，1次1丸，1日2次，黄酒或温开水送服。

【贮藏】密闭，置阴凉干燥处，防潮防蛀。

【宜忌】忌生冷黏腻之物。孕妇忌服。

## 26. 二黄烧伤药水

《全国医药产品大全》（1988年版）

【药物组成】地榆、黄芩、黄柏、虎杖、白及、桃树皮各150克。

【功效】清热解毒，收敛生肌。

【主治】Ⅰ、Ⅱ度烧伤。

【方药分析】地榆凉血止血，解毒敛疮；黄芩、黄柏清热燥湿，泻火解毒；虎杖活血定痛，清热解毒；白及收敛止血，消肿生肌；桃树皮清热燥湿，活血止痛。

【性状与剂型】褐红色透明液体，每毫升相当于原生药各0.15克。

【用法与用量】清创后，将药液压入灭菌喷雾器内，直接喷在创面上。一般喷6次，2小时左右结痂。深Ⅰ度渗出液较多时，可增加喷药次数。喷药后，采取暴露疗法，保持创面干燥。

【贮藏】密闭保存，防晒。

【宜忌】外用药，不可内服。

## 27. 二零四胃药

《全国医药产品大全》（1988年版）

【药物组成】枯矾250克，海螵蛸187克，延胡索63克，蜂蜜200克。

【功效】止痛制酸，促使溃疡愈合。

【主治】胃及十二指肠球部溃疡，胃炎。

【方药分析】延胡索活血，利气，止痛；海螵蛸收敛止血，生肌祛湿，制酸固精；枯矾收敛止血，燥湿祛痰；蜂蜜甘缓益中。

【性状与剂型】淡灰黄色或淡灰色片剂，味涩而微苦，每片重0.6克。

【用法与用量】内服，1 次 5~7 片，1 日 3~4 次，痛时也可服用。

【贮藏】密闭，置干燥处保存，防潮。

【宜忌】忌生冷黏腻之食物。

# 28. 十二太保丸
《全国医药产品大全》

【药物组成】白芍 619 克，当归、川芎各 466 克，贝母 309 克，黄芪 269 克，荆芥 251 克，蕲艾、厚朴各 213 克，枳壳 194 克，羌活、甘草各 156 克，菟丝子 30 克。

【功效】理气开郁，养血安胎。

【主治】孕妇气血不调，胎动不安，预防流产。

【方药分析】当归、川芎、白芍善调肝血，利于养血补血；黄芪、甘草、蕲艾补中益气，以助养血安胎；菟丝子补阳益阴，安胎；厚朴、枳壳理气开郁；羌活、荆芥祛风；贝母清热散结，可起到预防流产的作用。

【性状与剂型】黑色的大蜜丸，气香、味甘，微苦、辛，每丸重 7.5 克。

【用法与用量】内服，1 次 1 丸，1 日 2 次。

【贮藏】密闭，置阴凉干燥处，防潮防蛀。

【宜忌】忌生气。忌房事。

# 29. 十二红药酒
《全国医药产品大全》(1986 年版)

【药物组成】大枣 800 克，地黄、续断各 600 克，黄芪、牛膝各 500 克，首乌（制）、党参、茯苓、杜仲各 400 克，山药、龙眼肉、当归各 300 克，红花、甘草各 100 克。

【功效】益气养血，健脾和胃，益肾填精。

【主治】神经衰弱，耳鸣目眩，惊悸健忘，神疲倦怠，纳呆等。

【方药分析】黄芪、党参、茯苓、大枣、甘草、山药健脾益气，使气血之化源充足；地黄、龙眼肉、首乌、牛膝、续断、杜仲壮元益肾，使先天之本得固；两组药物合用，脾健肾旺，则气血充盛，更配当归、红花养血活血则药效更佳。

【性状与剂型】红棕色澄清液体，酒剂，味甜，微苦，每瓶装 500 毫升。

【用法与用量】内服，1 次 20~30 毫升。早晨及临睡前各服 1 次。

【贮藏】密闭，置阴凉干燥处，防晒。

【宜忌】忌食生冷黏腻及膏粱厚味。

## 30. 十七味沉香丸

《全国医药产品大全》

【**药物组成**】诃子 150 克，沉香、刺绿绒蒿、余甘子、打箭菊各 100 克，木香、毛诃子各 80 克，勒哲 70 克，广枣、刀豆各 50 克，安息香、藜豆、草乌、蛇床子各 40 克，丁香、肉豆蔻各 30 克，兔心 10 克。

【**功效**】补肾，安神。

【**主治**】心悸失眠，神志紊乱，头昏耳鸣，腰背酸痛，颈项强直。

【**方药分析**】安息香开窍辟秽，行气血；兔心养心安神；丁香、沉香温肾助阳纳气；肉豆蔻、木香温中行气，消食止痛；蛇床子温肾壮阳，散寒祛风；草乌祛风湿，散寒止痛；刀豆、诃子、藜豆补肾散寒，下气利肠胃；刺绿绒蒿补肾健脑，补脾益气；余甘子、打箭菊等滋阴凉血，泻火平逆，散瘀止痛；毛诃子、广枣清热养心。

【**性状与剂型**】黄棕色水丸，气香，味苦，微酸，每 10 丸重 5.8 克。

【**用法与用量**】内服，1 次 4~5 丸，1 日 2 次。

【**贮藏**】密闭，置阴凉干燥处，防潮防晒。

【**宜忌**】忌食辛辣及膏粱厚味。

## 31. 十五制清宁丸

《山西省药品标准》（1983 年版）

【**药物组成**】大黄（切片）5000 克，黄酒 2000 毫升，牛乳、藕汁各 625 毫升，绿豆、大麦、黑豆、槐叶、桑叶、枇杷叶、车前草各 150 克，厚朴、陈皮、半夏（制）、白术、香附、黄芩各 50 克。

【**功效**】泻热润燥，清理肠胃。

【**主治**】饮食停滞，腹胁胀满，头晕口干，大便秘结。

【**方药分析**】大黄泻热攻积，清理肠胃，故为主药；辅以黄芩清热泻火；车前草、槐叶利尿导热从小便出；桑叶、枇杷叶、藕汁润肺燥；厚朴、陈皮行气宽中；半夏降逆和胃；白术健脾，香附理气止痛；黄酒缓大黄峻泻，绿豆、大麦、黑豆、牛乳清理肠胃。

【**性状与剂型**】为黑褐色小水丸，味苦，每 10 粒重 0.52 克，每袋装 9 克。

【**用法与用量**】内服，1 次服 6~9 克，1 日 1~2 次。

【**贮藏**】密闭. 置阴凉干燥处，防潮防晒。

【**宜忌**】忌食辛辣及膏粱厚味。

# 32. 十灰散

*《十药神书》*

【**药物组成**】大蓟、小蓟、荷叶、侧柏叶、茅根、茜草、山栀、大黄、牡丹皮、棕榈皮各等份。

【**功效**】凉血止血。

【**主治**】血热妄行之<u>呕血</u>、<u>吐血</u>、<u>咯血</u>、<u>衄血</u>、<u>崩漏</u>等症。各种内出血都可应用，咯血、衄血更为适宜。对于<u>消化道出血</u>、<u>呼吸道出血</u>来势暴急属血热者，可作应急之用。

【**方药分析**】大蓟、小蓟、侧柏叶、茅根、茜草、山栀皆为凉血止血之品，益以棕榈皮收涩止血，荷叶散瘀止血；大黄下行，能泻血分实热，兼以祛瘀。合而成方，以凉血止血为主，同时配伍活血化瘀之品，使血止而不留瘀。方中诸药均炒炭存性，以加强收涩止血作用。

【**性状与剂型**】为棕黑色粉剂，味微苦，每包重 9 克。

【**用法与用量**】内服，1 次 6~9 克，1 日 2~3 次。

【**贮藏**】密闭，阴凉干燥处保存，防潮防晒。

【**宜忌**】孕妇忌服，忌食辛辣厚味。忌气恼、房欲。

【**各家论述**】《成方便读》："治一切吐血咯血不止，先用此遏之。大吐血咯血，固有阴虚阳虚之分，虚火实火之别，学者固当预为体察，而适遇卒然暴起之证，又不得不用急则治标之法，以遏其势。然血之所以暴涌者，姑无论其属虚属实，莫不皆由气火上升所致，丹溪所谓气有余即是火。即不足之证，亦成上实下虚之势。火者南方之色，凡火之胜者，必以水济之。水之色黑，故此方囊集诸凉血活血散血行血之品，各烧灰存性，使之凉者凉，活者活，散者散，行者行，由各本质而化为北方之色，即寓以水胜火之意。用童便调服者，取其咸寒下行，降火甚速；血之上逆者，以下行为顺耳。"

《血证论》："吹鼻止衄，刃伤止血，皆可用之。""得力全在山栀之清，大黄之降。火清气降，而血自宁。全药皆引血之品，只借以响导耳。"

# 33. 十珍香附丸

*《山东省药品标准》*（1986 年版）

【**药物组成**】党参、熟地黄各 150 克，白术（麸炒）、茯苓、白芍（酒炙）、香附（盐醋炙）、当归各 100 克，甘草、川芎、延胡索（醋炙）各 50 克。

【**功效**】补气养血，调经止痛。

【**主治**】<u>肝脾不调</u>，<u>气郁不舒</u>，<u>胸胁胀满</u>，<u>少腹坠痛</u>，<u>月经不调</u>，<u>赤白带下</u>。

【**方药分析**】党参、白术、茯苓、甘草补气健脾；当归、白芍、熟地、川芎、补血活血；延胡索、香附理气活，调经止痛。

【**性状与剂型**】黑褐色的蜜丸，味甜，麻，微苦，每丸重 10 克。

【**用法与用量**】内服，1 次 1 丸，1 日 2 次。

【**贮藏**】密闭，置阴凉干燥处，防潮防蛀。

【**宜忌**】伤风感冒忌用。

## 34. 十香丸

《上海市药品标准》（1974 年版）

【**药物组成**】木香 200 克，广藿香 150 克，沉香、降香、香附（制）、檀香、乌药、甘草各 100 克，丁香 50 克，乳香（制）30 克。

【**功效**】行气止痛。

【**主治**】气滞郁结，脘腹胀痛。

【**方药分析**】木香、沉香、降香、香附、檀香、乌药、丁香均为芳香行散之品，可行气止痛，调中温肾；乳香活血行气止痛；藿香善化湿浊，以除脘腹胀满；甘草调和诸药。

【**性状与剂型**】黑色大粒蜜丸，气芳香，味甜，有辛辣感。

【**用法与用量**】内服，1 次 1 丸，1 日 2 次。

【**贮藏**】密闭，置阴凉干燥处，防潮防蛀。

【**宜忌**】忌食生冷腻滞食物。

## 35. 十香止痛丸

《吉林省药品标准》（1977 年版）

【**药物组成**】醋香附 400 克，醋延胡索、醋五灵脂、姜厚朴、乌药、香橼、酒大黄各 200 克，檀香、炒乳香、降香、木香、蒲黄各 100 克，沉香、零陵香、香排草、砂仁、丁香各 25 克，高良姜 15 克。

【**功效**】舒气解郁，散寒止痛。

【**主治**】气滞胃寒，两胁胀满，脘腹疼痛。

【**方药分析**】香附、檀香、木香、降香、乳香、香橼、零陵香、香排草理气宽中止痛；丁香、沉香温中散寒，降逆止痛；砂仁、乌药、厚朴行气止痛；高良姜温中散寒；五灵脂、蒲黄、延胡索活血散瘀止痛；熟大黄清积导滞。

【**性状与剂型**】类圆球形，棕黑色的蜜丸，气芳香，味辛、微苦，每丸重 10 克。

【**用法与用量**】内服，1 次 1 丸，1 日 2 次，温开水送服。

【**贮藏**】密闭，放阴凉干燥处，防潮防蛀。

【**宜忌**】孕妇忌服。

## 36. 十香返生丸（十香返生丹）

《北京市药品标准》（1983 年版）

【**药物组成**】甘草 60 克，沉香、丁香、檀香、青木香、香附（醋炙）、降香、广藿香、乳香（醋制）、天麻、僵蚕（麸炒）、郁金、莲子心、瓜蒌子（蜜炙）、金礞石（煅）、诃子肉（煨）各 30 克。每 510 克细粉兑研苏合香、安息香、朱砂粉、琥珀粉各 30 克，人工牛黄 15 克，麝香 15 克，冰片 7.5 克。

【**功效**】开窍化痰、镇静安神。

【**主治**】<u>言语不清</u>，<u>神志昏迷</u>，<u>痰涎壅盛</u>，<u>牙关紧闭</u>。

【**方药分析**】苏合香、安息香、麝香、冰片芳香开窍；沉香、丁香、木香、檀香、青木香、香附、乳香、降香、郁金、瓜蒌仁降逆理气祛痰化瘀；朱砂、牛黄、琥珀、莲子心清心，镇惊安神；加诃子肉以防寒药伤胃，并能化痰；天麻、僵蚕祛风化痰；金礞石去顽痰；藿香、甘草醒脾和胃。

【**性状与剂型**】为深棕色的大蜜丸，气芳香，味甘、苦，每丸重 6 克。

【**用法与用量**】内服，1 次 1 丸，1 日 2 次，或遵医嘱。

【**贮藏**】密闭，置室内阴凉干燥处，防潮。

【**宜忌**】孕妇忌服。

## 37. 十香肚痛散

《全国中成药产品集》

【**药物组成**】木香，藿香，沉香，丁香，檀香，降香，乳香，没药，香附，乌药，苍术，厚朴，枳壳，高良姜。

【**功效**】行气止痛，止呕止泻。

【**主治**】<u>腹痛</u>，<u>腹泻</u>。

【**方药分析**】木香、沉香、丁香、檀香、乌药、高良姜温中散寒，和胃止呕；厚朴、枳壳理气止痛；藿香、苍术燥湿化浊；乳香、没药、香附活血定痛。

【**性状与剂型**】散剂，每袋 1 克。

【**用法与用量**】内服，1 次 1 袋，1 日 2 次，或遵医嘱。

【**贮藏**】密闭，置室内阴凉干燥处，防潮防晒。

【**宜忌**】忌食生冷腻滞等不易消化的食物。

## 38. 十香定痛丸

《北京市药品标准》（1983 年版）

【**药物组成**】香附（醋炙）、牵牛子（炒）各 120 克，丁香、母丁香、降香、木香、乳香（醋炙）、枳实、厚朴（姜炙）、三棱（麸炒）、莪术（醋炙）、五灵脂（醋炙）、片姜黄、延胡索（醋炙）、白芍、没药（醋炙）、白术、山楂、茯苓、高良姜、石菖蒲、槟榔、松罗茶各 60 克，小茴香（盐炙）、檀香、蒲黄、红花、赤芍、肉桂（去粗皮）、法半夏、甘草、砂仁各 30 克，豆蔻 15 克，苏合香、朱砂粉、沉香各 60 克，安息香 30 克。

【功效】疏肝解郁，和胃止痛。

【主治】<u>肝胃不和</u>，<u>气滞血瘀引起的胸胁胀满</u>，<u>胃脘疼痛</u>，<u>食积腹胀</u>，<u>经期腹痛</u>。

【方药分析】香附、丁香、母丁香、降香、小茴香、木香、檀香、延胡索疏肝理气；乳香、没药、姜黄、红花、赤芍、莪术、三棱、五灵脂、蒲黄活血化瘀；白术、茯苓、枳实、厚朴、法半夏、甘草、良姜、砂仁、豆蔻、石菖蒲健脾化湿，温中理气；肉桂温中散寒；牵牛子、槟榔、山楂下气消积；松罗茶清肝解毒；白芍柔肝止痛。

【性状与剂型】为棕红的大蜜丸，气香、味甜、微辛，每丸重 6 克。

【用法与用量】内服，1 次 1 丸，1 日 2 次。

【贮藏】密闭，置室内阴凉干燥处，防潮防蛀。

【宜忌】忌食生冷腻滞等不易消化的食物。

## 39. 十香暖脐膏

*《全国医药产品大全》*

【药物组成】章丹 900 克，大蒜 80 克，花椒 60 克，肉桂 42 克，附子（生）、川楝子、干姜、韭菜子、吴茱萸、小茴香各 30 克，丁香、木香各 12 克，麝香 1 克，食用植物油 2400 毫升。

【功效】散寒止痛，温中止泻。

【主治】<u>寒凉腹痛</u>，<u>疝气痞块</u>，<u>大便溏泄</u>，<u>脐腹胀痛</u>。

【方药分析】附子、肉桂、干姜、吴茱萸、小茴香、韭菜子温脾肾，散阴寒，止痛；大蒜、花椒、丁香温中散寒，暖脾止泻；川楝子理气止痛；麝香辛香通络，止痛效好。

【性状与剂型】乌黑色膏药，有光泽，具有麝香香气。每大张净重 40 克，中张净重 20 克，小张净重 10 克。

【用法与用量】外用，温热化开，贴于脐腹部。

【贮藏】贮于阴凉干燥处，防晒。

【宜忌】忌食生冷腻滞等不易消化的食物。

## 40. 丁公藤风湿药酒

*《中华人民共和国药典》*（1977 年版）

【药物组成】丁公藤 1000 克，麻黄 37.6 克，桂枝 30 克，枳壳 20 克，陈皮 13

克，黄精 8 克，蚕沙 6.5 克，羌活、当归、川芎、白芷、补骨脂、乳香、猪牙皂、苍术、厚朴、香附、木香、白术、山药、菟丝子、小茴香、苦杏仁、泽泻、五灵脂各 3 克。

【功效】祛风除湿，消瘀止痛。

【主治】<u>风寒湿痹</u>，<u>手足麻木</u>，<u>腰腿酸痛</u>，<u>跌扑损伤</u>。

【方药分析】丁公藤祛风胜湿，舒筋活血而止痛为主药；辅以桂枝、麻黄、羌活、苍术、晚蚕沙祛风胜湿，辛而能散，温而能通，加强祛风胜湿之效；白芷、猪牙皂、陈皮、厚朴、香附、小茴香、木香、枳壳、苦杏仁理气通络，宽中下气；当归、川芎、五灵脂、乳香养血活血，化瘀止痛；白术、山药、黄精、菟丝子、补骨脂双补脾肾；使以泽泻利湿而通水道。

【性状与剂型】棕黄色至红棕色的溶液，气香，味微苦、甘。每瓶装 500 毫升。

【用法与用量】内服，1 次 10~15 毫升，1 日 2~3 次；外用擦患处。若有肿痛黑瘀，用生姜捣碎炒热，加入药酒适量，擦患处。

【贮藏】密封避光防晒。

【宜忌】孕妇可外擦患处，但忌擦腹部和忌内服，小儿慎用或不用。

## 41. 丁沉透膈丸

*《全国医药产品大全》*

【药物组成】白术 80 克，厚朴（姜汁炙）50 克，香附（醋炙）、砂仁（盐炙）、法半夏（醋炙）、云曲（炒）、茯苓各 40 克，陈皮、藿香各 30 克，丁香、沉香、木香、草豆蔻（炒）、麦芽（炒）、青皮（醋炙）、草果（炒）、甘草各 20 克。

【功效】健脾和胃，疏肝理气。

【主治】<u>胃脘疼痛</u>，<u>气郁结滞</u>，<u>胸膈痞闷</u>，<u>嗳气吐酸</u>，<u>消化不良</u>。

【方药分析】白术，茯苓补脾益气，利水除湿；藿香、草豆蔻健胃化湿，温中止呕；厚朴、陈皮行气燥湿，降逆止呕；香附、青皮疏理肝气；沉香、木香行气止痛；丁香、草果温中燥湿；砂仁化湿行气，温脾止泻；麦芽、云曲健胃消食；半夏燥湿化痰；甘草调和诸药。

【性状与剂型】淡黄色的水丸，味苦、辣，微麻涩，每包重 10 克。

【用法与用量】内服，1 次 1 包，1 日 2 次。

【贮藏】密闭防潮。

【宜忌】忌食生冷腻滞等不易消化的食物。

## 42. 丁胡膏

*《全国医药产品大全》*

【药物组成】吴茱萸 30 克，丁香 6 克，白胡椒 1.5 克，凡士林 40 毫升。

【**功效**】温中健脾，理气散寒。

【**主治**】<u>小儿消化不良</u>。

【**方药分析**】丁香、吴茱萸温中止痛，降逆止呕；白胡椒温中祛寒；凡士林调药成膏。

【**性状与剂型**】棕褐色软膏，具芳香气。

【**用法与用量**】外用，1 日 1 次，取 1.5 克药膏涂入脐眼，纱布条固定。

【**贮藏**】密闭置阴凉干燥处。

【**宜忌**】忌食生冷腻滞等不易消化的食物。

## 43. 丁香烂饭丸

《江苏省药品标准》（1977 年版）

【**药物组成**】粳米（淘，炒）540 克，香附（制）150 克，益智仁、砂仁、陈皮、甘松各 90 克，丁香、木香、三棱、莪术、甘草各 30 克。

【**功效**】温中化积，理气止痛。

【**主治**】<u>饮冷食伤</u>，<u>脘腹疼痛</u>。

【**方药分析**】丁香温中降逆；木香、三棱、莪术、香附、甘松行气止痛；益智、砂仁、陈皮、粳米健脾行气，消食化积；甘草缓急止痛，调和诸药。

【**性状与剂型**】棕褐色小丸，气香味微苦，每 20 粒重 1 克。

【**用法与用量**】内服，1 次 6 克，1 日 2 次。

【**贮藏**】密闭防潮。

【**宜忌**】孕妇忌服。

## 44. 丁桂散

《江苏省药品标准》（1977 年版）

【**药物组成**】丁香、肉桂各 500 克。

【**功效**】温阳散寒，行气止痛。

【**主治**】<u>寒性腹痛</u>，<u>腰痛</u>，<u>关节痛</u>。

【**方药分析**】丁香辛温芳香，温中散寒，行气止痛；肉桂性温热，散寒止痛，温通经脉。

【**性状与剂型**】棕色粉末，具有丁香、肉桂特异香气，味苦，每袋装 50 克。

【**用法与用量**】内服，儿童每次服 0.6~1.5 克。外用，取药末适量，放于膏药中贴患处。

【**贮藏**】密闭，防潮。

【**宜忌**】热性病忌用。

# 45. 丁蔻附桂理中丸

《广东省药品标准》（1982 年版）

【**药物组成**】附子（炮）、党参（炙）、熟地黄、甘草（炙）各 750 克，干姜 700 克，丁香 535 克，豆蔻 390 克，肉桂 245 克，干姜（炮）200 克，枣仁（炒）110 克，沉香、磁石（煅）各 55 克。

【**功效**】补脾行气，散寒止痛。

【**主治**】脾胃虚弱，腹痛吐泻，寒咳痰多。

【**方药分析**】附子、干姜温中回阳；党参，熟地黄、枣仁大补元气，滋阴补血；白术、豆蔻健脾化湿；肉桂、丁香、沉香温中行气，散寒止痛；干姜、磁石温中止泻；甘草缓急止疼，调和诸药。

【**性状与剂型**】棕色大蜜丸，气芳香，味辛，微苦甘，每丸重 7.5 克。

【**用法与用量**】内服，1 次 1 丸，1 日 2 次。

【**贮藏**】密闭保存。

【**宜忌**】感冒发热忌服。

# 46. 七味马钱子丸

《全国医药产品大全》

【**药物组成**】诃子 250 克，石灰华 200 克，红花 150 克，乳香、木香、沉香各 100 克，马钱子 80 克。

【**功效**】行气活血，化瘀止痛。

【**主治**】气血瘀滞引起的胸背胀痛。

【**方药分析**】诃子下气，更有沉香沉降下气，与红花、乳香相配，活血下气以沉降其坏血；又以木香行气，使气畅血行；取马钱子消肿止痛，石灰华止痛。

【**性状与剂型**】棕黄色水丸，味苦，甜，涩，每 10 丸重 5 克。

【**用法与用量**】内服，1 次 2~3 丸，1 日 2~3 次。

【**贮藏**】密闭，置阴凉干燥处，防潮防晒。

【**宜忌**】本品含马钱子，需严格按照剂量服用。若服后出现头晕、肌肉抽搐等中毒症状，可立即服用绿豆汤或甘草水解之。

# 47. 七味都气丸

《医宗己任编》

【**药物组成**】地黄（熟）400 克，山药、山茱萸（蒸）各 200 克，五味子（蒸）、茯苓、泽泻、牡丹皮各 150 克。

【**功效**】补肾纳气。

【主治】<u>肾气不足</u>，<u>喘促气短</u>。

【方药分析】本方是在六味地黄丸滋阴补肾的基础上加五味子敛肺滋肾以纳气，从而用以治疗肾气不足，喘促气短之证。

【性状与剂型】为黑褐色的水蜜丸，气微香，味甘，微酸，每40粒重约3克。

【用法与用量】内服，1次9克，1日2次。

【贮藏】密闭，置阴凉干燥处，防潮防蛀。

## 48. 七宝丸

《甘肃省药品标准》（1978年版）

【药物组成】常山、厚朴（去粗皮、姜制）、陈皮、青皮（醋炒）、槟榔、草果（去壳）、甘草各100克。

【功效】消痰行滞，截疟。

【主治】<u>疟疾</u>，每日、间日或3日1发者。

【方药分析】常山善治疟疾，乃为治疟之要药，配以草果，取其具芳香化浊之功，而增常山截疟之效；又伍用陈皮、青皮，一者理脾气以化痰，一者疏肝气以畅气机，使气顺痰消，疟证自已；更佐入厚朴、槟榔行大腹之气而通三焦，故可助上药行气化痰而截疟。

【性状与剂型】棕黄色水丸，气微，味甘，每袋重9克。

【用法与用量】内服1次3~9克，1日1~2次。

【贮藏】密闭，置阴凉干燥处，防潮。

【宜忌】孕妇慎用。

## 49. 七宝光明露

《全国医药产品大全》

【药物组成】制炉甘石粉、麻油各800克，蛋黄油80克，薄荷脑油9克，冰片7克，硇砂6克，麝香2克，陈艾、花椒、防风、菊花、红花、金银花、薄荷、荆芥、黄连、芫花、紫荆核各10克。

【功效】消火消肿，明目止痛。

【主治】<u>风火眼病</u>，<u>肿赤痛痒</u>，<u>云翳初起</u>，<u>羞明畏光</u>。

【方药分析】重用炉甘石为君，主入肝经，明目去翳；臣以麻油，养阴血，化精津，上注于目；佐之以麝香、冰片、薄荷脑，取其芳香走窜之性，上行开窍，以助明目；更佐硇砂以退翳，蛋黄油以养阴精。

【性状与剂型】灰白色的油质半流体露剂，气香，入眼有清凉感。

【用法与用量】外用，用玻璃棍挑起少许，点入眼睑内，1日2~3次。

【贮藏】密闭置阴凉干燥处。

【宜忌】忌食辛辣。

## 50. 七宝美髯丸

《北京市药品标准》（1983 年版）

【药物组成】何首乌（黑豆酒炙）153.6 克，当归、枸杞子、菟丝子、茯苓、怀牛膝（去头）各 38.4 克，补骨脂（盐炙）19.2 克。

【功效】补肝肾，乌须发。

【主治】肝肾两虚引起的须发脱落，早白。

【方药分析】何首乌补肝肾益精血而荣发，故为主药；辅以当归补血，怀牛膝补肝肾，强筋骨；另用补骨脂、枸杞子、菟丝子补肾虚；茯苓健脾以助补腻药的消化吸收。

【性状与剂型】为棕褐色的大蜜丸，味甜，微苦，每丸重 9 克。

【用法与用量】内服，1 次 1 丸，1 日 2 次，温开水送服。

【贮藏】密闭，置室内阴凉干燥处，防潮防蛀。

【各家论述】《医方集解》："何首乌涩精固气，补肝坚肾为君。茯苓交心肾而渗脾湿，牛膝强筋骨而益下焦，当归辛温以养血，枸杞子甘寒而补水，菟丝子益三阴而强卫气，补骨脂助命火而暖丹田。此皆固本之药，使荣卫调适，水火相交，则气血太和，而诸疾自已也。"

## 51. 七厘散

《良方集腋》

【药物组成】血竭 500 克，儿茶 120 克，乳香（制）、没药（制）、红花各 75 克，朱砂 60 克，冰片、麝香各 6 克。

【功效】活血化瘀，止痛止血。

【主治】跌打损伤，血瘀疼痛，外伤出血。

【方药分析】血竭祛瘀止痛，收敛止血；乳香、没药、红花活血通络，散瘀定痛；儿茶清热，收敛生肌；麝香、冰片走窜通络，活血止痛；朱砂安神防腐。

【性状与剂型】散剂。

【用法与用量】内服，1 次 1~1.6 克，1 日 1~3 次；外用适量调敷患处。

【贮藏】密封，防潮防晒。

【宜忌】孕妇忌服。

## 52. 七星茶

《广东省药品标准》（1982 年版）

【药物组成】淡竹叶 4350 克，麦芽（炒）3915 克，钩藤、六曲各 2175 克，防风 1305 克，灯心草 1088 克，僵蚕、姜汁（制）各 218 克。

【功效】祛风，消食，定惊。

【主治】小儿伤风咳嗽，积食，夜睡不宁。

【方药分析】钩藤、蝉蜕、僵蚕清热息风，止痉；防风、淡竹叶、竹黄（姜汁制）清热除烦；麦芽、六曲、灯心草消食行气。

【性状与剂型】气微香，各药的混合碎段片，制成 1000 盒。

【用法与用量】煎服，小儿每次 1 盒，1 日 2 次。

【贮藏】密闭保存。

## 53. 七香止痛丸

《四川省药品标准》（1983 年版）

【药物组成】川木香 160 克，降香、茴香（盐炒）、八角茴香、丁香、乳香、藿香各 80 克，木香、沉香各 20 克。

【功效】温中散寒，行气止痛。

【主治】脘腹气滞疼痛。

【方药分析】木香、川木香、沉香、乳香、降香行气止痛；八角茴香、丁香温中散寒；藿香健脾止呕。

【性状与剂型】棕褐色糊丸，气香，味辛，苦，每 20 粒重 1 克。

【用法与用量】内服，1 次 3~6 克。小儿酌减。

【贮藏】密闭，置阴凉干燥处，防潮防晒。

【宜忌】忌食生冷黏腻等不易消化的食物。

## 54. 七雄丸

《全国医药产品大全》

【药物组成】草乌芽、诃子各 250 克，多叶棘豆、茜草、安息香、朱砂各 100 克，麝香 25 克。

【功效】清热解毒，散郁开结，通窍，止痛。

【主治】瘟毒热盛，时气瘟疫，肠痧转筋。

【方药分析】朱砂、草乌芽清热毒，镇心止痛；麝香、安息香开窍醒神，活血散瘀；茜草活血祛瘀；诃子、多叶棘豆涩肠止泻。

【性状与剂型】红色的糊丸，除去外衣后，显棕褐色，气香，味咸，酸涩，每 10 粒药重 1.4 克。

【用法与用量】内服，1 次 9~13 粒，1 日 2 次。

【贮藏】密闭，置阴凉干燥处，防潮防晒。

【宜忌】孕妇忌服。

## 55. 八正合剂

《四川省药品标准》（1983 年版）

【药物组成】瞿麦、车前子、萹蓄、大黄、滑石、川木通、甘草、栀子各 100 克，灯心 50 克。

【功效】清热，通淋，利尿。

【主治】湿热内蕴，目赤咽干，小便短赤，淋沥不通。

【方药分析】川木通、滑石、车前子、瞿麦、萹蓄、灯心利水通淋，以除虚热；栀子、大黄清热泻火；甘草缓急，调和诸药。

【性状与剂型】棕褐色液体，水剂，味苦。

【用法与用量】内服，1 次 15~20 毫升，1 日 3 次。

【贮藏】密封，置阴凉避光处。

【宜忌】用时摇匀。

## 56. 八味牛黄散

《甘肃省药品标准》（1978 年版）

【药物组成】当药、黄连、瞿麦、檀香、麦门冬各 100 克，牛黄、竹黄、红花各 50 克。

【功效】清热，凉血。

【主治】肺热高烧，咳嗽气喘，小儿肺炎，肝火旺盛，小便赤黄。

【方药分析】牛黄、竹黄清化热痰，开窍定惊；黄连、瞿麦清热泻火；当药、麦门冬养阴清热；红花、檀香理气和胃。

【性状与剂型】浅棕黄色的粉末，气香，味苦涩，每包重 2 克。

【用法与用量】内服，1 次 1.5~2.5 克，1 日 1~2 次，或遵医嘱。

【贮藏】密闭防潮防晒。

【宜忌】孕妇忌服。

## 57. 八宝五胆药墨

《安徽省药品标准》（1987 年版）

【药物组成】白茅根 400 克，夏枯草 200 克，藕节、小蓟、大蓟各 150 克，珍珠 120 克，麝香、冰片、川芎、牡丹皮各 100 克，红花、公丁香各 70 克，羚羊角 30 克，朱砂 24 克，犀角、牛黄、蟾酥各 15 克，金箔 10 克，猪胆 15 个，蛇胆、熊胆、青鱼胆各 10 个，牛胆 5 个。

【功效】清热解毒，活血止痛，凉血止血，消肿软坚，防腐收敛。

【主治】吐血，咳血，鼻血，赤白痢下，痈疽疮疡，无名肿毒，顽癣，皮炎

<u>湿疹等。</u>

【方药分析】犀角、牡丹皮清热凉血解毒；麝香、冰片活血散结清热止痛；牛黄、牛胆、蛇胆、熊胆、猪胆、青鱼胆诸药清热解毒；珍珠收敛生肌；羚羊角、蟾酥清热解毒消肿；朱砂清热解毒；川芎、藕节活血止痛；大蓟、小蓟、白茅根凉血止血；金箔开窍；红花活血，夏枯草清肝火，散郁结；公丁香温中止痛。

【性状与剂型】为黑色长条形块状墨锭，气香，味辛而凉，每锭重1.5~6克。

【用法与用量】内服，捣碎后开水冲服，1次0.5克，1日2次，小儿酌减。外用，加水磨浓汁涂患处。

【贮藏】密闭，置阴凉干燥处，防潮防晒。

【宜忌】孕妇忌服；凡面部疔疮，囊肿已溃处均匀涂此墨汁，以免疮口愈合后遗留斑痕。

# 58. 八宝玉枢丸

*《江西省药品标准》（1982年版）*

【药物组成】寒食面400克，毛慈菇300克，千金霜、五倍子各200克，朱砂、雄黄各150克，麝香70克，冰片、红大戟（醋炙）、琥珀各50克，牛黄、珍珠各20克。

【功效】清瘟解毒，开窍辟秽。

【主治】<u>时疫传染，烦乱狂言，胸膈滞塞，山岚瘴气。</u>

【方药分析】麝香、冰片可开窍辟秽；毛慈菇、五倍子、朱砂、雄黄、珍珠、琥珀等清瘟解毒；千金霜、红大戟利水消肿。

【性状与剂型】为朱红色水丸，气香，味微凉辣，每袋重0.6克。

【用法与用量】内服，成人1次0.6克，每日1次，温开水送下。小儿酌减。

【贮藏】密闭，防潮防晒。

【宜忌】孕妇忌服。

# 59. 八宝回春丸

*《福建省药品标准》（1977年版）*

【药物组成】僵蚕120克，钩藤、胆南星各66克，竹黄、人中白（飞）、金礞石（煅，飞）、茯神、神砂（飞）各60克，天麻、防风、全蝎（甘草制）、枳壳（麸炒）、白附子（制）各48克，酸枣仁（炒）、薄荷、黄连、川贝母各45克，蝉蜕（去头足）27克，姜半夏22.5克，熊胆15克，牛黄、麝香各9克。

【功效】清热化痰，息风定惊。

【主治】<u>小儿急惊风，发热抽搐，风痰咳嗽，夜啼不眠。</u>

【方药分析】牛黄、竹黄息风止痉；胆南星、姜半夏燥湿化痰；僵蚕、全蝎息风止痉；天麻、钩藤清热平肝，息风止痉；酸枣仁养心安神；薄荷、蝉蜕疏散

风热；防风定痉止痛；麝香开窍醒神；黄连清热泻火；川贝母清热化痰；枳壳理
气化痰；金礞石下气消痰，平肝镇惊；白附子（制）燥湿化痰，祛风止痉；熊胆
清热解毒、止痉，主治痰热惊病，可用清热化痰的竹沥化服；茯神为带有松根的
茯苓的白色部分，能安神定志；人中白（飞）化痰定惊；神砂（飞）能治心神不安、
惊悸不眠等症，与酸枣仁同用养血安神。

【性状与剂型】为赭红色的水丸，除去外衣显棕褐色，气香，味苦，微辛凉，
每粒重 0.1 克。

【用法与用量】内服，小儿 3 个月以内 1 次 1 粒，4 个月至周岁 1 次 2 粒，周
岁以上 1 次 3 粒，1 日 1~2 次。

【贮藏】密闭，置阴凉干燥处，防潮防蛀。

## 60. 八宝治红丸

《山东省药品标准》（1986 年版）

【药物组成】荷叶 100 克，藕节、侧柏叶（炭）、百合、牡丹皮、黄芩、栀子
（焦）、陈皮各 40 克，石斛 30 克，地黄、竹茹各 25 克，香墨、白芍、甘草各 20 克，
浙贝母 15 克，大蓟、小蓟、棕榈（炭）各 10 克。

【功效】清热泻火，凉血止血。

【主治】吐血，衄血，咳血。

【方药分析】荷叶升阳止血；大蓟、小蓟凉血止血；白芍养血；藕节止血；
侧柏叶凉血止血；百合、石斛除热；牡丹皮清热凉血；黄芩、栀子、竹茹清热泻
火；陈皮清热平肝；浙贝母、地黄清热；棕榈（炭）收敛止血。

【性状与剂型】为黑色的大蜜丸，气微，味微甜，苦，每丸重 9 克。

【用法与用量】内服，1 次 1 丸，1 日 2~3 次。

【贮藏】密闭，防潮。

【宜忌】忌郁怒。

## 61. 八宝坤顺丸

《山西省药品标准》（1983 年版）

【药物组成】熟地黄、地黄、白芍、当归、川芎、橘红、白术、茯苓、黄芩
各 80 克，人参、甘草、益母草、牛膝、沉香、砂仁、琥珀各 40 克，木香 16 克。

【功效】调经养血。

【主治】气血两虚，月经不调，经期腹痛，腰腿酸痛，足跗浮肿。

【方药分析】当归、白芍、川芎、生地、熟地补血养血，调理月经；人参、
茯苓、白术、甘草扶脾益气，增强生化之源；沉香、木香、砂仁、橘红解郁疏
肝，理气止痛；益母草、怀牛膝、琥珀活血通经；黄芩清虚热。

【性状与剂型】黑褐色的大蜜丸，味微苦，每丸重 9 克。

【用法与用量】内服，1次1丸，1日3次。

【贮藏】密闭，置阴凉干燥处，防潮防蛀。

## 62. 八宝拨云散

《河南省药品标准》（1984 年版）

【药物组成】硼砂 100 克，冰片、炉甘石（制）各 50 克，琥珀、硇砂、朱砂各 25 克，海螵蛸（去骨）15 克，蕤仁（制霜）10 克，麝香、熊胆各 5 克，珍珠（煅）1.5 克，牛黄 1.5 克。

【功效】清热散瘀，消云退翳。

【主治】红丝攀睛，云翳眼涩。

【方药分析】冰片、麝香清热，珍珠除翳，牛黄清热，琥珀活血散瘀，蕤仁清热养阴，硇砂散瘀消赘，熊胆清热明目，海螵蛸收敛止血，朱砂、硼砂清热解毒，炉甘石明目去翳。

【性状与剂型】为棕红色细末，具有麝香、冰片等特异香气，每瓶装 0.7 克。

【用法与用量】外用，取本品少许，用冷开水或乳汁调匀，用玻璃棒蘸药涂入眼内，静息片刻，1 日 3 次。

【贮藏】密闭防潮。

【宜忌】忌食辛辣等具有刺激性的食物。

## 63. 八宝油

《广东省药品标准》（1982 年版）

【药物组成】大黄 1500 克，地黄、薄荷脑各 625 克，甘草、厚朴、栀子各 500 克，干姜 375 克，檀香、丁香各 250 克，皂角刺 188 克，猪牙皂、柚皮各 150 克，广藿香、防风、冰片、薄荷、荆芥、杏仁各 1250 克，香薷、羌活、黄芩、香附（制）、白芷各 94 克，穿山甲、茯苓、防己、白头翁、当归、白胶香、紫草茸、柴胡、紫苏、桔梗、前胡、苍术、威灵仙、全蝎、钩藤各 63 克，砂仁、枳壳、白芍、陈皮、石菖蒲各 47 克，细辛、红花、雄黄、草豆蔻、贯众、木香各 31 克，薄荷油 8438 毫升，丁香油 250 毫升，肉桂油 125 毫升。

【功效】祛风去湿，活血通窍。

【主治】四时感冒，呕吐腹痛，晕车晕船，中暑头晕，皮肤瘙痒，山岚瘴气。

【方药分析】细辛、羌活、香薷、紫苏、荆芥、白芷解表散寒，祛风；前胡、薄荷疏散风热，清利头目；陈皮、柚皮、香附、枳壳、木香、檀香理气和胃；红花、穿山甲、地黄、大黄、皂角刺活血祛瘀；石菖蒲、冰片开窍醒神；防己、防风、威灵仙、苍术祛风湿；茯苓、甘草补脾益气；白头翁清热凉血；当归、白胶香补血活血；黄芩清热燥湿；干姜、肉桂油、丁香油、丁香温中助阳，降逆止呕；猪牙皂、苦杏仁润肠通便；薄荷油、薄荷脑疏风解表，清利头目；广藿香芳香化湿，健胃止呕；紫草茸凉血解毒；雄黄解毒杀虫；草豆蔻、厚朴燥湿健脾；贯众清热解毒；全蝎、钩藤清热息风止痉；白芍养血敛阴；柴胡和解退热；桔梗升宣肺气；栀子清热利湿；砂仁化湿，行气温中。

【性状与剂型】暗黄色澄清油状液体，气芳香，制成 10000 瓶。

【用法与用量】外用，搽太阳穴、眉心、鼻孔、耳底、胸背及患处。

【贮藏】密闭保存，避光防晒。

## 64. 八宝梅花锭

*《山西省药品标准》（1983 年版）*

【药物组成】炉甘石（煅）（黄连水淬）1200 克，冰片 240 克，硼砂（煅）45 克，熊胆 15 克，黄连 6 克。

【功效】消肿止痛，退翳明目。

【主治】暴发火眼，红肿流泪，云朦遮睛，两目昏暗。

【方药分析】炉甘石明目去翳，冰片清热止痛，熊胆止痉明目，硼砂清热解毒，黄连清热泻火解毒。

【性状与剂型】为土褐色圆柱形小段，具有冰片清凉气，每锭重 0.47 克，每袋装 1 锭。

【用法与用量】外用，以凉开水化开，点眼角内，每日 2~3 次。

【贮藏】密闭防潮。

【宜忌】忌食辛辣等具有刺激性的食物。

## 65. 八宝眼药粉

*《安徽省药品标准》（1987 年版）*

【药物组成】炉甘石 600 克，冰片 384 克，朱砂 140 克，硼砂（煅）、海螵蛸、玄明粉各 90 克，珍珠、熊胆各 16 克。

【功效】明目退翳，解毒止痛。

【主治】暴发火眼，目赤肿痛，风火烂眼，眼角涩痒。

【方药分析】珍珠清肝明目，炉甘石明目去翳，熊胆解毒，硼砂、朱砂、冰片、海螵蛸、玄明粉解毒止痛。

【性状与剂型】为淡红色粉末，具有冰片特异香气，每瓶重 0.6 克。

【用法与用量】外用，少许点入眼角，1 日 3 次。

【贮藏】密闭，置阴凉干燥处，防潮防晒。

【宜忌】忌食辛辣等具有刺激性的食物。

## 66. 八宝惊风散

《广东省药品标准》（1982 年版）

【**药物组成**】朱砂 199 克，黄芩、沉香、钩藤、茯苓、川贝母、金礞石（煅）、胆南星各 106 克，防风 105 克，黄连、薄荷各 80 克，天麻（制）66 克，全蝎（制）、丁香各 26 克，梅片 18.3 克，竹黄 15 克，麝香 1.32 克。

【**功效**】祛风化痰，解热镇惊。

【**主治**】小儿惊风，发烧咳嗽，呕吐痰涎。

【**方药分析**】天麻、钩藤息风，平肝清热；麝香、冰片开窍醒神；金礞石、竹黄、胆南星清热化痰，平肝镇惊；贝母化痰止咳，清热散结；黄连、黄芩清热燥湿，泻火解毒；防风、薄荷疏散风热，清利头目；全蝎息风止痛；丁香助阳降逆；沉香行气止痛；朱砂、茯苓宁心安神。

【**性状与剂型**】黄棕色粉末，气芳香，味苦；每瓶重① 0.26 克，② 0.52 克。

【**用法与用量**】内服，小儿 1 次大瓶 1 瓶，小瓶 2 瓶，周岁以内酌减。1 日 3 次。

【**贮藏**】密闭保存。

## 67. 八宝散

《江苏省药品标准》（1977 年版）

【**药物组成**】炉甘石（制）、龙骨（煅）各 100 克，赤石脂、石膏（煅）、琥珀、冰片各 30 克，朱砂 20 克，珍珠（飞）5 克。

【**功效**】拔毒，去腐，生肌。

【**主治**】溃疡久不收口。

【**方药分析**】炉甘石、琥珀清热解毒，活血散瘀；朱砂、珍珠清热解毒；龙骨收敛固涩；赤石脂止血生肌；石膏、冰片清热泻火。

【**性状与剂型**】为浅红色粉末，具有冰片特异香气，每瓶装 0.6 克。

【**用法与用量**】外用，清洁创面，将药粉撒于创口上，外用纱布覆盖，每日换药 2 次。

【**贮藏**】置阴凉干燥处，防潮防晒。

【**宜忌**】外用药，不可内服。

## 68. 八宝瑞生丸

《黑龙江省药品标准》（1986 年版）

【**药物组成**】当归、延胡索（醋制）、山楂、香附（醋制）各 180 克，茯苓、草果仁（炒）、高良姜、草豆蔻、神曲各 110 克，郁金、肉桂、甘草、干姜各 75 克。

【**功效**】散寒，消食，理气，化湿。

【主治】脾胃虚寒，脘腹疼痛，食积气滞，寒疝等。

【方药分析】干姜、肉桂温中助阳；草果、草豆蔻健脾燥湿，温中止呕；延胡索、郁金、香附行气止痛；茯苓健脾燥湿；高良姜散寒止痛，温中止呕；山楂、神曲消食化积；当归活血止痛，润肠通便；甘草补脾益气，调和诸药。

【性状与剂型】棕褐色的大蜜丸，气芳香，味苦，微甜，每丸重9克。

【用法与用量】内服，1次1丸，1日2次，黄酒或温开水送服。

【贮藏】密封，贮于阴凉干燥处，防潮防蛀。

【宜忌】孕妇忌服。

## 69. 八珍丸
《中华人民共和国药典》（1963 年版）

【药物组成】当归、熟地黄各150克，党参、白术（炒）、茯苓、白芍各100克，川芎75克，甘草50克。

【功效】调补气血。

【主治】气血两虚，面色萎黄，食欲不振，四肢乏力。

【方药分析】方用四物汤（当归、川芎、熟地黄、白芍）与四君子汤（人参、茯苓、白术、甘草）合成气血双补的基础方剂。人参大补元气，熟地黄补血滋阴为主药；辅以白术、茯苓健脾燥湿，当归、白芍养血和营，川芎行气活血，甘草和中益气，调和诸药，共为佐使，合用补益气血。

【性状与剂型】棕黑色的大蜜丸，味甜，微苦，每丸重9克。

【用法与用量】内服，1次1丸，1日2次。

【贮藏】密闭，贮于阴凉干燥处，防潮防蛀。

## 70. 八珍益母丸
《景岳全书》

【药物组成】益母草200克，当归、熟地黄各100克，党参、白术（炒）、茯苓、白芍（酒炒）、川芎各50克，甘草25克。

【功效】补养气血，调经。

【主治】妇女气血两虚，体弱无力，月经不调。

【方药分析】益母草养血活血祛瘀为君；当归、川芎养血活血为臣；熟地、白芍补血缓急止痛；更以参、苓、术、草四君子健脾益气。

【性状与剂型】棕黑色的大蜜丸，微有香气，味甜而微苦，每丸重9克。

【用法与用量】内服，1次1丸，1日2次。

【贮藏】密闭，贮于阴凉干燥处，防潮防蛀。

## 71. 八珍糕

《江苏省药品标准》（1977 年版）

【**药物组成**】党参、茯苓、山药、芡实、白扁豆（炒）、莲子、薏苡仁（炒）各 240 克，鸡内金（制）、使君子肉各 60 克，粳米（淘，炒）、糯米（淘，炒）各 7500 克。

【**功效**】健脾疏运。

【**主治**】脾胃虚弱，消化不良，小儿疳膨食积。

【**方药分析**】党参、山药、白扁豆、茯苓补中益气，健脾胃；芡实、莲子健脾止泻；鸡内金、使君子健脾，消食化积；薏苡仁健脾渗湿止泻；粳米、糯米健脾益气，敛药成糕。

【**性状与剂型**】黄白色小长方块糕，气香，味甜，每盒装 250 克，每块重约 6 克。

【**用法与用量**】内服，婴儿 1 次 3 块，4 岁以上儿童 1 次 6 块，1 日 2~3 次，开水调服。

【**贮藏**】密封，贮阴凉干燥处，防霉防蛀。

【**宜忌**】忌食生冷黏腻等不易消化的食物。

## 72. 八厘散

《医宗金鉴》

【**药物组成**】硼砂、土鳖虫、大黄、自然铜（醋煅）、乳香（炒）、没药（炒）、血竭、当归、骨碎补、续断、朱砂各 15 克。

【**功效**】活血，消肿，接骨续筋。

【**主治**】跌打损伤，金刃刀伤。

【**方药分析**】乳香、没药、血竭活血，止痛，生肌；自然铜、土鳖虫散瘀止痛，续筋接骨；骨碎补、续断补肾健骨，活血止血；大黄活血化瘀；当归补血调经，活血止痛；硼砂清热解毒；朱砂镇心安神，解毒。

【**性状与剂型**】红棕色粉末，味苦，微辛，每包重 3.5 克。

【**用法与用量**】内服，1 次 1 包，黄酒为引。外敷亦可。

【**贮藏**】密闭，贮于阴凉干燥处，防潮防晒。

【**宜忌**】孕妇忌服。

## 73. 人丹

《上海市药品标准》（1980 年版）

【**药物组成**】儿茶 200 克，薄荷脑、桂皮各 40 克，冰片 30 克，姜、丁香、砂仁各 25 克，木香、茴香、甜椒各 15 克，苯甲酸钠 5 克，甘草、糯米粉、红氧化铁各适量。

【功效】醒脑止晕。

【主治】晕船晕车，轻度中暑及积食等。

【方药分析】薄荷脑、冰片芳香开窍，疏散风热，清利头目；姜、丁香温中降逆，止呕；茴香、甜椒温中健胃，止痛；儿茶、木香行气止痛；桂皮温中助阳，散寒止痛；砂仁温脾止泻；甘草补脾益气，调理诸药；苯甲酸钠为防腐剂；糯米粉补脾健胃；红氧化铁为调药之物。

【性状与剂型】铁红色丸，具有特殊香味，每丸重约 0.04 克。

【用法与用量】内服或含服，1 次 4~8 粒。

【贮藏】遮光密封保存。

## 74. 人参大补膏

《全国医药产品大全》

【药物组成】制首乌、谷芽、麦芽各 240 克，黄芪、五味子、生地、熟地各 180 克，党参、太子参、玉竹、黄精、女贞子各 120 克，当归、枸杞子、茯苓、陈皮各 90 克，白人参、阿胶各 30 克，白砂糖 4000 克。

【功效】气血双补，肝肾同滋。

【主治】气虚血少，呼吸短促，四肢乏力，面色萎黄，失眠健忘，诸虚百损。

【方药分析】白人参、党参、太子参、黄芪补脾益气；黄精补脾，益精；熟地、当归、阿胶滋阴补血；枸杞子、女贞子、五味子滋补肝肾，养阴补血；生地、玉竹养阴生津；谷芽、麦芽健脾消食；陈皮、茯苓健脾渗湿；制首乌补肝肾，益精血；白砂糖滋阴润肺。

【性状与剂型】褐色稠厚的半流体，味甜微苦，每瓶装 400 毫升。

【用法与用量】内服，1 次 10~15 毫升（约一汤匙），1 日 1~2 次，用开水化服。

【贮藏】密闭保存，避光防晒。

【宜忌】忌食生冷黏腻等不易消化的食物。

## 75. 人参卫生丸

《广东省药品标准》（1982 年版）

【药物组成】芡实 1139 克，茯苓 570 克，黄芪（炙）569 克，狗脊、枸杞子、党参、熟地黄、山药各 427 克，菟丝子（制）、巴戟天（制）、首乌（制）、当归各 284 克，泽泻（炒）、白术（制）、白芍（制）、续断各 213 克，胡芦巴 170 克，人参 142 克，锁阳（制）、酸枣仁（炒）、甘草（炙）、肉苁蓉（制）、石菖蒲各 106 克，楮实 100 克，白豆蔻（制）56 克。

【功效】补肝肾，益气血。

【**主治**】<u>体质虚弱</u>，<u>气血亏损</u>，<u>遗尿</u>，<u>肾虚</u>，<u>遗精</u>。

【**方药分析**】巴戟天、肉苁蓉、锁阳（制）、胡芦巴、菟丝子、楮实、续断、狗脊补肝肾，强筋骨，益精血；制首乌、枸杞子补肝肾，益精血；人参、党参、茯苓、白术、山药、甘草、黄芪健脾益气，补气升阳；白芍、熟地、当归补血调血；白豆蔻、石菖蒲健脾化湿，行气止呕；芡实固肾涩精，健脾止泻；酸枣仁养心益肝，安神敛汗；泽泻利水渗湿。

【**性状与剂型**】黑褐色大蜜丸，气芳香，味微甜，每丸重9克。

【**用法与用量**】内服，1次1丸，1日3次。

【**贮藏**】密闭，贮于阴凉干燥处，防潮防蛀。

【**宜忌**】忌食生冷黏腻等不易消化的食物。

## 76. 人参女金丸

《辽宁省药品标准》（1980 年版）

【**药物组成**】香附（醋制）500克，当归400克，白芍（酒炒）、茯苓、牡丹皮各200克，白术（炒）150克，红参、川芎、藁本、白芷、延胡索（醋制）各100克，白薇75克，赤石脂（醋煅）、沉香、肉桂各50克，没药（炒）25克。

【**功效**】调经养血，逐瘀生新。

【**主治**】<u>月经不调</u>，<u>赤白带下</u>，<u>子宫寒冷</u>，<u>行经腹痛</u>。

【**方药分析**】人参、茯苓、白术健脾益气；白芍、当归、川芎养血补血；没药、延胡索、香附、沉香活血行气，止痛；牡丹皮、白薇清热凉血，活血散瘀；肉桂温中散寒而止痛；藁本、白芷发表散寒而止痛；赤石脂止血生肌。

【**性状与剂型**】棕黑色圆形蜜丸，味微苦，每丸重10克。

【**用法与用量**】内服，1次1丸，1日2次。

【**贮藏**】密闭，贮于阴凉干燥处，防潮防蛀。

【**宜忌**】孕妇忌服。

## 77. 人参小儿健脾丸

《全国中成药产品集》

【**药物组成**】人参，焦白术，茯苓，扁豆，山药，莲子。

【**功效**】开胃健脾。

【**主治**】<u>消瘦久泻</u>，<u>脾胃失调</u>。

【**方药分析**】人参、焦白术、茯苓、山药健脾和中；扁豆、莲子和胃除湿。

【**性状与剂型**】丸剂，每丸3克。

【**用法与用量**】内服，1次1丸，1日3次。

【**贮藏**】密闭，贮于阴凉干燥处，防潮防蛀。

【**宜忌**】忌食生冷黏腻等不易消化的食物。

## 78. 人参归脾丸

《辽宁省药品标准》(1980 年版)

【药物组成】黄芪(制)300 克，白术(炒)、茯苓、当归各 150 克，红参 125 克，龙眼肉 120 克，远志(制)、酸枣仁(炒)、陈皮各 75 克，木香、甘草(制)各 50 克。

【功效】补气健脾，养血安神。

【主治】怔忡健忘，崩漏带下，惊悸盗汗，贫血失眠。

【方药分析】人参、茯苓、黄芪、白术、甘草扶脾益气，鼓舞生化之源；龙眼肉、当归补血养血；酸枣仁、远志养心安神；木香理气醒脾，使补而不滞。

【性状与剂型】棕色圆形蜜丸，味甘，每丸重 10 克。

【用法与用量】内服，1 次 1 丸，1 日 2 次。

【贮藏】密闭，贮于阴凉干燥处，防潮防蛀。

【宜忌】忌食生冷黏腻等不易消化的食物。

## 79. 人参宁坤丸

《山东省药品标准》(1986 年版)

【药物组成】益母草 300 克，橘红、生地黄、香附(酒炒)、白术(麸炒)、乌药、茯苓、川芎、熟地黄、当归(酒炒)、白芍(酒炒)各 50 克，紫苏叶、黄芩、砂仁、木香、阿胶(蛤粉烫)、琥珀各 25 克，人参、川牛膝各 20 克，甘草(蜜炙) 15 克，沉香 5 克。

【功效】益气养血。

【主治】血虚体弱，月经量少，经后腹痛。

【方药分析】人参、白术、甘草、茯苓健脾益气；熟地黄、白芍、川芎、当归补血调血；生地黄、阿胶滋阴补血；沉香、木香、香附、乌药行气止痛；川牛膝、益母草活血化瘀；砂仁、橘红行气化湿；紫苏叶行气宽中；黄芩清热燥湿，止血安胎；琥珀镇惊安神，活血散瘀。

【性状与剂型】黑褐色大蜜丸，味甜，微苦，每丸重 9 克。

【用法与用量】内服，1 次 1 丸，1 日 2~3 次，黄酒或温开水送服。

【贮藏】密闭，贮于阴凉干燥处，防潮防蛀。

【宜忌】忌食生冷的食物。

## 80. 人参再造丸

《上海市药品标准》(1980 年版)

【药物组成】蕲蛇(去尖)400 克，葛根、全蝎(漂淡)、威灵仙、槲寄生各 250 克，红参、天麻、茯苓、防风、熟地黄、川芎、羌活、当归、黄连、萆薢、豆蔻、片姜黄、白芷、草豆蔻、广藿香、黄芪（蜜制）、肉桂（去粗皮）、玄参（酒炒）、大黄（酒炒）、虎骨（制）、麻黄（炒）、首乌（制）、甘草（蜜制）、琥珀（飞）、穿山甲（制）各 200 克，香附（制）、朱砂（飞）、淡附片、人工竺黄（飞）、沉香、僵蚕（炒）、青皮（麸炒）、胆南星、乳香（制）、没药（炒）、白术（麸炒）、赤芍（炒）、骨碎补（去毛）、乌药（酒炒）、龟板、细辛各 100 克，红花、血竭各 80 克，厚朴（制）、松香（制）、地龙（制）各 50 克，苏合香 50 克，木香 40 克，冰片 25 克。

【功效】舒筋活络，祛风化痰。

【主治】寒湿入络，筋骨疼痛，四肢麻木，半身不遂，口眼歪斜，手足拘挛，左瘫右痪，语言謇涩。

【方药分析】方中红参、黄芪、白术、茯苓、甘草健脾补气；当归、熟地补血，并助滋阴之力，共收气血双补之功；玄参、龟板滋阴；附子、肉桂、骨碎补助阳；麻黄、细辛、羌活、威灵仙、防风、白芷、萆薢、葛根祛风邪；天麻、全蝎、僵蚕、地龙平肝息风；朱砂、琥珀镇惊安神；川芎、姜黄、乳香、没药、红花、血竭通经活络，活血化瘀；蕲蛇、穿山甲内走脏腑，外达皮肤，搜风通络；寄生、虎骨祛风定痛，强筋壮骨；青皮、草蔻、香附、沉香、木香、乌药、厚朴行气解郁；松香、藿香、苏合香芳香开窍；黄连、大黄清胃肠实热；胆南星祛风豁痰解痉。综观全方，具有温阳补气、滋阴养血、疏风祛邪、舒筋活络、镇肝息风、豁痰解痉、芳香开窍、强筋壮骨之功。

【性状与剂型】棕黑色圆形蜜丸，截面棕褐色，味甘微苦，每丸重 7 克。

【用法与用量】内服，1 次 1 丸，1 日 1~2 次，饭前温开水送服。

【贮藏】密闭，贮于阴凉干燥处，防潮防蛀。

【宜忌】发热者慎用。

## 81. 人参百岁酒

《浙江省药品标准》（1983 年版）

【药物组成】玉竹、制首乌各 15 克，熟地黄 9 克，麦冬 6 克，红花、炙甘草各 3 克，红参 10 克，白酒 1072 毫升，蔗糖 100 克。

【功效】补益气血，宁神生津，乌须黑发。

【主治】气血虚弱，心悸失眠，腰膝酸软，须发早白。

【方药分析】红参大补元气；麦冬、熟地、玉竹养阴生津；首乌滋阴养血，补肾乌发；红花活血化瘀；蜂蜜平补阴阳；甘草调和诸药。配白酒更可补而不滞，而增活血行血之功。

【性状与剂型】红棕色澄清药酒，气香，味微苦，每瓶 500 毫升。

【用法与用量】内服，1 次 15~20 毫升，1 日 2 次。

【贮藏】密封，在阴凉处保存，防晒。

【宜忌】高血压患者及孕妇慎用。

## 82. 人参至宝丸

《全国医药产品大全》（1988 年版）

【**药物组成**】人参、玳瑁、朱砂（飞）、犀角、天竺黄、琥珀、雄黄（飞）、安息香各 100 克，牛黄、天南星（制）各 50 克，冰片、麝香各 10 克。

【**功效**】清热解毒，镇痉开窍。

【**主治**】时邪内陷，热入心包，神昏谵语。

【**方药分析**】本方即《和剂局方》至宝丹去金、银箔，加人参、天竺黄、天南星而成。牛黄、犀角功在清热开窍，尤清血中热毒为优；麝香、安息香、冰片芳香开窍；朱砂、琥珀、玳瑁镇痉宁心安神；雄黄、天南星、天竺黄豁痰开窍。妙在清热驱邪、镇痉宁心、豁痰开窍药物之中，加人参一味，以助正气，鼓邪外出，并有生津增液之功。

【**性状与剂型**】蜜丸，每丸重 3.125 克。

【**用法与用量**】内服，1 次 1 丸，1 日 1~2 次。3 岁以下小儿酌减。

【**贮藏**】密闭，贮于阴凉干燥处，防潮防蛀。

【**宜忌**】孕妇忌服。

## 83. 人参补心丸

《全国中成药产品大全》

【**药物组成**】人参、玄参、丹参、酸枣仁、石菖蒲、远志、五味子、生地黄、当归、茯苓。

【**功效**】养血安神。

【**主治**】心血不足，心烦多梦。

【**方药分析**】人参、茯苓健脾祛湿；当归、五味子滋阴养血；玄参、生地黄、丹参凉血祛瘀；酸枣仁、石菖蒲、远志养心安神。诸药合用益气养血，养心安神。

【**性状与剂型**】蜜丸剂，每丸重 9 克。

【**用法与用量**】每次服 1 丸，1 日 1~3 次。

【**贮藏**】密闭，贮于阴凉干燥处，防潮防蛀。

## 84. 人参英雄丸

《全国中成药产品集》

【**药物组成**】制川乌、制草乌、制半夏、党参、木瓜、川牛膝、制天南星。

【**功效**】祛风除痰，强筋壮骨。

【**主治**】瘫痪，筋骨疼痛，风湿麻木，腰膝酸软。

**【方药分析】**制川乌、制草乌通络止痛；制半夏、木瓜、制天南星祛风除湿化痰；党参健脾益气；川牛膝强筋壮骨。

**【性状与剂型】**棕黑色的蜜丸，每丸 3 克。

**【用法与用量】**每次服 1 丸，每日 1~3 次。

**【贮藏】**密闭，贮于阴凉干燥处，防潮防蛀。

# 85. 人参败毒丸
《湖南省药品标准》（1982 年版）

**【药物组成】**党参、前胡、柴胡、羌活、桔梗、川芎、枳壳（麸炒）、独活、茯苓各 100 克，薄荷、甘草各 50 克。

**【功效】**祛风除湿，益气解表。

**【主治】**外感风寒湿邪，恶寒壮热，头痛项强，肢体烦疼，无汗，咳嗽声重及疮疡初起，脉浮、重按无力者。

**【方药分析】**羌活、独活辛苦而温，表散风寒，除湿止痛；柴胡苦平，散热升清；川芎辛温，祛风止痛，以助二活发表止痛；枳壳、桔梗一降一升，宽胸利气；前胡、茯苓宣肺化痰；此方尤妙在配伍人参扶正祛邪，俾气旺自能鼓邪外出；甘草和中健脾，调和诸药。此方于解表药之中加入少量人参，助元气以驱邪。诸药配伍，共奏散风除湿、益气解表之功。

**【性状与剂型】**棕褐色水丸，气香，味微苦，每包重 9 克。

**【用法与用量】**内服，1 次 9 克，1 日 2 次。

**【贮藏】**密闭，贮于阴凉干燥处，防潮防晒。

**【宜忌】**体质素虚者外感当用本方，体质壮实者不宜用。

**【各家论述】**《太平惠民和剂局方》："治伤寒时气头痛项强，壮热恶寒，身体烦疼，及寒壅咳嗽，鼻塞声重，风痰头痛，呕哕寒热，并皆治之。"

《成为便读》："凡时邪疫病，皆天地异气所钟，必乘人之虚而袭之，故方中必先以人参为补正却邪为主，然后羌活走表，以散游邪；独活行里，以宣伏邪；柴胡、桔梗散热升清；枳壳、前胡消痰降气；川芎芳香，以行血中之气；茯苓淡渗，以利气中之湿；甘草协和各药，使之不争；生姜辟秽祛邪，令其无滞。于是各建其长，以收全功，皆赖人参之大力，驾驭其间耳。至于治痢用此者，此喻氏逆流挽舟之法，以邪从表而陷里，仍使里而出表也。"

《成方切用》："治伤寒头痛，憎寒壮热，项强睛暗，鼻塞声重，风痰咳嗽及时气疫疠，岚瘴鬼疟，或声如蛙鸣，眼赤口疮，湿毒流注，脚肿腮肿，喉痹毒痢，诸疮斑疹。"

## 86. 人参固本丸

《北京市药品标准》（1983 年版）

【药物组成】山药 600 克，生地黄、熟地黄、山茱萸（酒炙）、泽泻、牡丹皮、茯苓、麦冬、天冬各 300 克，人参（去芦）150 克。

【功效】培元，固本，生津。

【主治】脾肾元气不足引起的形体瘦弱，气短心跳，腰痛耳鸣，阴虚咳嗽，自汗盗汗，大便燥结，小便赤涩。

【方药分析】熟地、山萸、山药、丹皮、茯苓、泽泻六味滋肾壮水；人参益气生津；生地滋阴清热；天冬、麦冬养阴润燥。

【性状与剂型】为棕褐色的大蜜丸，味甜、微苦，每丸重 9 克。

【用法与用量】内服，1 次 1 丸，1 日 2 次。

【贮藏】密闭，置室内阴凉干燥处，防潮防蛀。

## 87. 人参胃宁散

《吉林省药品标准》（1977 年版）

【药物组成】葛根 200 克，人参（去芦）、炒白术、茯苓、木香、藿香、甘草各 150 克，陈皮、泽泻各 100 克。

【功效】健脾和胃，渗湿止泻，生津止渴。

【主治】泄泻日久不止或小儿吐泻。

【方药分析】人参、白术健脾；茯苓、泽泻淡渗利湿；木香、陈皮理气和胃；葛根生津止渴；藿香醒脾辟秽止泻；甘草调和诸药。

【性状与剂型】黄白色散剂，气芳香，味甘微苦，每袋重 10 克。

【用法与用量】内服，1 周岁以下 1 次服 1/10 包；1 周岁以上服 1/5 包；成人服 1 包。1 日 3 次，温开水送下。

【贮藏】置阴凉干燥处，防潮防晒。

【宜忌】忌食生冷黏腻等不易消化的食物。

## 88. 人参保肺丸

《河北省药品标准》（1985 年版）

【药物组成】罂粟壳 160 克，苦杏仁、陈皮、枳实、甘草、玄参、川贝母各 80 克，人参 60 克，五味子（醋制）、麻黄、石膏、砂仁各 40 克。

【功效】益气补肺，止嗽定喘。

【主治】肺气虚弱，津液亏损，虚劳久嗽，久咳气短，倦怠懒言，语声低微。

【方药分析】人参益气补肺，玄参滋阴润肺，麻黄宣肺平喘，杏仁宣肺止嗽，川贝化痰润肺，三者均能止咳；生石膏清泻肺热；五味子、罂粟壳敛肺定喘；砂仁、陈皮、枳实理气和胃，并防过于收敛而气塞；甘草止咳，调和诸药。

【性状与剂型】黑色蜜丸，味苦，每丸重 6 克。

【用法与用量】内服，成人 1 次服 1 丸，1 日 2 次，温开水送服。

【贮藏】密闭，置室内阴凉干燥处，防潮防蛀。

【宜忌】外感咳嗽表邪未解者，肺中有实邪者均忌用。

## 89. 人参健脾丸

《辽宁省药品标准》（1980 年版）

【药物组成】桔梗、麦芽（炒）、六曲（炒）各 200 克，山药（炒）、茯苓、薏苡仁（炒）、香附（醋制）、陈皮、白术（炒）、厚朴（姜制）、山楂（炒）、莲子肉（炒）、芡实（炒）、白扁豆（炒）、枳壳（炒）、当归各 150 克，青皮（炒）、甘草、砂仁、白糖参各 100 克。

【功效】健脾养胃，除胀止泻。

【主治】脾胃虚弱，食少纳呆，胸腹胀满，久泻便溏，面色萎黄，精神倦怠。

【方药分析】人参、白术补中益气，健脾养胃；山药、薏苡仁、莲子肉、芡实、茯苓、白扁豆燥湿健脾；山楂、六曲、麦芽消食导滞；香附、砂仁、厚朴、枳壳、青皮、陈皮行气理脾；辅以当归养血，桔梗保肺，甘草调和诸药。

【性状与剂型】浅棕黄色圆形蜜丸，味甘微苦，每丸重 9 克。

【用法与用量】内服，1 次 1 丸，1 日 2 次，小儿酌减。

【贮藏】密闭，置室内阴凉干燥处，防潮防蛀。

【宜忌】忌油腻生冷，孕妇忌服。

## 90. 人参益母丸

《辽宁省药品标准》（1980 年版）

【药物组成】益母草 500 克，白术（炒焦）、当归各 100 克，熟地 85 克，红参、茯苓、甘草（制）、川芎、白芍（酒炒）各 75 克。

【功效】补气养血，逐瘀生新。

【主治】产后恶露不尽，血瘀腹痛，赤白带下，崩漏不止。

【方药分析】方中重用益母草，去瘀生新调经；加八珍汤补中益气，养血滋阴，全方补而不滞，行而不伤正气。

【性状与剂型】棕黑色圆形蜜丸，味甘、苦，每丸重 9 克。

【用法与用量】内服，1 次 1 丸，1 日 2 次，黄酒或温开水送服。

【贮藏】密闭，置室内阴凉干燥处，防潮防蛀。

【宜忌】忌生冷食物。

## 91. 人参养血丸

《吉林省药品标准》（1977 年版）

【**药物组成**】熟地黄 250 克，乌梅 150 克，当归 100 克，人参（去芦）、赤芍、川芎、蒲黄炭各 50 克。

【**功效**】补气养血，调经止带。

【**主治**】气虚血亏引起的经血不调，行经腹痛，血色不正，崩漏带下，体倦乏力，盗汗失眠。

【**方药分析**】熟地、当归生血养血；赤芍、川芎行血活血，调经化瘀；人参补中益气；蒲黄炭、乌梅止血收敛，固涩止带。

【**性状与剂型**】球形棕黑色蜜丸，味辛，酸，微苦，每丸重 10 克。

【**用法与用量**】内服。1 次 1 丸，1 日 2 次，温开水送服。

【**贮藏**】密闭，置室内阴凉干燥处，防潮防蛀。

【**宜忌**】忌生冷黏腻食物。

## 92. 人参养荣丸

《青海省药品标准》（1986 年版）

【**药物组成**】白芍（酒炒）634 克，肉桂、黄芪（炙）、白术、当归、陈皮各 422 克，人参 401 克，五味子、茯苓、熟地黄各 295 克，远志 211 克。

【**功效**】培补气血，养心安神。

【**主治**】气血双亏，心脾两虚，形弱神疲，乏力，健忘少寐，惊悸怔忡，食少纳呆，脾虚便溏，虚劳，骨劳等。

【**方药分析**】人参、黄芪、白术、茯苓、甘草补气；当归、熟地、白芍养血；远志、五味子宁心安神；陈皮理气健脾，奏补而不滞、气血两生之效；肉桂温肾助阳，鼓舞气血生长。

【**性状与剂型**】棕色大蜜丸，气芳香，味甘辛，每丸重 9.4 克。

【**用法与用量**】内服，1 次 1 丸，1 日 2 次。

【**贮藏**】密闭，置室内阴凉干燥处，防潮防蛀。

【**宜忌**】心火亢盛致心悸少寐等症忌用。

【**各家论述**】《医方考》："脉极者，忽忽喜忘，少颜色，眉发脱落，此方主之。脉者，血之府。脉极者，血脉空虚之极也，此由失血所致。心主血脉，脉极则无血以养心，故令忽忽喜忘；荣血有余，则令人悦泽颜色，荣血不足，则令人色灰而颜色少也；眉发者，血之所养，荣血不足，故令眉发脱落。人参、黄芪、白术、茯苓、甘草、陈皮皆补气药也，荣血不足而补气，此《大易》之教，阴生于阳之义也；阴者，五脏之所主，故用当归泽脾，芍药调肝，熟地滋肾，五味益肺，远志宁心，五脏和而阴血自生矣；桂性辛热，热者入心而益火，辛者入经而利血，又心为生脉之原，故做之引诸药入心而养荣血于脉耳。"

# 93. 人参鹿茸丸

《上海市药品标准》（1974 年）

【药物组成】菟丝子、当归、桂圆肉、五味子（酒蒸）、巴戟天、补骨脂（盐水炒）、杜仲（盐水炒）、黄柏、怀牛膝、黄芪（蜜炙）、香附（制）、茯苓各 400 克，人参 250 克，鹿茸 200 克，冬虫夏草 100 克。

【功效】补血生精，补气壮阳。

【主治】气血两虚的失眠健忘，视物昏花，耳聋，遗精盗汗，腰膝疲软。

【方药分析】鹿茸补肾阴，益精血；人参、黄芪补气健脾；冬虫夏草、杜仲、牛膝、补骨脂补骨壮阴，强筋壮骨；当归、桂圆肉养血安神；香附理气活血；茯苓健脾利湿；黄柏降火，使壮阳而不助火。

【性状与剂型】蜜丸，味苦，微甘，每丸重 9 克。

【用法与用量】内服，1 次 1 丸，1 日 2 次，用黄酒或温开水送服。

【贮藏】密闭，置室内阴凉干燥处，防潮防蛀。

【宜忌】忌生冷黏腻食物。

# 94. 人参搜风丸

《北京市药品标准》（1983 年版）

【药物组成】人参（去芦）、防风、羌活、僵蚕（麸炒）、独活、紫荆皮、申姜、香加皮、茯苓、白术（麸炒）、白鲜皮、青皮（醋炙）、乌药、香附（醋炙）、凤仙花、白芍、川芎、何首乌（黑豆酒炙）、没药（醋炙）、当归、牡丹皮、乳香（醋炙）、熟地黄、白蔹、赤芍、黄芩、甘草节、玄参（去芦）各 180 克，秦艽、菊花、蕲蛇（酒炙）、全蝎、天麻、小茴香、官桂、丁香、细辛、麻黄、木瓜、白芷、沉香、红花、川牛膝（去头）、地黄、黄连、甘草各 90 克。

【功效】活血通络，散风化痰。

【主治】外受风寒湿邪，经络不和引起的关节疼痛，四肢麻木，口眼歪斜，半身不遂，痰涎壅盛。

【方药分析】人参、白术益气健脾，有鼓邪外出之功；防风、羌活、独活、秦艽、香加皮、木瓜祛风除湿；白芷、麻黄、细辛辛温散寒解表；蕲蛇、紫荆皮、全蝎、僵蚕、天麻祛风活络；官桂、丁香、小茴香温中散寒通络；青皮、香附、沉香、香附行气理气；川芎、没药、乳香、红花、赤芍、川牛膝、凤仙花、申姜行血活血，祛瘀通络；理气药与理血药同用有气行则血行、血行风自灭之功；再加熟地黄、白芍、当归、何首乌、玄参养血生津，以防大剂祛风理气活血通络之品伤阴之弊；黄芩、黄连、白蔹、丹皮、白鲜皮、菊花清热解毒，以防热药之燥；甘草调和诸药。

【**性状与剂型**】为黄棕色的大蜜丸，味甜，微苦，每丸重9克。

【**用法与用量**】内服，1次1丸，1日3次，温黄酒或温开水送服。

【**贮藏**】密闭，置室内阴凉干燥处，防潮防蛀。

【**宜忌**】孕妇忌服。

## 95. 人参鳖甲煎丸（鳖甲煎丸）

《金匮要略》

【**药物组成**】鳖甲（炙）、赤硝各9克，柴胡、蜣螂（炒）各4.5克，芍药、牡丹（去心）、䗪虫（炒）各3.7克，蜂窝（炙）3克，乌扇、黄芩、鼠妇（炒）、干姜、大黄、桂枝、石韦（去毛）、厚朴、紫葳、阿胶（炙）各2.3克，瞿麦、桃仁各1.5克，葶苈子、半夏、人参各0.75克，灶中灰600克，清酒90毫升。

【**功效**】行气化瘀，除痰消癥，杀虫止疟。

【**主治**】久疟不愈，痞块攻痛，风湿戾气，癥瘕疟母。

【**方药分析**】鳖甲为主药，化癥块，除寒热；佐以射干（即乌扇）、桃仁、丹皮、芍药、紫葳、芒硝、大黄祛瘀通滞；协以鼠妇、䗪虫、蜂窝、蜣螂软坚杀虫截疟之效更著；葶苈子、石韦、瞿麦利水道；柴胡、桂枝、半夏、厚朴、黄芩、干姜理气机，调寒热；人参、阿胶补气血；灶中灰主癥瘕坚积；清酒行药势，合而为寒热并用，攻补兼施，行气化瘀，除痰消癥，杀虫止疟之剂。

【**性状与剂型**】小丸剂，如梧子大。

【**用法与用量**】内服，空腹服7丸，每日3次。

【**宜忌**】久病体虚者须与补益剂合用。

【**各家论述**】《金匮要略》："病疟，以月一日发，当以十五日愈，设不差，当月尽解；如其不差，当云何？师曰：此结为癥瘕，名曰疟母，急治之，宜鳖甲煎丸。"

## 96. 儿科七厘散

《全国中成药产品集》

【**药物组成**】全蝎、天麻、琥珀、麝香、牛黄、天竺黄、白附子、冰片、僵蚕、朱砂。

【**功效**】清热镇惊，祛风化痰。

【**主治**】小儿急惊风，感冒发热。

【**方药分析**】牛黄、天竺黄、冰片、麝香清热开窍；全蝎、天麻、僵蚕镇痉息风；琥珀、朱砂重镇安神；白附子温化寒痰。

【**性状与剂型**】散剂，每袋0.26克。

【**用法与用量**】内服，1次服1袋，每天2~3次。

【**贮藏**】密闭，置室内阴凉干燥处，防潮。

## 97. 儿童清肺丸

《北京市药品标准》（1980 年版）

【药物组成】浙贝母、枇杷叶（蜜制）、板蓝根、石膏、黄芩各 40 克，瓜蒌皮、花粉、法半夏、石菖蒲、白前、桑白皮（蜜制）、橘红各 30 克，紫苏子（炒）、紫苏叶、苦杏仁、前胡、薄荷各 20 克，青礞石（煅）、葶苈子、麻黄、甘草各 10 克、细辛 8 克。

【功效】清肺止嗽，化痰定喘。

【主治】小儿肺经温热，外感时邪引起的咳嗽身热，<u>痰涎壅盛</u>，<u>气促作喘</u>，<u>胸胁扇动</u>，<u>口干声哑</u>，<u>百日咳</u>等。

【方药分析】麻黄、紫苏叶、细辛、薄荷发散风寒，宣通肺气；前胡、浙贝母、瓜蒌皮、橘红、法半夏、枇杷叶、杏仁、白前止咳祛痰；生石膏、黄芩、花粉、板蓝根清肺胃之热；苏子、桑皮、葶苈子降逆泻肺平喘；青礞石、石菖蒲降气下痰；甘草调和诸药。

【性状与剂型】黑色蜜丸，每丸重 3 克。

【用法与用量】内服，1 岁以下每次半丸，1~3 岁每次 1 丸，每日 2~3 次。

【贮藏】密闭，置室内阴凉干燥处，防潮防蛀。

【宜忌】忌油腻生冷。体弱久嗽及喘泻并作者慎服。

## 98. 儿童清热导滞丸

《北京市药品标准》（1983 年版）

【药物组成】鸡内金（醋炙）、焦槟榔、使君子仁、知母、黄芩（酒炙）、车前子（盐炙）各 120 克，莪术（醋炙）、厚朴（姜炙）、枳实、青皮（粗炙）、榧子、苦楝皮、钩藤各 90 克，焦山楂、姜半夏、焦神曲、焦麦芽、胡黄连、青蒿、薄荷各 60 克。

【功效】健胃导滞，消积化虫。

【主治】小儿蓄乳宿食引起的胸膈满闷，<u>积聚痞块</u>，<u>虫积腹痛</u>，<u>面黄肌瘦</u>，<u>消化不良</u>，<u>烦躁口渴</u>，<u>不思饮食</u>。

【方药分析】鸡内金、神曲、麦芽、山楂消食导滞化积；槟榔、苦楝根皮、使君子、榧子杀虫消积化疳；枳实、青皮、厚朴理气和胃除痞；青蒿、黄芩、知母清热利湿坚阴；再佐以姜半夏化痰，车前子利湿，钩藤息风，莪术软坚散结。

【性状与剂型】黑色蜜丸，每丸重 3 克。

【用法与用量】内服，1 岁以下每次半丸，1~3 岁每次 1 丸，每日 2 次；3 岁以上每次 1 丸，每日 2~3 次。

【贮藏】密闭，置室内阴凉干燥处，防潮防蛀。

【宜忌】忌油腻生冷。体弱久嗽及喘泻并作者慎服。

## 99. 儿童咳液

《北京市药品标准》（1983年版）

【**药物组成**】紫菀、百部、枇杷叶、柴胡、蓼大青叶各150克，苦杏仁100克，桔梗、甘草各50克，麻黄25克。

【**功效**】润肺，祛痰止咳。

【**主治**】痰多咳嗽，急慢性气管炎。

【**方药分析**】紫菀、枇杷叶化痰止咳；百部润肺止咳；杏仁止咳平喘；桔梗、麻黄开宣肺气以利肺止咳；另配柴胡解表退热以利肺气；用大青叶清热解毒；加甘草调和诸药。

【**性状与剂型**】为黑黏稠液体，味甘，微苦，每瓶装100毫升。

【**用法与用量**】内服，1~3岁，1次5毫升，4岁以上1次10毫升，1日2~3次。

【**贮藏**】密封，置室内阴凉干燥处，防晒。

【**宜忌**】忌油腻辛辣食物。

## 100. 三仙丹

《湖南省药品标准》（1982年版）

【**药物组成**】明矾、硝石、水银各100克。

【**功效**】拔毒排脓，去腐生肌。

【**主治**】疮疡溃破流脓出水，余毒不尽，疮口不敛。

【**方药分析**】明矾燥湿，止血收敛；硝石、水银杀虫，攻毒。

【**性状与剂型**】橙红色的片状或粉末状，质重，无臭，每包重1.5克。

【**用法与用量**】外用，将患处洗净，拭干，取少许撒于患处，用膏药盖贴或包扎。

【**贮藏**】避光密闭保存。

【**宜忌**】专供外用，切勿入口。

## 101. 三白溃疡片

《中药制剂手册》

【**药物组成**】两面针150克，百灵草、白芍、水菖蒲、莪术、肉桂、陈皮各100克，白术（炒）50克，硬脂酸镁适量。

【**功效**】补虚健脾，散寒止痛。

【**主治**】脘腹胀满，疼痛。可用于低胃酸型溃疡病，慢性胃炎。

【**方药分析**】百灵草活络补虚，白术健脾和胃，白芍柔肝止痛，水菖蒲、莪术理气活血止痛，肉桂温中散寒，两面针止痛，陈皮理气止痛。

【性状与剂型】淡黄色片，味微苦，每片相当于原生药 0.85 克。

【用法与用量】内服，1 次 4~6 片，1 日 3 次。

【贮藏】密闭，置阴凉干燥处，防潮。

【宜忌】忌生冷、黏腻、辛辣食物。

# 102. 三花烧伤散

《全国医药产品大全》

【药物组成】油桐花 700 克，千里光花、野菊花各 150 克。

【功效】清热消炎。

【主治】I 度和浅 I 度烧伤、烫伤。

【方药分析】油桐花消肿止痛；千里光花、野菊花清热解毒。

【性状与剂型】淡黄色粉末。

【用法与用量】外用，取适量用植物油调敷。

【贮藏】密闭，置干燥处，防潮。

# 103. 三花减肥茶

《全国中成药产品集》

【药物组成】荷叶、番泻叶、玫瑰花、代代花、茉莉花、牵牛子各 5 克。

【功效】行气通下减肥，调节胃肠功能。

【主治】肥胖症。

【方药分析】荷叶、番泻叶、牵牛子清热泻下；玫瑰花、代代花、茉莉花芳香开胃。

【性状与剂型】茶剂，煎成 500 毫升。

【用法与用量】内服，1 次服 200 毫升，1 日 2~3 次。

【贮藏】当日煎水，当日服用。

【宜忌】过量服用，易产生泄泻。

# 104. 三两半药酒

《浙江省药品标准》（1983 年版）

【药物组成】当归、黄芪（蜜炙）、怀牛膝各 10 克，防风 5 克。

【功效】益气活血，祛风通络.

【主治】气血不和，四肢疼痛，感受风湿，筋脉拘挛。

【方药分析】当归、黄芪益气活血；防风祛风通络；怀牛膝强壮筋骨。

【性状与剂型】黄棕色的澄清液体，气香，味微甜，微辛，每瓶装 500 毫升。

【用法与用量】内服，1 次 15~30 毫升，1 日 3 次。

【贮藏】密封，在阴凉处保存，防晒。

【宜忌】高血压患者与孕妇忌服。

# 105. 三余神曲

《浙江省药品标准》（1983 年版）

【药物组成】六神曲（炒）75 克，茯苓 50 克，槟榔、陈皮各 31 克，厚朴（制）、木香、麦芽（炒）、山楂（炒）、鲜青蒿、生姜、鲜辣蓼各 25 克，广藿香 21 克，甘草、黄荆子、黄芩、枳壳（炒）各 19 克，香附（制）、白术（炒）各 18 克，防风、羌活、小茴香各 16 克，半夏（制）14 克，前胡、荆芥、粉草薢、苦杏仁、山柰、香薷、川芎、白芷、乌药、甘松、桔梗、山药、青木香、紫苏叶、秦艽、大腹皮、薄荷各 13 克，八角茴香 11 克，柴胡、细辛各 9 克，红豆蔻 8 克，白芍、桂枝、高良姜、丁香、泽泻、桂丁香、吴茱萸（制）、麻黄各 6 克，肉豆蔻（煨）3 克。

【功效】疏风解表，调胃理气。

【主治】感冒风寒，胸闷腹胀，食积不化。

【方药分析】前胡、桂枝、防风、荆芥、柴胡、黄荆子、香薷、羌活、白芷、麻黄、细辛、广藿香、紫苏叶、生姜、薄荷等疏风解表；香附、厚朴、木香、青木香、枳壳、陈皮等理气调中；高良姜、丁香、山柰、红豆蔻、小茴香、乌药、甘松、桂丁香、吴茱萸、八角茴香、肉豆蔻、鲜辣蓼等温中和胃；茯苓、六神曲、白芍、白术、山药、槟榔、山楂等调理脾胃，消食化积；杏仁、半夏、桔梗宣肺止咳以治风寒束肺之症；草薢、泽泻、秦艽、大腹皮等渗利水湿，以防脾不健运，水湿内停；黄芩苦寒以防辛温太过；川芎活血以助行气，且可止头痛；甘草调和诸药。

【性状与剂型】为黄棕色的黏稠液体，气香，味甜，每瓶装 100 毫升。

【用法与用量】内服，1 次 100 毫升，1 日 2 次，早、晚空腹时服。

【贮藏】密封，置阴凉干燥处保存，防晒。

【宜忌】忌生冷、黏腻等不易消化的食物。

# 106. 三角止血散

《全国医药产品大全》

【药物组成】白及 150 克，水牛角、羊角、黄牛角各 100 克，枯矾 50 克，冰片 2 克。

【功效】凉血止血。

【主治】咳血，便血，尿血，呕血，月经过多，崩漏不止。

【方药分析】水牛角、羊角、黄牛角清热凉血；白及止血消肿；枯矾止血收敛；冰片清热止痛。

【性状与剂型】淡黄棕色粉末，性凉。

【用法与用量】内服，1 次 3~5 克，1 日 2~3 次。重症加服阿胶 10~25 克。

【贮藏】密闭，置阴凉干燥处，防潮防晒。

【宜忌】忌食辛辣食物。

## 107. 三层茴香丸

《景岳全书》

【药物组成】茯苓 800 克，八角茴香（盐拌炒）100 克，北沙参、川楝子（炒）、荜茇、木香各 200 克，槟榔、附子（制）各 100 克。

【功效】温经散寒，治疝止痛。

【主治】肝肾虚寒，寒疝不散，睾丸偏大，阴囊肿痛。

【方药分析】本方以温肾散寒为主，方中茴香、木香行气散结，祛寒除湿；槟榔直达下焦，行气化滞而破坚；佐以川楝子增加其行气散结之功；北沙参润肺养阴生津；荜茇温中散寒，下气止痛；配以附子增加其温中散寒之功效；茯苓健脾利湿。

【性状与剂型】米黄色小水粒丸，具八角茴香特异香气，味辛辣，截面内心呈棕黄色，每袋 250 克。

【用法与用量】内服，1 次 9 克，1 日 2 次，饭前服用。

【贮藏】密闭，置阴凉干燥处，防潮防晒。

【宜忌】忌生冷，气恼，过劳。

【各家论述】《证治准绳》："散寒，理气，止痛，主治睾丸肿大，阴囊肿痛重坠，有碍步履或寒疝脐腹疼痛者。"

## 108. 三妙丸

《上海市药品标准》（1974 年版）

【药物组成】苍术 600 克，黄柏 400 克，牛膝 200 克。

【功效】燥湿清热。

【主治】湿热下注，小便黄少，足膝红肿热痛，下肢无力。

【方药分析】苍术健脾燥湿，黄柏清热燥湿，牛膝补肝肾，强筋骨。

【性状与剂型】灰黄色的水丸，味苦、辛，每丸重 6 克。

【用法与用量】内服，1 次 6 克，1 日 3 次。

【贮藏】密闭，置阴凉干燥处，防潮防晒。

【宜忌】孕妇慎服。

【各家论述】《成方便读》："二妙丸加牛膝为三妙丸。以邪之所凑，其气必虚，若肝肾不虚湿热决不流入筋骨，牛膝补肝肾强筋骨，领苍术、黄柏，入下焦而祛湿热也。"

《医学正传》："二妙丸加牛膝，治湿热下注，脚膝红肿等证。"

## 109. 三肾丸

《全国中药成药处方集》

【药物组成】鹿肾、狗肾、驴肾各1具，黄芪、龟板（醋炙）、人参、当归、熟地黄、茯苓、枸杞子各60克，山茱萸（酒蒸）、附子（制）、淫羊藿（羊油制）、补骨脂（盐水制）、沙蒺藜（盐水炒）、於白术、鱼鳔（烫）、阿胶、杜仲（盐水炒）、菟丝子、鹿茸各30克，肉桂24克。

【功效】补肾壮阳，益气补精。

【主治】阳痿不举，腰酸腿痛，精神疲倦，食欲不振。

【方药分析】鹿肾、驴肾、狗肾、鹿茸、淫羊藿、补骨脂、沙蒺藜、杜仲、菟丝子补肾壮阳，益精补血；龟板、鱼鳔、枸杞子、山茱萸补益肾阳，涩精；附子、肉桂温脾肾；人参、黄芪大补元气；茯苓、白术渗湿健脾；熟地黄、当归、阿胶补血养血。

【性状与剂型】蜜丸，每丸重6克。

【用法与用量】内服，1次1丸，1日1~2次。

【贮藏】密闭，置阴凉干燥处，防潮防蛀。

【宜忌】宜节制房事。

## 110. 三黄宝蟾丸

《医宗金鉴》

【药物组成】藤黄200克，血竭、大戟、竹黄、阴行草各150克，雄黄、儿茶各100克，当归65克，芒硝、朱砂各50克，没药、麝香、水银、官粉（制）、乳香（炒）各15克，琥珀10克，黄蜡1200克。

【功效】活血祛瘀，消肿止痛。

【主治】跌打损伤，闪腰岔气；或瘀血凝滞作痛，虫蛇咬伤；或妇女产后恶露不绝。

【方药分析】藤黄、雄黄、竹黄活血祛瘀；朱砂、琥珀解毒活血破癥；乳香、没药活血止痛，消肿生肌；大戟、水银、芒硝利水通经泻下；朱砂、雄黄解毒杀虫。

【性状与剂型】黄棕色大粒蜡丸，气芳香，味苦，具雄黄味，每丸重3.5克。

【用法与用量】内服，1次1丸，1日1次或2次，用黄酒炖化温服。外敷则以白酒炖化敷患处。

【贮藏】密封，贮于阴凉干燥处。

【宜忌】孕妇忌服，忌服甘草。

【各家论述】《中国医学大辞典》："去瘀活血，治跌打损伤，恶疮，金疮，箭疮，枪伤，一切刑伤破皮，瘀血奔心及三日，如久痛势重者，服数丸，极能舒筋活络，去瘀生新，有起死回生之妙。"

## 111. 三黄散

《全国医药产品大全》（1988 年版）

【**药物组成**】大黄 400 克，黄连、黄芩各 200 克。

【**功效**】泻火解毒。

【**主治**】<u>疮疡肿痛</u>。

【**方药分析**】大黄清热解毒，活血祛瘀生肌；黄芩、黄连清热泻三焦之火，解毒燥湿消肿。

【**性状与剂型**】黄棕色粉末，气微香，味苦。

【**用法与用量**】外用，取适量用蜂蜜或醋调敷患处。

【**贮藏**】密闭防潮。

## 112. 三黄膏

《福建省药品标准》（1977 年版）

【**药物组成**】黄柏、黄芩各 300 克，黄丹 180 克，栀子、松香各 150 克，黄连 120 克，蜂蜡 600 克。

【**功效**】解毒消肿，去腐生肌。

【**主治**】<u>痈疽</u>，<u>疔疮</u>，<u>烫烧伤</u>及<u>皮肤溃疡</u>。

【**方药分析**】黄柏、黄芩、黄连、栀子均可清热泻火，解毒消肿；黄丹、松香善拔脓去腐生肌；蜂蜡一则可生肌，二则为剂型所需。

【**用法与用量**】为棕褐色的软膏，有油焦味，每瓶重 50 毫升。

【**用法与用量**】摊于纱布上，贴敷患处或涂患处，每隔 1~2 日换药 1 次。

【**贮藏**】密闭，防潮防晒。

## 113. 三蛇药酒

《全国医药产品大全》（1988 年版）

【**药物组成**】鲜乌梢蛇（去头、内脏）1000 克，鲜银环蛇（去头、脏内）、鲜眼镜蛇（去头、内脏）各 500 克，威灵仙、黄精（制）、南蛇藤、大枣各 200 克，锁阳 150 克，伸筋草 140 克，石菖蒲、石南藤、香加皮、桂枝、杜仲、寻骨风、南沙参、当归、独活各 100 克，甘草 80 克，活血藤 75 克，牛膝、山木通、乌药、白芷、川芎、川木香、桑寄生、草乌（制）、川乌、陈皮各 50 克，白酒适量。

【**功效**】行气活血，祛风除湿，舒筋通络，强筋壮骨。

【**主治**】<u>痹证</u>，可用于治疗风湿、类风湿<u>关节炎</u>，<u>风湿性腰痛</u>，<u>坐骨神经痛</u>等病。

【**方药分析**】鲜乌梢蛇、眼镜蛇、银环蛇解毒，祛风通络；当归、独活、牛膝、寻骨风等药补血活血行血，舒筋祛湿通络。

【**性状与剂型**】深红色澄清液体，气香微腥，味甜，每瓶装 500 毫升。

【**用法与用量**】内服，1 次 25 毫升，1 日 1 次，睡前服用。

【**贮藏**】密封，阴凉处保存。

【**宜忌**】孕妇忌服。

# 114. 干蟾

《吉林省药品标准》（1977 年版）

【**药物组成**】中华大蟾蜍的干燥全体。

【**功效**】解毒消肿，除湿热，消疳积，杀虫。

【**主治**】疔毒，治小儿疳积，腹胀泄泻；外用治痈肿恶疮。

【**方药分析**】蟾蜍有解毒消肿、止痛、开窍、利水消肿之功效。

【**性状与剂型**】灰色的粉剂，气腥臭，味咸而麻舌。

【**用法与用量**】内服，1 次 1~1.5 克。外用适量。

【**贮藏**】置通风处，防潮，防虫蛀。

【**宜忌**】孕妇忌服。外用忌入目。

# 115. 下乳涌泉散

《山东省药品标准》（1986 年版）

【**药物组成**】王不留行(炒)300 克，麦芽、漏芦、通草各 250 克，穿山甲（烫）150 克，当归、白芍、桔梗、川芎、地黄、白芷各 100 克，天花粉、柴胡、甘草各 50 克。

【**功效**】活血养血，催乳。

【**主治**】产后少乳。

【**方药分析**】王不留行通经催乳；当归、白芍、川芎、地黄养血活血行血；穿山甲、漏芦、麦芽、通草、白芷、天花粉等亦能通经下乳；柴胡、桔梗解郁行气；甘草调和诸药。

【**性状与剂型**】黄白色粗末，气微臭，味微苦，每袋重 31.25 克。

【**用法与用量**】内服，1 次 1 袋，水煎 2 次，煎液混合后，分 2 次服。

【**贮藏**】密闭，置阴凉干燥处，防潮。

【**宜忌**】忌食生冷、黏腻、辛辣食物。

# 116. 大七厘散

《福建省药品标准》（1971 版）

【药物组成】自然铜（煅，醋淬）、土鳖虫（甘草制）、大黄（酒制）、骨碎补、当归尾（酒制）、乳香（制）、没药（制）、硼砂（煅）、血竭各 120 克，三七 108 克，冰片 54 克。

【功效】活血祛瘀，止痛敛口。

【主治】跌打损伤，内伤瘀血疼痛。

【方药分析】自然铜、土鳖虫、骨碎补活血散瘀，续筋接骨；当归尾、乳香、没药活血止痛，消肿生肌；大黄、硼砂、冰片解毒活血，祛瘀止痛；三七、血竭散瘀止痛，生肌敛疮。

【性状与剂型】本品气香，味微苦略辛凉，为棕褐色的散剂，每瓶重 1.5 克。

【用法与用量】内服，用温黄酒或温开水冲服，1 次 0.6~1.5 克，1 日 2~3 次；外用，以白酒调敷患处。

【贮藏】密闭，防潮。

【宜忌】孕妇忌服。

# 117. 大力药酒

《全国医药产品大全》

【药物组成】茜草 27.3 克，土鳖虫 20.45 克，生地黄、三七、五加皮、怀牛膝各 10.23 克，自燃铜（煅）、紫丹参、莪术、续断（炒）、三棱各 6.8 克，骨碎补（砂炒）、赤芍、大黄、乳香、没药、青皮（炒）各 5.1 克，川乌（炒）、白芷、红花各 3.4 克，当归尾 1.7 克，脆蛇 1.4 克，白酒（50 度）适量。

【功效】舒筋活血，祛风除湿，止痛。

【主治】跌打损伤，风寒湿痹。

【方药分析】茜草、土鳖虫、三七、骨碎补、续断、五加皮、川乌、没药、乳香补肝肾，强筋骨，舒筋活络，祛瘀止痛；紫丹参、三棱、赤芍、自然铜、红花、牛膝、桃仁等活血祛瘀；白芷、脆蛇、当归尾、青皮祛风活络。

【性状与剂型】黑褐色澄清液体，味苦，麻，每瓶装 50 毫升。

【用法与用量】内服，新伤、轻伤 1 次 5~10 毫升，旧伤、重伤 1 次 10~20 毫升，1 日 3 次。

【贮藏】密封，置阴凉干燥处，防晒。

【宜忌】孕妇忌用，体弱者慎用。

## 118. 大风丸

《山西省药品标准》（1983 年版）

【药物组成】黑木耳（酒炙）190 克，当归（酒炙）、独活各 90 克，白芍、苍术（米泔水炙）各 60 克，怀牛膝、木瓜、桔梗、杜仲（炒炭）各 30 克。

【功效】舒筋活血，补虚祛风。

【主治】腰腿疼痛，四肢麻木，半身不遂，筋骨酸困。

【方药分析】黑木耳补虚通络，酒炙后可舒筋活血；桔梗宣肺气，朝百脉；当归、白芍、木瓜养血舒筋，缓急止痛；牛膝、杜仲补肝肾，强筋骨，活血化瘀；苍术燥湿健脾，祛风湿；独活辛散苦燥，善祛风湿。

【性状与剂型】为黑褐色小水丸，味微咸苦，每 10 粒重 0.52 克，每袋重 9 克。

【用法与用量】内服，1 次 9 克，1 日 2 次，用淡黄酒或温开水送下。

【贮藏】密闭，置阴凉干燥处，防潮防蛀。

## 119. 大风子油

《北京市药品标准》（1983 年版）

【药物组成】大风子油 600 克，硼酸 30 克，冰片 3 克。

【功效】祛风除湿，杀虫止痒，去腐生新。

【主治】血燥风湿，红肿疙瘩，雀斑粉刺，酒糟鼻子，白癜风，风湿疥癣，鹅掌风症。

【方药分析】大风子油燥湿杀虫，止痒疗癣；硼酸是消毒剂，起到对患处皮肤的消毒作用；冰片清热止痛。

【性状与剂型】本品具有冰片特有的香气，遇水则凝固，为乳白色半凝固的液体，每瓶装 15 毫升。

【用法与用量】外用，调匀涂患处。

【贮藏】密封，置室内阴凉干燥处，防晒。

【宜忌】只供外用，不可内服。

## 120. 大补丸

《广东省药品标准》

【药物组成】芡实 360 克，山药、何首乌（乌豆制）各 300 克，白芍、黄精、当归、茯苓、杜仲、白术、黄芪（炙）、续断各 150 克，甘草 120 克，党参、陈皮、狗脊（去毛）、肉苁蓉、枸杞子、五味子、巴戟天（去心）各 76 克，远志（甘草制）45 克，熟地黄 30 克，肉桂 15 克，金樱膏 240 克。

【功效】补气补血，强肾固精。

【**主治**】肾虚体倦，腰膝无力。

【**方药分析**】党参、白术、黄芪、山药、甘草等补益中气；熟地、白芍、当归补血养血；巴戟天、杜仲、狗脊、肉苁蓉温肾阳而强腰膝；枸杞子、何首乌、黄精滋肾阴而填精血；芡实、五味子、远志交通心肾而安神，强肾固精。

【**性状与剂型**】黑褐色大蜜丸，味微苦，有当归气味，每丸重9克。

【**用法与用量**】内服，1次1~2丸，1日2次。

【**贮藏**】密闭，置阴凉干燥处，防潮防蛀。

【**宜忌**】感冒发热勿服。

## 121. 大活络丸

*《广东省药品标准》*

【**药物组成**】水牛角浓缩粉113克，防风108克，羌活、天麻（姜汁拌制）、广藿香、香附（酒醋炒）、沉香、木香、熟地、川芎（酒制）、黄芩（酒炒）、僵蚕（姜汁拌、炒）、白附子（姜汁泡）、大黄（制）、蕲蛇（酒炙）、何首乌（乌豆汁拌蒸）、草豆蔻（炒）、麻黄（去节）、肉桂、甘草（蜜炙）、白芷各72克，葛根、威灵仙、当归（酒蒸）各58克，朱砂（飞净）57克，白术（土炒）、细辛、豆蔻（炒）、茯苓（炒）、竹黄、赤芍（酒炒）、龟板（酒炙）、虎骨（酒炙）、青皮（醋炒）、骨碎补、玄参、秦艽、桑寄生、丁香（炒）、乳香（炒）、安息香各36克，血竭29克，黄连（姜汁拌、炒）、地龙（炒）各22克，松香（泡淡）18克，全蝎（泡、炒）17克，牛黄、冰片各10克，麝香0.75克。

【**功效**】祛风除湿，舒筋活络。

【**主治**】四肢拘挛，瘫痪麻痹，筋络不舒，腿膝肿痛。

【**方药分析**】水牛角浓缩粉、牛黄、地龙、天麻化痰开窍，平肝息风止痉；香附、木香、沉香疏肝理气，行气止痛；龟板、当归、首乌、熟地滋阴补血活血；黄连、黄芩、麻黄、葛根、茯苓、秦艽、藿香等清热祛风除湿，舒筋活络。

【**性状与剂型**】棕褐色大蜜丸，气微香味苦，微甘凉，每丸重3.9克。

【**用法与用量**】内服，1次1丸，1日1~2次。外用，用酒溶化敷患处。

【**贮藏**】密闭，置阴凉干燥处，防潮防蛀。

【**宜忌**】感冒发热及孕妇忌服。

## 122. 大活络丹

*《河南省药品标准》*

【**药物组成**】防风375克，大黄、川芎、黄芩、玄参、甘草、藿香、白芷、草豆蔻、肉桂、竹节香附、黄连、麻黄、羌活、何首乌（酒蒸）、沉香、熟地黄、天麻各300克，朱砂180克，葛根、当归、威灵仙各175克，青皮（醋）、木香、竹黄、附子（制）、香附（醋制）、白术（麸炒）、虎骨（油酥）、松香（制）、细辛、僵蚕（麸炒）、茯苓、丁香、没药（醋制）、乳香（醋制）、骨碎补、龟板（醋制）、豆蔻、赤芍各 150 克，蕲蛇肉（酒制）140 克，血竭 113 克，人参 100 克，乌梢蛇肉（酒制）、地龙、全蝎各 75 克，广角 66 克，安息香 60 克，麝香 54 克，牛黄 33 克，冰片 18 克。

【功效】祛风除湿，舒筋活络，理气豁痰。

【主治】中风瘫痪，痰痹痰厥，拘挛疼痛。

【方药分析】本方扶正与祛邪并举，而以祛邪为主；寒温并用而以温散为重。首乌、熟地、当归、赤芍、人参、白术、茯苓、甘草有八珍之义，气血双补；防风、白芷、麻黄、羌活、细辛辛散祛风；大黄、黄芩、玄参、黄连、朱砂清热除烦，并防辛温耗散太过；竹节香附、香附、青皮、木香理气行滞；天麻、僵蚕、蕲蛇、乌梢蛇、地龙、全蝎、安息香、麝香、竹黄、广角、牛黄、冰片息风止痉，辛窜搜剔邪气；乳香、没药、血竭活血化瘀，消肿定痛；骨碎补、虎骨、龟板强筋壮骨。

【性状与剂型】黑棕色蜜丸，味苦，每丸重 3 克。

【用法与用量】内服，1 次 1~2 丸，1 日 2 次。

【贮藏】密闭，置阴凉干燥处，防潮防蛀。

【宜忌】孕妇忌服。

# 123. 大健脾丸

《全国医药产品大全》

【药物组成】党参、山药（炒）、莲子（炒）、白扁豆、干姜（炒）、薏苡仁各 200 克，白术（麸炒）、茯苓各 150 克，厚朴、陈皮、甘草各 100 克，附子（制）75 克，当归、木通各 50 克。

【功效】和胃健脾。

【主治】脾胃虚弱，脘腹胀满，食少便溏。

【方药分析】党参、白术、茯苓健脾益气；干姜、厚朴温中行气和胃；山药、白扁豆、薏苡仁、木通、陈皮等健脾利湿止泻；莲子固涩止泻。

【性状与剂型】黄褐色蜜丸，质柔软，味微甜、辛，每丸重 9 克。

【用法与用量】内服，1 次 1 丸，1 日 2 次。

【贮藏】密封，贮于阴凉干燥处，防潮防蛀。

【宜忌】忌食生冷、黏腻、辛辣食物。

# 124. 大调经丸

《全国医药产品大全》

【药物组成】益母草膏 150 克，当归、香附（醋制）各 100 克，白芍（酒炒）75 克，人参、川芎、砂仁、茯苓、熟地黄、阿胶、酸枣仁、地黄、橘红、木香、黄芩（酒炙）、乌药、白术（麸炒）、续断、远志（甘草水制）各50克，甘草40克，朱砂、杜仲（炭）、艾叶（炭）、牛膝、紫苏各25克，沉香、枳壳（麸炒）、琥珀各15克。

【**功效**】养血，顺气，调经。

【**主治**】<u>血虚气滞</u>，<u>经血不调</u>，<u>腹痛腰疼</u>，<u>心悸头眩</u>，<u>食少吞酸</u>。

【**方药分析**】人参、白术等补脾益气；熟地、当归、阿胶等滋阴补血调经；木香、香附、沉香、枳壳行气止痛；酸枣仁、朱砂、远志等宁心安神。

【**性状与剂型**】黑褐色蜜丸，质柔软，味苦，每丸重9克。

【**用法与用量**】内服，1次1丸，1日2次，红糖水或温开水送服。

【**贮藏**】密封，贮于阴凉干燥处，防潮防蛀。

【**宜忌**】忌食生冷、黏腻、辛辣食物。

# 125. 大黄䗪虫丸

《金匮要略》

【**药物组成**】熟大黄、地黄各300克，桃仁、苦杏仁（炒）、白芍各120克，甘草90克，水蛭（制）、黄芩各60克，䗪虫（去翅足炒）、虻虫、蛴螬（炒）各45克，土鳖虫（炒）、干漆（煨）各30克。

【**功效**】破血，逐瘀，通经。

【**主治**】<u>血瘀经闭</u>，<u>腹部肿块</u>，<u>肌肤甲错</u>，<u>目眶发黑</u>，<u>潮热消瘦</u>。

【**方药分析**】大黄涤荡凝滞败血，引瘀血下行；䗪虫、虻虫、水蛭破血逐瘀消癥；桃仁、干漆、蛴螬活血祛瘀；黄芩、苦杏仁清热解毒；甘草缓急止痛，调和诸药。

【**性状与剂型**】黑色蜜丸，气浓，味甘微苦，每丸重3克。

【**用法与用量**】内服，1次1丸，1日1~2次。

【**贮藏**】密封，贮于阴凉干燥处，防潮防蛀。

【**各家论述**】《金匮要略》："产妇腹痛，内有干血着脐下，用三味为方，盖因瘀积不久，荣卫经络未必固结，止以大黄、桃仁润其血之干，以䗪虫蠕动啖血之物行其瘀，便可奏捷。"

# 126. 大温中丸

《全国医药产品大全》

【**药物组成**】香附（制）、针砂（醋煅）各800克，青皮（麸炒）300克，厚朴（制）、白芍（麸炒）、苍术（麸炒）、山楂（醋炒）各250克，陈皮、白术（麸炒）、苦参、茯苓各150克，甘草100克。

【**功效**】健脾燥湿，理气消肿。

【**主治**】<u>湿热蕴结</u>，<u>气化不运</u>，<u>腹胀肢肿</u>，<u>黄胖水臌</u>，<u>不思饮食</u>，<u>小便不利</u>。

用于治疗西医学的早期肝硬化腹水，腹水重可加甘遂、牵牛。

【方药分析】白术、苍术、陈皮、青皮、山楂健脾燥湿，理气消积；香附、白芍理气平肝；苦参、针砂、茯苓清热除湿利水消肿。

【性状与剂型】灰褐色小粒糊丸，味微苦。

【用法与用量】内服，1次6克，空腹用米汤饮服或温开水送服。

【贮藏】密封，贮于阴凉干燥处，防潮防蛀。

【宜忌】忌食生冷、黏腻等不易消化的食物。

## 127. 万应甘和茶

《福建省药品标准》（1977年版）

【药物组成】茶叶1500克，藿香、紫苏、茯苓各31.25克，陈皮（制）、泽泻各25克，厚朴（姜炒）15.6克，白扁豆12.5克，苍术、木瓜、白术（漂）、姜半夏各9.38克，砂仁、苦杏仁各6.25克，甘草4.6克。

【功效】芳香化湿，解表和中，升清降浊。

【主治】感冒发热，腹痛吐泻，暑湿泄泻。

【方药分析】藿香、紫苏芳香化湿，解表和中而止呕吐，共为主药；辅以厚朴、苍术燥湿；白术、陈皮、茯苓、泽泻健脾利湿；木瓜、砂仁、白扁豆化湿健脾和胃；肺与大肠相表里，用杏仁、半夏宣降肺气，以利肠道，使清升浊降；甘草调和诸药，茶叶和中，以为佐使。

【性状与剂型】为褐色的药茶，气香，味微苦，每袋重9克。

【用法与用量】泡服，1次9克，如感冒风寒发热，另加生姜、葱、紫苏叶少许同煎服。

【贮藏】密闭，置干燥处，防潮。

【宜忌】忌食生冷、黏腻等不易消化的食物。

## 128. 万应宝珍膏

《江苏省药品标准》（1977年版）

【药物组成】甲组：荆芥、高良姜、独活、续断、威灵仙、首乌、草乌、赤芍、三棱、乌药、官桂、陈皮、大黄、天南星、当归、桃仁、香附、白芷、五加皮、枳壳、海风藤、猪牙皂、连翘、甘松、莪术各9克。

乙组：冰片、肉桂、细辛、附子（制）、木香、乳香（制）、没药（制）、阿魏、樟脑、小茴香各9克。

【功效】舒筋活血。

【主治】跌打损伤，风湿痹痛，痈疽肿痛。

【方药分析】甲组：荆芥、麻黄等祛风解表以活络；当归、地黄养血活血；三棱、莪术破血祛瘀，行气止痛；独活、防风、寄奴舒筋活络。乙组：附子、肉桂、细辛逐风寒湿邪，活血通经；木香、乳香、没药、阿魏、冰片等活血止痛，行气散结。

【性状与剂型】布质黑色光亮圆形膏药，气微香，大号药肉重 18 克，小号药肉重 9 克。

【用法与用量】外用，烘软贴于患处。

【贮藏】置阴凉干燥处。

## 129. 万应膏

《黑龙江省药品标准》（1986 年版）

【药物组成】地黄、当归各 270 克，玄参、大黄、赤芍、木鳖子、白芷各 60 克，血余、肉桂各 30 克，阿魏、乳香、没药各 12 克，蜈蚣 1 克，食用植物油 4800 毫升。

【功效】舒筋活血，祛风散寒。

【主治】跌打损伤，闪腰岔气，受风受寒，手足麻木，腰腿疼痛，积聚痞块。

【方药分析】当归、地黄补血和血；乳香、没药、蜈蚣、赤芍等活血祛瘀通络；大黄、白芷、肉桂等清热祛风散寒。

【性状与剂型】黑色的硬膏，每张重 5 克。

【用法与用量】外用，温热软化贴患处。

【贮藏】置阴凉干燥处保存，防晒。

【贮藏】孕妇忌贴腹部。

## 130. 万应膏（2）

《湖南省药品标准》（1982 年版）

【药物组成】人发 100 克，玄参、生川乌、生草乌、生地黄、白蔹、白及、白芷、当归、木鳖子（破壳）、穿山甲、大黄、独活、赤芍、肉桂、苦参、羌活、乌药、甘草各 50 克。

【功效】祛风散寒，活血解毒。

【主治】痈疽肿毒，痰核流注，风寒湿痹，闪腰岔气。

【方药分析】人发消瘀止血；当归、地黄补血和血；乳香、没药、蜈蚣、赤芍活血祛瘀通络；大黄、白芷、肉桂清热祛风散寒。

【性状与剂型】乌黑色摊于布或纸上的膏药，气香，有光泽，每张重 4.5 克，净重 1.5 克。

【用法与用量】外用，微温软化贴于患处。

【贮藏】置阴凉干燥处保存，防晒。

【贮藏】孕妇忌贴腹部。

# 131. 万灵筋骨酒

《北京市药品标准》（1983 年版）

**【药物组成】** 老鹤草、穿山龙，香加皮、红曲各 250 克，乌梢蛇（酒炙）、苍术、油松节、当归、川芎、白芍、萆薢、佛手各 156.25 克，防风、鸡血藤、人参（去芦）、甘草各 125 克，草乌、银花、甘草、羌活、独活、桂枝、怀牛膝（去头）各 93.75 克，威灵仙、木瓜各 62.5 克，红糖 3000 克，蜂蜜 5000 克，白酒（45 度）50000 毫升。

**【功效】** 祛风散寒，活血止痛。

**【主治】** 风寒湿邪引起，关节疼痛，肩背酸沉，腰疼寒腿，四肢麻木，筋脉拘挛。

**【方药分析】** 乌梢蛇善祛风活络；草乌、老鹤草、穿山龙、羌活、独活、威灵仙、香加皮、苍术、防风、油松节、萆薢祛风散寒祛湿，而其中穿山龙、威灵仙、木瓜配桂枝、鸡血藤可通经络，利筋骨；当归、川芎活血止痛；白芍缓筋挛，止疼痛；怀牛膝补肝肾，强筋骨，又可引它药下行以达病所；佛手行气以防人参补气太过之弊，人参补气以扶正祛邪；红曲开胃消食以助它药消化吸收；白酒其辛温，散风寒湿邪；甘草调和诸药，并解草乌等药之毒以缓和药性。

**【性状与剂型】** 为橘红色的澄清液体，气清香，味辛，微苦，每瓶装 500 毫升。

**【用法与用量】** 内服，1 次 10~20 毫升，1 日 2 次。

**【贮藏】** 密封，置室内阴凉干燥处，避光防晒。

**【宜忌】** 孕妇忌服。

# 132. 上清丸

《广西药品标准》（1984 年版）

**【药物组成】** 大黄（酒炒）120 克，黄芩（酒炒）100 克，菊花、白芷、连翘各 60 克，黄柏（酒炒）40 克，防风、桔梗、栀子各 20 克，薄荷、川芎、荆芥各 10 克。

**【功效】** 清散风热，解毒通便。

**【主治】** 头晕耳鸣，目赤，口舌生疮，牙龈肿痛，大便秘结，鼻窦炎。

**【方药分析】** 菊花、薄荷清散风热；黄芩、黄柏、大黄、栀子、连翘等清热解毒通便；荆芥、防风解表；桔梗通利咽喉，引药上行。

**【性状与剂型】**，黄褐色蜜丸，味苦，每丸重 9 克。

**【用法与用量】** 内服，1 次 1 丸，1 日 1~2 次。

**【贮藏】** 密封，置室内阴凉干燥处，防潮防蛀。

**【宜忌】** 感受风寒者忌服。

## 133. 口疳吹药

《江苏省药品标准》(1977 年版)

【**药物组成**】青黛（飞）、硼砂（煅）、薄荷、僵蚕、山豆根各 150 克，冰片 75 克，玄明粉、黄连、儿茶、甘草各 50 克。

【**功效**】泻火消肿，清热解毒。

【**主治**】咽喉红肿，口舌碎痛，风火牙疳。

【**方药分析**】青黛清热凉血解毒；薄荷、黄连、冰片清散风热，凉血定惊，解毒利咽。

【**性状与剂型**】褐灰色粉末，气清香，味苦，微腥，每瓶装 1.6 克。

【**用法与用量**】外用，每次少许，吹喉，搽口。

【**贮藏**】密闭防潮。

【**宜忌**】忌食辛辣。

## 134. 口腔溃疡散

《全国医药产品大全》

【**药物组成**】青黛、硼砂各 5 克，牛黄 1 克，冰片 0.5 克。

【**功效**】清热解毒。

【**主治**】口腔溃疡。

【**方药分析**】青黛、牛黄清热凉血解毒；硼砂、冰片清热消疳，解毒防腐。

【**性状与剂型**】绿灰色粉末，气香味苦。

【**用法与用量**】外用，用棉签蘸取药粉适量涂擦口腔患处。

【**贮藏**】密闭，置阴凉干燥处，防潮。

【**宜忌**】忌食辛辣厚味。

## 135. 山东阿胶膏

《山东省药品标准》(1986 年版)

【**药物组成**】阿胶 250 克，黄芪、党参各 200 克，白术、枸杞子、甘草各 100 克，白芍 50 克。

【**功效**】养血止血，补虚润燥。

【**主治**】气血不足，虚痨咳嗽，肺痿吐血，妇女崩漏，胎动不安。

【**方药分析**】阿胶养血润燥，兼有止血之功；党参、白术、黄芪健脾益气，且可升阳举陷；甘草、枸杞子、白芍补脾益气，润肺敛阴，养阴缓急。

【**性状与剂型**】为棕褐色稠厚的半流体，味甜，每瓶 250 克。

【**用法与用量**】内服，1 次 20~25 克，1 日 3 次，开水冲服。

【贮藏】密闭，置阴凉处，防晒。

## 136. 山参鹿茸丸

《吉林省药品标准》（1977 年版）

【药物组成】熟地黄 50 克，炒山药、制龟板、当归各 40 克，茯神、牛膝、制远志、龙眼肉、炒苍术、炒益智仁、枸杞子、盐补骨脂各 25 克，栀子、甘草、鹿茸（去毛）、柏子仁霜、炒酸枣仁、酒黄柏、酒知母各 15 克，砂仁、琥珀、肉桂各 10 克，山参（去芦）1.5 克。

【功效】补气养血，益肾壮阳。

【主治】气血两亏，肾虚阳衰，精神疲倦，腰背酸痛，肾寒精冷。

【方药分析】山参、山药为补气药；鹿茸、补骨脂为补阳药；当归、熟地黄为补血药；龟板为补阴药。与它药合则补气养血，益肾壮阳。

【性状与剂型】类圆球形棕褐色蜜丸，味甘微辛，每丸重 6.5 克。

【用法与用法】内服，1 次 1 丸，1 日 2 次，温开水送下。

【贮藏】密闭，置阴凉干燥处，防潮防蛀。

【宜忌】阴虚火旺者忌服。

## 137. 山药丸

《辽宁省药品标准》

【药物组成】肉苁蓉（制）400 克，山药、菟丝子（炒）、杜仲炭各 300 克，五味子 150 克，山茱萸、赤石脂（煅）、熟地黄、巴戟天、泽泻、茯苓、怀牛膝各 100 克。

【功效】健脾补肾，滋阴壮阳。

【主治】脾肾两虚，食少肌瘦，腰膝酸软，耳鸣目眩，肾虚腰痛。

【方药分析】山药补脾益肾；巴戟天、菟丝子、肉苁蓉补肾阳而益精气；山茱萸、熟地黄滋肾阴而添精血；杜仲、牛膝补肾强腰膝；赤石脂涩精；泽泻泻相火；茯苓、五味子利水宁心。

【性状与剂型】棕黑色圆形蜜丸，味酸微甘，每丸重 10 克。

【用法与用量】内服，1 次 1 丸，1 日 2 次。

【贮藏】密闭，置阴凉干燥处，防潮防蛀。

【宜忌】忌食生冷、黏腻等不易消化的食物。

## 138. 山楂内消丸

《四川省药品标准》（1983 年版）

【药物组成】麦芽 50 克，山楂（炒）、莱菔子（炒）、建曲、川木香、香附（醋制）、乌药、槟榔各 40 克，茯苓、大黄（酒炒）、枳壳（麸炒）、木香各 30 克，苍术（麸炒）、草豆蔻、枳实（麸炒）、牵牛子（炒）各 25 克，厚朴（姜汁炙）10 克。

【**功效**】消食宽中。

【**主治**】食积停滞，脘腹胀满。

【**方药分析**】山楂、麦芽、建曲消食健脾；香附、木香、乌药等行气活血止痛；莱菔子、厚朴、枳实宽中理气，除胀满。

【**性状与剂型**】棕褐色水丸，味苦，辛，每 20 粒重 1 克。

【**用法与用量**】饭前内服，1 次 6 克，1 日 2 次，小儿酌减。

【**贮藏**】密闭，置阴凉干燥处，防潮防蛀。

【**宜忌**】忌服生冷酸辣食品。

## 139. 山楂降压丸

《全国中成药产品集》

【**药物组成**】山楂、夏枯草、菊花。

【**功能**】降血压，降低胆固醇。

【**主治**】高血压，头痛眩晕，耳鸣目眩。

【**方药分析**】夏枯草、菊花清热息风；山楂消食导滞，散瘀消痰，共奏息风消瘀之功。

【**性状与剂型**】棕红色的蜜丸，每丸 7 克。

【**用法与用量**】内服，1 次 1 丸，1 日 2 次，温开水送下。

【**贮藏**】放阴凉干燥处。

【**宜忌**】孕妇慎用。

## 140. 山楂健脾丸

《山西省药品标准》（1983 年版）

【**药物组成**】山楂（去核）480 克，山药 24 克，白扁豆（土炮）、芡实（麸炒）、薏苡仁（麸炒）、六神曲（麸炒）、麦芽（清炒）、莲子肉（麸炒）、茯苓各 18 克，白糖 156 克。

【**功效**】消食健脾。

【**主治**】消化不良，不思饮食。

【**方药分析**】茯苓、白扁豆健脾化湿；芡实、莲子肉补脾祛湿，益肾固精；山药、薏苡仁健脾益肾，渗湿利水；山楂消肉食，神曲消谷食，麦芽消面食而和中化积。

【**性状与剂型**】为棕色蜜丸，味酸甜，每丸重 6 克。

【**用法与用量**】内服，1 次 2 丸，1 日 1~2 次。

【**贮藏**】密闭，置阴凉干燥处，防潮防蛀。

【宜忌】忌服生冷酸辣食品。

# 141. 千金止带丸

《千金要方》

【药物组成】鸡冠花、椿皮（炒）、香附（醋制）各200克，当归、川芎各100克，党参、白术（炒）、白芍、木香、砂仁、小茴香（盐炒）、延胡索（醋制）、杜仲（盐炒）、续断、补骨脂（盐炒）、牡蛎（煅）、青黛各50克。

【功效】补虚止带，和血调经。

【主治】赤白带下，月经不调，腰酸腹痛。

【方药分析】椿根皮、鸡冠花、煅牡蛎收敛止带。白带一症，有由湿热下注引起，有脾肾不足引起。故本方辅以党参、白术、杜仲、补骨脂、川断、木香、砂仁、小茴香健脾益气，补益肝肾，温化寒湿；青黛、椿根皮有清热化湿之效。二者引起之带下之症，本方皆可治之。

【性状与剂型】灰黑色的水丸，气微香，味涩，微苦。

【用法与用量】内服，1次6~9克，1日2~3次。

【贮藏】密闭，置阴凉干燥处，防潮防晒。

【宜忌】忌服生冷酸辣食品。

# 142. 千金止咳丸

《四川省药品标准》（1983年版）

【药物组成】麻黄100克，甘草80克，苦杏仁（炒）50克，法半夏40克，桑白皮、桔梗、黄芩（酒蒸）、天南星、紫苏子（炒）、薄荷、浙贝、陈皮各30克，紫菀20克。

【功效】宣肺化痰，止咳平喘。

【主治】外感风寒咳嗽，痰热内壅。

【方药分析】麻黄宣肺平喘；苦杏仁、甘草、紫菀、桑白皮、紫苏子止咳平喘，利水化痰；法半夏、桔梗、天南星、浙贝化痰止咳；黄芩清肺热，止咳；薄荷疏风清热，利咽喉；陈皮燥湿化痰。

【性状与剂型】淡黄色水丸，味苦微甘，每20粒重1克。

【用法与用量】内服，1次3克，1日2次。小儿酌减。

【贮藏】密封，放阴凉干燥处，防潮防晒。

【宜忌】体虚者忌服。

## 143. 千金化痰丸

《北京市药品标准》(1983 年版)

**【药物组成】**熟大黄 300 克，法半夏、胆南星（酒炙）各 240 克，陈皮 174 克，白术（麸炒）、黄芩、茯苓、白附子（矾炙）、浮海石（煅）、防风、天麻各 150 克，枳实、当归、知母、天花粉、黄柏各 60 克，甘草 18 克。

**【功效】**清肺降火，化痰止嗽。

**【主治】**肺热痰盛引起的咳嗽气逆，痰黄黏稠，咽喉疼痛，大便干燥。

**【方药分析】**陈皮、枳实行气消痰；陈皮、法半夏、南星、白附子、浮海石燥湿化痰；知母、天花粉、黄芩、黄柏、熟大黄等清肺热降火；白术、茯苓健脾祛湿以祛痰之源；当归养血润肠；防风、天麻息风以防热动肝风；甘草调和诸药。

**【性状与剂型】**为黄褐色的水丸，味微苦，每 100 粒重 6 克。

**【用法与用量】**内服，1 次 6 克，1 日 2~3 次。

**【贮藏】**密闭，置室内阴凉干燥处，防潮防晒。

**【宜忌】**孕妇忌服。

## 144. 千金定喘丸

《全国医药产品大全》

**【药物组成】**桑白皮、苦杏仁（炒）、紫苏子（炒）、款冬花各 50 克，白果仁（炒）5 个，麻黄、半夏（制）各 30 克，黄芩 15 克，甘草 10 克。

**【功效】**理气化痰，止咳定喘。

**【主治】**肺气不宣，久咳喘促，胸闷气短，寝卧不安，气逆多痰。

**【方药分析】**桑白皮、紫苏子、款冬花、白果仁、苦杏仁止咳平喘；麻黄清肺平喘；黄芩清热解毒，长于清肺热；半夏（制）燥湿化痰，止咳；甘草润肺止咳，调和诸药。

**【性状与剂型】**褐色水蜜丸，味甜苦，质柔软，每丸重 9 克。

**【用法与用量】**内服，1 次 1 丸，1 日 2~3 次。

**【贮藏】**密闭，贮于阴凉干燥处，防潮防蛀。

**【宜忌】**忌食辛辣。

## 145. 千金茶

《广东省药物标准》(1982 年版)

**【药物组成】**玉叶金花、甘草、苍术、茶叶各 100 克，厚朴（制）80 克，羌活、陈皮（制）、贯众、柴胡、紫苏、半夏（制）、川芎、枳壳、广藿香、荆芥、桔梗各 50 克，石菖蒲、薄荷各 30 克。

**【功效】** 疏风解表，利湿和中。

**【主治】** 四季伤风感冒，中暑发热，腹痛身酸，呕吐泄泻。

**【方药分析】** 藿香、荆芥、羌活辛温解表；柴胡、薄荷疏风解表；苍术、广藿香、厚朴芳香化湿；石菖蒲化湿祛痰；陈皮、枳壳、香附理气，燥湿化痰；桔梗、茶叶、玉叶金花、紫苏、半夏（制）化痰止咳平喘；川芎辛香升散，祛风止痛；贯众味苦性寒，泄热解毒。

**【性状与剂型】** 黄褐色粗粉，有香气，味甘辛，微苦，每包 12 克。

**【用法与用量】** 煎服，1 次 1 包，1 日 1 次。儿童减半。

**【贮藏】** 密闭保存，防潮防晒。

**【宜忌】** 忌服生冷酸辣食品。

## 146. 千金保孕丸

《备急千金要方》

**【方药组成】** 杜仲、白术（炒焦）、菟丝子各 100 克，熟地黄 70 克，当归、续断、黄芩（酒制）、厚朴各 50 克，黄芪（制）、川芎、陈皮、阿胶、艾炭各 25 克，白芍 20 克，枳壳、砂仁各 15 克，川贝母、甘草（制）各 15 克。

**【功效】** 养血安胎。

**【主治】** 胎动漏血，妊娠腰痛，预防流产。

**【方药分析】** 胎动不安，胎漏多因气血亏虚，胎元不固而致。故本方以芎归胶艾汤为主，加入健脾固肾、止血安胎之品组成。芎归胶艾汤养血活血止血；杜仲、川断、菟丝子为主，黄芪、陈皮、白术为辅；既可理气安中，又补而不滞；酒芩既清血中之热，又止血安胎；川贝清热化痰为使。诸药合用使气血生化有源，荫胎有养，胎元自安。脾胃得健，摄血有司，胎漏自止。肾本得强，冲任充固，胎元得养。

**【性状与剂型】** 黑色圆形蜜丸，味微甜，每丸重 10 克。

**【用法与用量】** 内服，1 次 1 丸，1 日 2 次。

**【贮藏】** 密闭，贮于阴凉干燥处，防潮防蛀。

**【宜忌】** 忌食生冷油腻，忌房事。

## 147. 千金暖脐膏

《湖南省药品标准》（1982 年版）

**【药物组成】** 花椒 600 克，生附子、川楝子（打破）、干姜、韭菜子、吴茱萸、小茴香各 300 克，肉桂 250 克，木香、丁香各 150 克，麝香 10 克，生大蒜 20 头。

**【功效】** 温中散寒，行气止痛。

**【主治】** 寒凉腹痛，疝气痞块，脐腹胀痛，大便溏泄。

【**方药分析**】花椒、附子、干姜、丁香、韭菜子、吴萸温中散寒止痛，助脾胃之阳；木香、川楝子行气止痛；小茴香温中助阳，善治寒疝腹痛；肉桂温肾阳以助脾阳。

【**性状与剂型**】乌黑色摊于绸布上的膏药，有光泽，具麝香气味，每张重3克。

【**用法与用量**】外用，微温软化，贴于脐上，每隔 5~7 天换药 1 次。

【**贮藏**】置阴凉干燥处保存，防晒。

【**宜忌**】忌食生冷。孕妇忌用。

## 148. 千锤绿云膏

《全国医药产品大全》

【**药物组成**】松香 220 克，火麻仁 400 克，苦杏仁 200 克，乳香、没药各 100 克，铜绿 80 克。

【**功效**】排脓，生肌长肉。

【**主治**】一般疮疗火疖初起之症。

【**方药分析**】乳香、没药消散疮肿，活血定痛；松香、铜绿、苦杏仁、火麻仁消散疮肿，去腐生肌。

【**性状与剂型**】共捣为膏剂。

【**用法与用量**】温热软化，贴于患处。

【**贮藏**】置阴凉干燥处，防潮防晒。

## 149. 川芎茶调散

《太平惠民和剂局方》

【**药物组成**】薄荷 240 克，川芎、荆芥各 120 克，白芷、羌活、甘草各 60 克，防风 45 克，细辛 30 克。

【**功效**】解表止痛。

【**主治**】风寒感冒，恶寒无汗，头痛鼻塞。

【**方药分析**】川芎善治少阳、厥阴经头痛（两侧头痛或头顶痛），羌活善治太阳经头痛（后头痛牵连项部），白芷善治阳明经头痛（前额痛），均为君药；细辛、薄荷、荆芥、防风辛散上行，疏散上部风邪，协助上述诸药，以增强疏风散寒止痛之效，并能解表，均为臣药；甘草调和诸药，以清茶调下，取茶叶苦寒清上而降下之性，可监制上药过于温燥升散，使升中有降，均为佐使药。

【**性状与剂型**】为暗黄色的粉末，气香，味辛，微苦，每袋装 30 克。

【**用法与用量**】内服，饭后浓茶冲服，1 次 3~6 克，1 日 2 次。

【**贮藏**】密闭，贮阴凉干燥处，防潮防晒。

【**各家论述**】《太平惠民和剂局方》："治丈夫、妇人诸风上攻，头目昏重，偏正头痛，鼻塞声重，伤风壮热，肢体烦疼，肌肉蠕动，膈热痰盛，妇人血风攻注，太阳穴疼，但是感风气悉皆治之。"

## 150. 卫生宝丸（卫生宝丹）

*《北京市药品标准》（1983 年版）*

【药物组成】六神曲（麸炒）900 克，黄芩、玄参（去芦）、竹茹、荆芥穗各 600 克，天花粉、麦冬、僵蚕（麸炒）、薄荷、桔梗、柴胡、紫苏叶、苦杏仁（去皮炒）、甘草各 450 克，朱砂粉 375 克，冰片、雄黄粉各 75 克，水牛角浓缩粉 30 克，羚羊角粉 15 克。

【功效】清热散瘟，润肺化痰。

【主治】外感风寒，瘟邪里热引起的恶寒发热，四肢酸懒，头疼目眩，咳嗽痰盛，口渴咽干。

【方药分析】荆芥穗、薄荷、柴胡、紫苏叶散风解表；黄芩、玄参、天花粉、竹茹清热泻火；麦冬清肺热，养肺阴；桔梗开宣肺气，祛痰；杏仁、僵蚕化痰止咳；朱砂、水牛角、冰片、雄黄清热解毒；羚羊角清泄肺热，止咳嗽；甘草调和诸药。

【性状与剂型】为金黄色的大蜜丸，气香，味甜，每丸重 3 克。

【用法与用量】内服，1 次 2 丸，1 日 2 次，小儿 1 次 1 丸或半丸。

【贮藏】密闭，置室内阴凉干燥处，防潮防蛀。

## 151. 卫生培元丸

*《广西药品标准》（1984 年版）*

【药物组成】党参（制）、熟地黄各 320 克，山药、人参各 80 克，杜仲（盐制）、枸杞子、茯苓、黄芪（制）各 60 克，白术、当归、白芍（酒制）各 40 克，酸枣仁、砂仁、丹参、甘草（制）、川芎各 20 克，肉桂 16 克，远志（姜制）、陈皮各 12 克，鹿茸 8 克。

【功效】大补元气。

【主治】气血虚弱，四肢无力。

【方药分析】白术、茯苓、山药、人参、党参、甘草、黄芪补中益气；当归、枸杞子、白芍、熟地黄、川芎、丹参补血滋阴；杜仲、鹿茸、肉桂温肾助阳；酸枣仁宁心安神；砂仁、陈皮行气健脾；远志化痰安神。

【性状与剂型】黑褐色大蜜丸，气微香，味酸，微甘辛，每丸重 9 克。

【用法与用量】内服，1 次 1 丸，1 日 2 次。

【贮藏】密闭，置室内阴凉干燥处，防潮防蛀。

【宜忌】感冒发热忌服。

## 152. 女金丸

《北京市药品标准》(1983 年版)

【**药物组成**】香附(醋炙)336 克,益母草 320 克,当归、陈皮各 224 克,白薇、吴茱萸（甘草炙）、赤石脂（煅）、官桂、川芎、白芍、延胡索（醋炙）、茯苓、没药（醋炙）、丹参、熟地黄、鹿角霜、阿胶、甘草、藁本、白芷、白术（麸炒）各 112 克,砂仁 80 克,党参（去芦）56 克,人参（去芦）32 克。

【**功效**】调经养血,温暖子宫。

【**主治**】气虚血亏,寒湿郁滞引起的经期不准,子宫虚寒,赤白带下,四肢无力,腰痛耳鸣,癥瘕腹痛。

【**方药分析**】益母草、香附、延胡索、没药、丹参、陈皮、砂仁理气活血调经;人参、党参、白术、茯苓、甘草、当归、白芍、川芎、熟地、阿胶补养气血;白薇清血分虚热,赤石脂收敛止带;白芷、藁本祛风止痛;官桂、鹿角霜、吴茱萸温暖胞宫。

【**性状与剂型**】棕褐色大蜜丸,气微香,味甜,苦,每丸重 9 克。

【**用法与用量**】内服,姜汤或温开水送服,1 次 1 丸,1 日 2 次。

【**贮藏**】密闭,置室内阴凉干燥处,防潮防蛀。

【**宜忌**】忌食生冷寒凉之品。

## 153. 女金丹

《景岳全书》

【**药物组成**】醋香附 150 克,当归、白芍、牡丹皮、醋延胡索、白芷、川芎、茯苓、煅赤石脂、炒白术、白薇、炒没药、党参、肉桂、藁本、甘草各 100 克。

【**功效**】调经养血,开郁止痛。

【**主治**】经血不调,崩漏带下,行经腹痛,腰腿酸痛。

【**方药分析**】党参、白术、茯苓、甘草健脾益气;当归、川芎、白芍、没药补血养血,活血调经;肉桂暖宫散寒;延胡索活血行气;香附行气止痛;白芷、藁本散风止痛;白薇、丹皮清热凉血;赤石脂止带燥湿。

【**性状与剂型**】类圆球形棕黑色蜜丸,气微香,味甘、辛,每丸重 10 克。

【**用法与用量**】内服,1 次 1 丸,1 日 2 次,温黄酒或温开水送下。

【**贮藏**】密闭,置室内阴凉干燥处,防潮防蛀。

【**宜忌**】孕妇忌服。

## 154. 女金丹丸

《全国医药产品大全》

【药物组成】香附（醋炙）、艾叶（醋炙）、当归各60克，朱砂50克，黄芪（炙）、党参、熟地黄、阿胶（炒珠）、白术、益母草、海螵蛸、紫地榆（醋炙）、黄芩（酒炙）、白芍（酒炒）、山药、酸枣仁（盐炙）各40克，杜仲（盐炙）、川芎、茯苓、桑寄生、续断（酒炙）、荆芥（醋炙）、肉苁蓉各30克，陈皮、砂仁（盐炙）、三七（熟）、麦冬、肉桂、臭椿皮、益智仁（盐炙）各20克，茴香（盐炙）、怀牛膝、白薇、木香、延胡索（醋炙）、甘草（炙）各10克，紫河车、丁香各5克。

【功效】补气养血，调经安胎。

【主治】气血两亏，月经不调，腰腹疼痛，红崩白带，子宫寒冷。

【方药分析】黄芪、党参、白术、茯苓、山药、甘草补中益气；熟地黄、当归、川芎、阿胶、麦冬、白芍补血滋阴；杜仲、桑寄生、怀牛膝、续断补益肝肾；陈皮、砂仁、香附、木香、延胡索行气止痛；茴香、肉桂、艾叶、益智仁、紫河车、肉苁蓉、丁香温暖胞宫；三七、益母草调经活血；海螵蛸、紫地榆、臭椿皮、荆芥止崩止带；黄芩、白薇、朱砂、酸枣仁清热安神。

【性状与剂型】朱红色蜜丸，丸心呈黑色，味甜、苦，略麻辣，每丸重10克。

【用法与用量】内服，1次1丸，1日2次。

【贮藏】密闭，置室内阴凉干燥处，防潮防蛀。

【宜忌】感冒忌用。

## 155. 女科十珍丸

《福建省药品标准》（1977年版）

【药物组成】熟地黄160克，香附（四制）、白术（土炒）、当归各120克，党参、茯苓、白芍各80克，茺蔚子60克，甘草（蜜炙）40克。

【功效】补益气血，理气调经。

【主治】妇女胞宫气滞，月经不调。

【方药分析】本方是在八珍汤的基础上加香附、茺蔚子而成。八珍汤中的党参、白术、茯苓、甘草四药补气健脾，而当归、白芍、熟地、川芎四药补血。在八珍汤补益气血的基础加理气调经的香附，及活血祛瘀以通经的茺蔚子，为治疗妇女月经不调的常用方。

【性状与剂型】为黑褐色的水蜜丸，气微，味苦微甜，每丸重9克。

【用法与用量】内服，1次1丸，1日2~3次。

【贮藏】密闭，置室内阴凉干燥处，防潮防蛀。

【宜忌】忌食生冷寒凉之品。

## 156. 女胜金丹

《辽宁省药品标准》（1980 年版）

【**药物组成**】香附（醋制）800 克，甘草（制）375 克，干熟地黄 225 克，白薇 200 克，牡丹皮、肉桂、怀牛膝、茯苓各 125 克，藁本 100 克，当归、赤芍、白芍、白芷、川芎、白术（焦）、远志（制）、延胡索（醋制）各 75 克，红参 50 克，乳香（炒）、沉香、朱砂、没药（炒）、琥珀、赤石脂（煅）、白石脂（煅）各 250 克。

【**功效**】养血，调经，祛寒。

【**主治**】经血不调，行经障碍，经血紫黑，带下，子宫寒冷，产后血亏，经前腹痛，经后腰疼，头晕心烦，惊悸不眠。

【**方药分析**】香附、赤芍、川芎、牡丹皮、乳香、没药、延胡索行气活血，调经止痛；当归、白芍、干熟地黄养血滋阴；白芷、肉桂、藁本疏风祛寒；红参、白术、茯苓、甘草健脾益气；远志、朱砂、琥珀安神定惊；怀牛膝补益肝阴；赤石脂、白石脂收涩止带；沉香行气止痛，温肾。

【**性状与剂型**】黑棕色圆形蜜丸，味苦微辛，每丸重 10 克。

【**用法与用量**】内服，1 次 1 丸，1 日 2 次。

【**贮藏**】密闭，置室内阴凉干燥处，防潮防蛀。

【**宜忌**】孕妇忌服。

## 157. 小儿七珍丹

《山西省药品标准》（1983 年版）

【**药物组成**】朱砂 1000 克，雄黄 960 克，巴豆霜 720 克，天竺黄、全蝎、僵蚕、胆南星各 480 克，天麻、清半夏、钩藤、桔梗、黄芩、蝉蜕各 240 克，沉香、犀角各 80 克，蟾酥（制）20.8 克，牛黄、麝香各 13.3 克，羚羊角 4.5 克。

【**功效**】镇惊退热，化痰息风，通便泻火。

【**主治**】小儿惊风抽搐，痰涎壅盛，乳食停滞，大便不通。

【**方药分析**】牛黄、麝香清热息风，化痰开窍；犀角、羚羊角清热凉血；天麻、全蝎、蝉蜕、僵蚕、钩藤息风止痉；天竺黄、胆南星、清半夏清热化痰；黄芩清泄肺热；巴豆霜泻下通便，祛痰；沉香降逆调中；桔梗宣肺利气，祛痰；蟾酥解毒开窍；雄黄、朱砂镇心安神。

【**性状与剂型**】为朱红色极小水丸，除去朱砂后显黄色，气芳香，味凉稍麻，每 100 粒重 0.62 克。

【**用法与用量**】内服，1 个月小儿每服 3 粒，5~6 个月每服 1~5 粒，1 周岁每服 7 粒。1 日 1~2 次，温开水化服。

【**贮藏**】密闭，置室内阴凉干燥处，防潮防晒。

【**宜忌**】麻疹及久泻气虚者忌服。

## 158. 小儿七厘散

《广东省药品标准》

【**药物组成**】朱砂（水飞）78 克，琥珀（水飞）62 克，冰片 61.8 克，半夏（制）53 克，白附子（制）、天南星各 39 克，天麻（姜汁制）、黄芩、独活、猪牙皂、白术（蒸）、甘草、天花粉、茯苓、白芍各 33 克，硝石、雄黄（水飞）各 31 克，牛黄 25 克，羌活 18 克，陈皮、蝉蜕、天竺黄、薄荷、紫苏叶、僵蚕（姜汁制）、全蝎（制）各 17 克，龙齿（水飞）16 克，黄连 13 克，麝香 12.46 克，栀子 8 克。

【**功效**】定惊清热，祛风除痰。

【**主治**】小儿惊风，痰涎壅盛，咳嗽气喘，食滞呕吐，腹痛泄泻。

【**方药分析**】天麻、钩藤、僵蚕、蝉蜕、全蝎平肝息风止痉；黄芩、黄连清热燥湿，泻火解毒；独活、羌活、薄荷、紫苏叶疏散外风；白术、山药、茯苓、甘草健脾益气；胆南星、天竺黄清热化痰；厚朴、陈皮、半夏、白附子、猪牙皂、雄黄燥湿化痰，调中止呕；天花粉清热生津；白芍养血柔肝，缓急止痛；栀子泻火除烦；麝香、冰片开窍醒神；硝石破坚消积，利尿；琥珀、朱砂、龙齿镇心安神。

【**性状与剂型**】黄棕色的粉末，有冰片、麝香气味，味甘、微辛，每瓶 0.25 克。

【**用法与用量**】内服，1 岁以上 1 次 1 瓶，未满周岁 1 次半瓶。

【**贮藏**】密闭，置室内阴凉干燥处，防潮防晒。

【**宜忌**】小儿麻疹患者勿服。

## 159. 小儿止泻散

《吉林省药物标准》（1977 年版）

【**药物组成**】白扁豆 200 克，炒薏苡仁、姜厚朴、党参各 150 克，炒白术、炒芡实、泽泻、滑石粉、炒莲子肉各 100 克，砂仁、盐车前子各 50 克，藿香 25 克。

【**功效**】健脾和胃，渗湿止泻。

【**主治**】小儿脾虚引起的腹泻，腹痛，胀满，食少，小便不利。

【**方药分析**】党参、白术、薏苡仁、芡实、莲子肉、扁豆补益脾胃，利湿止泻；滑石、车前子、泽泻清热利湿，分利清浊；厚朴行气燥湿除满；砂仁、藿香芳香醒脾开胃。

【**性状与剂型**】为灰白色的粉末，气微香，味甘，每包重 2.5 克。

【**用法与用量**】内服，1 次 1 包，1 日 2~4 次，温开水送下。周岁以下酌减。

【**贮藏**】密闭，置室内阴凉干燥处，防潮防晒。

【**宜忌**】忌食生冷寒凉之品。

## 160. 小儿止咳丸

《北京市药品标准》(1983 年版)

【药物组成】石膏 180 克，大枣 150 克，麻黄、紫苏子（炒）、葶苈子各 90 克，苦杏仁（去皮炒）、白前、胆南星（酒炙）各 75 克，莱菔子（炒）、黄芩（酒炙）、甘草各 45 克。

【功效】清热，化痰，定喘。

【主治】肺热咳嗽，多痰气喘。

【方药分析】麻黄、杏仁、甘草、石膏宣泄郁热，清肺平喘；葶苈子、紫苏子泻肺平喘，降气消痰；莱菔子降气化痰，消食化积；胆南星清热化痰；白前祛痰降气；黄芩清泻肺热。

【性状与剂型】为黑褐色的大蜜丸，味酸、辛，每丸重 3 克。

【用法与用量】内服，1 岁小儿每次 1 丸，2~5 岁每次 1 丸半，1 日 2~3 次。

【贮藏】密闭，置室内阴凉干燥处，防潮防蛀。

【宜忌】饮食以清淡为主，忌食膏粱厚味。

## 161. 小儿止咳散

《吉林省药品标准》(1977 年版)

【药物组成】石膏、麦门冬各 50 克，拳参、红花、北沙参各 40 克，牛黄 15 克，白檀香、胡黄连各 5 克。

【功效】清热化痰，止咳平喘。

【主治】肺热咳嗽，多痰，喘满气促，风寒感冒。

【方药分析】石膏清泄肺热；牛黄、拳参清热解毒；麦门冬、北沙参清肺养阴生津；胡黄连退虚热，清热解毒；白檀香理气散寒，利膈宽胸，止咳平喘；红花活血祛瘀。

【性状与剂型】为黄白色的粉末，气香，味苦，微甘，散剂，每袋重 5 克。

【用法与用量】内服，周岁小儿 1 次 1~2 克，1 日 2 次，白糖水送下。其余按年龄增减。

【贮藏】密闭，置室内阴凉干燥处，防潮防晒。

【宜忌】饮食以清淡为主，忌食膏粱厚味。

## 162. 小儿止嗽丸（止嗽金丹）

《山东省药品标准》(1986 年版)

【药物组成】玄参、麦门冬、苦杏仁（炒）、胆南星各 64 克，槟榔（焦）、天花粉、川贝母、瓜蒌子（蜜炙）、甘草、桔梗、竹黄、桑白皮（蜜炙）各 48 克，紫苏子（炒）、知母各 32 克。

【功效】润肺清热，止嗽化痰。

【主治】小儿内热发热，咳嗽痰黄，口干舌燥，腹胀便秘，久嗽痰盛。

【方药分析】川贝母清热化痰；麦门冬、玄参、甘草清热润肺，化痰止咳；天花粉、知母清热润燥，生津；胆南星、瓜蒌子、桑白皮、紫苏子、竹黄清热涤痰；紫苏叶、杏仁、桔梗宣肺，止咳祛痰；槟榔行气消滞，除胀。

【性状与剂型】为褐色蜜丸，气微，味微苦，每丸重 3 克。

【用法与用量】内服，1 次 1 丸，1 日 2~3 次。周岁以内小儿酌减。

【贮藏】密闭，置室内阴凉干燥处，防潮防蛀。

【宜忌】饮食以清淡为主，忌食膏粱厚味。

## 163. 小儿止嗽金丹

*《河北省药品标准》（1985 年版）*

【药物组成】玄参、麦冬、苦杏仁（炒）、胆南星、紫苏子（炒）、槟榔（焦）、桔梗、竹茹、桑白皮、天花粉、川贝母、瓜蒌仁、甘草各 150 克，紫苏叶、知母各 100 克。

【功效】润肺清热，止嗽化痰。

【主治】内热发烧，咳嗽痰黄，口干舌燥，腹满便秘。

【方药分析】玄参清热解毒，养阴；麦冬、天花粉清热养阴，润肺生津；杏仁、川贝母、瓜蒌仁润肺止咳，化痰平喘；胆南星清热化痰；桔梗开宣肺气；紫苏子润肺降气；桑白皮泻肺平喘；紫苏叶、槟榔行气宽中；竹茹、知母清热化痰；甘草调和诸药。

【性状与剂型】为黑褐色的蜜丸，味苦，每丸重 3 克。

【用法与用量】内服，1 次 1 丸，1 日 2 次。周岁以内酌减。

【贮藏】密闭，置室内阴凉干燥处，防潮防蛀。

【宜忌】饮食以清淡为主，忌食膏粱厚味。

## 164. 小儿化毒散

*《中华人民共和国药典》（1985 年版）*

【药物组成】大黄、天花粉、赤芍各 80 克，雄黄、黄连、川贝母、乳香（制）、没药（制）各 40 克，甘草 30 克，珍珠 16 克，冰片 10 克，牛黄 8 克。

【功效】清热化毒，活血消肿。

【主治】小儿疹后余毒未净，烦躁口渴，口疮便秘，疖肿溃烂。

【方药分析】乳香、没药、赤芍、大黄活血消肿止痛；牛黄、黄连、雄黄、甘草清热泻火解毒；天花粉、贝母软坚而消痈肿；佐冰片行散，珍珠收敛生肌。

【性状与剂型】杏黄色至棕黄色的粉末，味苦，有清凉感。

【用法与用量】内服，1 次 0.6 克，1 日 1~2 次。3 岁以内小儿酌减。外用敷患处。

【贮藏】密闭，置阴凉干燥处，防潮防晒。

【宜忌】饮食以清淡为主，忌食膏粱厚味。

## 165. 小儿化食丸（丹）

*《黑龙江省药物标准》(1986 年版)*

【药物组成】牵牛子（炒）200 克，神曲（炒焦）、山楂（炒焦）、麦芽（炒）、槟榔（炒焦）、大黄各 100 克，莪术（醋制）、三棱（醋制）各 50 克。

【功效】消食导滞。

【主治】伤食伤乳，腹胀便秘，小儿疳积。

【方药分析】神曲、山楂、麦芽消食导滞；槟榔、莪术、三棱行气活血，消积除满；牵牛子、大黄泻热通便，荡涤胃肠积热。

【性状与剂型】为棕色蜜丸，味苦，微甜酸，每丸重 1.5 克。

【用法与用量】内服，周岁小儿 1 次 1 丸，周岁以上小儿 1 次 2 丸，1 日 2 次。

【贮藏】密闭，置阴凉干燥处，防潮防蛀。

【宜忌】忌食生冷、黏腻、辛辣、油腻食物。

## 166. 小儿化积散

*《山西省药品标准》(1983 年版)*

【药物组成】天麻 20 克，全蝎（去钩）、琥珀、僵蚕（麸炒）各 15 克，大黄、黄连、胆南星、甘草、川贝母（去心）各 10 克，牛黄 3 克，冰片 2 克。

【功效】化积，镇惊息风，清热豁痰。

【主治】小儿急惊风，四肢抽搐，痰涎壅盛，发热咳嗽。

【方药分析】川贝母、胆南星清热化痰，息风定惊；全蝎、僵蚕、天麻息风止痉；琥珀镇心安神；牛黄清热解毒，息风止痉，化痰开窍；冰片开窍醒神；大黄、黄连清热泻火，荡涤胃肠积热；甘草调和诸药。

【性状与剂型】为土黄色细末，味凉而稍苦，每包重 0.6 克。

【用法与用量】内服，1 次 0.3~0.6 克，每日 1~2 次，温开水送下。

【贮藏】密闭，置阴凉干燥处，防潮防晒。

【宜忌】忌食生冷、黏腻、辛辣、油腻食物。

## 167. 小儿化滞丸

*《山东省药品标准》(1986 年版)*

【药物组成】巴豆（去油）120 克，三棱（醋制）、莪术（醋制）各 100 克，乌梅（去核）80克，青皮（醋炒）、沉香各60克，丁香、槟榔、黄连、木香、橘皮、陈皮各40克。

**【功效】**消积调气，降痰杀虫。

**【主治】**<u>小儿积聚</u>，<u>肚痛腹胀</u>。

**【方药分析】**巴豆、槟榔消积攻下，除痰杀虫为主药；辅以三棱、莪术破血消积；木香、陈皮、青皮、橘红、沉香、丁香理气化痰，调中止痛；黄连清热燥湿；乌梅收敛杀虫，共为佐药。

**【性状与剂型】**为黄色水丸，味臭，微苦，每100粒重1克。

**【用法与用量】**内服，小儿3~5岁，1次60粒。小儿酌减。

**【贮藏】**密闭，置于阴凉干燥处，防潮防晒。

**【宜忌】**体弱脾虚忌服，忌食不易消化之物。

# 168. 小儿化痰丸

*《浙江省药品标准》（1983年版）*

**【药物组成】**竹黄200克，川贝母、僵蚕各160克，天花粉、桔梗、半夏（制）、陈皮各120克，朱砂（飞）100克，天南星（制）80克，天麻、薄荷各60克，石菖蒲40克。

**【功效】**散风化痰。

**【主治】**<u>小儿感冒风邪</u>，<u>咳嗽气急</u>，<u>身热痰壅</u>。

**【方药分析】**竹黄、半夏、陈皮、天南星清热燥湿化痰；天花粉、川贝母清热润肺，化痰止咳；桔梗、薄荷宣肺散热；僵蚕、天麻息风止痉；朱砂清热解毒，镇心安神。

**【性状与剂型】**为红色水蜜丸，气微香，味甘，微苦，每丸重1克。

**【用法与用量】**内服，1次1丸。或遵医嘱。

**【贮藏】**密闭，置于阴凉干燥处，防潮防晒。

# 169. 小儿牛黄清肺散

*《辽宁省药品标准》（1980年版）*

**【药物组成】**清半夏1600克，茯苓1500克，黄芩、石膏、白前各800克，川贝母、百部（制）、胆南星各250克，冰片150克，牛黄25克。

**【功效】**清热，化痰，止咳。

**【主治】**<u>内热咳嗽</u>，<u>支气管炎</u>，<u>百日咳</u>，<u>肺炎</u>。

**【方药分析】**石膏、黄芩清泄肺热；川贝母、百部、胆南星清热润肺，化痰止咳；白前、茯苓、半夏健脾利湿，化痰；牛黄清热解毒，化痰；冰片清热开窍。

**【性状与剂型】**为浅黄色细粉，味微甘辛，每袋重0.5克。

【**用法与用量**】内服，1 周岁以内 1 次 1 袋，1 日 2 次。

【**贮藏**】密闭，置于阴凉干燥处，防潮防晒。

【**宜忌**】忌食腥辣、油腻食物。

# 170. 小儿牛黄散

《黑龙江省药品标准》（1986 年版）

【**药物组成**】大黄 200 克，赤芍、黄连、浙贝母、金银花、甘草、天花粉、连翘（去心）各 100 克，牵牛子（炒）80 克，雄黄、冰片各 50 克，没药（醋炒）、乳香（炒）各 30 克，人工牛黄 5 克，麝香、珍珠各 3 克。

【**功效**】清热化痰，镇惊解毒。

【**主治**】肺热痰黄，咽喉肿痛，口疮牙疳，头面生疮，肌肤溃烂，周身发热。

【**方药分析**】牛黄清热解毒，镇惊醒脑；浙贝母、甘草、天花粉清肺润燥，化痰止咳；黄连清上焦之火；大黄、牵牛子导热下行，由二便而出；金银花、连翘、赤芍、雄黄清热解毒，活血；冰片、麝香清热镇惊，醒脑安神；乳香、没药、珍珠消肿止痛。

【**性状与剂型**】黄色散剂，微香，味苦，每瓶重 0.938 克。

【**用法与用量**】内服，乳汁或糖水送服，2~3 岁 1 次 1 瓶，周岁以下 1 次半瓶，1 日 2 次。

【**贮藏**】密封，置阴凉干燥处，防潮。

【**宜忌**】脾胃虚寒者忌服。

# 171. 小儿牛黄散（2）

《北京市药品标准》（1983 年版）

【**药物组成**】钩藤、天麻、橘红、滑石各 120 克，僵蚕（麸炒）、全蝎、黄连、大黄、法半夏、胆南星（酒炙）、浙贝母、天竺黄各 30 克，朱砂粉 10 克，冰片、人工牛黄各 6 克，麝香 1.5 克。

【**功效**】清热化痰，镇惊息风。

【**主治**】小儿食热内积引起肚腹胀满，大便燥结，烦躁气急，睡卧不安，惊风抽搐。

【**方药分析**】钩藤、天麻、僵蚕、全蝎平肝息风止痉；大黄、黄连清热通便，泻火解毒；胆南星、浙贝母、天竺黄清热化痰；法半夏、橘红燥湿化痰；滑石清热利湿；牛黄清心开窍，豁痰息风；朱砂粉镇心安神；麝香、冰片开窍醒神。

【**性状与剂型**】为浅黄色的粉末，气香凉，味苦，散剂，每瓶装 0.9 克。

【**用法与用量**】内服，1 次 0.9 克，1 日 2 次。周岁以内小儿酌减。

【**贮藏**】密封，置室内阴凉干燥处，防潮。

【**宜忌**】忌食腥辣、油腻食物。

# 172. 小儿四症丸

《河北省药品标准》（1985 年版）

【药物组成】紫苏叶 45 克，广藿香、苍术、白术（炒）、厚朴（姜汁炙）、陈皮、麦芽（炒）、茯苓各 32 克，山楂、泽泻、半夏（制）、天花粉、六曲（炒）、猪苓各 24 克，白芷、砂仁、桔梗、琥珀、滑石各 16 克，木香 6.4 克。

【功效】健脾，消导，止呕，止泻。

【主治】小儿暑湿泄泻，呕吐腹痛，身热尿少。

【方药分析】治疗小儿风热感冒、食积停滞、脘腹胀痛、大便泄泻等四种常见之症，故名小儿四症丸。苏叶、藿香、白芷疏散风寒，宣通肺气；山楂、神曲、麦芽消积化滞；陈皮、厚朴、木香、砂仁理气宽中；苍术、白术燥湿健脾；茯苓、猪苓、泽泻、滑石利水止泻；半夏化湿和胃，天花粉清热生津，琥珀镇心安神。

【性状与剂型】深褐色至黑色丸剂，气芳香，味微苦，每丸重 3 克。

【用法与用量】内服，1 次 1 丸，周岁以内 1 次半丸，1 日 2 次。

【贮藏】密封，置室内阴凉干燥处，防潮防蛀。

【宜忌】忌食生冷、油腻之物。

# 173. 小儿百寿丹

《北京市药品标准》（1983 年版）

【药物组成】山楂、滑石各 150 克，胆南星（酒炙）、天竺黄、木香、陈皮、苍术（米泔炙）各 75 克，钩藤、僵蚕（麸炒）、砂仁、六神曲（麸炒）、麦芽（炒）、薄荷各 45 克，桔梗、茯苓、甘草各 30 克，朱砂粉、人工牛黄各 10 克。

【功效】清热散风，消食化滞。

【主治】小儿内热停食引起的停食停乳，咳嗽痰多，不思饮食，大便不调。

【性状与剂型】为棕红色蜜丸剂，气微香，味甜，每丸重 3 克。

【方药分析】钩藤、僵蚕平肝潜阳，息风止痉；天竺黄、胆南星清热化痰，清心定惊；桔梗开宣肺气；陈皮、砂仁、木香调中理气，温中化湿；茯苓、苍术燥湿健脾；山楂、麦芽、六神曲开胃消食，化积导滞；薄荷疏风散热；滑石、甘草清热利湿；牛黄清热解毒，息风止痉，化痰开窍；朱砂镇心安神。

【用法与用量】内服，1 次 1 丸，周岁以内 1 次半丸，1 日 2 次。

【贮藏】密闭，置室内阴凉干燥处，防潮防蛀。

【宜忌】忌生冷、油腻之物。

## 174. 小儿百效散

《内蒙古药品标准》（1982 年版）

【**药物组成**】大黄 160 克，神曲、天麻、朱砂、当归各 80 克，猪牙皂、僵蚕各 40 克，全蝎 20 克，伏龙肝 10 克。

【**功效**】清热镇惊，消食化痰。

【**主治**】小儿急惊风，痰涎壅盛，呕吐乳食，积滞停乳。

【**方药分析**】大黄清热泻火，荡涤胃肠积热；天麻、僵蚕、全蝎息风止痉；伏龙肝温中降逆止呕；神曲消食导滞；当归补血活血；猪牙皂祛痰开窍；朱砂镇心安神。

【**性状与剂型**】为黄棕色粉末，气香，味苦，每包重 0.9 克。

【**用法与用量**】内服，初生儿 1 次 0.3 克，1 周岁小儿 0.6 克，1~2 岁 1 次 0.9 克，1 日 1 次。

【**贮藏**】密闭，贮于阴凉干燥处，防潮防晒。

【**宜忌**】忌生冷、油腻之物。

## 175. 小儿至宝丸

《中华人民共和国药典》（1985 年版）

【**药物组成**】茯苓、六神曲各 200 克，紫苏叶、广藿香、薄荷、羌活、陈皮、白附子（制）、胆南星、川贝母、槟榔、山楂（炒）、麦芽（炒）、天麻、钩藤、僵蚕（炒）、蝉蜕、全蝎、雄黄、滑石各 50 克，白芥子（炒）、琥珀各 30 克，朱砂 10 克，牛黄 6 克，冰片、麝香各 4 克。

【**功效**】解表祛风，化痰导滞。

【**主治**】小儿伤风受凉，发热流涕，咳嗽痰多，停食停乳，呕吐腹泻。

【**方药分析**】紫苏叶、广藿香、薄荷、羌活祛风解表，清热化湿；陈皮、白附子、胆南星、白芥子、川贝母化痰止咳；山楂、六神曲、麦芽、茯苓、槟榔消食导滞；琥珀、朱砂镇心安神；冰片开窍醒神；雄黄解毒；滑石利水通淋，引热下行；牛黄清心，化痰开窍。

【**性状与剂型**】为橙黄色至棕黄色的大蜜丸，气微香，味微苦，有辛凉感，每丸重 1.5 克。

【**用法与用量**】内服，1 次 1 丸，1 日 2~3 次。

【**贮藏**】密闭，贮于阴凉干燥处，防潮防蛀。

【**宜忌**】脾胃虚寒者忌用。

## 176. 小儿至宝散

《全国医药产品大全》

【药物组成】神曲、麦芽（炒）、山楂、桔梗、前胡各 30 克，砂仁、枳壳（麸炒）、厚朴各 25 克，陈皮、豆蔻各 15 克，甘草 10 克，朱砂 2.4 克。

【功效】解热健脾，止呕止泻。

【主治】小儿发热，胀痛便秘，呕吐胀满，赤白痢疾。

【方药分析】神曲、麦芽、山楂消食化滞；砂仁、枳壳、厚朴行气化湿止呕；陈皮理气调中，燥湿化痰；前胡宣散风热，降气祛痰；朱砂重镇安神；甘草润肺止咳，调和诸药。

【性状与剂型】为黄白色粉末，味辛，每袋重 1.5 克。

【用法与用量】内服，1 次 1 包，1 日 2 次，温开水送服。2 岁以内酌减。

【贮藏】密闭，贮于阴凉干燥处，防潮防晒。

【宜忌】忌生冷、油腻之物。

## 177. 小儿吐泻宁

《黑龙江省药品标准》（1986 年版）

【药物组成】藿香、姜半夏、白术（炒）、厚朴（姜制）、茯苓各 15 克，陈皮、甘草各 5 克。

【功效】理气和中，健脾化湿。

【主治】小儿脾胃不和引起的吐泻腹胀，不思饮食。

【方药分析】藿香、厚朴行气化湿，解表止呕；半夏降逆止呕；白术、茯苓、甘草健脾益气，化湿；陈皮理气调中，燥湿化痰。

【性状与剂型】为棕黄色粉末，略苦，每包重 3 克。

【用法与用量】内服，周岁以内 1 次服 1 克，1~3 岁 1 次服 2 克，3~6 岁 1 次服 3 克。1 日 3 次，温开水调服。

【贮藏】密闭，置阴凉干燥处，防潮防晒。

【宜忌】忌生冷、油腻之物。

## 178. 小儿回春丸

《全国中药产品大全》

【药物组成】朱砂（水飞）117 克，胆南星 93 克，沉香、天麻、木香、枳壳（炒）、竹黄、全蝎（漂）贝母、陈皮、豆蔻、檀香、法半夏（砂炒）、僵蚕（炒）各 56 克，黄连（炒）47 克，钩藤、甘草各 36 克，牛黄、麝香各 18 克。

【功效】清热化痰，开窍息风。

【主治】小儿急惊风，痰热咳喘，烦躁神昏等症。

【方药分析】牛黄清热解毒，豁痰开窍，息风定惊；麝香芳香开窍；川贝母、天竺黄、胆南星、法半夏清热化痰；上述六药相配，清热开窍，豁痰之力更强；钩藤、天麻、全蝎、僵蚕息风镇痉；朱砂重镇安神，并助牛黄以清心定惊；更用大黄清热泻火，祛积导滞，使痰热从肠腑而解；枳壳、木香、陈皮、沉香、白豆蔻、檀香调理气机，使气畅痰消，痰热不致内蕴；甘草调和诸药。

【性状与剂型】朱红色的水丸，丸心呈黄棕色，味苦，微辣，每瓶 3 粒，共重 0.25 克。

【用法与用量】内服，1 日 2 次，1 岁以下 1 次 1 粒，2 岁 1 次 2 粒，3~5 岁 1 次 3 粒，4 岁以上 1 次 4~6 粒。

【贮藏】密闭，置阴凉干燥处，防潮防晒。

【宜忌】忌受风寒。

# 179. 小儿良友
《山东省药品标准》(1986 年版)

【药物组成】天竺黄、朱砂、琥珀各 100 克，薄荷、天麻、钩藤、全蝎、僵蚕（麸炒）、蝉蜕、雄黄各 75 克，人工牛黄 10 克。

【功效】镇惊，祛风，化痰。

【主治】急热惊风，痰喘咳嗽，痰涎壅盛。

【方药分析】牛黄清热解毒，息风止痉，化痰开窍；天麻、钩藤、僵蚕、蝉蜕、全蝎息风止痉；薄荷疏风清热；天竺黄、雄黄清热化痰；朱砂、琥珀镇心安神。

【性状与剂型】粉红色粉末，微臭，味微苦，每包重 0.15 克。

【用法与用量】内服，糖水或温水送服。不满 6 个月 1 次半包，1 岁 1 次 1 包，2 岁 1 次 2 包，3 岁 1 次 3 包，4 岁以上 1 次 4 包。

【贮藏】密闭，置阴凉干燥处，防潮防晒。

【宜忌】忌食辛辣，油腻之物。

# 180. 小儿奇应丸
《黑龙江省药品标准》(1986 年版)

【药物组成】雄黄、雷丸各 150 克，朱砂、竹黄、僵蚕（麸炒）、琥珀各 120 克，胆南星、天麻、黄连、桔梗、鸡内金（炒）各 100 克，冰片 80 克，蟾酥（酒制）30 克，牛黄 20 克。

【功效】解热定惊，化痰止咳，消食杀虫。

【主治】小儿惊风发热，咳嗽多痰，食积，虫积。

【方药分析】牛黄、琥珀、天竺黄、朱砂清热泻火，安神镇惊；天麻、僵蚕祛风止痉；冰片、蟾酥开窍醒神，解毒避秽；胆南星、桔梗清热化痰，宣肺祛痰，化痰止咳；雷丸、黄连、雄黄燥湿杀虫；鸡内金消食化积。

【性状与剂型】黄褐色的水丸，味苦微麻，气芳香，80 粒约重 0.5 克。

【用法与用量】内服，1 岁小儿 1 次 7 粒，2~3 岁 1 次 10 粒，4~6 岁 1 次 15~20 粒，7~9 岁 1 次 30 粒，10 岁以上 1 次 40 粒，每日服 2 次。不满周岁酌减。

【贮藏】密封，置阴凉干燥处，防潮防晒。

【宜忌】忌食生冷、黏腻、鱼腥之物。

## 181. 小儿定风丸
《全国医药产品大全》

【药物组成】朱砂 300 克，全蝎、清半夏、天麻、僵蚕（麸炒）、钩藤、天南星（制）、甘草、蝉蜕、薄荷、桔梗各 100 克，防风 50 克，牛黄 5 克，麝香 3 克。

【功效】祛风豁痰，镇惊安神。

【主治】小儿惊风，痰涎壅盛，四肢抽搐，烦躁不安。

【方药分析】防风、薄荷祛风解表；全蝎、天麻、僵蚕、钩藤、蝉蜕息风止痉；清半夏、天南星燥湿化痰；桔梗宣肺利气，引药上行；甘草润肺止咳；牛黄清热解毒，豁痰息风；麝香开窍醒神；朱砂镇惊安神。

【性状与剂型】为红棕褐色的蜜丸，味甘、微苦，每丸重 1.5 克。

【用法与用量】内服，2 岁以下 1 次半丸，2 岁以上 1 次 1 丸，1 日 2 次。

【贮藏】密封，置阴凉干燥处，防潮防蛀。

【宜忌】不宜多服，忌食辛辣。

## 182. 小儿急惊散
《北京市药品标准》（1983 年版）

【药物组成】钩藤、天花粉、僵蚕（麸炒）各 240 克，天麻、全蝎、天竺黄、法半夏、防风、羌活、连翘、甘草各 180 克，蓼大青叶、板蓝根各 150 克，猪牙皂、薄荷各 120 克，每 2700 克细粉兑研朱砂粉 360 克，雄黄粉 180 克，冰片、琥珀粉、人工牛黄各 120 克，羚羊角粉 60 克，麝香 48 克，珍珠粉 30 克。

【功效】清热镇惊，祛风化痰。

【主治】小儿脏腑积热引起的急热惊风，手足抽搐，目直天吊，痰涎壅盛，身热咳嗽，气促作喘，烦躁口渴。

【方药分析】天麻、钩藤、全蝎、僵蚕平肝息风止痉；天竺黄清热化痰，清心定惊；法半夏、猪牙皂化痰开窍；防风、薄荷、羌活疏散外风；蓼大青叶、连翘、板蓝根清热解毒，凉血；天花粉、甘草润肺止咳；羚羊角、牛黄清热解毒，息风止痉，化痰开窍；麝香开窍醒神；朱砂、琥珀、珍珠、雄黄镇心安神。

【性状与剂型】为浅棕色的粉末，气香，味辛，微苦。每瓶装 0.6 克。

【用法与用量】内服，1 次 0.6 克，1 日 2~3 次。周岁以内小儿酌减。

【贮藏】密封，置室内阴凉干燥处，防潮防晒。

【宜忌】忌食辛辣食物。

# 183. 小儿健胃丸

《新疆维吾尔自治区药品标准》（1887 年版）

【药物组成】山楂 200 克，厚朴（姜制）、清半夏、陈皮、荆芥穗、砂仁各 160 克，苍术（制）、桔梗、黄连、藿香叶、麦芽（炒）、天花粉、枳壳（麸炒）、甘草、大黄、木通各 120 克，木香、朱砂、冰片各 80 克。

【功效】解热健胃，止呕止泻。

【主治】身体发热，腹痛便泻，呕吐胀满，赤白痢疾。

【方药分析】藿香叶、厚朴、砂仁化湿行气；陈皮、枳壳、木香行气调中，止呕；荆芥穗祛风解表；大黄、黄连、木通清热利湿；麦芽、山楂消食和胃；天花粉清热生津；桔梗宣肺利胸膈；朱砂、冰片清热解毒，开窍醒神。

【性状与剂型】为棕褐色蜜丸，气微香，味苦，微甜，每丸重 1.5 克。

【用法与用量】内服，1 次 1 丸，1 日 2 次。周岁以内酌减。

【贮藏】密封，置凉而干燥处，防潮防蛀。

【宜忌】忌食生冷食物。

# 184. 小儿健脾丸

《吉林省药品标准》（1977 年版）

【药物组成】莲子、陈皮、炒神曲、炒山楂、炒麦芽、炒白术、炒白扁豆、炒山药各 100 克，法半夏、砂仁、黄连、人参（去芦）、桔梗、蜜甘草、茯苓各 50 克。

【功效】健脾和胃，理气化滞。

【主治】脾胃虚弱引起的饮食停滞，腹痛胀满，呕吐久泄，面黄肌瘦，肢体倦怠。

【方药分析】人参、白术、白扁豆、山药、茯苓、莲子、甘草健脾益气，渗湿止泻；陈皮、砂仁、法半夏利气安胃，降逆止呕；黄连清湿热；神曲、麦芽、山楂健胃消食；桔梗开宣肺气，消积除痰。

【性状与剂型】为类圆球形棕褐色的蜜丸，味苦，微甘，每丸 1.5 克。

【用法与用量】内服，1 次 1 丸，1 日 2 次，温开水送下。

【贮藏】密闭，置阴凉干燥处，防潮防蛀。

【宜忌】忌食生冷食物。

## 185. 小儿健脾散

《广西省药品标准》(1984 年版)

【药物组成】白术、山楂各 150 克，芡实、陈皮、使君子、鸡内金、莲子、山药各 100 克，六曲 80 克，白芍 70 克，泽泻 40 克，甘草 30 克。

【功效】开胃，健脾。

【主治】小儿消化功能不振，食积不化，胃呆不思饭食，肠内寄生虫（蛔虫、蛲虫等）。

【方药分析】白术、茯苓、芡实、莲子、山药、泽泻健脾渗湿，止泻；山楂、鸡内金、六曲消食导滞；陈皮理气调中，燥湿；白芍、甘草缓急止痛。

【性状与剂型】淡棕色的粉末，气微香，味淡，每瓶装 3 克。

【用法与用量】内服，1~3 岁 1 次 1/3 瓶，3~5 岁 1 次 1/2 瓶，5~9 岁 1 次 1 瓶，1 日 2~3 次。

【贮藏】密闭，置阴凉干燥处，防潮防蛀。

【宜忌】忌食生冷、黏腻食物。

## 186. 小儿脐风散

《甘肃省药品标准》(1978 年版)

【药物组成】朱砂 550 克，大黄 200 克，猪牙皂、全蝎（筛，去盐）各 100 克，当归 30 克，巴豆霜 10 克，牛黄 5 克。

【功效】镇惊，消积。

【主治】初生小儿未食乳前的开门药，预防脐带风，四六风，撮口风，小儿宿食停水，呕吐涎沫，腹胀，腹痛。

【方药分析】牛黄清热解毒息风止痉；猪牙皂搜风，涤痰，开窍醒神；全蝎祛风解痉；朱砂解毒，安神；大黄、巴豆霜清泻毒热积滞；当归活血通经，扶正养血。

【性状与剂型】棕色或深棕色的粉末，对光视之，有众多闪光小点，气微，味苦、咸，每包重 0.12 克。

【用法与用量】内服，1 次 0.06 克，1 日 1~2 次，温开水或乳汁送下。

【贮藏】密闭，置于阴凉干燥处，防潮防晒。

## 187. 小儿疳药

《辽宁省药品标准》(1980 年版)

【药物组成】枯矾 6000 克，蛤壳（煅）3000 克，朱砂、黄连、冰片各 292 克，红参、薄荷脑各 73 克。

【功效】清火解毒。

【主治】<u>肌体消瘦</u>，<u>肚腹胀大</u>，<u>口舌生疮</u>。

【方药分析】枯矾、黄连清热泻火，解毒杀虫；蛤壳清热化痰，软坚散结；红参大补元气；朱砂清热解毒，安神；冰片开窍醒神；薄荷疏散风热。

【性状与剂型】淡红色粉末，味辛凉，微苦，散剂，每包 1 克。

【用法与用量】内服，满周岁小儿 1 次 1 包，1 日 2 次。不满周岁小儿酌减。

【贮藏】密闭，置于阴凉干燥处，防潮防晒。

【宜忌】忌食生冷、黏腻食物。

# 188. 小儿疳积散

《全国医药产品大全》

【药物组成】使君子（炒，去壳）、榧子（炒，去壳）、青皮（炒）各 174 克，党参、芡实、麦芽（炒）、山药、茯苓、莲子、鸡内金（炒）、蛤蚧、山楂（焦）、白术（炒）各 87 克，雷丸、鹤虱各 44 克，蔗糖 324 克。

【功效】平肝驱虫，开胃健脾。

【主治】小儿脾虚，<u>消化不良</u>，<u>食积腹泻</u>，<u>虫积消瘦</u>。

【方药分析】党参、白术、山药、莲子、茯苓健脾养胃；雷丸、使君子、鹤虱、榧子杀虫消积；山楂、麦芽、鸡内金消食化积，和胃；蛤蚧、芡实补脾益肾；青皮疏肝理气，散结消滞。

【性状与剂型】灰褐色的粉末，味甜、苦，微涩，每包重 2 克。

【用法与用量】内服，1 次 1 包，1 日 2 次。

【贮藏】密闭，置于阴凉干燥处，防潮防晒。

【宜忌】湿热腹泻忌用。

# 189. 小儿凉寒丸

《四川省药品标准》（1983 年版）

【药物组成】胆南星、茯苓、法半夏、朱砂（飞）各 100 克，天竺黄、冰片、甘草、陈皮、羌活、独活、钩藤、蝉蜕、僵蚕（炒）、全蝎、天麻、琥珀、前胡、广藿香、木香、槟榔、桔梗、石菖蒲各 40 克，细辛、薄荷、禹白附（制）各 20 克，麝香 10 克。

【功效】镇惊化痰，祛风解热。

【主治】<u>小儿急惊风</u>，<u>发烧抽搐</u>，<u>咳嗽呕吐</u>。

【方药方析】天竺黄、胆南星、禹白附清热化痰，息风；羌活、独活、细辛、薄荷疏风解表；天麻、钩藤、蝉蜕、全蝎、僵蚕息风止痉；广藿香、木香、陈皮、槟榔行气化湿，调中止呕；半夏、前胡、桔梗降逆止呕，祛痰止咳；琥珀、朱砂、茯苓镇心安神；麝香、冰片、石菖蒲开窍醒神；甘草润肺止咳，调和诸药。

【性状与剂型】为朱红色水丸，气香，味微苦，每 100 粒重 0.6 克。

【用法与用量】内服，1 月内小儿 1 次 8~10 粒，1 月~半岁 1 次 10~20 粒，半岁~1 岁 1 次 20~50 粒，1~3 岁 1 次 50~100 粒，3 岁以上 1 次 100~200 粒，1 日 2~3 次。

【贮藏】密闭，置于阴凉干燥处，防潮防晒。

## 190. 小儿消食至宝丹

《吉林省药品标准》（1977 年版）

【药物组成】炒神曲、桔梗、焦山楂、炒麦芽、黄芩、炒栀子各 30 克，姜厚朴、炒枳壳、前胡、砂仁、陈皮各 25 克，紫蔻 15 克，甘草 10 克，朱砂 0.4 克。

【功效】消食，健脾，清热，安神。

【主治】脾胃虚弱，伤食吐泻，虚烦不安，咳嗽痰喘，身热舌燥。

【方药分析】神曲、山楂、麦芽消食化滞；砂仁、紫蔻、厚朴、枳壳、陈皮行气止痛，醒脾开胃；黄芩、栀子、甘草清胃热；前胡、桔梗清肺热且载药上浮，则热清而呕止；少佐朱砂安神而去虚烦。

【性状与剂型】类圆球形棕黑色的蜜丸，味微甘、辛，每丸重 3 克。

【用法与用量】口服，每次 1 丸，1 日 1~2 次。

【贮藏】密闭，置于阴凉干燥处，防潮防蛀。

【宜忌】忌食生冷、黏腻食物。

## 191. 小儿消积丸

《山东省药品标准》（1986 年版）

【药物组成】槟榔、牵牛子（炒）、香附（醋炒）各 200 克，大黄、巴豆（去油）各 100 克，枳壳（麸炒）、三棱（醋炒）、莪术（醋煮）、厚朴（姜制）、青皮（醋炒）、陈皮、木香各 50 克，朱砂 40 克，黄芩 30 克。

【功效】消食导滞，理气和胃。

【主治】小儿消化不良，伤食，伤乳，伤水，停滞积聚，胀满腹痛。

【方药分析】枳壳、槟榔、厚朴、陈皮、青皮、香附、木香行气调中，散结化滞；三棱、莪术行气活血，消积止痛；大黄、牵牛子、黄连、巴豆清热泻火通便，荡涤胃肠积热；朱砂清热解毒，镇心安神；诸药合用共奏消食导滞、理气和胃之功。

【性状与剂型】为红色极小水丸，除去外衣，呈棕褐色，臭微，味苦，每 320 粒重 1 克。

【用法与用量】内服，1~3 个月小儿 1 次 5 粒，3~6 个月小儿 1 次 10 粒，1~2 岁小儿 1 次 30 粒，3~6 岁小儿 1 次 50 粒，7~12 岁 1 次 80 粒，成人 1 次 1.25 克。

1日2次。

【贮藏】密闭，置于阴凉干燥处，防潮防晒。

【宜忌】虚弱，滑泻，外感者忌服。

## 192. 小儿银翘丸（乾元丹）

《山西省药品标准》（1983年版）

【药物组成】连翘、金银花、玄参各200克，荆芥穗、胆南星各50克，牛蒡子、黄芩、鸡内金（清炒）、栀子（炒）、冰片各30克，薄荷、淡竹叶、全蝎（去钩）、甘草、朱砂各20克，蜈蚣（去头足）12克，山楂（清炒）、麦芽（清炒）、神六曲（麸炒）各10克，麝香0.5克。

【功效】清热化滞，化痰息风。

【主治】感冒发烧，惊风抽搐，咳嗽痰盛，停食停乳，欲发斑疹。

【方药分析】连翘、金银花辛凉透邪，清热解毒；荆芥穗、牛蒡子、薄荷疏散风热，透疹利咽；黄芩清泄肺热；胆南星清热化痰，息风定惊；淡竹叶、栀子清热除烦，引热下行；全蝎、蜈蚣息风止痉，解毒散结；鸡内金、山楂、麦芽、六神曲消食化滞，扶正祛邪；麝香、冰片开窍醒神；朱砂镇心安神；甘草清火解毒，调和诸药。

【性状与剂型】为棕褐色蜜丸，味苦凉，每丸重1.5克。

【用法与用量】内服，1岁每服1丸，2岁以上每服2丸，每日2次。不满周岁酌减。

【贮藏】密闭，置于阴凉干燥处，防潮防蛀。

【宜忌】避风寒，忌油腻食物。

## 193. 小儿紫草丸

《中华人民共和国药典》（1975年版）

【药物组成】金银花、甜地丁、核桃仁各200克，菊花、甘草各100克，紫草、玄参各50克，羌活、青黛、浙贝母、乳香（制）、没药（制）、琥珀、石决明、雄黄各30克，西河柳、升麻各25克，朱砂10克，冰片5克，牛黄2.5克。

【功效】透疹解毒。

【主治】麻疹初起，疹毒内盛不透，发热咳嗽，小便黄少。

【方药分析】紫草、青黛苦寒，清热凉血解毒；西河柳、升麻、羌活、菊花散风透表，透发热毒；金银花、甜地丁、雄黄、乳香、没药、冰片、牛黄、玄参解毒凉血化瘀；核桃仁、浙贝母止咳，清热；琥珀、朱砂、石决明安神平肝；甘草调和诸药。

【性状与剂型】为褐色至黑褐色的大蜜丸，味苦，辛，每丸重1.8克。

【用法与用量】内服，1次1丸，1日2次。3岁以内小儿酌减。

【贮藏】密闭，置于阴凉干燥处，防潮防蛀。

【宜忌】禁食油腻腥膻。

## 194. 小儿痢疾散
《全国医药产品大全》

【药物组成】山楂 12 克，黄连、白术（土炒）、山药、白芍、茯苓（去皮）、赤芍、枳壳（麸炒）、石莲（去壳）、广木香、槟榔各 9 克，大黄（酒蒸）6 克，甘草 4.5 克。

【功效】消食，化滞，止痢。

【主治】饮食不节，红白痢疾，腹痛下坠。

【方药分析】黄连清热燥湿，以解肠中毒热；芍药配甘草，缓急止痛；大黄清热泻火解毒；赤芍清热凉血解毒；方中大黄配黄连则清中有泻，导热下行；配木香、槟榔、枳壳行气导滞，皆属"通因通用"之法；白术、石莲、山药、茯苓健脾去湿；石莲并有止呕、和胃之功，常用于治疗噤口痢；山楂消积化滞活血。

【性状与剂型】为米黄色粉末，气微香，微苦，每包装 1.5 克。

【用法与用量】内服，每服 1 袋，每日 2 次，温开水调服。周岁以内小儿酌减。

【贮藏】密闭，置于阴凉干燥处，防潮防晒。

【宜忌】忌腥冷油腻食物。

## 195. 小儿腹泻外敷散
《全国中成药产品集》

【药物组成】山茱萸，白胡椒。

【功效】温里散寒，燥湿健脾，止泻。

【主治】胃肠虚寒性消化不良，腹痛腹泻。

【方药分析】山茱萸涩精止泻，白胡椒温中散寒。

【性状与剂型】散剂，每包 5 克。

【用法与用量】每次取 2.5 克，鸡蛋清调敷肚脐，每日 1 次，周岁以内小儿敷于脐下。

【贮藏】密闭，置于阴凉干燥处，防潮防晒。

【宜忌】忌生冷食物。

## 196. 小儿鼻炎片
《北京市药品标准》（1983 年版）

【药物组成】藁本、防风、白芷、苍耳子（去刺炒）、蓼大青叶、蒲英公各 375 克，升麻、甘草各 250 克。

【功效】散风，清热。

【主治】<u>小儿慢性鼻炎</u>。

【方药分析】藁本、苍耳子、防风、白芷祛风解表，胜湿止痛；蓼大青叶、蒲公英清热解毒；升麻发表，清热解毒；甘草清火解毒，缓和药性。

【性状与剂型】为黄褐色的片，气香，味微苦，每片重 0.3 克。

【用法与用量】内服，1 次 3~5 岁 3 片，5~10 岁 5 片，1 日 2~3 次。

【贮藏】密封，置室内阴凉干燥处，防潮防晒。

【宜忌】忌辛辣油腻食物。

# 197. 小金丸
## 《外科正宗》

【药物组成】木鳖子（去壳去油）、草乌（制）、白胶香、五灵脂（醋炒）、地龙各 150 克，乳香（制）、没药（制）、当归（酒炒）各 75 克，麝香 30 克，香墨 12 克。

【功效】散结消肿，化瘀止痛。

【主治】<u>阴疽初起</u>，皮色不变，肿硬作痛，<u>多发性脓肿</u>，<u>甲状腺腺瘤</u>，<u>淋巴结炎</u>，<u>淋巴结结核</u>，<u>慢性囊性乳腺病</u>。

【方药分析】草乌温经散寒，温运脾阳，化痰湿；木鳖子化肿毒，消积块；五灵脂散瘀止痛；白胶香解毒消肿；地龙活血通络；当归、麝香、乳香、没药开通经络，活血散瘀，消肿开结；香墨消痈肿，为佐使药。

【性状与剂型】黑褐色糊丸，气香，味微苦，每丸重 0.6 克。

【用法与用量】打碎后内服，1 次 2~5 丸，1 日 2 次。小儿酌减。

【贮藏】密封，置室内阴凉干燥处，防潮防晒。

【宜忌】孕妇忌服。因方内有五灵脂，与人参相反，不可与参剂同服。

# 198. 马钱血竭丸
## 《全国医药产品大全》

【药物组成】马钱子（炮，去毛）165 克，乌梅（去核）120 克，闹羊花 75 克，血竭、没药、麻黄、丹参、乳香（生）、当归（酒浸）各 45 克，僵蚕（炒）、牙皂、广木香各 30 克，麝香 0.75 克。

【功效】舒筋活血，止痛。

【主治】<u>大骨节病</u>。

【方药分析】马钱子、血竭、没药、当归、乳香、丹参舒筋活血，通络止痛；闹羊花、麻黄祛风除湿，止痛；乌梅止血，止痛；僵蚕祛风散结，解毒止痛；牙皂祛痰湿；麝香、广木香行气止痛。

【性状与剂型】棕褐色蜜丸，味酸，涩，苦，每袋内装 3 克。

【用法与用量】内服，1 次服 1 袋，1 日 2~3 次。

【贮藏】密封，置室内阴凉干燥处，防潮防蛀。

【宜忌】本品含剧毒药马钱子，按量服用，不宜多服。若服后出现头晕、抽搐等中毒症状，可服用绿豆水或甘草水解之。孕妇忌服。

## 199. 子宫锭

《北京市药品标准》(1983 年版)

【药物组成】白矾 585 克，红丹 46.5 克，钟乳石粉、雄黄粉各 13.2 克，儿茶粉 10.8 克，制乳香粉、制没药粉各 9 克，血竭粉 7.5 克，蛇床子 4.2 克，硼砂粉、麝香、冰片各 1.2 克，硇砂粉 1.05 克。

【功效】解毒，祛湿，止痒。

【主治】血气凝滞，湿毒下注引起的宫颈糜烂，外阴瘙痒，腰酸带下。

【方药分析】乳香、没药消肿生肌；儿茶粉清热化痰；钟乳石粉温阳化湿；硼砂粉、雄黄、红丹解毒；硇砂粉、麝香、冰片通络散瘀；蛇床子燥湿杀虫；血竭粉生肌敛疮；白矾解毒杀虫，燥湿止痒。

【性状与剂型】棕紫色扁圆形锭剂，气香，每锭重 1.2 克。

【用法与用量】外用，纳入阴道内。按医师处方指导使用。

【贮藏】密闭，置室内阴凉干燥处，防潮防晒。

【宜忌】外用药，切勿入口，未婚忌用。

## 200. 比天保真膏

《北京市药品标准》(1983 年版)

【药物组成】甘草 1920 克，虎骨、鹿角胶各 480 克，蛇床子、熟地黄、川楝子（打碎）、地黄、官桂、苦杏仁、续断、附子、怀牛膝（去头）、菟丝子、木鳖子（打碎）、谷精草、紫梢花、天冬、白豆蔻、肉苁蓉（酒炙）各 300 克。每料膏药酒兑冰片 1920 克，硫黄粉、龙骨粉、蟾酥粉、赤石脂粉、阳起石粉、母丁香粉、乳香粉、没药粉、木香粉、沉香粉、雄黄粉各 300 克，麝香 90 克。

【功效】温精益肾，暖宫散寒。

【主治】男子肾气亏损，梦遗滑精，肾寒精冷，遗淋白浊，小肠疝气，腰酸腹痛；妇女子宫寒冷，经血不调，经期腹痛，湿寒带下，血瘀经闭，烦躁身热。

【方药分析】蛇床子、紫梢花、肉苁蓉、硫黄粉、阳起石粉、母丁香温肾助阳；附子、官桂补火助阳，散寒止痛，温经通脉；川楝子、木香粉、沉香粉行气调中止痛，气行则血行，血行则瘀血自除；续断、怀牛膝、鹿角胶、虎骨补肝肾，益精血；熟地黄、生地黄、菟丝子养血滋阴，补髓益精；天冬、麦冬养阴生津，清心除烦；肉豆蔻、赤石脂涩肠止泻；乳香、没药、麝香活血祛瘀，调经止痛；硫黄粉、蟾酥粉、雄黄粉解毒杀虫；木鳖子通络散结；苦杏仁润肺通便；冰片、谷精草清热止痛。

【性状与剂型】为黑色块状的膏药，气微香，每块重 15 克。

【用法与用量】外用，冷天用温水浸泡，热天用凉水浸泡，揭去纸捏扁放布当中贴脐腹或肾俞穴（后腰）。

【贮藏】密闭，置室内阴凉干燥处，防潮防晒。

【宜忌】孕妇忌贴。忌食生冷食物。贴后如周围发痒起泡，可将膏药揭下，数日后再贴。

# 201. 云曲

《全国医药产品大全》

【药物组成】白芷、青蒿、苍耳草、法罗海、蓼草、香薷各 80 克，羌活、陈皮各 45 克，甘松、麻黄、山奈、藿香、防风、麦芽（炒）、厚朴（姜炙）、桂枝、香附（炒去毛）、苏紫叶、荆芥、薄荷、柴胡各 30 克，山楂（炒焦）、苍术、葛根、木香、槟榔（炒）、芸香草、草果（炒）各 20 克，酒药适量，面粉适量。

【功效】消食健胃，散风祛寒。

【主治】四时感冒，胸满腹胀，消化不良，食积腹痛。

【方药分析】麻黄、白芷、防风、葛根、桂枝、紫苏叶、羌活、荆芥、芸香草、薄荷、柴胡、法罗海、香薷解表散风；甘松、山奈、山楂、麦芽、木香、香附、槟榔、草果、蓼草理气散寒，开胃消食；青蒿、苍耳草、藿香、苍术、厚朴、陈皮芳化湿浊以助解表开胃之功。

【性状与剂型】灰白色的小方块，味微苦，每块重 50 克。

【用法与用量】内服，1 次 9~15 克。

【贮藏】密闭，置阴凉干燥处，防潮防蛀。

【宜忌】忌食生冷、黏腻、辛辣食物。

# 202. 天王补心丸

《四川省药品标准》（1983 年版）

【药物组成】地黄 200 克，当归、五味子、麦冬、天冬、酸枣仁（炒）、柏子仁各 50 克，丹参、石菖蒲、党参、茯苓、玄参、远志（制）、桔梗、甘草各 25 克，朱砂（飞）10 克。

【功效】滋阴养血，宁心安神。

【主治】阴血不足，心悸失眠，多梦，健忘，口舌生疮。

【方药分析】地黄滋阴清热，使心神不为虚火所扰，为主药；玄参、天冬、麦冬协助生地以加强滋阴清热之力；丹参、当归补血养心，使心血足而神自安；党参、茯苓益心气而安心神；柏子仁、远志、石菖蒲宁心安神；更用五味子、酸枣仁之酸以敛心气之耗散，并能安神；桔梗载药上行，甘草调和诸药，朱砂为衣，亦取其入心以安神，均为使药。

【性状与剂型】棕褐色大蜜丸，质柔软，味甜微酸，每丸重 9 克。

【用法与用量】内服，1 次 1 丸，1 日 3 次。

【贮藏】密封，贮阴凉干燥处，防潮防蛀。

【宜忌】忌食辛辣食物。

# 203. 天水散

《上海市药品标准》（1980 年版）

【药物组成】滑石（飞）600 克，甘草、寒水石各 100 克。

【功效】清热解渴。

【主治】暑湿身热烦闷，口渴引饮。

【方药分析】本方由六一散加寒水石组成，六一散中滑石甘淡性寒，质重而滑，既能清热解暑，又能利水通淋，是为主药；辅以甘草，既可清热和中，又可缓和滑石寒滑之性。二药相须为用清暑利湿，使内蕴之暑湿从下而除；增入寒水石加强了清热泻火的作用。

【性状与剂型】米黄色粉末，味微甘。

【用法与用量】内服，1 次 9 克，1 日 1~2 次，布袋包煎。

【贮藏】密闭，贮阴凉干燥处保存，防潮防晒。

【宜忌】忌食辛辣食物。忌酒。

# 204. 天宝采微丸

《全国医药产品大全》

【药物组成】党参（去芦）、羌活、柴胡、厚朴、苍术、茯苓（去皮）各 585 克，红曲 576 克，川芎、桔梗、前胡、荆芥、葛根、钩藤、藿香、防风、枳壳、赤芍、陈皮、法半夏、升麻、甘草各 390 克。

【功效】祛风，散寒。

【主治】伤风感冒，发烧头痛，咳嗽痰多。

【方药分析】羌活、柴胡、川芎、赤芍、荆芥、葛根、苍术、钩藤、防风、升麻解表散风止痛为主药；厚朴、茯苓、桔梗、前胡、枳壳、陈皮、半夏理气化痰为辅药；党参扶助正气，藿香、红曲芳香化湿，调理脾胃，又助解表散风之力；甘草调和诸药为使药。

【性状与剂型】赤红色小圆球形蜜丸，每袋内装 6 克。

【用法与用量】每服 1 袋，1 日服 2~3 次，温开水送下。小儿酌减。

【贮藏】密闭，贮阴凉干燥处，防潮防蛀。

【宜忌】注意保暖。

## 205. 天麻祛风丸

*《吉林省药品标准》（1977 年版）*

【**药物组成**】炒苍术 80 克，麻黄、羌活、防风、细辛、制川乌、川芎、石斛、天麻、当归、甘草、荆芥、制何首乌、制草乌、全蝎（去钩）各 10 克，雄黄 6 克。

【**功效**】祛风散寒，除湿止痛。

【**主治**】风寒湿痹，骨节肿痛，四肢麻木，瘫痪。

【**方药分析**】麻黄、细辛、川乌、草乌、雄黄温经散寒，通痹止痛为主药；苍术、防风、羌活、天麻、荆芥、全蝎祛风除湿为辅药；当归、川芎、首乌、石斛养血活血，滋阴补肾为佐药；甘草调和诸药为使药。

【**性状与剂型**】类圆球形黄褐色的蜜丸，味甘，辛，每丸重 5 克。

【**用法与用量**】内服，1 次 1 丸，1 日 2 次，温黄酒或温开水送下。

【**贮藏**】密闭，贮阴凉干燥处，防潮防蛀。

【**宜忌**】孕妇忌服。

## 206. 天麻酒

*《河南省药品标准》（1984 年版）*

【**药物组成**】天麻 321 克，人参 370 克，茯苓 350 克，枸杞子 310 克，五味子 310 克，首乌 275 克，鹿茸 160 克。白酒适量。

【**功效**】补气益肾，活血止痛。

【**主治**】气虚肾亏，眩晕头痛，肢体麻木，筋脉挛疼，腰腿酸疼。

【**方药分析**】人参大补元气；鹿茸补肾阳，益精血，强筋骨；首乌、枸杞子、五味子滋补肝肾，填精补血；天麻祛风湿，止痹痛；茯苓健脾。

【**性状与剂型**】为棕黄色透明液体，味微甜，后苦涩，每瓶 500 毫升。

【**用法与用量**】内服，1 次 15~30 毫升，1 日 3 次。

【**贮藏**】密闭，贮阴凉干燥处，避光防晒。

【**宜忌**】所用白酒浓度以 50 度以下为宜。

## 207. 开光复明丸

*《北京市药品标准》（1983 年版）*

【**药物组成**】黄连 120 克，栀子（姜炙）、黄芩、黄柏、大黄、蒺藜（去刺盐炒）、菊花、石决明各 60 克，当归尾、赤芍、地黄各 36 克，龙胆、防风、玄参（去芦）、红花、泽泻各 30 克。每 798 克细粉兑研羚羊角粉 3 克，冰片 15 克。

【**功效**】清热散风，退翳明目。

【**主治**】肝胆热盛引起的暴发火眼，红肿痛痒，眼睑赤烂，云翳气蒙，羞明多眵。

　　【**方药分析**】羚羊角、冰片凉血解毒，清肝息风；大黄、龙胆、泽泻、栀子、黄芩、黄连、黄柏清利湿热，泻火解毒；蒺藜、菊花、防风、石决明清肝明目，疏风退翳；红花、当归、赤芍活血祛瘀；玄参、地黄凉血滋阴。

　　【**性状与剂型**】黑褐色大蜜丸，味甘而苦，每丸重 6 克。

　　【**用法与用量**】内服，1 次 1 丸，1 日 3 次。

　　【**贮藏**】密闭，置阴凉干燥处，防潮防蛀。

　　【**宜忌**】孕妇忌服。忌食辛辣食物。

## 208. 开郁老蔻丸

*《黑龙江省药品标准》（1986 年版）*

　　【**药物组成**】肉桂、牵牛子（炒）各 60 克，豆蔻、山楂、白术（麸炒）、大黄（酒制）、莱菔子（炒）、厚朴（姜炒）、莪术（醋制）、三棱（醋制）、槟榔、神曲（麸炒）各 40 克，当归、乌药、青皮、陈皮、半夏（制）、枳壳（秩炒）、草果（炒）各 30 克，丁香、甘草、木香、砂仁、川芎各 20 克。

　　【**功效**】祛寒顺气，消食化积。

　　【**主治**】肝郁气滞，脾胃虚寒，胸脘胀痛，呕吐泄泻，寒疝等。

　　【**方药分析**】丁香、肉桂、乌药、青皮、陈皮、木香、厚朴、枳壳祛寒顺气为主药；大黄、牵牛子、莱菔子、山楂、槟榔、神曲化食消积，疏导肠胃为辅药；三棱、莪术、当归、川芎活血行血，消积止痛；豆蔻、白术、半夏、砂仁、草果化湿和胃共为佐药；甘草调和诸药为使药。

　　【**性状与剂型**】棕褐色大蜜丸，味甜，微苦涩，每丸重 9 克。

　　【**用法与用量**】内服，1 次 1 丸，1 日 2 次。

　　【**贮藏**】密封，置阴凉干燥处，防潮防蛀。

　　【**宜忌**】孕妇忌服。忌食腥辣物。

## 209. 开郁顺气丸

*《辽宁省药品标准》（1980 年版）*

　　【**药物组成**】柴胡 100 克，青皮（炒）75 克，香附（醋制）、槟榔各 50 克，桔梗 40 克，乌药、枳壳（麸炒）、茯苓、白芍（酒炒）、甘草、半夏（姜制）、木香、厚朴（姜制）、苍术（炒）、黄芩、六曲（炒）、陈皮、栀子、沉香、川芎、当归、砂仁各 25 克，莱菔子（炒）15 克。

　　【**功效**】开郁理气，健胃消食。

　　【**主治**】胸膈胀满，两胁攻痛，胃脘痞闷，消化不良。

　　【**方药分析**】柴胡、乌药、枳壳、木香、厚朴、香附、青皮、陈皮、沉香疏肝解郁，理气止痛；半夏、茯苓、苍术、莱菔子、六曲、槟榔、砂仁、黄芩、栀

子化湿清热，健胃消食；当归、川芎活血行气；白芍、甘草缓急止痛；桔梗化湿
祛痰以利气机。

【性状与剂型】黑褐色圆形蜜丸，味苦辛，微甘，每丸重 10 克。

【用法与用量】内服，1 次 1 丸，1 日 2 次。

【贮藏】密封，置阴凉干燥处，防潮防蛀。

【宜忌】孕妇慎服。

## 210. 开郁舒肝丸

《吉林省药品标准》（1977 年版）

【药物组成】醋五灵脂、醋莪术各 200 克，醋香附 150 克，木香、槟榔各 125
克，当归、陈皮、醋青皮、炒草果仁、乌药、炒枳壳、甘草、大黄、肉桂各 100
克，郁金、醋延胡索各 75 克，砂仁 50 克。

【功效】开郁舒肝，顺气止痛。

【主治】肝郁气滞所致的胸胁胀满，腹痛，嗳气吞酸。

【方药分析】延胡索、郁金、木香、香附、青皮、陈皮、乌药、肉桂、砂仁、
枳壳舒肝顺气，温中止痛；大黄泻下去积，疏导肠胃；槟榔、草果仁消食化积；
五灵脂、当归、莪术活血行气，消积止痛；甘草调和诸药。

【性状与剂型】类圆球形棕黑色蜜丸，气微香，味苦，微辛，每丸重 10 克。

【用法与用量】内服，1 次 1 丸，1 日 2~3 次，温开水送下。

【贮藏】密封，置阴凉干燥处，防潮防蛀。

【宜忌】孕妇及年老体弱者忌用。

## 211. 开胃山楂丸

《山东省药品标准》（1986 年版）

【药物组成】山楂 600 克，六神曲（炒）100 克，槟榔、山药、白扁豆（炒）、
鸡内金（炒）、枳壳（麸炒）、麦芽（炒）各 50 克，砂仁 25 克。

【功效】健脾胃，助消化。

【主治】饮食积滞，脘腹胀痛，消化不良等症。

【方药分析】山楂、六神曲、槟榔、鸡内金、麦芽消食化积；山药、扁豆健
脾益气；砂仁、枳壳理气除胀。

【性状与剂型】棕褐色大蜜丸，气微，味酸，微甜，每丸重 9 克。

【用法与用量】内服，1 次 1 丸，1 日 1~2 次。

【贮藏】密封，置阴凉干燥处，防潮防蛀。

【宜忌】忌食生冷、黏腻、辛辣食物。

## 212. 开胃健脾丸

《北京市药品标准》（1983 年版）

【药物组成】党参（去芦）、白术（麸炒）、茯苓、陈皮、山楂（炒）、六神曲（炒）、麦芽（炒）、薏苡仁（麸炒）各 240 克，厚朴（姜制）、山药 180 克，甘草、砂仁、莲子（去心）、猪苓、白芍各 120 克，木香 60 克。

【功效】健脾开胃，增进食欲。

【主治】脾胃虚弱，消化不良，食欲不振，脘腹满闷，嗳气嘈杂，呕吐痰涎，大便不调。

【方药分析】党参、白术、山药、莲子健脾益气；陈皮、厚朴、木香、砂仁、山楂、六曲、麦芽理气开胃，消食化积；白芍缓急止痛；茯苓、砂仁、猪苓健脾利湿；甘草调和诸药。

【性状与剂型】黑褐色水蜜丸，味甘微苦，每 10 粒重 1 克。

【用法与用量】内服，1 次 6~9 克，1 日 2 次。

【贮藏】密封，置阴凉干燥处，防潮防蛀。

【宜忌】忌食生冷、黏腻、辛辣食物。

## 213. 开胸顺气丸

《黑龙江省药品标准》（1986 年版）

【药物组成】乌药、青皮（醋炒）、大黄（酒蒸）、莱菔子各 75 克，槟榔、木香、神曲（麸炒）、山楂、麦芽（炒）、枳实（麸炒）、厚朴（姜炒）各 50 克，甘草 25 克。

【功效】消食化滞，行气除满。

【主治】胸腹胀满，消化不良，恶心呕吐，停食蓄水，红白痢疾。

【方药分析】大黄消积导滞；木香、槟榔、枳实、乌药、厚朴、青皮行气导滞，疏通肠胃，调畅气机，以解除痞满胀痛诸症；山楂、莱菔子、六神曲、麦芽开胃消食；甘草甘缓和中。

【性状与剂型】黑色大蜜丸，味辛，微苦，每丸重 9 克。

【用法与用量】内服，1 次 1 丸，1 日 2 次。

【贮藏】密封，置阴凉干燥处，防潮防蛀。

【宜忌】孕妇及气虚者忌服。

## 214. 不换金正气散

《福建省药品标准》（1877 年版）

【药物组成】厚朴（姜制）、藿香、姜半夏、苍术（米糠水漂）、陈皮（制）、甘草（蜜炙）各 100 克。

【功效】燥湿和中，化痰，理气，导滞。

【主治】<u>脾胃不和</u>，<u>痰停胸膈</u>，<u>寒热往来</u>，<u>脏腑虚热</u>，<u>霍乱吐泻</u>，<u>山岚瘴气</u>。

【方药分析】藿香芳香化湿，健胃<u>止呕</u>；半夏、苍术燥湿健脾，降逆止呕；厚朴、陈皮除胃肠滞气，燥湿化痰运脾；甘草和中。

【性状与剂型】深褐色粗粉末，气香，味苦，微甘，每袋 15 克。

【用法与用量】内服，1 次 15 克，1 日 1~2 次，另加生姜、大枣少许炖，取汤服。

【贮藏】密封，置阴凉干燥处，防潮防晒。

【宜忌】忌食生冷、黏腻、辛辣食物。

## 215. 木瓜丸

《北京市药品标准》（1983 年版）

【药物组成】怀牛膝（去头）160 克，木瓜、威灵仙、海风藤、白芷、当归、川芎各 80 克，川乌（甘草银花炙）、草乌（甘草银花炙）、狗脊（沙烫去毛）、鸡血藤、人参（去芦）各 40 克。

【功效】祛风散寒，通络止痛。

【主治】风寒湿邪引起<u>关节疼痛</u>，<u>四肢麻木</u>，<u>腰膝无力</u>，<u>行走艰难</u>。

【方药分析】川乌、草乌、白芷祛风散寒，通络止痛；木瓜、牛膝、狗脊祛风湿，强筋骨，<u>止痹痛</u>；海风藤、威灵仙、鸡血藤祛风通络<u>止痛</u>；当归、川芎养血活血；人参补气，扶正祛邪。

【性状与剂型】糖衣浓缩丸，除去糖衣显黄褐色或黑褐色，味酸、苦，每 100 粒重 12 克。

【用法与用量】内服，1 次 6 克，1 日 2~3 次。

【贮藏】密闭，置阴凉干燥处，防潮防晒。

【宜忌】孕妇忌服。

## 216. 木瓜酒

《江西省药品标准》（1982 年版）

【药物组成】栀子 150 克，木瓜、玉竹各 80 克，五加皮、羌活、独活、当归、陈皮各 60 克，秦艽、川芎、红花、千年健、川牛膝、桑寄生各 40 克，糖 1600 克，白酒 2244 毫升。

【功效】祛风除湿，活血通痹。

【主治】<u>风湿痹痛</u>，<u>筋脉拘挛</u>，<u>四肢麻木</u>，<u>关节不利</u>。

【方药分析】木瓜、羌活、独活、秦艽祛风除湿；五加皮、千年健、川牛膝、桑寄生祛风湿，强筋骨，通痹止痛；当归、川芎、红花活血祛风；栀子泄热利湿；陈皮燥湿化痰；玉竹养阴清热；白酒质地轻扬，辛香走窜，善通经络，既能通阳止痛，又有引导诸药直达病所之功。

【性状与剂型】棕黄色澄明液体，味先微甜后苦涩。

【用法与用量】内服，1 次 15~30 毫升，1 日 2 次。

【贮藏】密封，置阴凉处，避光防晒。

【宜忌】孕妇慎服。

## 217. 木耳丸
《山西省药品标准》（1983 年版）

【药物组成】黑木耳、杜仲（炒炭）、苍术（米泔水）各 400 克，独活 300 克，木瓜 200 克，怀牛膝 50 克，沉香 20 克，金礞石（煅）适量。

【功效】强筋骨，祛风湿。

【主治】腰酸腿疼，浑身麻木，缩骨痨病。

【方药分析】黑木耳、怀牛膝、杜仲益气血，补肝肾，强筋骨；木瓜、苍术、独活祛风除湿；沉香、礞石降气而化痰湿。全方合用，共奏强筋骨、祛风湿之功。

【性状与剂型】金色水丸，味稍苦，每 10 粒重 0.52 克，每袋重 9 克。

【用法与用经】内服，每次 9 克，每日 2 次，用黄酒或温开水送下。

【贮藏】密闭，置阴凉干燥处，防潮防晒。

【宜忌】忌受风寒。

## 218. 木香分气丸
《北京市药品标准》（1983 年版）

【药物组成】香附（醋炙）、厚朴（姜制）、莪术（醋炙）各 384 克，木香、陈皮、枳实、山楂（炒）、白术（麸炒）、甘松、甘草各 192 克，槟榔 96 克，砂仁、丁香、檀香、广藿香、豆蔻各 48 克。

【功效】行气，化滞。

【主治】气滞不舒，脾胃不和，胸膈痞闷，岔气刺痛，脘腹胀痛，恶心呕吐，大便不调。

【方药分析】木香、丁香、檀香、香附、莪术、陈皮、厚朴、枳实、甘松温中行气，除满止痛；砂仁、藿香、豆蔻芳化湿浊，利中焦气机；白术燥湿健脾；山楂、槟榔化食积；甘草调和诸药。

【性状与剂型】黄褐色水丸，气香，味微辛，每 100 粒重 6 克。

【用法与用量】内服，1 次 6 克，1 日 2 次．

【贮藏】密闭，置阴凉干燥处，防潮防晒。

【宜忌】孕妇慎服。忌食生冷、黏腻食物。

## 219. 木香金铃丸

《全国医药产品大全》

【**药物组成**】六曲 120 克，荔枝核、补骨脂（盐炒）各 60 克，广木香、小茴香（盐炒）、延胡索（醋制）、甘草、吴茱萸（炒）、党参（去芦）、川楝子（醋炒）各 30 克。

【**功效**】散寒，行气，止痛。

【**主治**】疝气偏坠，睾丸疼痛。

【**方药分析**】木香、小茴香、延胡索、吴茱萸、荔枝核、川楝子温中散寒，行气止痛；补骨脂、党参助阳益气，以增温中散寒之力；六曲化滞消积；甘草调和诸药。

【**性状与剂型**】圆球形棕褐色水丸，味苦，气微香，每袋内装 6 克。

【**用法与用量**】内服，每服 1 袋，1 日 2 次，温开水送下。

【**贮藏**】密闭，置阴凉干燥处，防潮防晒。

【**宜忌**】注意保温，忌受寒凉。

## 220. 木香顺气丸

《辽宁省药品标准》（1980 年版）

【**药物组成**】山楂、黄芩、陈皮、乌药、厚朴（姜制）、槟榔、枳实（炒）、枳壳（炒）、香附（醋制）各 480 克，大黄、青皮（炒）、桔梗、木香、牵牛子（炒）各 240 克，莪术（醋制）、三棱（醋制）各 120 克，甘松、肉桂、吴茱萸（制）各 60 克。

【**功效**】顺气止痛，消食除胀。

【**主治**】气郁不舒，饮食停滞，胸胁脘腹胀痛，倒饱嘈杂，恶心呕吐，大便不利。

【**方药分析**】木香、香附、乌药、吴茱萸，肉桂、甘松、厚朴、枳实、枳壳、青皮、陈皮理气温中，除胀止痛；大黄、黄芩、牵牛子泻热去积，疏导肠胃；三棱、莪术活血行气，消积止痛；山楂、槟榔消食化积；桔梗化湿祛痰，以利气机通达。

【**性状与剂型**】棕褐色蜜丸，味辛，微苦，每丸 10 克。

【**用法与用量**】内服，1 次 1 丸，1 日 2 次。

【**贮藏**】密闭，置阴凉干燥处，防潮防蛀。

【**宜忌**】孕妇忌服。久病气虚者忌服。

## 221. 王回回狗皮膏

《北京市药品标准》（1983 年版）

【药物组成】羌活，木瓜，油松节，当归，苏木，高良姜，肉桂，阿魏，没药。

【功效】祛风散寒，活血止痛。

【主治】风寒湿邪，经络受阻引起的四肢麻木，腰腿疼痛，行经腹痛，湿寒带下，积聚痞块。

【方药分析】羌活、木瓜、松节祛风除湿，舒筋活络；当归、苏木、没药活血化瘀，通经止痛；高良姜、肉桂、阿魏温中散寒，消积除痞。

【性状与剂型】长方形兽皮或布光的膏药，膏药油黑色，平面圆形，中间微凸起，小张膏药重 15 克，大张膏药重 30 克。

【用法与用量】外用，生姜擦净患处皮肤，将膏药加温软化，贴患处或穴位。

【贮藏】密闭，置阴凉干燥处，防潮防晒。

【宜忌】孕妇忌贴脐腹。

## 222. 五子地黄丸

《吉林省药品标准》（1977 年版）

【药物组成】熟地黄 400 克，枸杞子、炒山药、茯苓、酒菟丝子各 200 克，牡丹皮、盐泽泻各 150 克，女贞子、覆盆子各 100 克，五味子 50 克。

【功效】滋阴补肾，填精益髓。

【主治】肾阴亏损之腰膝酸软，头晕耳鸣，遗精阳痿，自汗盗汗，小便频数。

【方药分析】熟地黄、女贞子、枸杞子滋补肾阴；覆盆子、五味子固肾涩精；菟丝子阴阳俱补，固肾缩尿；山药、茯苓补脾滋肾；牡丹皮泻肝火，清虚热；泽泻泻肾降浊，使之补而不腻，涩而有利。

【性状与剂型】类圆球形棕褐色蜜丸，味酸、微苦，每丸重 10 克。

【用法与用量】内服，1 次 1 丸，1 日 3 次。

【贮藏】密闭，置阴凉干燥处，防潮防蛀。

【宜忌】节制房事。

## 223. 五子衍宗丸

《摄生众妙方》

【药物组成】枸杞子、菟丝子（炒）各 400 克，覆盆子 200 克，车前子（盐炒）100 克，五味子（蒸）50 克。

【功效】滋补肝肾，益精明目。

【主治】肾元亏损之精冷不育，腰膝酸软，阳痿早泄，尿后余沥，视物昏花。

【方药分析】本方重用枸杞子、菟丝子滋补肾阴，扶阳为主；辅以覆盆子、五味子固肾涩精；佐以车前子利水泻热，起"反佐"作用，补而有泻，涩而有利。

【性状与剂型】棕褐色蜜丸，每丸重9克。

【用法与用量】内服，1次1丸，1日2次。

【贮藏】密闭，置阴凉干燥处，防潮防蛀。

【宜忌】节制房事。

## 224. 五仁润肠丸
《天津中成药规范》

【药物组成】生地黄、陈皮各600克，肉苁蓉（醋制）、熟大黄、当归、桃仁、火麻仁各150克，柏子仁75克，郁李仁、松子仁各45克。

【功效】润肠通便，消食导滞。

【主治】血虚便秘，脘腹胀满，食积不化。

【方药分析】血虚津枯之便秘，治宜润肠通便，养血生津。方用五仁（桃仁、火麻仁、柏子仁、郁李仁、松子仁）为主药，润肠通便。辅以当归、肉苁蓉、生地黄滋阴养血；佐以陈皮理气，大黄泻下导滞。

【性伏与剂型】黑褐色大蜜丸，味苦，每丸重9克。

【用法与用量】内服1次1丸，1日2次。

【贮藏】密闭，置阴凉干燥处，防潮防蛀。

【宜忌】孕妇慎服或遵医嘱。

## 225. 五凤丸
《吉林省药品标准》（1977年版）

【药物组成】诃子、制草乌各25克，白胶香、石菖蒲各20克，木香15克，银朱5克。

【功效】散瘀消肿，通关清瘟。

【主治】风寒湿痹，腰腿疼痛，气血瘀滞，时疫感冒，咽喉肿痛，瘰疬鼠疮。

【方药分析】制草乌、石菖蒲祛风湿，散寒止痛；木香温中行气止痛；白胶香活血凉血，解毒止痛；银朱攻毒，燥湿；加诃子下气利咽。

【性状与剂型】圆球形红色糊丸，除去包衣后呈褐色，气微香，味涩，微苦，每100丸重20克。

【用法与用量】每晚睡前内服，1次5~10丸。

【贮藏】密闭，置阴凉干燥处，防潮防晒。

【宜忌】孕妇忌服。

## 226. 五凤益肾丸

《全国医药产品大全》

【**药物组成**】诃子 25 克，制草乌、石菖蒲、茜草、木香、红花、煅石决明、枇杷叶、银朱、香墨各 15 克，牛胆粉、豆蔻、安息香、紫草茸、蜀葵花、黑刀豆各 10 克，麝香 0.5 克。

【**功效**】益肾固精，滋阴降火。

【**主治**】风湿痹痛，腰膝酸软，梦遗滑精，赤白带下，睾丸肿痛。

【**方药分析**】制草乌、石菖蒲祛风湿，散寒止痛；红花、茜草、麝香温经通络；豆蔻、木香、枇杷叶温中行气，和胃降逆；煅石决明平肝潜阳；银朱、香墨、牛胆粉、安息香、紫草茸、蜀葵花清热，滋阴降火；黑刀豆、豆蔻温中，行气止痛。

【**性状与剂型**】红色水丸，气芳香，味苦，每袋重 10 克。

【**用法与用量**】内服，1 次 2~3 克，1 日 3 次。

【**贮藏**】密闭，放阴凉干燥处，防潮防晒。

【**宜忌**】孕妇忌服。年老体弱者慎用。

## 227. 五行散

《福建省药品标准》（1977 年版）

【**药物组成**】紫荆皮、石菖蒲、独活、赤芍、白芷各 200 克。

【**功效**】化毒散结。

【**主治**】痈疽。

【**方药分析**】紫荆皮、白芷、石菖蒲消疮痈，托脓，消肿散结；赤芍祛瘀而散肿消痈止痛；独活解表除湿，止痛。

【**性状与剂型**】灰棕色粉末，气香，味苦。

【**用法与用量**】外用，冷开水调敷患处。

【**贮藏**】密闭，放阴凉干燥处，防潮防晒。

【**宜忌**】痈疽溃烂者忌用。

## 228. 五色饮

《全国中成药产品集》

【**药物组成**】决明子、甜叶菊各等份。

【**功效**】清热明目，润肠通便。

【**主治**】头晕目眩，目赤涩痛，高血脂、高血压及急性结膜炎。

【**方药分析**】甜叶菊疏风明目，决明子清热通便。

【性状与剂型】袋泡剂，每袋 4 克。

【用法与用量】开水泡，代茶饮，1 次 1 袋，1 日 2~3 次。

【贮藏】密闭，放阴凉干燥处，防潮防晒。

## 229. 五花茶
*《全国中成药产品集》*

【药物组成】金银花、鸡蛋花、木棉花、槐花、厚朴花、甘草各等份。

【功效】清热，解毒，凉血。

【主治】湿热下血下痢，湿疹。

【方药分析】金银花、甘草清热解毒；槐花凉血止血；鸡蛋花、木棉花、厚朴花清热利湿。

【性状与剂型】茶剂，每袋 11.3 克。

【用法与用量】开水泡，代茶饮，每次 1 袋，1 日 2~3 次。

【贮藏】密闭，放阴凉干燥处，防潮防晒。

## 230. 五更太平丸
*《河北省药品标准》（1984 年版）*

【药物组成】天冬、麦冬、知母、川贝母、款冬花（蜜炙）、苦杏仁（炒）各 80 克，当归、黄连、阿胶（蛤粉烫）各 60 克，蒲黄、京墨、桔梗、薄荷各 40 克，地黄、熟地黄各 30 克。

【功效】清热养阴，润肺止咳。

【主治】肺热痰喘，虚劳久咳。

【方药分析】天冬、麦冬善清热，滋阴液；知母清肺热；川贝、款冬花、苦杏仁化痰，止咳平喘；阿胶、地黄养肺阴；当归、熟地养血滋阴；蒲黄、京墨止血以防热伤血络的咯血；桔梗、薄荷开宣肺气，且可引诸药上升直达病所。

【性状与剂型】为黑色蜜丸，味苦，每丸重 9 克。

【用法与用量】内服，睡时服 1 丸。

【贮藏】密闭，放阴凉干燥处，防潮防蛀。

【宜忌】风寒引起的咳嗽忌用。

## 231. 五妙水仙膏
*《全国中成药产品集》*

【药物组成】黄柏、紫草各等分。

【功效】去腐生新。

【主治】血管瘤，毛囊炎，结节性痒疹，神经性皮炎。

【方药分析】黄柏清热利湿，紫草清热解毒。

【性状与剂型】煎膏剂，每瓶 10 克。

【用法与用量】取适量，涂抹患处，每日 2~3 次。

【贮藏】密闭，放阴凉干燥处，防潮防晒。

# 232. 五虎丹

《全国中成药产品集》

【药物组成】当归、红花、防风、天南星、白芷各等份。

【功效】活血散瘀，消肿止痛。

【主治】跌打损伤，瘀血肿痛，扭伤。

【方药分析】当归、红花养血活血；防风疏风通络；天南胆、白芷消肿止痛。

【性状与剂型】棕色的蜜丸，每丸 6 克。

【功能与主治】内服，1 次 1 丸，1 日 2~3 次。外用，白酒调敷患处。

【贮藏】密闭，放阴凉干燥处，防潮防蛀。

【宜忌】孕妇忌服。

# 233. 五香气痛散

《全国医药产品大全》

【药物组成】香附（醋炙）、乌药、青皮（炒）、高良姜各 100 克，吴茱萸（盐炙）、陈皮、槟榔（炒）各 80 克，荜茇、肉桂、丁香、乳香（炙）、延胡索（醋炙）各 60 克，荜澄茄 50 克。

【功效】温中散寒，理气止痛。

【主治】胃寒气郁，腹痛，嗳气吞酸，恶心呕吐。

【方药分析】丁香、高良姜、吴茱萸、荜茇、荜澄茄温中散寒，止痛；香附、乌药疏肝理气，止痛；青皮辛散温通，苦泻下行，消积导滞；陈皮能行能降，理气健脾，调中快膈。

【性状与剂型】研磨成散剂，每包 10 克。

【用法与用量】内服，1 次 1 包，1 日 2 次。

【贮藏】密闭，放阴凉干燥处，防潮防晒。

【宜忌】忌食生冷黏腻食物。

# 234. 五香聚宝丸

《山西省药品标准》（1983 年版）

【药物组成】大黄（四制）640 克，红曲、玄明粉各 40 克，山楂（去核）20 克，三棱（醋炙）、莪术（醋制）10 克，五灵脂（醋炙）、槟榔（清炒）、木香、干漆（煅）、延胡索(醋制)、青皮(醋炙)、枳壳、赤芍各 10 克，干姜(炒炭)、六神曲(麸炒)、枳实各 5 克。

【功效】活血化瘀，消积化滞，疏肝理气。

【主治】癥瘕积聚，饮食停滞，气积腹胀，血瘀经闭。

【方药分析】三棱、莪术、五灵脂、槟榔、延胡索、干漆、赤芍活血化瘀；大黄、玄明粉泻下，攻积导滞，大黄兼有活血化瘀之功效；山楂、六神曲消食化积；木香、枳实、枳壳、青皮疏肝理气，行气导滞；干姜温中助阳。诸药合用可用于血滞、气滞、食滞等证。

【性状与剂型】黑褐色细小水丸，味苦涩微咸，每 100 粒重 1.56 克。

【用法与用量】内服，1 次 6 克，1 日 1 次，服后半小时可服绿豆汤。

【贮藏】密闭，放阴凉干燥处，防潮防晒。

【宜忌】孕妇忌服。

# 235. 五积散

《太平惠民和剂局方》

【药物组成】苍术 240 克，桔梗 120 克，麻黄、陈皮、枳壳（麸炒）各 60 克，厚朴（姜炙）、干姜各 40 克，白芷、茯苓、姜半夏、当归、川芎、白芍、甘草各 30 克。

【功效】解表消积，温中。

【主治】外感风湿，内伤生冷引起的头痛身痛，脘腹疼痛，恶心呕吐。

【方药分析】麻黄、白芷解表散寒；苍术、厚朴、陈皮、姜半夏温燥寒湿，行气除满宽中，以消为补，调和脾胃；肉桂、干姜温中散寒；桔梗、枳壳一升一降，宽胸利膈；当归、川芎活血养血；白芍、甘草酸甘化阴，缓急止痛。诸药相合，可散寒温中，消"寒、食、气、血、痰"五积。

【性状与剂型】棕黄色的粉末，气微香，味甘、辛，每袋装 15 克。

【用法与用量】内服，1 次 1 袋，1 日 2 次。加适当水浸泡 10~20 分钟（或加生姜 3 片，葱白 6 厘米），加热煎沸 15~20 分钟，取出煎液温服。

【贮藏】置室内阴凉干燥处，防潮防晒。

【宜忌】温病口渴者忌服，忌寒凉。

【各家论述】《医方集解》："此阳明表里通用之剂也。麻黄、桂枝所以解表散寒，甘草、芍药所以和中止痛，苍术、厚朴平胃土而祛湿，陈皮、半夏（制）行逆气而除痰，归、芎、姜、芷入血分而祛寒湿，枳壳、桔梗利胸膈而清寒热，茯苓泻热利水，宁心益脾，所以为解表温中除湿之剂，去痰消痞调经之方也。一方统治多病，惟活法者变而通之。"

## 236. 五海瘿瘤丸

《黑龙江省药品标准》(1982 年)

【药物组成】海带、海藻、海螵蛸、海蛤粉、昆布、煅海螺、夏枯草各 100 克，川芎 75 克，木香 10 克。

【功效】软坚化痰，消肿散结。

【主治】瘿瘤，瘰疬，乳核，痰核。近代用以治疗地方性甲状腺肿，甲状腺腺瘤，结节性甲状腺肿，颈部淋巴结结核，乳腺增生症，乳腺纤维腺瘤，脂肪瘤，多发性神经纤维瘤，肌纤维瘤等。

【方药分析】诸凡瘿瘤、瘰疬、乳中结核等病多因肝郁气滞，血瘀痰湿凝聚而成，此类疾患局部均有肿块，故方中用海藻、海螵蛸、海带、海蛤粉、煅海螺化痰软坚，消肿散结；木香、川芎疏肝理气，活血止痛；夏枯草散瘀结，养肝血，清肝火；白芷疏风散结，通导壅滞之气血。诸药合用，有软坚散结，理气化痰，化瘀消肿之作用。

【性状与剂型】黑褐色的蜜丸，质柔软，味腥，每丸重 9 克。

【用法与用量】内服，1 次 1 丸，1 日 2 次，温开水送服。儿童酌减。

【贮藏】密封，贮藏于阴凉干燥处，防潮防蛀。

【宜忌】阴虚火旺者慎用。孕妇忌服。忌食生冷油腻。

## 237. 五粒回春丸

《全国医药产品大全》

【药物组成】朱砂（水飞）80 克，橘红、胆南星、淡竹叶、金银花、桑叶、连翘、防风、羌活各 35 克，麻黄、薄荷、蝉蜕、牛蒡子（炒）、赤芍、川贝母各 25 克，茯苓、僵蚕、甘草各 20 克，苦杏仁、西河柳各 15 克，麝香 7.2 克，牛黄、冰片各 4 克。

【功效】清热解毒，透表，化痰。

【主治】小儿热毒过盛，瘾疹不出，发热咳嗽，烦躁口渴等症。

【方药分析】疹出不畅，邪毒内陷则变证丛生。故本方用金银花、淡竹叶、牛黄、赤芍清热凉血，解毒；麻黄、薄荷、蝉蜕、西河柳、牛蒡子、桑叶、羌活发汗透疹，解表祛风；麝香、冰片芳香辟秽，开窍通络；僵蚕平肝息风，清肝热风热；朱砂清热解毒，清心火。诸药合用使热得以清，邪毒得以发散，又兼息风止痉、开窍醒神之功。

【性状与剂型】味苦，微辣，朱红色水蜜丸，每 250 粒重 3 克，每瓶 5 粒。

【用法与用量】内服，1 次 5 粒，1 日 2 次。

【贮藏】密闭，放阴凉干燥处，防潮防晒。

【宜忌】阳虚伤风忌用。

## 238. 五痫再生丸

《全国医药产品大全》

【药物组成】天麻、钩藤、白附子（制），法半夏、川贝、光慈姑、乌药、郁金、薄荷各80克，僵蚕（麸炒）、菖蒲、黄连（酒浸）、琥珀各40克，木香、枯矾、细辛各20克，熊胆4克，麝香2克。

【功效】散风化痰，安神定痫。

【主治】癫痫。

【方药分析】天麻、钩藤、僵蚕平肝息风止痉；法半夏、川贝母化痰以治风痰壅盛之症；细辛、薄荷轻扬走窜，通窍；枯矾、郁金治痰热内郁，风痰痫病；黄连、熊胆清热，泻心火；木香、乌药辛开温散，疏通气机；麝香、薄荷开窍醒神，开经络之壅滞；菖蒲化湿，豁痰；琥珀定惊安神，可治惊风癫病。诸药合用息风止痉，清热化痰，开窍醒神。

【性状与剂型】黑褐色大蜜丸，味甘、苦，微辛，每丸重6克。

【用法与用量】内服，1次1~2丸，1日2次。

【贮藏】密闭，放阴凉燥干处，防潮防蛀。

【宜忌】孕妇忌服。

## 239. 五福化毒丸

《寿世保元》

【药物组成】生地黄、连翘、桔梗、玄参、牛蒡子（炒）各600克，金银花300克，甘草、赤芍、青黛、黄连各150克，芒硝、龙胆各90克，犀角45克。

【功效】清热泻火，解毒疗疮。

【主治】小儿热毒实火，口舌生疮，牙龈出血，颈颊赤肿，周身常生疮疖，疹后余毒不净。

【方药分析】连翘为主药，清热解毒；辅以犀角、黄连清心肺胃之热邪；生地黄、玄参、赤芍、青黛清热凉血，疗血热出血、疹毒；佐以桔梗、牛蒡子疏风清热，利咽；芒硝润肠通便，导滞清热；龙胆、金银花增强清热解毒之力；甘草清热、托毒消肿为使，调和诸药。

【性状与剂型】黑色蜜丸，味微苦，每丸重3克。

【用法与用量】内服，1次1丸，1日2次。空腹温开水送服。3岁以下儿童服半丸，周岁以下小儿服1/3丸。

【贮藏】密闭，放阴凉干燥处，防潮防蛀。

【宜忌】忌食辛辣刺激性食物，疹后泻痢忌服。

## 240. 五痨丸

《全国医药产品大全》

【**药物组成**】大黄 370 克，山楂(炒)、神曲各 174 克，干姜(炮)、木香、牛膝、芒硝、槟榔各 67 克，吴茱萸(甘草制)、枳实(炒)、莪术(醋制)、六神曲(麸炒)、枳壳(麸炒)、三棱(制)、大腹皮、硇砂各 34 克，五灵脂(醋制)24 克，当归、赤芍、干漆(煅)、红曲、延胡索(醋制)各 17 克。

【**功效**】破瘀血，消积滞。

【**主治**】血瘀腹痛，癥瘕痞块。

【**方药分析**】三棱、莪术、干漆破血化瘀；延胡索、牛膝、五灵脂、赤芍活血化瘀；大黄、芒硝、牵牛子攻积导滞；槟榔、大腹皮消积，下气宽中；神曲、山楂消食化积：木香、枳实、枳壳破气消积；吴茱萸、炮姜温中，疏肝下气；红曲、硇砂活血化瘀，消积导滞。

【**性状与剂型**】淡紫色水丸，丸芯呈黑褐色，气辛，味苦，每袋重 12 克，约 200 粒。

【**用法与用量**】内服，1 次 6 克，1 日 2 次。

【**贮藏**】密封，阴凉干燥处保存，防潮防晒。

【**宜忌**】气血虚弱者慎服。孕妇忌服。

## 241. 五痨至宝丸

《全国医药产品大全》

【**药物组成**】大黄、牵牛子(炒)各 2000 克，红曲、山楂各 1000 克，芒硝、干姜、槟榔、木香、牛膝(炒)各 500 克，硇砂、神曲、吴茱萸(盐制)、枳实、大腹皮、枳壳(麸炒)，莱菔子(炒)、五灵脂(醋)、莪术、三棱(醋制)各 250 克，当归、赤芍、干漆(炒)、延胡索(醋制)各 125 克。

【**功效**】攻积化滞，破血逐瘀。

【**主治**】胸膈胀闷，消化不良，癥瘕痞块，血枯经闭，面黄肌瘦。

【**方药分析**】当归、三棱、莪术、赤芍、干漆、延胡索、五灵脂、牛膝等活血化瘀；大黄、芒硝、牵牛子、大腹皮、槟榔等泻下利水，攻积导滞；木香、枳实、枳壳、莱菔子等行气消胀，破气消积；干姜、吴茱萸温中，疏肝下气；神曲、山楂消食化积。

【**性状与剂型**】味苦，黄褐色水丸，每袋重 10 克。

【**用法与用量**】内服，1 次 10 克，1 日 3 次。

【**贮藏**】密闭，贮于阴凉干燥处，防潮防晒。

【**宜忌**】孕妇忌服。

## 242. 牙疳散

《江苏省药品标准》(1977 年版)

【药物组成】人中白（煅）200 克，儿茶（炒）100 克，黄柏、薄荷、青黛、硼砂（煨）各 60 克，黄连 50 克，冰片 5 克。

【功效】解毒，生肌。

【主治】口舌红肿溃破，牙疳，齿龈腐烂。

【方药分析】人中白、黄连、黄柏、青黛以清热解毒敛疮；硼砂、冰片清热解毒，防腐生肌；儿茶收湿敛疮；薄荷清凉芳香。

【性状与剂型】青灰色粉末，具有清凉香气，味苦，每瓶 1.5 克。

【用法与用量】外用，将患处洗净，少许吹搽。1 日 5~7 次。

【贮藏】密闭，贮于阴凉干燥处，防潮防晒。

【宜忌】忌食辛辣之物。

## 243. 牙痛一粒丸

《江苏省药品标准》(1977 年版)

【药物组成】蟾酥、甘草各 1200 克，雄黄 600 克，朱砂（飞）250 克。

【功效】镇痛，消肿。

【主治】各种风火牙肿痛，龋齿引起的肿痛。

【方药分析】蟾酥解毒消肿止痛；雄黄解毒祛风杀虫；朱砂解毒杀虫，镇惊止痛；甘草解毒而调和诸药。

【性状与剂型】黄色极小丸，味辛，125 粒重 0.3 克。

【用法与用量】外用，取 1~2 粒，填入龋齿洞内或肿痛的齿缝，外塞一小块棉花。

【贮藏】密闭，贮于阴凉干燥处，防潮防晒。

【宜忌】忌食辛辣之物。产生的口水要吐出，不可咽下。

## 244. 牙痛丸

《全国医药产品大全》

【药物组成】细辛 60 克，石膏 50 克，地骨皮、菖蒲、猪牙皂、红花各 40 克，白芷、藁本、川牛膝、百草霜各 30 克，花椒 20 克，冰片 12 克，白矾 10 克，乌梅肉 8 克。

【功效】止痛消肿。

【主治】风火牙痛，牙龈肿痛。

【方药分析】石膏、冰片清热泻火，解毒消肿；白芷、细辛、藁本芳香通窍，消肿止痛，而白芷为阳明经引经药；猪牙皂、白矾开窍消肿；川牛膝、红花、地骨皮凉血活血散瘀，引热下行；花椒止痛杀虫；百草霜凉血止血；菖蒲开窍宁神；乌梅酸涩，善治牙关紧闭。

【性状与剂型】深褐色糊丸，气香，味辛，凉，每丸重 0.6 克。

【用法与用量】外用，将药丸噙于痛处，吐出涎水，1 次 1 丸。

【贮藏】密闭，贮于阴凉干燥处，防潮防晒。

【宜忌】忌食辛辣之物。产生的口水要吐出，不可咽下。

## 245. 牙痛散

《湖南省药品标准》（1982 年版）

【药物组成】白芷 400 克，花椒 400 克，荜茇、高良姜、雄黄（水飞）、北细辛各 40 克，冰片 10 克。

【功效】祛风止痛。

【主治】风寒牙痛，齿龈肿痛。

【方药分析】白芷祛风散寒，消肿止痛；花椒止痛杀虫；荜茇、高良姜、细辛温中散寒止痛；雄黄解毒消肿止痛；冰片清热消肿止痛。

【性状与剂型】棕黄色的粉末，具有冰片香气，味辛，每包重 1.5 克。

【用法与用量】外用，取适量，涂于患处，引涎吐出。

【贮藏】密闭，贮于阴凉干燥处，防潮防晒。

【宜忌】忌食辛辣之物。产生的口水要吐出，不可咽下。

## 246. 太极升降丸

《黑龙江省药品标准》（1986 年版）

【药物组成】大黄 200 克，僵蚕（炒）100 克，蝉蜕、竹黄、胆南星各 50 克，姜黄 15 克，冰片 5 克。

【功效】清热镇惊，祛风化痰。

【主治】时感发热，腮项肿疼，乳食停滞，痰热抽搐。

【方药分析】本方所治为风热之邪入里，热盛动风，风动痰升所致的小儿惊风痉厥。治宜清热镇惊，祛风化痰。故方中重用僵蚕祛风解痉，化痰散结；以蝉蜕散风热定痉；并用竹黄、胆南星清热豁痰，镇惊定痫；大黄泻热毒，破积滞；佐以竹黄祛瘀行气；冰片芳香开窍醒神；诸药合用使热清、痰消、风止，则惊风痉厥诸症可平。

【性状与剂型】深棕色蜜丸，质柔软，味苦凉，每丸重 0.9 克。

【用法与用量】内服，周岁小儿 1 次 1 丸，周岁以上 1 次 2 丸，1 日 2 次。

【贮藏】密闭，贮于阴凉干燥处，防潮防蛀。

【宜忌】谨避风寒。

## 247. 止血丸

《山西省药品标准》(1983 年版)

【**药物组成**】椿根皮 5000 克。

【**功效**】除热，燥湿，涩肠，止血。

【**主治**】久痢不止，肠风漏血，一切便血。

【**方药分析**】椿根皮性寒，味苦，涩，入胃、大肠经，具有除热、燥湿、涩肠、止血的作用，故用以治疗久痢不止、肠风便血等病症。

【**性状与剂型**】为白色小丸，味苦，每 10 粒重 0.52 克，每袋重 6 克。

【**用法与用量**】内服，每次服 6 克，每日 1~2 次，温开水送下。

【**贮藏**】密闭，贮于阴凉干燥处，防潮防晒。

【**宜忌**】忌食辛辣之物。

## 248. 止血定痛片

《全国医药产品大全》

【**药物组成**】三七、花蕊石（煅）各 129 克，海螵蛸、甘草各 86 克。

【**功效**】止血散瘀，消肿止痛。

【**主治**】十二指肠溃疡疼痛，胃出血，胃酸过多等。

【**方药分析**】三七祛瘀止血止痛，且有止血不留瘀之特点；花蕊石酸涩止血祛瘀；海螵蛸收敛止血，制酸止痛；甘草缓急定痛，调和诸药。

【**性状与剂型**】灰黄色，味淡而后甘甜，每片相当于总生药 0.43 克。

【**用法与用量**】内服，1 次 6 片，1 日 3 次。

【**贮藏**】密封，置干燥阴凉处，防潮防晒。

【**宜忌**】忌食生冷、黏腻、辛辣之物。

## 249. 止红肠癖丸

《中华人民共和国药典》(1977 年版)

【**药物组成**】黄芩、当归、地黄（炭）各 96 克，栀子、槐花、地榆（炭）各 84 克，白芍 72 克，阿胶、荆芥穗、侧柏叶(炭)各 64 克，黄连 24 克，乌梅 10 克，升麻 5 克。

【**功效**】清肠，凉血，止血。

【**主治**】肠内便血，痔疮下血。

【**方药分析**】黄芩、黄连、栀子、生地黄清热凉血；地榆、槐花、侧柏叶凉血止血；当归、阿胶、白芍和血养血；乌梅酸收固脱敛津；升麻、荆芥穗升提中气而固摄。

【性状与剂型】黑色的大蜜丸，味微苦，甜，每丸重9克。

【用法与用量】内服，1次1丸，1日2~3次。

【贮藏】密封，置干燥阴凉处，防潮防蛀。

【宜忌】忌饮酒及辛辣油腻食物。

# 250. 止泻丸

《全国医药产品大全》

【药物组成】肉桂300克，白矾100克。

【功效】温中，收敛，止泻。

【主治】泄泻，腹痛属虚寒者。

【方药分析】肉桂温脾阳，助肾阳使脾之运化功能正常以止泄泻；白矾酸涩，涩肠止泻。

【性状与剂型】丸芯呈棕色的糖衣丸，味辛涩，每100粒重10克。

【用法与用量】内服，1次15粒，1日3次。

【贮藏】密封，阴凉干燥处保存，防潮防晒。

【宜忌】忌食生冷、黏腻等不易消化的食物。宜饭后服，空腹勿服。

# 251. 止泻四神丸

《证治准绳》

【药物组成】鲜姜400克，补骨脂（盐制）200克，肉豆蔻（煨）、五味子（炒）各150克，大枣（去核）100克，吴茱萸（盐制）50克。

【功效】温补脾肾，固肠止泻。

【主治】脾肾虚寒，五更泄泻，腹痛肠鸣等症。

【方药分析】补骨脂善补命之火，以温养脾阳；肉豆蔻暖脾涩肠；生姜、吴茱萸温中散寒；五味子酸敛固涩；大枣补脾养胃。

【性状与剂型】黄棕色水丸，味酸，每袋重10克。

【用法与用量】内服，1次10克，临睡时淡盐汤送服。

【贮藏】密闭，贮于阴凉干燥处，防潮防晒。

【宜忌】孕妇忌服，忌食生冷黏腻食物。

【各家论述】《证治准绳》："四神丸治脾胃虚弱，大便不食，饮食不思，或泄泻腹痛等证。"

《名医方论》："命门无火，不能为中宫腐熟水谷，脏寒在肾，谁复司其脏？故木气才萌，不疏泄而亦疏泄，虽是木邪行土，实肾之脾胃虚也。此际补脾不如补肾，补骨脂有温中暖下之能，五味子有酸收固涩之性，吴茱萸散邪补土，肉豆蔻涩肠益脾，暖肾而使气蒸，破滞而使气壮，补肾仍是补脾矣。"

《医方集解》："此足少阴药也。破故纸辛苦大温，能补相火以通君火，火旺仍能生土，故以为君。肉蔻辛温能行气消食，暖胃固肠；五味咸能补肾，酸能涩精；吴萸辛热除湿燥脾，能入少阴、厥阴气分而补火；生姜暖胃，大枣补土，所以防水。盖久泻皆由肾命火衰，不能专责脾胃，故大补下焦元阳，使火旺土强，则能制水而不复妄行矣。"

《古方选注》："四神者，四种之药，治肾泄有神功也。补骨脂通癸水之真阳；肉豆蔻保戊土之真气；俾戊癸化火以运谷气；吴茱萸远肝邪而散虚寒；五味子摄肾气而固真阴；姜枣和营卫。辛酸相辅，助阳强阴，则肾关自健固矣。"

## 252. 止带丸
《全国医药产品大全》

【药物组成】香附（醋制）、鸡冠花、椿皮（炒）各200克，当归、川芎各100克，党参、白术（炒）、白芍、木香、砂仁、小茴香（盐炒）、延胡索（醋制）、杜仲（盐炒）、续断、补骨脂（盐炒）、青黛、牡蛎（煅）各50克。

【功效】补虚止带，和血调经。

【主治】赤白带下，月经不调，腹痛腰酸。

【方药分析】党参、白术健脾化湿止带；补骨脂、杜仲、川断温肾助阳，固摄止带；椿皮、牡蛎固涩收带；砂仁、木香、香附调气理血；小茴香、延胡索温经止痛；鸡冠花、青黛解湿郁热毒并止血。

【性状与剂型】灰黑色水丸，气微香，味涩，微苦，50粒重3克。

【用法与用量】内服，1次3~6克，1日2~3次。

【贮藏】密闭，贮于阴凉干燥处，防潮防晒。

【宜忌】阴虚火旺之证者禁服。忌食生冷寒凉之品。

## 253. 止咳丸
《全国医药产品大全》

【药物组成】陈皮、茯苓各70克，沙参60克，罂粟壳、桑叶、薄荷、厚朴（姜炙）各50克，苏子、防风、枳壳（麸炒）、甘草、紫苏叶、滑石各40克，桔梗、前胡各30克，白前、麻黄、葶苈子、法半夏（砂炒）各20克，白果18克，黄芩（酒炙）10克，硼砂6克，川贝母4克。

【功效】降气化痰，止咳定喘。

【主治】感冒风寒，咳嗽痰多，周身酸痛，四肢无力。

【方药分析】麻黄、防风、薄荷、桑叶疏风祛邪，宣肺平喘；白前、桔梗、苏子、葶苈子、前胡、紫苏叶降气，止咳平喘；茯苓、滑石健脾除湿化痰；陈皮、枳壳、厚朴、半夏理气燥湿化痰；黄芩、川贝母、硼砂清热化痰；白果、罂粟壳敛肺气，止咳定喘。

【性状与剂型】白色的水丸，丸心呈灰黄色，味苦，微涩，每包18粒，共重

4 克。

【用法与用量】内服。1 次 6 粒，1 日 2 次．

【贮藏】密闭，贮于阴凉干燥处，防潮防晒。

【宜忌】谨避风寒。

## 254. 止咳定喘片

《湖南省药品标准》（1982 年）

【药物组成】化橘红、前胡各 200 克，生石膏、白芍、半夏（制）、白前、浮海石（煅）、苦杏仁（去皮炒）、紫菀、五味子、麻黄、瓜蒌皮各 100 克，甘草、桂枝各 80 克，干姜 50 克。

【功效】宣肺化痰，止咳定喘。

【主治】风寒咳嗽，胸满胁痛，痰咳不爽，痰涎清稀，气促喘闷。

【方药分析】橘红化痰理气，止咳平喘；前胡、白前、杏仁、紫菀降气祛痰止咳；麻黄宣肺平喘，兼以疏风散寒；浮海石、瓜蒌皮清肺化痰，理气宽中；生石膏清泻肺热；半夏（制）燥湿化痰；五味子敛肺止咳；白芍柔肝缓急治胁痛；桂枝助麻黄解表祛邪；干姜温肺化痰止咳；甘草调和诸药。

【性状与剂型】棕褐色片，味微苦，每片重 0.3 克。

【用法与用量】内服，1 次 6 片，1 日 2 次。

【贮藏】密封，干燥处保存，防潮防晒。

【宜忌】谨避风寒。

## 255. 止咳橘红丸

《北京市药品标准》（1983 年版）

【药物组成】橘红 396 克，陈皮、茯苓、苦杏仁（去皮炒）、麦冬、瓜蒌皮、地黄、石膏各 264 克，法半夏、紫苏子（炒）、紫菀、桔梗各 198 克，知母、款冬花、甘草各 132 克。

【功效】清肺止嗽化痰。

【主治】痰热阻肺引起的咳嗽痰多，胸满气短，咽干喉痒。

【方药分析】石膏、知母清泻肺热，滋阴润肺；茯苓、半夏、橘红、陈皮健脾燥湿，理气化痰；桔梗、款冬花、紫菀宣肺润肺，祛痰止咳；瓜蒌皮清肺化痰，利气宽胸；杏仁、麦冬止咳平喘，养阴润肺；生地滋阴清热，苏子平喘止咳，甘草调和诸药。

【性状与剂型】为黄褐色大蜜丸，味微甘，苦，每丸重 6 克。

【用法与用量】内服，1 次 2 丸，1 日 2 次。

【贮藏】密闭，置室内阴凉干燥处，防潮防蛀。

【宜忌】忌食生冷、辛辣、油腻的食物。

## 256. 止咳糖浆

《江苏省药品标准》（1977 年版）

【**药物组成**】紫菀（制）、桑白皮（制）各 9 克，百部（制）、前胡、桔梗、枇杷叶、苦杏仁、金佛草各 6 克，紫苏叶、薄荷各 4.5 克，远志、甘草各 3 克。

【**功效**】止咳化痰。

【**主治**】伤风咳嗽，支气管炎。

【**方药分析**】紫菀、苦杏仁、远志祛痰止咳平喘；桑白皮、枇杷叶清泄肺热，降气平喘，化痰止咳；前胡既能宣散风热，又能祛痰止咳；百部润肺止咳；金佛草散风寒，化痰饮；薄荷、紫苏叶散风祛邪；甘草调和诸药。

【**性状与剂型**】棕红色黏稠液体，味甜，微苦，每瓶 200 毫升。

【**用法与用量**】内服，1 次 10~15 毫升，1 日 3 次。小儿减半。

【**贮藏**】密闭，贮阴凉处，避光防晒。

【**宜忌**】忌食辛辣、油腻的食物。

## 257. 止痒消炎水

《全国中成药产品集》

【**药物组成**】苦参，蛇床子，冰片，麝香草酚，白鲜皮。

【**功效**】消炎止痒。

【**主治**】夏季虫咬皮炎，痱子，皮肤瘙痒。

【**方药分析**】冰片、麝香草酚清热解毒；苦参、蛇床子、白鲜皮除湿止痒。

【**性状与剂型**】浸泡在 75% 乙醇中 1 周，制成酊水剂，每瓶 100 毫升。

【**用法与用量**】外用，取适量，搽患处，1 日 3~4 次。

【**贮藏**】密闭，贮阴凉处，避光防晒。

【**宜忌**】皮肤溃烂者忌用。

## 258. 止痢丸

《全国医药产品大全》

【**药物组成**】木香 60 克，厚朴（姜炙）、荷叶、枳壳（麸炒）、白扁豆（炒）、茯苓、白芍（酒炙）、罂粟壳各 40 克，砂仁（盐炙）、泽泻、柴胡、朱砂（水飞）各 32 克，枯矾 28 克，青皮（麸炒）、山楂（焦）、麦芽、云曲（炒）各 24 克，黄芩（酒炙）、沉香、葛根、甘草各 20 克，莱菔子（炒）8 克，黄连素 1.5 克。

【**功效**】调胃化湿，理气固肠。

【**主治**】脾胃虚弱，久痢脱肛，赤白痢疾，腹胀腹痛，不思饮食。

【**方药分析**】茯苓、扁豆、砂仁、泽泻健脾调胃，化湿止涩；厚朴、枳壳、青皮、沉香、柴胡、木香调气舒脾，使补涩之药不致滞气；罂粟壳、枯矾涩肠固涩止泻；焦山楂、莱菔子、麦芽、云曲消积止泻；黄芩、黄连、朱砂清泻胃肠之热，苦寒燥湿而止下痢，祛余邪；白芍养血和血，缓急止痛；葛根、荷叶升发脾胃清扬之气；甘草和中。

【**性状与剂型**】棕褐色圆球形的水丸，气微香，味苦，每 100 丸重 10 克。

【**用法与用量**】内服，1 次 50 丸，1 日 2 次，温开水送下。

【**贮藏**】密闭，放阴凉干燥处，防潮防晒。

【**宜忌**】忌食生冷、油腻的食物。

## 259. 止痛丸

《全国医药产品大全》

【**药物组成**】香附（制）40 克，苍术（麸炒）、青皮（麸炒）、山楂（炒）、牵牛子（炒）、陈皮、枳实（麸炒）、厚朴（姜汁炙）、麦芽（炒）、槟榔、枳壳（麸炒）、茯苓各 30 克，高良姜、草豆蔻、建曲、大黄、砂仁、官桂、肉桂、檀香、莱菔子（炒）、广藿香各 20 克，乳香（炒）、没药（炒）各 15 克，沉香、木香、蔻仁、丁香、三棱（醋炒）、莪术（醋炒）、草果仁（姜汁浸炒）各 10 克。

【**功效**】舒郁化滞，理气止痛，开胃消食，下气温中。

【**主治**】气滞腹痛，胸满气胀，胃脘疼痛，反胃呕逆，饮食积痛。

【**方药分析**】香附、枳壳、沉香、木香、檀香、青皮理气和胃；大黄、厚朴、枳实、槟榔、牵牛子行气导滞；山楂、建曲、麦芽、莱菔子健脾消食开胃；草豆蔻、蔻仁、砂仁、陈皮、草果仁、广藿香行气暖胃，消食宽中；高良姜、丁香、官桂、肉桂温中散寒；茯苓、苍术健脾燥湿；三棱、莪术活血祛瘀破积止痛。

【**性状与剂型**】朱红色的水丸，丸芯呈黄褐色，味苦、涩，每包重 10 克。

【**用法与用量**】内服，1 次 1 包，1 日 2 次。

【**贮藏**】密闭，放阴凉干燥处，防潮防晒。

【**宜忌**】忌食生冷、油腻的食物。

## 260. 止痛风湿丸

《辽宁省药品标准》（1980 年版）

【**药物组成**】川乌（制）、地龙、草乌（制）、威灵仙各 300 克，乳香（炒）、栀子、没药（炒）、黄柏、黄芩各 110 克，甘草 100 克，马钱子（制）50 克。

【**功效**】祛风除湿，活血止痛。

【**主治**】四肢麻木，腰腿沉重，风湿疼痛。

【**方药分析**】川乌、草乌温经散寒，祛风燥湿，止痛；地龙、威灵仙祛风除湿，通络止痛；乳香、没药活血止痛；黄柏、黄芩、栀子清热燥湿；马钱子消肿止痛；甘草调和诸药，尚能减轻川乌、草乌、马钱子之毒性。

【**性状与剂型**】橙红色圆形糖衣丸，味苦，微辛，每剂重 2.5 克（20 粒）。

【**用法与用量**】内服，1 次 1 剂，1 日 2 次。

【**贮藏**】密闭，置于阴凉干燥处，防潮防晒。

【**宜忌**】孕妇忌服。按说明服用，不可多服，服药后多饮水。

## 261. 止咳化痰丸

*《江苏省药品标准》（1977 年版）*

【**药物组成**】罂粟壳 625 克，桔梗、石膏、半夏（姜制）各 250 克，苦杏仁 187.5 克，知母、前胡、陈皮、大黄（制）、甘草（炙）、川贝母、紫苏叶、葶苈子、款冬花（制）、百部（制）、玄参、麦冬、天冬、枳壳、瓜蒌子、马兜铃（制）、桑叶各 125 克，密蒙花、木香、五味子（制）各 75 克。

【**功效**】清肺止嗽，化痰定喘。

【**主治**】久嗽，咳血，痰喘气逆，喘息不眠。

【**方药分析**】石膏、知母、马兜铃清泄肺热，滋阴润肺，止咳平喘；桔梗、紫苏叶宣肺祛痰；百部、款冬花、瓜蒌仁、麦冬、天冬润肺养阴，合杏仁、贝母止咳化痰；五味子、罂粟壳敛肺止咳；前胡、葶苈子降气祛痰，泻肺平喘；玄参清热养阴；大黄清热泻火，桑叶、密蒙花疏风清热；枳壳行气宽中，陈皮理气调中，甘草调和诸药。

【**性状与剂型**】为棕色小水丸，气微香，味甜，微苦，每 7 粒重 1 克。

【**用法与用量**】内服，1 次 15 粒，1 日 2 次。

【**贮藏**】密闭，放阴凉干燥处，防潮防晒。

【**宜忌**】孕妇忌服。

## 262. 止嗽扫痰丸

*《全国医药产品大全》*

【**药物组成**】麻黄 620 克，法半夏、款冬花（炙）、白果（去壳）、川贝母（去心）、陈皮各 150 克，百合 90 克，枳壳（麸炒）、甘草、桑白皮（炙）、瓜蒌仁（炒）、紫苏子（炒）各 3 克。

【**功效**】宣肺定喘，止咳祛痰。

【**主治**】咳嗽气喘，痰多胸闷。

【**方药分析**】麻黄宣发肺气以平喘，白果仁敛肺定喘，二者相伍，发中有收，收中有发，更增平喘之效；紫苏子降气祛痰平喘；陈皮、半夏理气燥湿化痰；川贝母、瓜蒌仁、枳壳清热化痰，行气宽中；桑白皮清泻肺热而降气平喘，并有利水消痰之功；百合、甘草、款冬花润肺止咳。

【**性状与剂型**】灰褐色小圆球形水丸，味微苦，每袋内装 6 克。

【**用法与用量**】内服，1 次 1 袋，1 日 2 次，生姜汤或温开水送下。

【贮藏】密闭，置阴凉干燥处，防潮防晒。

【宜忌】忌食辛辣食物。

# 263. 止嗽润肺丸

*《全国医药产品大全》*

【药物组成】胡桃仁180克，知母（炒）、杏仁（去皮，炙）、款冬花（炙）、百合（炙）各120克，川贝母（去心）、桔梗（炙）、天花粉、黄芩、桑皮（炙）、麦门冬、玄参（蒸）各90克，橘红、马兜铃（炙）、白前（炙）、百部（炙）各60克，紫苏子（炒）、麻黄、青礞石（煅）各45克，甘草30克。

【功效】清肺止嗽。

【主治】伤风咳嗽，咳吐黄痰。

【方药分析】知母、黄芩、天花粉、玄参清泄肺热，花粉、玄参尚有润肺之功；川贝母、青礞石清热化痰；款冬花、桔梗、紫苏子、百合、白前、杏仁、百部、马兜铃、桑白皮止咳降气平喘；麦门冬、胡桃仁润肺止咳平喘。

【性状与剂型】圆球状黑褐色蜜丸，气微香，味微苦，每丸重6克。

【用法与用量】内服，1次1丸，每日2次，温开水送下。

【贮藏】密闭，置阴凉干燥处，防潮防蛀。

【宜忌】忌食辛辣食物。

# 264. 少腹逐瘀丸

*《医林改错》*

【药物组成】当归、蒲黄各300克，醋五灵脂、赤芍各200克，盐茴香、醋延胡索、炒没药、川芎、官桂各100克，炮干姜20克。

【功效】活血逐瘀，祛寒止痛。

【主治】血瘀有寒引起的月经不调，小腹胀痛，腰痛，白带。

【方药分析】当归、蒲黄、五灵脂、赤芍、川芎、没药活血消瘀，止痛；干姜、肉桂温经散寒；延胡索、小茴香理气消胀止痛，其中小茴香尚能温经散寒。

【性状与剂型】类圆球形棕褐色蜜丸，气芳香，味辛、苦，每丸重9克。

【用法与用量】内服，1次1丸，1日2~3次，温黄酒或温开水送下。

【贮藏】密闭，放阴凉干燥处，防潮防蛀。

【宜忌】孕妇忌服。

【各家论述】《医林改错》："此方治少腹积块疼痛，或有积块不疼痛，或疼痛而无积块，或少腹胀满，或经血见时，先腰酸少腹胀，或经血见时，三五次接连不断，断而又来，其色或暗、或黑、或块、或崩漏，兼少腹疼痛，或粉红兼白带，皆能治之，效不可尽述。此方去疾、种子、安胎，尽善尽美，真良善方也。"

## 265. 中耳炎散

《山东省药品标准》（1986 年版）

**【药物组成】**白矾（煅枯）、芫荽子（微炒）各 500 克，冰片 20 克。

**【功效】**消炎排脓。

**【主治】**化脓性中耳炎。

**【方药分析】**白矾煅用具有去腐生新，却水使中耳腔干燥；芫荽子清热解毒；冰片消肿止痛。

**【性状与剂型】**为淡黄色粉末，具有浓烈芫荽气味，每瓶重 3 克。

**【用法与用量】**外用，用药前先用双氧水或淡盐水洗净耳内脓液，将药粉少许吹入耳内，1 日 1 次，或遵医嘱。

**【贮藏】**密闭，置阴凉干燥处，防潮防晒。

**【宜忌】**忌食辛辣食物。

## 266. 中满分消丸

《兰室秘藏》

**【药物组成】**厚朴（制）100 克，枳实（麸炒）、黄芩（炒）、半夏（制）、贡连（姜汁炒）各 50 克，知母（炒）40 克，泽泻、陈皮各 30 克，茯苓、干姜、砂仁各 20 克，党参、白术（麸炒）、甘草（蜜炙）、片姜黄、猪苓各 10 克。

**【功效】**清热利水，去湿消胀。

**【主治】**湿热壅滞，水气郁结，中满腹胀，二便不利。

**【方药分析】**黄连、黄芩、知母苦寒清热；猪苓、泽泻、茯苓渗利水湿，清利湿热；半夏（制）、干姜、姜黄皆辛温之品，用以辛开散结，与黄连、黄芩配伍辛开苦降，消痞除满；枳实、砂仁、厚朴善理气滞，宽中以除胀满；党参、白术、炙甘草培补中气，健脾以消痞满。

**【性状与剂型】**灰棕色小粒水丸，味淡，每 100 粒重 6 克。

**【用法与用量】**内服，1 次 6 克，1 日 2 次，饭前服用。

**【贮藏】**密闭，置阴凉干燥处，防潮防晒。

**【宜忌】**忌食辛辣肥腻。

**【各家论述】**《医方集解》："中满分消丸治中满鼓胀、气胀、水胀、热胀，此足太阴、阳明药也。厚朴、枳实行气而散满，黄连、黄芩泻热而消痞，姜黄、砂仁暖胃而快脾，干姜益阳而燥湿，陈皮理气而和中，半夏行水而消痰，知母治阳明独胜之火，润肾滋阴，苓、泻泻脾肾妄行之水，升清降浊。少加参、术、苓、草以补脾胃，使气运则胀消也。"

《成方便读》："中满分消丸治中满鼓胀，气胀水胀皆属于热者。夫诸胀固受邪不同，治法亦异。然大势不越脾胃为病，以肿属无形，胀为有形。有形者必归于胃。胃者五脏六腑之海，万物所归。若脾旺有运化之能，决不致滞而为胀。若脾土一虚，则积而成病矣。但土衰则湿盛，湿从土化，寒热不同，如此方之治脾虚湿热为胀为满，则用六君之补脾，以芩、连之清热，枳、朴之辛苦，以行其气。猪、泽之淡渗，以利其湿。然湿热既结，即清之行之利之，尚不足以解其黏腻之气。故用干姜之辛热，燥以散之。姜黄、砂仁之香烈，热以动之，而后湿热之邪从兹解化。用知母者，因病起于胃，不特清阳明独胜之热，且恐燥药过多，假此以护胃家之津液也。丸以蒸饼者，助土以使其化耳。"

## 267. 内消瘰疬丸

### 《疡医大全》

【药物组成】夏枯草 800 克，玄参、青盐各 500 克，天花粉、甘草、白蔹、当归、海藻（漂）、枳壳（麸炒）、桔梗、浙贝母、大黄（制）、薄荷、连翘、海粉（漂）、地黄、芒硝各 100 克。

【功效】软坚散结。

【主治】瘰疬痰核，或肿或痛。

【方药分析】夏枯草清肝火，散郁结；浙贝母清热化痰散结；海藻消散痰结，软坚；白蔹、天花粉、连翘、芒硝解毒清热，消痈肿；海粉、青盐软坚散结；生地、玄参滋阴降火；桔梗化痰，当归活血，枳壳行气，薄荷清散虚热，大黄缓通大便，甘草调和诸药，且能解毒。

【性状与剂型】灰褐色小粒水丸，味咸。

【用法与用量】内服，1 次 6~9 克，1 日 2 次．

【贮藏】密闭，置阴凉干燥处，防潮防晒。

【宜忌】忌与甘草同服。

## 268. 仁丹

### 《山西省药品标准》（1983 年版）

【药物组成】肉桂（去粗皮）300 克，儿茶 150 克，檀香、蔻仁、藿香叶、砂仁、朱砂各 100 克，甘草、薄荷冰各 80 克，陈皮、丁香各 50 克，木香 30 克，冰片 20 克。

【功效】清暑开窍，辟秽排浊。

【主治】中暑呕吐，烦躁恶呕，腹中满闷，头目眩晕，晕车晕船，水土不服。

【方药分析】薄荷冰、冰片、儿茶、藿香叶清暑开窍；朱砂镇惊安神，用治中暑烦躁，胸脘满闷，头目眩晕等症；陈皮和胃降浊；檀香、砂仁，蔻仁芳香化浊；木香、丁香、肉桂理气宽中；甘草调和诸药。

【性状与剂型】朱红色小丸，味甘凉，每 10 粒重 0.3 克，每袋重 3 克。

【用法与用量】内服，1 次 10~20 粒，含化或用温开水送下。

【贮藏】密闭，置阴凉干燥处，防潮防晒。

【宜忌】忌夏日暴晒，劳累。

# 269. 化风丸
《新编中成药》（1987 年版）

【药物组成】大黄 75 克，细辛 60 克，桔梗、常山（酒炙）、僵蚕（炒）、猪牙皂各 45 克，枳壳（麸炒）、羌活、防风、麻黄各 36 克，白附子（姜炙）28 克，全蝎（漂）、胆南星各 18 克，朱砂 7 克，地龙（砂炒）6 克，冰片 1 克，麝香 0.84 克。

【功效】镇痉息风，开窍豁痰。

【主治】小儿急惊风，癫痫，热病抽搐，时气瘴疟。

【方药分析】天麻、地龙、白附子、僵蚕、全蝎平息肝风而止痉搐；羌活、防风、薄荷、麻黄疏散外风，解时疫之毒：牙皂、胆南星、常山、桔梗、大黄、巴豆霜、细辛、冰片、麝香祛痰逐秽，开窍醒神，止癫痫惊搐。

【性状与剂型】暗红色蜜丸，味苦，麻，辣，每丸重 2.2 克。

【用法与用量】内服，1 岁以下 1 次半丸，2~3 岁 1 次 1 丸，4~5 岁 1 次 1 丸半，5~10 岁 1 次 2 丸，成人 1 次 3 丸。癫痫应在发病前服用。

【贮藏】密闭，置阴凉干燥处，防潮防晒。

【宜忌】小儿慢惊风及孕妇忌用，体弱者慎用。

# 270. 化毒丸
《中华人民共和国药典》（1977 年版）

【药物组成】连翘、甘草、玄参各 60 克，牛蒡子（炒）、地黄、桔梗各 50 克，水牛角浓缩粉、青黛各 20 克，黄连、芒硝各 5 克。

【功效】凉血，清热，解毒。

【主治】小儿疮疖，痱毒，痄腮，咽喉肿痛，口舌生疮。

【方药分析】凡疮疹疖肿，多由风热毒火之邪，壅滞肌肤，阻遏经络而成。方中用连翘苦寒为君，以清热解毒，透疹消痈；辅以水牛角、黄连味咸苦寒为臣，以清心、肺、胃经之毒邪；佐以生地、玄参、赤芍、青黛味甘苦寒，清热凉血，解毒消肿；用桔梗、牛蒡子疏风清热；使以甘草，调和诸药，并能清热托毒，消肿散火。

【性状与剂型】黑色大蜜丸，味甜，微苦咸，每丸重 3 克。

【用法与用量】内服，1 次 1 丸，1 日 2~3 次。

【贮藏】密闭，置阴凉干燥处，防潮防蛀。

【宜忌】忌食油腻辛辣，肥甘厚味。

## 271. 化核膏

《福建省药品标准》（1977 年版）

【药物组成】大黄 360 克，夏枯草 60 克，乳香、没药、荆芥皮各 45 克，昆布、牵牛子、大皂角、白芥子、白芷、石菖蒲、海藻各 30 克。

【功效】软坚，化痰，散结。

【主治】寒痰凝结，瘰疬结核，淋巴结肿。

【方药分析】大黄解毒攻积，活血去瘀；海藻、昆布、夏枯草、白芥子、皂角消痰软坚；乳香、没药活血止痛，消肿生肌；牵牛子、白芷消肿排脓，止痛去积；石菖蒲逐痰消积；荆芥主鼠瘘瘰疬生疮。

【性状与剂型】为黑色硬膏，有臭焦味，每张硬膏重 4.5 克。

【用法与用量】外用，温热展开，贴患处。每隔 3~5 日换药 1 次。

【贮藏】密闭，置阴凉干燥处，防潮防晒。

【宜忌】溃破者忌贴。

## 272. 化积散

《黑龙江省药品标准》（1986 年版）

【药物组成】山楂（炒焦）、麦芽（炒）、神曲（麸炒）、槟榔（炒）、鸡内金（炒）、牵牛子（炒）各 100 克。

【功效】消食，化积。

【主治】小儿脾胃不和，停食停乳，积聚痞块，肚腹膨胀，四肢倦怠，面色萎黄，不思饮食。

【方药分析】山楂、麦芽、神曲消食化滞；鸡内金、槟榔消导破积；牵牛子通二便利三焦，祛积热；山楂磨消肉食之滞，神曲消面食之积，麦芽消食破滞化瘀，鸡内金软坚消痞，槟榔破积杀虫。诸药合用，可消食滞、积块、虫积、痰滞，使从大便而出。

【性状与剂型】黄褐色粉末，味苦涩，每包重 3 克。

【用法与用量】内服，1 次 3 克，1 日 2 次。周岁内小儿酌减。

【贮藏】密闭，贮于阴凉干燥处，防潮防晒。

【宜忌】忌食生冷食物。

## 273. 化癥片

《新编中成药》（1987 年版）

【药物组成】益母草、鳖甲胶各 160 克，大黄 80 克，人参 60 克，白芍、熟地黄、当归各 40 克，茴香（盐炒）、丁香、苦杏仁、桃仁各 30 克，红花、三棱（醋炙）、五灵脂（醋炙）、水蛭（制）、虻虫、蒲黄（炭）、苏木、香附（醋炙）、延胡索（醋炙）、竹节香附、川芎、阿魏、降香、乳香（醋炙）、没药（醋炙）、干漆（溶）、吴茱萸（甘草水炙）、高良姜、肉桂、艾叶（炙）、花椒（炭）、紫苏子霜、麝香各 20 克，姜黄 12 克。

【功效】消癥瘕，化瘀血。

【主治】妇女产后瘀血攻心，癥瘕血痹，干血痨。

【方药分析】益母草、五灵脂、蒲黄、苏木、川芎、延胡索、乳香、没药、降香、干漆化瘀理血；水蛭、虻虫、桃仁、红花、三棱破血开瘀；香附、丁香、苏子、姜黄理气止痛，气行则血行；吴茱萸、良姜、肉桂、艾叶、茴香、花椒温散香窜，以散结滞，祛寒凝；当归、白芍、鳖甲胶、人参补益气血，扶正祛邪，又防攻逐药物损伤正气；大黄祛瘀破结，通腑泄热；麝香温香窜窍，均有助积聚之行散，使气行瘀消，瘀去新生。对癥瘕血痹、干血痨等气血瘀结之重症，用之较宜。

【性状与剂型】橙黄色片，具麝香气，味微苦，每片重 0.52 克，相当于原方生药 0.8 克。

【用法与用量】内服，饭前温酒送服，1 次 5~6 片，1 日 2 次。

【贮藏】密封，置阴凉干燥处，防潮防晒。

【宜忌】孕妇忌服。

# 274. 化滞十香丸

《浙江省药品标准》（1983 年版）

【药物组成】荔枝核（炒）、小茴香、香附（制）、乌药、泽泻、猪牙皂（炒炭）各 125 克，沉香、木香、丁香、陈皮各 62.5 克。

【功效】理气止痛。

【主治】气血郁滞，胸脘疼痛，胀满呕吐，疝气腹痛。

【方药分析】木香、丁香、陈皮理气和胃止胃痛；沉香、茴香、乌药温中降气止少腹胀痛；荔枝核、香附、猪牙皂散滞破结，治寒疝腹痛。

【性状与剂型】为黄褐色水丸，气香，味苦辛，每 50 粒重约 3 克。

【用法与用量】内服，1 次 6 克，1 日 2 次。

【贮藏】密闭，置阴凉干燥处，防潮防晒。

【宜忌】忌食生冷食物。

# 275. 化癖膏

《全国医药产品大全》

【药物组成】桐油、铅丹、植物油各 4000 克，玃油 200 克，槐树条、柳树条各 50 克，血竭、木香、硼砂、芦荟、乳香、没药、黄连、阿魏、轻粉、樟脑各 30 克，赤芍、槟榔、黄芪、苍术、白芍、当归、清半夏、生川乌、天麻、五灵脂、川芎、红大戟、生地黄、熟地黄、麦门冬、大黄、连翘、石膏、栀子、莪术、甘草、乌梅、生芫花、生甘遂、三棱、生草乌、黄柏、红花、桔梗、肉桂、木鳖子、青皮、蜈蚣、刺猬皮各 30 克，人头发（洗净）20 克，雄黄、硇砂各 15 克。

**【功效】**消积化痞，散寒止痛。

**【主治】**积聚，气鼓水胀，月经不调，赤白带下，瘰疬结核，筋骨麻木。

**【方药分析】**赤芍、山甲、五灵脂，川芎、三棱、莪术、红花、木鳖子、蜈蚣、刺猬皮、血竭、硼砂、乳香、没药、阿魏、硇砂、木香、青皮活血化瘀，理气破积；生川乌、生草乌、肉桂温经散寒，乃寒性收引，温可散之之意；天门冬、白芍、当归、二地、麦门冬用以养血护阴，顾本扶正，使血液充沛，流通散瘀；连翘、石膏、栀子、黄柏、芦荟、大黄、黄连苦寒之品，清郁热，解毒泻火；巴豆、芫花、甘遂、大戟峻下泻水之品，以治鼓胀病胶水坚满不消者；余药皆为化瘀解毒之用。

**【性状与剂型】**黑色，折叠成半圆形外贴膏药，每张净重① 31.25 克。② 62.5 克。

**【用法与用量】**外用，先将患处用生姜擦净或热水洗净后，将膏药温热化开，贴于患处。贴后如局部皮肤作痛作痒，可用热毛巾敷之，或将膏药揭下，停几天再贴。

**【贮藏】**室内常温放置，防潮防晒。

**【宜忌】**孕妇勿贴腹部。

## 276. 气喘膏药

*《江苏省药品标准》*（1977 年版）

**【药物组成】**黄芪 270 克，党参、白术各 90 克，附子（制）、防风各 60 克，母丁香、干姜各 18 克，肉桂、紫苏叶各 12 克。

**【功效】**温肾祛痰。

**【主治】**痰饮，咳喘病。

**【方药分析】**制附子辛热之剂温壮肾阳，以暖脾土，党参补脾气二药为君，可使脾阳兴旺，运化有常，不致生痰生饮；用肉桂助命门之火，干姜温中健脾，白术燥湿健脾化痰，黄芪补气固表，以防外邪诱发咳喘，共为臣药；佐丁香、苏叶、防风辛温气香之剂，以化浊醒脾，降逆升清，中焦痰饮可消，肺免受邪之扰，咳喘可愈。仲景谓"病痰饮者，当以温药和之"，古人云'脾为生痰之源，肺为贮痰之器'正是这个道理。

**【性状与剂型】**黑色光亮圆形膏药，气香，每张膏药重 15 克。

**【用法与用量】**外用，将膏药烘软，贴背后第三脊柱处，3 日 1 换。

**【贮藏】**密封，室内常温放置，防潮防晒。

**【宜忌】**谨防风寒袭肺。

## 277. 壬子丸

*《北京市药品标准》(1983 年版)*

【药物组成】没药(醋炙)1200 克,乳香(醋炙)900 克,当归 600 克,肉桂(去粗皮)、吴茱萸(甘草炙)、石菖蒲、白蔹、白及、茯苓各 300 克,附子(炙)、怀牛膝(去头)、厚朴(姜炙)各 150 克。

【功效】暖肾助阳,滋阴补气。

【主治】肾阳不足引起的阳痿遗精,肾寒精冷,遗尿白浊,腰腹疼痛,目暗耳鸣,四肢无力,体倦神疲。

【方药分析】附子、肉桂、吴茱萸温肾助阳,散寒止痛;当归、怀牛膝补益肝肾;茯苓、石菖蒲健脾益胃,以助后天之本;乳香、没药、白蔹、白及止痛;厚朴行气使之补而不滞。

【性状与剂型】为灰黑色的大蜜丸,气香,味甘,微苦,辛,每丸重 9 克。

【用法与用量】内服,1 次 1 丸,1 日 2 次。

【贮藏】密闭,置室内阴凉干燥处,防潮防蛀。

【宜忌】忌食寒凉。

## 278. 牛皮癣药膏

*《黑龙江省药品标准》(1984 年版)*

【药物组成】松溜油 500 克,蓖麻油 167 克,蜂蜡 333 克,香精适量。

【功效】止痒杀菌。

【主治】牛皮癣,慢性湿疹,慢性皮炎,以及其他浅部霉菌性皮肤病。

【方药分析】诸药合之,有润肤生肌止痒之效。

【性状与剂型】为棕褐色软膏,有松馏油的焦性气味,每盒 10 克。

【用法与用量】外用,温开水洗净患处,局部涂擦,1 日 1~2 次。

【贮藏】密闭,置阴凉处,防晒。

【宜忌】皮肤溃烂者忌用。

## 279. 牛黄八宝丸

*《山东省药品标准》(1986 年版)*

【药物组成】紫花地丁、金银花、菊花各 200 克,雄黄、紫草、甘草各 50 克,羚羊角、犀角、玄参、浙贝母、黄连、羌活、乳香(醋炒)、没药(醋炒)各 30 克,人工牛黄、冰片、青黛各 20 克,珍珠、朱砂各 4 克。

【功效】清热凉血,活血解毒。

【主治】痧疹不透,烦躁不宁,热毒内闭,周身发斑及疹后余毒疮疡等症。

【**方药分析**】人工牛黄清热解毒，凉血开窍；羚羊角清肝解毒，以息热毒之风；犀角凉血化瘀，解除血分之热；乳香、没药、紫草化瘀透疹；玄参、浙贝母清热滋阴；朱砂、珍珠、冰片镇惊安神；青黛、地丁、双花、菊花清热解毒，平肝凉血。诸药相合，使心肝之火得清，肺表之热得解，欲透之疹得出，疹出后余毒得除，并可平肝风止抽搐，清心开窍以定志醒神。

【**性状与剂型**】深棕黄色大蜜丸，气微香，味微苦，每丸重 1.563 克。

【**用法与用量**】内服，1~2 岁小儿 1 次 1/2 丸；3~4 岁小儿 1 次 1 丸；成人 1 次 2 丸，1 日 1~2 次。

【**贮藏**】密闭，置阴凉干燥处，防潮防蛀。

【**宜忌**】忌食辛辣刺激之物。

## 280. 牛黄上清丸

《中华人民共和国药典》(1977 年版)

【**药物组成**】石膏、大黄各 80 克，地黄 64 克，黄芩、当归、连翘、栀子各 50 克，菊花 40 克，薄荷 30 克，荆芥穗、白芷、川芎、黄连、赤芍、桔梗各 16 克，冰片、甘草、黄柏各 10 克，牛黄 2 克。

【**功效**】清热散风，泻火通便。

【**主治**】头痛眩晕，目赤耳鸣，咽喉肿痛，口舌生疮，牙龈肿痛，大便燥结。

【**方药分析**】牛黄清心肝实火；菊花、薄荷、连翘、荆芥穗、白芷、川芎、桔梗、甘草疏风清热，祛风止痛；黄芩、黄连、菊花、栀子苦寒燥湿，清热解毒，泄三焦实火，能通疏诸窍，利咽喉，明耳目，以助清解上焦之热；又以大黄之苦寒，下泄荡涤瘀热，泻火凉血；赤芍、当归、地黄清血中瘀热，治热疮肿毒。

【**性状与剂型**】红褐色至黑褐色大蜜丸，气芳香，味苦，每丸重 6 克。

【**用法与用量**】内服，1 次 1 丸，1 日 2 次。

【**贮藏**】密闭，置阴凉干燥处，防潮防蛀。

【**宜忌**】忌食辛辣刺激之物。孕妇忌服。

## 281. 牛黄千金散（1）

《吉林省药品标准》(1977 年版)

【**药物组成**】朱砂 250 克，天麻 200 克，钩藤、黄连、薄荷、全蝎、僵蚕各 125 克，竹黄、胆南星、甘草各 100 克，牛黄 24 克，冰片 20 克，麝香 10 克。

【**功效**】清热定惊，宁嗽定喘。

【**主治**】小儿急惊风，肺热喘嗽，小儿黄疸。

【**方药分析**】牛黄、胆南星、黄连清热解毒，涤痰镇惊；竹黄、朱砂清热镇惊安神；钩藤、全蝎、僵蚕、天麻息风解痉；薄荷辛凉，疏解外风；麝香辛温，冰片辛苦微寒开窍避秽；甘草甘平，调和诸药。

【**性状与剂型**】棕黄色粉末，散剂，气芳香，味苦，每袋 1 克。

【**用法与用量**】内服，百天内小儿 1 次服 0.25 克，周岁小儿 1 次服 0.5 克，1 周岁 ~3 岁小儿每次服 1 克。肺热喘嗽可与桃花散合服。小儿黄疸用茵陈、薄荷、灯心、竹叶为引。急惊风症用钩藤、薄荷、鲜姜泡汤为引。

【**贮藏**】密闭，贮于阴凉干燥处，防潮防晒。

【**宜忌**】大便泄泻，脾虚者勿服。

## 282. 牛黄千金散（2）

*《新编中成药》（1987 年版）*

【**药物组成**】大黄 250 克，雄黄、朱砂、甘草各 200 克，天竺黄、钩藤、天南星（制）、川贝母、僵蚕、天麻、橘红、清半夏各 150 克，黄连 100 克，冰片 30 克，牛黄 10 克，麝香 5 克。

【**功效**】清热化痰，祛风镇惊。

【**主治**】高热惊风，痰壅气促，神昏抽搐，角弓反张。

【**方药分析**】天竺黄、天南星、牛黄、大黄清心肝之热，息内动之风，祛风痰，开神窍，止惊搐，退高热；钩藤、天麻、僵蚕平肝息风；陈皮、清半夏、贝母祛痰；朱砂、麝香、冰片镇惊开窍。

【**性状与剂型**】黄棕色粉末散剂，气微香，微凉，略苦，每袋装 0.3 克。

【**用法与用量**】内服，1 岁小儿 1 次 0.3 克，1 日 2 次。1 岁以下的酌减或遵医嘱。

【**贮藏**】密闭，贮于阴凉干燥处，防潮防晒。

【**宜忌**】忌食辛辣油腻食物。

## 283. 牛黄小儿散

*《广东省药品标准》（1982 年版）*

【**药物组成**】鱼腥草 13 克，僵蚕（或僵蛹）、胆南星、地龙、钩藤各 10 克，沉香 5 克，合成牛黄、冰片各 1.67 克，珍珠 1 克。

【**功效**】清热镇惊，祛风化痰。

【**主治**】小儿风痰壅盛，腹痛。

【**方药分析**】僵蚕、牛黄苦甘而凉，入心肝之经，清热息风；地龙、钩藤、胆南星平肝息风；鱼腥草清肺解毒；珍珠镇惊。

【**性状与剂型**】浅棕色粉末，气香，味甘甜，每瓶重 0.62 克。

【**用法与用量**】内服，半岁小儿 1 次 1/3 瓶，半岁以上小儿 1 次 1/2 瓶，3 岁以上小儿 1 次 1 瓶，1 日 3 次。

【**贮藏**】密闭，贮于阴凉干燥处，防潮防晒。

【**宜忌**】忌食寒凉生冷食物。

## 284. 牛黄安心丸

《内蒙古药品标准》（1982 年版）

【**药物组成**】黄连、黄芩、郁金、栀子各 95 克，朱砂 60 克，雄黄 40 克，冰片 28 克，胆南星、甘草、琥珀各 25 克，牛黄 10 克，珍珠 2.5 克。

【**功效**】清热解毒，镇惊安神。

【**主治**】神昏谵语，惊厥抽搐，心悸失眠。

【**方药分析**】牛黄清心火，涤痰开窍；黄连、黄芩、栀子、雄黄清热解毒；天南星祛痰开窍；朱砂、珍珠、琥珀镇惊安神。用以治疗痰热扰心，心烦不寐症，邪热内陷心肝火盛之神昏谵语、惊厥抽搐等急证。

【**性状与剂型**】黄褐色圆形蜜丸，味苦，每丸重 3.5 克。

【**用法与用量**】内服，1 次 1 丸，1 日 2 次。

【**贮藏**】密闭，贮于阴凉干燥处，防潮防蛀。

【**宜忌**】孕妇忌服。忌食辛辣食物。

## 285. 牛黄安宫散

《新编中成药》（1987 年版）

【**药物组成**】牛黄、郁金、黄连、栀子、黄芩、雄黄、广角、朱砂各 100 克，制珍珠 50 克，冰片、麝香各 25 克。

【**功效**】清热解毒，通窍镇惊。

【**主治**】热邪内陷，神昏谵语，狂躁不安，浊痰内闭，痉厥抽搐，瘟毒斑疹，小儿急热惊风。

【**方药分析**】牛黄清心解，豁痰开窍；麝香开窍醒神；犀角清心凉血解毒；黄连、黄芩、山栀清热泻火解毒，助牛黄以清心包之火；冰片、郁金芳香辟秽，通窍开闭，以加强麝香开窍醒神之效。上述清热泻火、凉血解毒之品与芳香开窍药配合，是为凉开之方的配伍特点。佐以朱砂、珍珠镇心安神，以除烦躁不安；雄黄助牛黄豁痰解毒。

【**性状与剂型**】红黄色粉末，气清惊，芳香，味苦，每瓶重 2.5 克。

【**用法与用量**】内服，1 次 1 瓶，1 日 2~3 次，温开水送下。小儿酌减。

【**贮藏**】密闭，放阴凉干燥处，防潮防晒。

【**宜忌**】孕妇忌服。

## 286. 牛黄郁金丸

《山东省药品标准》（1986 年版）

【**药物组成**】巴豆(去油)450 克，郁金、朱砂、清半夏、槟榔、雄黄各 150 克，人工牛黄、麝香各 30 克。

【功效】芳香开窍，清心豁痰。

【主治】诸风癫狂，<u>痰迷心窍</u>，<u>喘促不安</u>，<u>腹痛呕吐</u>。

【方药分析】人工牛黄、郁金、麝香清心开窍；郁金理气开郁，祛痰，对因气乱痰阻所致神志疾患疗效尤佳；用巴豆、清半夏、槟榔通肠降气，治秽浊中阻所致腹痛呕吐之症；朱砂安神醒脑，雄黄解毒豁痰，共奏祛痰开窍，清心降火之效。

【性状与剂型】橙黄色极小水丸剂，微臭，味微苦，辛，每 300 粒为 1 克。

【用法与用量】内服，小儿 10 岁以下者，1 次 0.6~1.25 克，10 岁以上者 1 次 1.5 克，成人 1 次 3~6.25 克。

【贮藏】密封，置阴凉干燥处，防潮防晒。

【宜忌】孕妇忌服。巴豆、雄黄有毒，服用时严格掌握剂量，不可过量服用。

## 287. 牛黄抱龙丸

《全国医药产品大全》

【药物组成】羌活、橘红、天竺黄、天花粉、黄连各 100 克，天麻、前胡、胆南星、白附子（制）、青皮（炒）、薄荷、黄芩、僵蚕（炒）、甘草、钩藤各 50 克，朱砂 25 克，牛黄、冰片各 5 克。

【功效】清热化痰，镇惊祛风。

【主治】<u>小儿内热痰盛</u>，<u>急热惊风</u>，<u>伤风感冒</u>，<u>咳嗽喘促</u>，<u>惊悸抽搐</u>。

【方药分析】牛黄、天竺黄、胆南星清心化痰，祛除痰热内扰；天麻、钩藤、僵蚕平肝息风，止抽搐；黄连、黄芩、薄荷散寒清热；橘红、白附子、前胡驱除风痰；羌活、前胡、薄荷、僵蚕疏散外风治疗伤风感冒；青皮疏理肝气，甘草调和诸药并止咳嗽。

【性状与剂型】黑褐色圆形蜜丸，味甘微苦，每丸重 1.8 克。

【用法与用量】内服，周岁小儿 1 次 1 丸，1 日 2 次。不满周岁酌减。

【贮藏】密封，置阴凉干燥处，防潮防蛀。

【宜忌】谨避风寒。

## 288. 牛黄金锁丸

《浙江省药品标准》（1983 年版）

【药物组成】麻黄 50 克，僵蚕（炒）、腰黄、天麻、薄荷、胆南星、全蝎（漂）、川乌（制）、关白附（制）、竹黄各 25 克，朱砂（飞）10 克，犀角 5 克，牛黄、冰片各 2.5 克。

【功效】息风镇惊，平喘化痰。

【主治】<u>小儿高热惊风</u>，<u>痰闭气喘</u>。

【**方药分析**】牛黄、犀角、朱砂、冰片、麝香清热开窍醒神；竹黄、胆南星、关白附、雄腰黄、麻黄化痰止痉平喘；僵蚕、全蝎息风止痉；天麻、川乌、薄荷疏风通络止痛。

【**性状与剂型**】为棕黄色的水丸，气香，味苦，辛，每丸重 0.3 克。

【**用法与用量**】内服，1~3 岁小儿 1 次 1 丸，1 日 1~2 次。周岁内小儿酌减，3 岁以上小儿酌加。

【**贮藏**】密封，置阴凉干燥处，防潮防晒。

【**宜忌**】谨避风寒。

## 289. 牛黄保婴丸

*《中华人民共和国药典》（1977 年版）*

【**药物组成**】胆南星 200 克，茯苓 100 克，天竺黄 70 克，僵蚕（炒）60 克，琥珀、雄黄各 50 克，全蝎、朱砂各 30 克，牛黄 8 克，麝香 4 克。

【**功效**】清热镇惊，祛风化痰。

【**主治**】小儿风痰壅盛，高热神昏，惊风抽搐。

【**方药分析**】牛黄为主药，清热解毒，止痉；胆星、天竺黄、雄黄清热化痰；僵蚕、全蝎、胆南星息风解痉；琥珀、朱砂、茯苓定惊安神；麝香芳香开窍醒神。

【**性状与剂型**】黄橙色至红棕色的蜜丸，气微香，味略苦，每丸重 1.5 克。

【**用法与用量**】内服，1 岁以上小儿 1 次 1 丸，1 日 1~2 次。周岁以内小儿酌减。

【**贮藏**】密封，置阴凉干燥处，防潮防蛀。

【**宜忌**】谨避风寒。

## 290. 牛黄消炎灵丸

*《黑龙江省药品标准》（1986 年版）*

【**药物组成**】黄芪 667 克，水牛角浓缩粉 334 克，石膏 250 克，郁金 231 克，栀子 218 克，朱砂、雄黄各 175 克，人工牛黄 125 克，珍珠母 100 克，冰片 70 克，黄连素 15 克。

【**功效**】清热解毒，镇静安神。

【**主治**】邪热炽盛，身热头痛，咽喉肿痛，赤眼口疮，心烦鼻衄，惊厥抽搐。

【**方药分析**】生石膏、栀子、黄连素清热泻火解毒；人工牛黄、珍珠母、朱砂、冰片、水牛角粉、雄黄、郁金清心平肝，镇静安神，止惊搐；黄芪益气；栀子、水牛角粉凉血止衄；生石膏泻胃火而治口疮；雄黄、冰片清热解毒，治咽喉肿痛。

【**性状与剂型**】为棕褐色大蜜丸，具有冰片的特异香气味，微甜而后苦，辛，每丸 2.3 克。

【**用法与用量**】内服，1 次 1 丸，1 日 2 次。

【贮藏】密封，置阴凉干燥处，防潮防蛀。

【宜忌】孕妇忌服。忌食辛辣食物。

## 291. 牛黄清心丸

《全国医药产品大全》

【药物组成】胆南星 200 克，天麻 150 克，蝉蜕、防风、僵蚕各 120 克，附片（砂炒）、朱砂（水飞）各 100 克，全蝎 50 克，龙齿（煅）30 克，琥珀 20 克，牛黄 10 克，麝香 3 克。

【功效】清心化痰，镇惊祛风。

【主治】痰迷心窍，语言颠倒，喜怒无常，狂躁不安，精神分裂症，癫痫。

【方药分析】牛黄清心涤痰开窍，合麝香芳香开窍以醒神，使神志恢复常态；胆南星、天麻、防风、蝉蜕、僵蚕、全蝎平肝息风，祛风痰而安心神；龙齿、琥珀、朱砂重镇安神。

【性状与剂型】淡红色蜜丸剂，味苦微麻，每丸重 3 克。

【用法与用量】内服，1 次 1 丸，1 日 2 次。

【贮藏】密封，置阴凉干燥处，防潮防蛀。

【宜忌】体弱及孕妇忌用。

## 292. 牛黄清火丸

《内蒙古药品标准》（1982 年版）

【药物组成】大黄、黄芩、桔梗、山药各 400 克，雄黄 200 克，冰片 30 克，薄荷脑 15 克，牛黄 1 克。

【功效】泻火，清热，解毒。

【主治】热邪内蕴所致头痛目眩，口舌生疮，牙痛咽痛，耳鸣，大便燥结。

【方药分析】大黄苦寒泻下，清火解毒，通大便之燥结；牛黄清心火而凉血中之热邪；雄黄、黄芩助清热解毒之力；桔梗上浮以疗咽痛，山药顾护脾胃；冰片之香，通利清窍；薄荷脑之辛，窜窍止痛。

【性状与剂型】黄色圆形蜜丸，气清凉，味苦，每丸重 5 克。

【用法与用量】内服，1 次 1 丸，1 日 2 次。

【贮藏】密闭，放阴凉干燥处，防潮防蛀。

【宜忌】孕妇忌服。中病即止，不可多服。

## 293. 牛黄清金散

《江苏省药品标准》（1971 年版）

【药物组成】薄荷 400 克，橘红、桔梗、天花粉、钩藤、川贝母、青黛各 200

克，甘草 80 克，琥珀 40 克，冰片 30 克，人工牛黄 10 克。

【功效】疏解时邪，清热镇惊。

【主治】<u>小儿时疫</u>，<u>呕吐</u>，<u>身热</u>，<u>惊风抽搐</u>。

【方药分析】牛黄清热解毒，合冰片芳香避秽，开窍醒神；薄荷疏风清热；橘红、桔梗、川贝母、青黛疏邪清肺；琥珀镇惊安神；天花粉生津润肺。

【性状与剂型】浅灰色粉末，气微香，味微涩，每袋 0.3 克。

【用法与用量】内服，1 岁小儿 1 次 0.3 克，1 日 2 次。1 岁以下小儿酌减。

【贮藏】密闭，放阴凉干燥处，防潮防晒。

【宜忌】忌食辛辣油腻食物。

## 294. 牛黄清炎丸
《中华人民共和国药典》（1977 年版）

【药物组成】珍珠母、天花粉、大黄、雄黄各 100 克，牛黄 50 克，青黛 40 克，蟾酥 30 克。

【功效】清热解毒，消肿止痛。

【主治】<u>咽喉肿痛</u>，<u>疔痈疮疖</u>。

【方药分析】牛黄味苦甘，性凉，清热解毒；大黄清热泻火，化瘀生新；珍珠母、青黛清肝泻火；雄黄解毒消疮；天花粉养阴护液，以防热邪炽盛而伤阴津。

【性状与剂型】黑色细小水丸，除去外衣显棕黄色，味苦，有麻辣感，每 60 粒重 0.3 克。

【用法与用量】内服，1 次 10 粒，1 日 2~3 次。小儿酌减。外用研末调服患处。

【贮藏】密闭，放阴凉干燥处，防潮防晒。

【宜忌】孕妇忌服。

## 295. 牛黄消毒散（珠黄十宝散）
《广东省药品标准》（1982 年版）

【药物组成】青榄炭 200 克，象牙丝、黄柏各 100 克，珍珠（水飞）、牛黄各 60 克，乳香（制）、龙骨（煅）、硼砂各 40 克，浙贝 20 克，冰片 10 克。

【功效】清热解毒，消炎生肌。

【主治】<u>咽喉肿痛</u>，<u>口舌糜烂</u>，<u>口腔炎症</u>。

【方药分析】牛黄清热解毒；珍珠清心肝之热；硼砂清热解毒防腐，用治咽喉肿痛，口舌糜烂，且对局部无刺激；黄柏、象牙丝、青榄炭助清热解毒之力；浙贝清火软坚化瘀；冰片、煅龙骨、乳香化瘀生肌止痛。内服、外敷皆可治疗热毒上扰，口腔破溃疾患。

【性状与剂型】灰黑色粉末，有冰片香气，每瓶 0.6 克。

【用法与用量】外用，取适量撒于患处，1 日 2~3 次。

【贮藏】密闭，放阴凉干燥处，防潮防晒。

【宜忌】忌食辛辣食物。

# 296. 牛黄清胃丸

《黑龙江省药品标准》（1986年版）

【药物组成】番泻叶200克，石膏150克，玄参、黄芩、桔梗、连翘、枳实（麸炒）、菊花、栀子、甘草、黄柏、大黄各100克，麦冬、薄荷、牵牛子（炒）各50克，冰片25克，人工牛黄2克。

【功效】清热，通便，解毒，疗疮。

【主治】口舌生疮，牙龈肿痛，咽喉不利，大便秘结，小便短少。

【方药分析】牛黄、黄芩、黄柏、冰片、栀子、连翘、菊花清热泻火解毒；石膏清胃火；大黄、牵牛子、枳实、番泻叶泻热通便；麦冬、玄参养阴润肠，用治胃肠积热，循经上犯，口舌生疮诸症。

【性状与剂型】黑褐色大蜜丸，味苦凉，每丸重6克。

【用法与用量】内服，1次2丸，1日2次。

【贮藏】密闭，置阴凉干燥处，防潮防蛀。

【宜忌】孕妇忌服。忌食辛辣食物。

# 297. 牛黄清宫丸

《黑龙江省药品标准》（1986年版）

【药物组成】金银花335克，雄黄185克，麦冬、黄芩、莲子心、天花粉、甘草、大黄、栀子、犀角各170克，朱砂135克，地黄、连翘、郁金各100克，玄参70克，冰片35克，牛黄、麝香各1.7克。

【功效】清热解毒，镇惊安神，止渴除烦。

【主治】身热烦躁，昏迷不醒，舌赤唇干，谵语狂躁，头痛眩晕，惊悸不安，小儿急热惊风。

【方药分析】牛黄、犀角、麝香清心肝，解热毒，开心窍；栀子、大黄、黄芩、雄黄、连翘、金银花清热解毒除烦；麦冬、天花粉、玄参、地黄养阴生津润燥；朱砂、莲子心清心经之热而安神镇惊；麝香、郁金、冰片芳香开窍醒神。

【性状与剂型】棕褐色蜜丸剂，质柔软，气清香而凉，性苦辛，每丸重2.2克。

【用法与用量】内服，1次1丸，1日2次，小儿酌减。

【贮藏】密闭，贮于阴凉干燥处，防潮防晒。

【宜忌】孕妇忌服。中病即止，不宜多服。

## 298. 牛黄清肺散

《辽宁省药品标准》(1980 年版)

【**药物组成**】水牛角浓缩粉 40 克，茯苓 20 克，川贝母、白前、黄芩、百部（制）、清半夏各 15 克，沉香、胆南星、石膏各 10 克，冰片 3 克，牛黄 2 克。

【**功效**】清肺化痰，消炎止咳。

【**主治**】肺热咳嗽，痰涎壅盛，胸满喘促。

【**方药分析**】牛黄清热解毒；黄芩、石膏专清肺火，使热邪得清，肺气得降则喘咳自止；川贝母、白前、茯苓、胆南星、清半夏、百部润肺化痰；冰片气香利肺；水牛角清肺解毒。

【**性状与剂型**】棕色粉末，散剂，味清凉而微苦，每袋重 0.5 克。

【**用法与用量**】内服，2~5 周岁，1 次 2 袋，1 日 2 次。2 岁以下酌减。

【**贮藏**】密闭，贮于阴凉干燥处，防潮防晒。

【**宜忌**】忌食辛辣油腻食物。

## 299. 牛黄清宫丹

《吉林省药品标准》(1977 年版)

【**药物组成**】金银花 100 克，栀子、麦冬、黄芩、甘草、大黄、天花粉、生地各 50 克，黄连、雄黄、连翘、郁金各 30 克，玄参 20 克，冰片 10 克，广角 3 克，牛黄 1 克。

【**功效**】清肺解热，清心安神。

【**主治**】温热高烧，邪热内侵，神昏谵语，口干咽痛，头目眩晕。

【**方药分析**】金银花、牛黄、广角清心肝之热，开窍醒神为君；栀子泻三焦之火；大黄、黄芩、黄连苦寒泻火解毒，合连翘、雄黄解毒之品共为臣药；佐天花粉、生地、玄参、麦冬养阴生津以清热，郁金、冰片以醒神定志。

【**性状与剂型**】类圆球形棕褐色蜜丸，气清凉，味苦辛，每丸重 3.5 克。

【**用法与用量**】内服，1 次 1~2 丸，1 日 2~3 次，温开水送服。

【**贮藏**】密闭，贮于阴凉干燥处，防潮防晒。

【**宜忌**】孕妇慎用。

## 300. 牛黄犀羚丸

《山西省药品标准》(1983 年版)

【**药物组成**】陈皮、枳壳、桔梗、黄连、瓜蒌各 150 克，犀角、甘草各 120 克，朱砂、雄黄、麦门冬、黄柏、栀子各 100 克，黄芩、白芍（酒炒）、防风、清半夏、茯苓、苦杏仁（清炒）、当归、木通各 75 克，牛黄、冰片各 20 克，麝香 12 克，羚羊角 10 克。

【功效】解热祛风，清心降火，宁志安神，舒气止嗽。

【主治】心火上炎，头眩目赤，烦热口渴，痘疹火毒，牙龈肿痛。

【方药分析】牛黄、犀角、羚羊角清热息风，泻火解毒；朱砂、冰片、麝香、雄黄解毒散结，消肿止痛；黄连、黄芩、黄柏、栀子解毒泻火；当归、白芍、麦冬养血滋阴；木通、杏仁降上焦之火而利二便；瓜蒌、桔梗、甘草宣肺祛痰并排脓；茯苓、陈皮、枳壳、清半夏健脾除痰，调中理气；防风发邪从毛窍而出，可治疮痈肿毒。

【性状与剂型】为红棕色蜜丸，味凉而微苦，每丸重 3 克。

【用法与用量】内服，每次 1 丸，1 日 2 次。小儿减半。

【贮藏】密闭，贮于阴凉干燥处，防潮防晒。

【宜忌】忌油腻辛辣食物。孕妇忌服。

## 301. 牛黄镇惊丸

《北京市药品标准》（1983 年版）

【药物组成】甘草 40 克，全蝎 30 克，天麻、防风各 20 克，僵蚕（炒）、珍珠、朱砂、雄黄、钩藤、胆南星、白附子（制）、半夏（制）、竹黄、薄荷各 10 克，牛黄 8 克，琥珀 6 克，麝香、冰片各 4 克。

【功效】镇惊安神，祛风豁痰。

【主治】小儿惊风，高热抽搐，牙关紧闭，烦躁不安。

【方药分析】牛黄、胆南星味苦性凉，清热镇惊，涤痰开窍；竹黄甘寒，清热豁痰，宁心定惊；制半夏辛温燥湿祛痰；钩藤、天麻、全蝎、僵蚕息风解痉；珍珠、朱砂、琥珀镇心安神定惊；防风、冰片、薄荷辛散疏解外风；白附子祛风痰；雄黄、麝香开窍避秽；甘草甘平，调和诸药为使。

【性状与剂型】棕黄色大蜜丸，气微香，味甜，微凉略苦，每丸重 1.5 克。

【用法与用量】内服，3 岁以上小儿 1 次 1 丸，1 日 1~3 次。3 岁以内小儿酌减。

【贮藏】密闭，贮于阴凉干燥处，防潮防晒。

【宜忌】忌辛辣食物。慢惊风者禁用。

## 302. 牛黄醒消丸

《上海市药品标准》（1974 年版）

【药物组成】乳香（制）、没药（制）各 100 克，腰黄（飞）50 克，麝香 15 克，人工牛黄 3 克。

【功效】清热解毒，消肿止痛。

【主治】痈疽发背，瘰疬流注，乳痈乳岩，无名肿毒。

【方药分析】人工牛黄清热解毒；麝香、乳香、没药化瘀消肿；腰黄以增强解毒消痈之力。

【性状与剂型】土黄色小粒糊丸剂，味苦，每丸重 3 克。

【用法与用量】内服，1 次 3 克，1 日 1~2 次，用温黄酒或温开水送服。患在上部临卧时服，患在下部空腹时服。

【贮藏】密闭，贮于阴凉干燥处，防潮防晒。

【宜忌】孕妇忌服。

## 303. 长春烫伤膏

《吉林省药品标准》（1977 年版）

【药物组成】豆油 5000 克，银朱 1000 克，人发、虫白蜡各 500 克，龙骨、苦杏仁、火麻仁、大黄、黄连各 300 克，冰片 100 克。

【功效】消炎止痛，去腐生肌。

【主治】烫伤，烧伤，化学灼伤。

【方药分析】银朱、冰片、大黄、黄连清热解毒，消炎止痛；苦杏仁，火麻仁润泽创面；龙骨、人发收敛止血。配合虫白蜡、豆油制成膏剂，便与涂擦外敷。

【性状与剂型】为红色黏稠状的半固体，膏剂，每瓶装 75 克。

【用法与用量】外用，取适量外敷患处，每日 1~3 次。

【贮藏】密闭，放阴凉处，防潮防晒。

## 304. 乌贝散（胃溃疡粉）

《中华人民共和国药典》（1977 年版）

【药物组成】海螵蛸（去壳）850 克，浙贝母 150 克。

【功效】制酸止痛，收敛止血。

【主治】胃脘疼痛，泛酸。

【方药分析】海螵蛸收敛止血，制酸止痛；浙贝母缓急止痛。

【性状与剂型】淡黄色的粉末，气微香，味咸，微苦。

【用法与用量】内服，1 次 3 克，1 日 3 次，饭前服。十二指肠溃疡可加倍服用。

【贮藏】密闭，置阴凉干燥处，防潮防晒。

【宜忌】忌食生冷、黏腻等不易消化的食物。

## 305. 乌发丸

《山东省药品标准》（1986 年版）

【药物组成】地黄、何首乌(制)各 100 克，墨旱莲、黑豆(微炒)、女贞子(酒蒸）、黑芝麻各 50 克。

【功效】滋阴补肾，养血乌发。

【主治】肾虚，须发早白。

【方药分析】何首乌补肝肾，益精血，乌须发；地黄滋肾阴，养血乌发；墨旱莲、女贞子补肝肾以益精血；黑芝麻亦可补益精血；黑豆入肾，利水以防它药滋补太过，故为使药。

【性状与剂型】为棕褐色的大蜜丸，气微，味甜，微酸，每丸重 9 克。

【用法与用量】内服，1 次 1 丸，1 日 2~3 次。

【贮藏】密闭，置阴凉干燥处，防潮防蛀。

【宜忌】防止精神过度紧张，忌食辛辣食物。

## 306. 乌鸡白凤丸

《北京市药品标准》（1980 年版）

【药物组成】乌鸡（去毛爪肠）640 克，地黄、熟地黄各 256 克，当归 144 克，鹿角胶、人参、白芍、香附（醋制）、丹参、山药各 128 克，鳖甲（制）、天冬、川芎、芡实（炒）各 64 克，牡蛎（煅）、桑螵蛸、鹿角霜各 48 克，黄芪、甘草各 32 克，银柴胡 26 克。

【功效】补气养血，调经止带。

【主治】气血两虚，身体瘦弱，腰膝酸软，月经不调，崩漏带下。

【方药分析】方中重用乌鸡，配伍四物汤（当归、白芍、川芎、地黄）、丹参、香附、人参、黄芪等补气养血调经；鳖甲、银柴胡滋阴清热；牡蛎、芡实、鹿角霜等收敛止带。

【性状与剂型】黑褐色至黑色的大蜜丸，味甜，微苦，每丸重 9 克。

【用法与用量】内服，1 次 1 丸，1 日 2 次。

【贮藏】密闭，置阴凉干燥处，防潮防蛀。

【宜忌】忌食生冷、黏腻等不易消化的食物。

## 307. 乌鸡调经丸

《全国归药产品大全》（1988 年版）

【药物组成】香附（醋制）500 克，熟地、艾叶（炒焦）、青蒿各 120 克，茯苓 75 克，生地、当归（酒浸）、白芍（醋炒）、黄芪（蜜炙）、牛膝（蒸）、柴胡（醋炒）、丹皮、知母（盐炒）、川贝母（去心）各 60 克，秦艽 45 克，黄连、地骨皮、干姜、延胡索（醋炒）各 30 克，乌鸡（去毛爪肠）1 只。

【功效】理气止痛，滋阴补血，调经止带。

【主治】月经不调，经期腹痛，赤白带下，头昏眼花，心慌气短，骨蒸潮热。

【方药分析】香附、柴胡疏肝理气止痛；熟地、当归、白芍、生地养血；黄芪、茯苓补气；艾叶、干姜温中散寒止痛；黄连清热燥湿以止带；牛膝、延胡索活血祛瘀；知母、川贝母可滋阴清热润燥；牡丹皮清热凉血；地骨皮、秦艽、青蒿滋阴清热。

【**性状与剂型**】圆球形黑褐色蜜丸，气微腥，味微苦，每丸重 6 克。

【**用法与用量**】内服，每次 1 丸，1 日 2~3 次，黄酒或温开水送下。

【**贮藏**】密闭，置阴凉干燥处，防潮防蛀。

【**宜忌**】消化不良者忌服。

## 308. 乌金丸

*《广东省药品标准》*（1982 年版）

【**药物组成**】大黄（酒制）、香附（酒醋炒）各 690 克，当归、苏木 518 克，益母草（酒制）、僵蚕（姜汁制）、乌豆各 345 克，红花（酒炒）242 克，乌药、五灵脂（醋制）、延胡索（醋蒸）、莪术（醋制）、桃仁（去衣、炒）各 173 克，木香、乳香（炒）、肉桂、没药（炒）各 86 克。

【**功效**】活血解郁，去瘀止痛。

【**主治**】产后瘀血不清，腹痛腰痛，胸胁刺痛。

【**方药分析**】当归养血活血，调经止痛；益母草入血分，行瘀血而不伤新血，二药协同，增强活血化瘀之力；苏木、五灵脂、延胡索、莪术、桃仁、红花、乳香、没药均入血分，能活血祛瘀，行气止痛；木香入气分与香附配伍能解郁调经，令气顺血行；肉桂、乌药温阳通经，令阳生阴长；僵蚕取其发散软坚之性，加强破瘀之力。

【**性状与剂型**】圆球形黑棕色蜜丸，气香，味苦涩，每丸重 6 克。

【**用法与用量**】内服，1 次 1 丸，1 日 2~3 次，黄酒或温开水送下。

【**贮藏**】密闭，置阴凉干燥处，防潮防蛀。

【**宜忌**】孕妇及产后瘀血已清者勿服。

## 309. 乌药散

*《湖南省药品标准》*（1982 年版）

【**药物组成**】川楝子（制）100 克，乌药、木香、青皮（醋炒）、高良姜、槟榔、小茴香（盐水炒）各 50 克。

【**功效**】祛寒行气，散结止痛。

【**主治**】寒疝牵引小腹睾丸作痛。

【**方药分析**】川楝子、乌药、木香行气止痛；青皮可疏肝破气，散结消滞；槟榔行气消积；高良姜、小茴香温中，祛寒止痛。

【**性状与剂型**】棕褐色的粉末，气香，味辛，苦，每包（瓶）重 60 克。

【**用法与用量**】内服，1 次 3~6 克，1 日 2~3 次，或遵医嘱。

【贮藏】密闭，置阴凉干燥处保存，防潮防晒。

【宜忌】忌食生冷、黏腻等不易消化的食物。

## 310. 乌梅安胃丸

*《全国医药产品大全》*

【药物组成】黄连 480 克，乌梅肉（制）390 克，干姜 300 克，党参、附子（制）、桂枝、细辛、黄柏（炒）各 180 克，当归、花椒各 120 克。

【功效】安胃驱蛔。

【主治】<u>胆道蛔虫症</u>及<u>肠寄生虫腹痛</u>，<u>呕吐</u>。

【方药分析】乌梅安蛔止痛为主；配附子、桂枝、干姜、细辛、花椒可散寒止痛，温阳回厥；黄连、黄柏清热解毒，苦寒下蛔；党参、当归补益气血。本方有攻补兼施之妙。

【性状与剂型】黑褐色小丸，气香，味酸甜，每 8 粒重 1 克。

【用法与用量】内服，1 次 3 克，1 日 2~3 次，小儿酌减或遵医嘱。

【贮藏】密闭，置阴凉干燥处保存，防潮防蛀。

【宜忌】忌食香燥生冷食物。

## 311. 丹七片

*《北京市药品标准》*（1983 年版）

【药物组成】丹参、三七各 150 克。

【功效】活血化瘀。

【主治】<u>冠心病</u>，<u>心绞痛</u>。

【方药分析】丹参、三七活血化瘀，养血止痛，有扩张冠状动脉，增加血流量的作用。用治心血瘀阻的胸痹、心悸症有显著疗效。

【性状与剂型】为素片或糖衣片，除去糖衣呈浅黄棕色，气微，味微苦甜，每片重 0.3 克。

【用法与用量】内服，1 次 2~3 片，1 日 3 次。

【贮藏】密封，置阴凉干燥处保存，防潮防晒。

【宜忌】忌酒。忌气恼。忌劳累。

## 312. 丹田降脂片

*《全国中成药产品集》*

【药物组成】丹参、三七、何首乌、川芎、人参、当归、黄精各等分。

【功效】降低血清脂质，改善微循环。

【主治】<u>高脂血症</u>，<u>脑动脉硬化</u>，<u>冠心病</u>。

【方药分析】丹参、三七、川芎、当归养血活血，化瘀止痛；何首乌、黄精补肾滋阴；人参大补元气。

【性状与剂型】为素片或糖衣片，除去糖衣呈浅黄棕色，气微，味微苦甜，每片重 0.3 克。

【用法与用量】内服，1 次 2~3 片，1 日 3 次。

【贮藏】密封，置室内阴凉干燥处，防潮防晒。

【宜忌】忌食膏粱厚味。

## 313. 风火眼痛散

《新编中成药》

【药物组成】生地黄 100 克，当归尾、防风、车前子（炒）各 80 克，菊花、川芎、黄芩（酒炙）、赤芍各 60 克，红花、牡丹皮、栀子（炒）、薄荷、柴胡（醋炙）、木通、青葙子各 40 克。

【功效】祛风清热，止痒止痛。

【主治】<u>暴发火眼</u>，<u>羞明多泪</u>，<u>迎风流泪</u>，<u>目赤痒痛</u>。

【方药分析】肝藏血，体阴用阳，开窍于目。方中生地、当归、川芎、赤芍、丹皮清热凉血，养肝兼以行瘀；蝉蜕、菊花、薄荷、防风疏风清热，明目退翳；车前子、木通、黄芩、栀子、柴胡有清有利，以泻肝经之湿热。诸药合用，治疗肝火风热所致目疾疗效甚佳。

【性状与剂型】暗黄色粉末，味苦凉，微麻，每包重 10 克。

【用法与用量】内服，1 次 1 包，1 日 2 次。

【贮藏】密闭，置室内阴凉干燥处，防潮防晒。

【宜忌】忌食辛辣刺激食物。

## 314. 风损膏

《江西省药品标准》（1982 年版）

【药物组成】食用植物油 20000 克，黄丹 10000 克，当归 1563 克，川乌、香葱各 500 克，秦艽、麻黄、芥子、大戟、生草乌、高良姜、干姜、山奈、肉桂、丁香各 250 克，羌活 188 克，石菖蒲、甘遂、阿魏、桑寄生、党参、独活、皂角、芫花、草果、黄柏、苍术、桂枝、大黄、商陆、半夏、厚朴、郁金、延胡索、细辛各 125 克，穿山甲、三棱、莪术、威灵仙、天麻、五加皮各 100 克，川芎、桃仁各 94 克，千年健、川牛膝各 69 克，白芷、没药、甘草各 63 克，天南星 62 克，麝香 6.25 克。

【功效】祛风除湿，行气活血。

【主治】<u>跌打损伤</u>，<u>风寒湿痹</u>，<u>筋骨关节疼痛</u>，<u>四肢麻木</u>，<u>腹中痞块</u>等症。

【方药分析】羌活、石菖蒲、秦艽、独活、千年健、桂枝、威灵仙、五加皮、黄丹、山柰祛风除湿；麻黄、生草乌、高良姜、干姜、川乌、香葱、细辛、肉桂温经散寒；甘遂、芥子、南星、皂角、红大戟、芫花、商陆祛除经络之痰；当归、阿魏、川芎、三棱、桃仁、莪术、大黄、红花、牛膝、没药、郁金、延胡索理气化瘀，活血通络止痛；草果、苍术、厚朴化湿健脾；麝香通窍止痛；党参、当归益气养血以扶正。

**【性状与剂型】**摊于布上的黑色膏药，气微香，每张净重 15 克。

**【用法与用量】**外用，加温软化贴于患处，每 7 天换 1 次。

**【贮藏】**密闭，阴凉干燥处保存，防潮防晒。

**【宜忌】**孕妇忌用。

## 315. 风湿马钱片

《新编中成药》（1987 年版）

**【药物组成】**马钱子（炙）313 克，僵蚕（炒）、乳香（炒）、没药（炒）、全蝎、牛膝、苍术、麻黄、甘草各 38 克。

**【功效】**祛风，除湿，镇痛。

**【主治】**风湿性关节炎，类风湿，坐骨神经痛。

**【方药分析】**马钱子（炙）通络散结，消肿止痛；僵蚕、全蝎祛风活络；麻黄温经散寒；乳香、没药、牛膝活血通络止痛；苍术祛湿，甘草调和诸药。

**【性状与剂型】**棕褐色片，气微，味苦，每片重 0.3 克。

**【用法与用量】**内服，1 次 2~3 片，1 日 3 次。

**【贮藏】**密封，置室内阴凉干燥处，防潮防晒。

**【宜忌】**忌食膏粱厚味。马钱子有毒，不可过量服用。服后若出现头晕、肢体抽动等中毒症状，服绿豆水或甘草水可解。

## 316. 风湿药酒

《辽宁省药品标准》（1980 年版）

**【药物组成】**红曲 150 克，草乌（制）、红花、老鹳草、薏苡仁、麻黄各 100 克，地枫、白术、申姜、桂枝、防己、黄芪、马钱子（制）、赤芍、官桂、草蔻、香加皮、威灵仙、木瓜、丹参、穿山龙、苍术、高良姜各 50 克，橘红 25 克，白糖 2000 克，白酒 10000 克。

**【功效】**祛风散寒，通经活络。

**【主治】**腰腿疼痛，手足拘挛，半身不遂，风湿瘫痪。

**【方药分析】**草乌、桂枝温经通络止痛；老鹳草、威灵仙、木瓜祛风除湿，舒筋活络；马钱子（制）活络止痛，与桂枝、草乌等药配伍可增强祛风除湿，温经活络之力；香加皮祛风除湿，强筋壮骨；穿山龙、苍术、防己祛风除湿，且穿山龙又可活血止痛；地枫祛风除湿，行气止痛；白术、草蔻、薏苡仁健脾燥湿而养筋脉；高良姜、官桂散寒止痛；橘红理气燥湿；麻黄、生姜发汗散寒；黄芪补气养血以荣筋脉，且又固表止汗以防麻黄、生姜发散太过；红花、红曲、赤芍、丹参活血化瘀。

【**性状与剂型**】为棕色透明液体，味辛苦，每瓶装 500 毫升。

【**用法与用量**】内服，1 次 15~25 毫升，1 日 2 次，早晚温服。

【**贮藏**】密闭，置于阴凉处，防晒。

【**宜忌**】孕妇忌服。

## 317. 风湿活络丸

《河南省药品标准》（1984 年版）

【**药物组成**】马钱子（制）80 克，当归 30 克，木瓜、桂枝各 20 克，红花、羌活、川牛膝（酒拌）、独活、陈皮、木香、川芎、没药（醋制）、乳香（醋制）、天麻（酒拌）、全蝎、甘草、秦艽、龙须草、麻黄、伸筋草各 10 克，附子（制）5 克，肉桂 1 克。

【**功效**】祛风除湿，活血舒筋。

【**主治**】风寒湿痹，筋骨疼痛，四肢麻木。

【**方药分析**】马钱子（制）通经络，止疼痛；红花、当归、牛膝、川芎、没药、乳香活血祛瘀，止疼痛；羌活、独活、秦艽、麻黄、天麻祛风除湿；木瓜、全蝎、桂枝、龙须草、伸筋草伸筋活络止痛；木香、陈皮行气以助活血祛瘀；肉桂、附子温中散寒，止寒湿痹痛；使以甘草，调和诸药。

【**性状与剂型**】为红色糖衣丸，丸心呈棕褐色，味苦微涩，每 10 粒重 1.5 克。

【**用法与用量**】内服，临睡前，1 次 10 丸，1 日 1~2 次。

【**贮藏**】密闭，置阴凉干燥处，防潮防晒。

【**宜忌**】外感表证身痛者忌服。孕妇、高血压、心脏病及小儿忌服。严格按照剂量服用，不可过量，以免中毒。

## 318. 风湿跌打膏药

《全国医药产品大全》

【**药物组成**】黄丹 1250 克，肉桂、樟脑各 125 克，乳香、没药各 78 克，细辛、陈皮各 63 克，徐长卿、川乌、归尾、半夏、独活、羌活、砂姜、红花、胆南星、八角、威灵仙、姜黄、小茴香、草乌、苍术各 31 克。

【**功效**】祛风除湿，活血通筋。

【**主治**】风湿肿痛，腰酸腿软，肢体痹痛及跌打损伤等。

【**方药分析**】乳香、红花、没药活血祛瘀；川乌、草乌祛风止痛；独活、羌活、归尾等活血通络，舒筋；苍术、半夏、陈皮等燥湿健脾。

【**性状与剂型**】具有樟脑香气的黑色硬膏药，每张 4 克重。

【用法与用量】外用，加温化开贴于患处。

【贮藏】密闭，置阴凉干燥处保存，防潮防晒。

【宜忌】皮肤溃烂处忌贴敷。

## 319. 风湿解毒丸

《全国医药产品大全》

【药物组成】苍术（米泔水炒）250 克，川乌（制）、防风、石斛、何首乌（制）、细辛、当归、全蝎、草乌（制）、川芎、天麻、荆芥、甘草、麻黄、羌活各 30 克，雄黄 18 克。

【功效】散风除湿，活血解毒。

【主治】筋骨疼痛，半身不遂，腰酸腿软，疗毒恶疮。

【方药分析】川乌（制）、草乌（制）取其大辛大热，既能温经止痛，又可祛风除湿而疗痹痛；防风、羌活祛风胜湿而止痛；石斛、何首乌能滋阴补肾，强腰壮膝；苍术健脾燥湿以祛风湿；细辛可祛风散寒，温经而止痛；当归、川芎活血祛瘀，且当归又可养血以滋养筋脉，川芎又可引血下行以疗下半身痹痛；麻黄、荆芥发散风寒以助祛风除湿之力；全蝎有解毒散结、通络止痛之功；天麻可祛风湿，止痹痛；雄黄辛苦温，能燥湿解毒；甘草能调和诸药，又可温通经络，缓急止痛。

【性状与剂型】红色圆球形蜜丸，味苦辛，每丸重 6 克。

【用法与用量】内服，1 次 1 丸，1 日 2 次，早晚黄酒或温开水送下。

【贮藏】密闭，置阴凉干燥处，防潮防蛀。

【宜忌】服药后避风。孕妇忌服。

## 320. 风湿膏

《吉林省药品标准》（1977 年版）

【药物组成】牛胆汁 1000 克，冰片 40 克，土鳖虫、乳香、没药、当归、桃仁、红花、骨碎补、血竭、大枣、黄柏、白芷、续断、牛膝、甘草、肉桂、干姜、细辛、麻黄、附子、龙骨各 20 克，豆油 2800 克，章丹 1400 克，米醋 2000 克。

【功效】祛风除湿，舒筋活血，温经止痛。

【主治】腰腿疼痛，筋骨麻木，胃寒腹痛。

【方药分析】附子、肉桂大辛大热，峻补下焦之元阳，逐在里之寒湿，散在表之风邪；干姜辛热燥烈，温中散寒，又有回阳通脉、燥湿化痰之功；细辛能祛风散寒而止痛；冰片辛香走窜，能散一切风湿；土鳖虫、血竭活血逐瘀止痛，且土鳖虫又可续筋接骨；乳香、没药、当归、桃仁、红花活血祛瘀，消肿止痛而通经脉；骨碎补、续断行血脉，续筋骨，而又能消肿止痛；牛膝活血祛瘀，引血下行，且又能补肝肾，强筋骨；大黄既能解毒，又能活血祛瘀；黄柏清热燥湿而解毒；白芷祛风燥湿以止痛；甘草调和诸药，且又可温经通脉；龙骨外用能吸湿敛疮；章丹外用能拔毒生肌，敛疮。

**【性状与剂型】**黑色的长方形的固体膏剂，每块重 15 克。

**【用法与用量】**外用，1 次 1 块，温热化开，摊于布或纸上，贴于患处。

**【贮藏】**放阴凉处，防潮防晒。

**【宜忌】**皮肤溃烂处忌贴敷。

# 321. 风寒双离拐丸
《全国医药产品大全》

**【药物组成】**地枫、千年健、防风、木耳各 500 克，没药（炒）250 克，川乌（制）、草乌（制）各 150 克，马钱子（制）50 克，乳香（炒）、红花各 25 克。

**【功效】**祛风散寒。

**【主治】**风寒腰腿疼痛，四肢麻木，筋骨拘挛等症。

**【方药分析】**地枫、千年健、防风祛风显，健筋骨，止痛；川乌、草乌祛风除湿，温经止痛以加强祛风散寒之力；乳香、没药、红花活血祛瘀；木耳补益气血，血行则风自灭；马钱子（制）通络消肿止痛。

**【性状与剂型】**棕褐色水丸，味苦，每袋重 2 克。

**【用法与用量】**内服，成人 1 次 1.5~2 克，1 日 2 次，黄酒送服或遵医嘱服用。

**【贮藏】**密闭，贮于阴凉干燥处，防潮防晒。

**【宜忌】**孕妇忌服。不可过量服用，以防马钱子中毒。

# 322. 风寒咳嗽丸
《四川省药品标准》（1983 年版）

**【药物组成】**法半夏、生姜各 150 克，紫苏、桑白皮、青皮、五味子、麻黄、陈皮、苦杏仁、甘草（蜜炙）各 100 克。

**【功效】**温肺散寒，祛痰止咳。

**【主治】**外感风寒，咳嗽，哮喘，痰多。

**【方药分析】**麻黄、紫苏叶、生姜解表散寒，温肺止咳；五味子配麻黄等辛温宣散之品可温肺化饮；桑白皮、苦杏仁祛痰降气，止咳平喘；青皮、陈皮能理气调中，化湿燥痰，且青皮又可辛散宣通，苦泄下行；法半夏功在燥湿化痰。

**【性状与剂型】**黄黑色水丸，味微苦，每20粒重1克。

**【用法与用量】**内服，1 次 6~9 克，1 日 2 次。小儿酌减。

**【贮藏】**密闭，贮于阴凉干燥处，防潮防晒。

**【宜忌】**阴虚干咳者慎用。

## 323. 风寒膏药

《辽宁省药品标准》(1980 年版)

【药物组成】生马钱子 1000 克，千年健 500 克，生川乌、生草乌、透骨草、桂枝、木瓜、槲寄生、狗脊各 100 克，肉桂、丹参、公丁香、防风、续断各 50 克，乌梢蛇、地枫各 25 克，麝香 5 克。

【功效】舒筋活血，追风散寒，化瘀止痛。

【主治】筋骨麻木，腰腿疼痛。

【方药分析】生川乌、生草乌、肉桂、公丁香、桂枝以温经散寒止痛而助祛风除湿之力；木瓜、乌梢蛇可祛风，舒筋活络；透骨草长于散风祛湿，解毒止痛；丹参、麝香可活血祛瘀，散结止痛；生马钱子通络散结，消肿定痛；槲寄生、续断、狗脊功在祛风湿，补肝肾，强筋骨。

【性状与剂型】黑褐色外用膏药，每张净重 15 克。

【用法与用量】外用，加热温化贴于患处，3 日 1 换。

【贮藏】密闭，置阴凉干燥处，防潮防晒。

【宜忌】皮肤溃烂处忌贴敷。

## 324. 六曲茶

《江西省药品标准》(1982 年版)

【药物组成】六曲(炒)3250 克，麦芽 250 克，山楂(炒)183 克，藿香、香附(醋制)、陈皮、苍术(炒)、紫苏各 125 克，槟榔、桔梗各 94 克，厚朴(姜制)、白芷、半夏（制）、白豆蔻壳、茯苓各 63 克，砂仁 47 克，甘草 32 克，蔗糖适量。

【功效】解表祛风，健胃消食。

【主治】风寒感冒，头痛咳嗽，伤食腹痛，呕吐泻泄。

【方药分析】六曲、麦芽、山楂、槟榔消食和胃，行气导滞，缓泻通便；藿香、苍术、厚朴燥湿健脾，化浊止呕；白豆蔻壳、砂仁化湿行气，温胃止呕；白芷解表祛风，半夏燥湿降逆，香附疏肝理气，陈皮理气调中，燥湿化痰；紫苏发表散寒，行气宽中；桔梗开宣肺气，配陈皮、紫苏止风寒咳嗽。

【性状与剂型】为棕褐色的长方形小块，气微香，味甜，每包重 15 克。

【用法与用量】内服，用沸水泡服或加生姜 1~2 片煎服，1 次 1 包，1 日 2 次。小儿酌减。

【贮藏】密封，干燥处保存，防止受潮虫蛀。

【宜忌】忌食生冷。

# 325. 六合定中丸

《中华人民共和国药典》(1985 年版)

【药物组成】六曲(炒)、麦芽(炒)、稻芽(炒)各 192 克,山楂(炒)、木瓜、茯苓、甘草、桔梗、陈皮、枳壳(炒)、厚朴(姜制)各 48 克,木香、檀香各 36 克,广藿香、紫苏叶、香薷、白扁豆(炒)各 16 克。

【功效】祛暑除湿,和中消食。

【主治】夏伤暑湿,宿食停滞,寒热头痛,胸闷恶心,吐泻腹痛。

【方药分析】藿香祛暑解表,和中止呕;紫苏散风寒,行气宽中;香薷解表发汗;茯苓、白扁豆淡渗利湿,健脾止泻;陈皮、厚朴、木瓜温中燥湿,行气消积;木香、檀香理气散寒止痛;枳壳行气宽胸;麦芽、稻芽、山楂、六曲消积和胃;桔梗开提肺气;甘草调和诸药。

【性状与剂型】黄褐色水丸,气微香,味微酸苦。

【用法与用量】内服,1 次 3~6 克,1 日 2~3 次。

【贮藏】密闭。阴凉干燥处保存,防潮防晒。

【宜忌】忌食生冷。

# 326. 六味木香散

《中华人民共和国药典》(1985 年版)

【药物组成】木香 200 克,栀子 150 克,石榴、闹羊花各 100 克,豆蔻、荜茇各 70 克。

【功效】开郁行气,止痛。

【主治】胃痛,腹痛,嗳气呕吐。

【方药分析】木香行气止痛,栀子清热利湿,石榴涩肠止泻,闹羊花除湿定痛,豆蔻、荜茇温中行气止痛。

【性状与剂型】黄色的粉末,气香,味辛苦,每袋重 15 克。

【用法与用量】内服,1 次 2~3 克,1 日 3 次。

【贮藏】密闭,置阴凉干燥处,防潮防晒。

# 327. 六味地黄丸

《小儿药证直诀》

【药物组成】熟地 240 克,山药、山茱萸各 120 克,泽泻、丹皮、茯苓各 90 克。

【功效】滋补肾阴。

【主治】头晕目眩,耳鸣耳聋,腰膝酸软,盗汗遗精,骨蒸潮热,手足心热。

**【方药分析】**熟地黄滋补肾阴，填精益髓而生血；山萸肉补益肝肾，涩精敛汗；山药补脾阴而固精；丹皮清泄肝火；茯苓、泽泻清热利尿，泻火利湿；全方补中有泻，有开有合，补而不滞，滋补肾阴尤为适宜。

**【性状与剂型】**蜜丸，每丸重 9 克。

**【用法与用量】**内服，成人 1 次 1 丸，1 日 2 次，开水送服。小儿酌减。

**【贮藏】**密封，置阴凉干燥处，防潮防蛀。

**【宜忌】**忌食辛辣食物。

**【各家论述】**《古今名医方论》："肾虚不能藏精，坎宫之火无所附而妄行，下无以奉春生之令，上绝肺金之化源。地黄禀甘寒之性，制熟味更厚，是精不足补之以味也。用以大滋肾阴，填精补髓，壮水之主。以泽泻为使，世或恶其泻肾而去之。不知一阴一阳者，天地之道；一开一合者，动静之机。精者属癸，阴水也，静而不走，为肾之体；溺者属壬，阳水也，动而不居，为肾之用。是以肾主液，若阴水不守，则真水不足；阳水不流，则邪水逆行。故君地黄以护封蛰之本，即佐泽泻以疏水道之滞也。然肾虚不补其母，不导其上源，亦无以固封蛰之用。山药凉补，以培癸水上源；茯苓淡渗，以导壬水上源。加以茱萸之酸温，借以收少阳之火，以滋厥阴之液；丹皮辛寒，以清少阴之火，还以奉少阳之气也。滋化源，奉生气，天癸居其所矣，壮水制火，特其一端耳。"

《医方论》："此方非但治肝肾不足，实三阴并治之剂。有熟地之腻补肾水，即有泽泻之宣泄肾浊以济之。有萸肉之温涩肝经，即有丹皮之清泻肝火以佐之。有山药之收摄脾经，即有茯苓之淡渗脾湿以和之。药止六味，而大开大合，三阴并治，洵补方之正鹄也。"

《成方便读》："此方大补肝脾肾三脏，真阴不足，精血亏损等证。古人用补，必兼泻邪，邪去则补乃得力。故以熟地大补肾脏之精血为君，必以泽泻分导肾与膀胱之邪浊为佐；山萸肉补肝固精，即以丹皮能清泄厥阴少阳血分相火者继之；山药养脾阴，茯苓渗脾湿，相和相济，不燥不寒，乃王道之方也。"

# 328. 六味苦石莲子散

《甘肃省药品标准》（1978 年版）

**【药物组成】**苦石莲子 250 克，豆蔻、石榴子、肉桂（去粗皮）各 150 克，荜茇、红花各 100 克。

**【功效】**祛寒暖宫，健胃壮肾。

**【主治】**腰腿酸痛，常下白带，经水不准。

**【方药分析】**苦石莲子生津养胃；豆蔻、石榴子温中行气；荜茇温中止痛；肉桂温肾助阳；红花活血化瘀。

**【性状与剂型】**棕黄色的粉末，气香，味苦，辛，每包重 3 克。

**【用法与用量】**内服，1 次 1.5~3 克，1 日 1~2 次。

**【贮藏】**密封，置阴凉干燥处，防潮防晒。

【宜忌】忌食生冷食物。

## 329. 六神丸

《四川省药品标准》（1983 年版）

【药物组成】人工牛黄、珍珠（豆腐制）、百草霜各 150 克，麝香、冰片、蟾酥、雄黄（飞）各 100 克。

【功效】清热解毒，消肿止痛。

【主治】咽喉肿痛，单双乳蛾，烂喉丹痧，痈疽疮疖肿痛。

【方药分析】牛黄、麝香为主药，清热解毒消肿散结，疗热毒郁结，咽喉肿痛腐烂及痈疮疔毒；辅以咽喉要药冰片加强清热，化腐之力；配以蟾酥加强解毒消肿之效，并有较强的止痛作用；佐以珍珠解毒化腐生肌，雄黄解毒。

【性状与剂型】黑色水丸，气香，味苦，麻，每 100 粒重 0.3 克。

【用法与用量】内服，成人 1 次 8~10 粒，小儿 1 岁 1 次 1 粒，4~8 岁 1 次 5~6 粒，9~15 岁 1 次 6~8 粒，1 日 1~2 次。

【贮藏】密闭，置阴凉处，防潮防晒。

【宜忌】孕妇忌服。

## 330. 心宁片

《全国中医药产品集》

【药物组成】丹参、川芎、红花、赤芍、降香、生槐花、三七各等份。

【功效】活血化瘀，理气止痛。

【主治】冠心病，心绞痛。

【方药分析】丹参、川芎、红花、赤芍、三七活血通络；生槐花清热凉血；降香理气止痛。

【性状与剂型】片剂，每片重 0.3 克。

【用法与用量】内服，1 次 1~2 片，1 日 1~2 次。

【贮藏】密闭，置阴凉干燥处，防潮防晒。

【宜忌】忌酒。忌食膏粱厚味。

## 331. 火烫冻疮膏

《全国中医药产品集》

【药物组成】生地、当归各 250 克，紫草、白及各 120 克，乳香（制）、没药（制）、儿茶各 30 克，白蜡 300 克。

【功效】活血止痛，收敛生肌。

【主治】烫伤，冻伤，疮疡溃烂。

【**方药分析**】当归、乳香、没药、白芷活血止痛；生地、紫草凉血；儿茶、白蜡收敛生肌。

【**性状与剂型**】紫红色软膏，味香，每盒内装 15 克。

【**用法与用量**】外用，先用药棉签蘸温开水洗净患部，然后涂药膏，1 日 1~2 次。

【**贮藏**】置阴凉干燥处，防潮防晒。

## 332. 心可宁胶囊

《全国医药产品大全》

【**药物组成**】丹参 732 克，三七 141.6 克，人参须 94.4 克，红花 48.4 克，水牛角浓缩粉 47.2 克，人工牛黄 6.3 克，冰片 1.32 克，蟾酥 0.79 克。

【**功效**】开窍醒神，活血散瘀血。

【**主治**】<u>冠心病</u>，<u>心绞痛</u>，<u>胸闷</u>，<u>心跳</u>，<u>眩晕头痛</u>。

【**方药分析**】牛黄、冰片、蟾酥辟秽开窍而醒神；丹参、三七、红花活血散瘀而定痛；人参益气生津；水牛角凉血清热以助开窍醒神之功。

【**性状与剂型**】胶囊剂，内容物为浅棕黄色粉末，味甘辛，有麻舌感，具有冰片香气。

【**用法与用量**】内服，1 次 2 粒，1 日 3 次。

【**贮藏**】密闭，置阴凉干燥处保存，防潮防晒。

【**宜忌**】感冒发热及孕妇勿服。

## 333. 心可乐冲剂

《全国医药产品大全》

【**药物组成**】生蒲黄。

【**功效**】改善心肌营养及血流量，降脂，降胆固醇及甘油三酯。

【**主治**】<u>高血压</u>，<u>高脂血症及冠心病</u>。

【**性状与剂型**】棕黄色的颗粒，味甜，每包重 8 克。

【**用法与用量**】开水冲服，1 次 8 克，1 日 3 次，或遵医嘱。

【**贮藏**】密封，置阴凉干燥处保存，防潮防晒。

【**宜忌**】忌酒。忌食膏粱厚味。

## 334. 心脑静片

《黑龙江省药品标准》（1986 年版）

【**药物组成**】黄芩 400 克，夏枯草、钩藤各 300 克，威灵仙 250 克，龙胆草 100 克，槐米、黄柏各 90 克，天南星（制）80 克，珍珠母 66 克，淡竹叶 50 克，冰片 27 克，甘草 20 克，莲子心 15 克，木香、牛黄、朱砂各 10 克。

**【功效】**清心益脑，镇静安神。

**【主治】**肝阳上亢或肝火上扰所致头晕目眩，耳鸣耳聋，口苦咽干，烦躁不宁；中风先兆，头晕，风痰壅盛，手足不遂；高血压症，因内热所致眩晕。

**【方药分析】**牛黄、冰片开窍醒脑；珍珠母、朱砂镇静安神；莲子心、槐米、夏枯草、钩藤、龙胆草、黄柏、黄芩、淡竹叶清热平肝息风；木香、天南星、威灵仙理气化痰，通络；甘草调和诸药。

**【性状与剂型】**糖衣片，片芯呈棕褐色，气凉，味微苦，每片重 0.32 克。

**【用法与用量】**内服，1 次 4 片，1 日 2~3 次。

**【贮藏】**密闭，置阴凉干燥处，防潮防晒。

**【宜忌】**孕妇忌服。

## 335. 心舒静（鼻吸剂）

*《广东省药品标准》（1982 年版）*

**【药物组成】**石菖蒲 1000 克，川芎、零陵香、檀香各 500 克，丁香、砂仁各 300 克，冰片 60 克，麝香 2.5 克，藿香油 6 毫升。

**【功效】**芳香通窍，理气止痛。

**【主治】**对心绞痛、心肌梗死有缓解作用。

**【方药分析】**冰片、麝香辟秽开窍；石菖蒲、砂仁、藿香油芳化湿浊，开窍利气；丁香、檀香、零陵香行气止痛；川芎为血中气药，既能活血消瘀止痛，又可助行气药之药力。

**【性状与剂型】**粉剂，具有冰片等芳香气味，装入小瓶中。

**【用法与用量】**旋开瓶盖，将瓶管上孔放在鼻孔处吸入，1 日数次，或在呼吸不畅或心绞痛时吸入，每次用毕将外盖盖好，防止药物飞散。

**【贮藏】**密闭，阴凉处保存，防潮防晒。

**【宜忌】**孕妇忌用。

## 336. 心腹气痛丸

*《上海药品标准》（1974 年版）*

**【药物组成】**鸡内金（炙）200 克，厚朴（制）、木香、降香、佛手、沉香、莪术（醋炒）、延胡索（醋炒）、蒲黄、三棱（醋炒）、郁金各 100 克，化橘红、橘皮各 50 克，琥珀（飞）40 克，朱砂（飞）20 克，桃仁（去油）12 克，乳香（制）6 克，冰片 2.5 克，麝香 2 克，珍珠（飞）1.6 克。

**【功效】**行气消积，活血止痛。

**【主治】**气郁不舒，胃脘疼痛。

**【药物分析】**橘红、橘皮、厚朴、木香、降香、佛手、沉香、鸡内金理气化痰，消积止痛；延胡索、蒲黄、三棱、莪术、郁金、桃仁、乳香活血利气；麝香、冰片避秽化浊；珍珠、朱砂、琥珀重镇安神。

【性状与剂型】褐色大粒纯蜜丸，截面红棕色，味甜，嚼之有麝香味及清凉感，每丸 3 克。

【用法与用量】内服，1 次 1~2 丸。

【贮藏】密闭，置阴凉干燥处保存，防潮防蛀。

【宜忌】孕妇忌服。

## 337. 双龙补膏
《上海市药品标准》（1980 年版）

【药物组成】桑枝 300 克，黄芪、党参、淫羊藿、首乌（制）、丹参各 180 克，山楂 130 克，枸杞子、白术、菟丝子、锁阳、熟地黄各 120 克，麦冬、石斛、黄精（制）、刘寄奴、茯苓、白芍各 60 克，生晒人参、仙鹤草各 30 克，龙眼肉 20 克，陈皮油 1.5 毫升。

【功效】益气温阳，滋阴养血。

【主治】肾虚体衰，神疲乏力，头晕眼花，腰膝酸软。

【方药分析】人参、党参、黄芪、白术、茯苓益气健脾；山楂、刘寄奴、陈皮油醒脾开胃，消食化积，以助气血生化之源；熟地、白芍、龙眼肉、首乌、丹参、仙鹤草养血滋阴安神；淫羊藿、菟丝子、锁阳重在补肾壮阳；麦冬、石斛、黄精、枸杞子润肺养阴，益胃生津。

【性状与剂型】棕褐色稠膏，味甜而微苦。

【用法与用量】内服，1 次 9~15 毫升（约 1 汤匙），1 日 2~3 次，开水冲服，宜早晚空腹服用。

【贮藏】密闭，置阴凉干燥处保存，防潮防霉变。

【宜忌】感冒、腹泻时暂停服用。

## 338. 双虎万应茶
《福建省药品标准》（1977 年版）

【药物组成】茶叶（碎叶状）550 克，藿香、香薷各 24 克，姜半夏、紫苏、厚朴（姜制）、白术各 15 克，大腹皮、枳壳（麸炒）、木瓜各 12 克，木香、苍术（麸炒）、泽泻（盐制）、羌活、香附（制）各 9 克，茯苓 7.2 克，陈皮（制）、薄荷各 6 克，白扁豆 5 克，槟榔、白芷各 4.8 克。

【功效】祛暑，解表，开胸，燥湿，利膈，健脾，和胃。

【主治】四时感冒，暑热泄泻，胸闷膈满，呕恶食滞。

【方药分析】藿香、香薷化湿和中止呕，以解暑邪；木香、陈皮、香附、枳壳、厚朴、紫苏、槟榔行气调中，以消胀满；苍术、茯苓、白扁豆、白术健脾燥湿利水；泽泻、大腹皮利水渗湿；木瓜化湿和胃；羌活、白芷胜湿解表；薄荷既可解除表邪，又能疏肝解郁而建开胸顺气之功；茶叶具有利水、收涩止泻之效。

**【性状与剂型】**为棕黑色的药茶，气清香，味甘淡微苦，每袋重6克。

**【用法与用量】**泡服或煎服，1次6克，代茶饮。

**【贮藏】**密闭，置阴凉干燥处，防潮防晒。

**【宜忌】**忌食寒凉食物。

## 339. 双解丸
《全国医药产品大全》

**【药物组成】**苍术（炒）、厚朴（姜炙）、法半夏（砂炒）各120克，紫苏叶、枳实（砂炒）各90克，防风、羌活、白芷、桑白皮、山楂（炒焦）、香附（醋炙）、麦芽（炒）、陈皮、紫苏子、黄芩（酒炙）各60克，甘草30克。

**【功效】**辛散透表，表里双解。

**【主治】**四时感冒，内伤饮食，头痛发热，鼻流清涕，四肢酸困。

**【方药分析】**紫苏叶、防风、羌活、白芷解表散寒，祛风胜湿，止痛；枳实、厚朴、香附、陈皮调理气机，燥湿消积；山楂、法半夏消食化积和中，降逆止呕；苍术燥湿健脾；紫苏子、桑白皮泻肺平喘，化痰止咳；黄芩清热燥湿；甘草既能和中又可调和诸药。

**【性状与剂型】**淡棕色的水丸，味微苦，略甜，每包重10克。

**【用法与用量】**内服，1次1包，1日2次。

**【贮藏】**密闭，置阴凉干燥处，防潮防蛀。

**【宜忌】**体虚及表虚伤风患者忌用。

## 340. 双解散
《全国医药产品大全》

**【药物组成】**僵蚕、牛蒡子、玄参、薄荷各300克，桔梗、黄芩、滑石、浮萍、玄明粉各200克，蝉蜕、防风、大黄各150克，荆芥穗、当归、黄连、栀子、连翘、甘草、白芍（酒炒）各100克，姜黄75克。

**【功效】**清瘟解毒，利二便，清头明目。

**【主治】**伤寒温病，表里实热，头痛目眩，目赤口苦，发狂谵语，二便不利。

**【方药分析】**蝉蜕、牛蒡子、薄荷疏散风热，清利头目；防风、荆芥穗祛风解表；黄连、黄芩、栀子、玄参、连翘清热泻火解毒；姜黄辛散温通，能外散风寒，内行血气；僵蚕息风止痉，祛风止痛；当归补血润肠；白芍养血敛肺；滑石、浮萍利水通淋；大黄、玄明粉清热泻火，泻下导滞；桔梗宣肺祛痰；甘草补脾益气，润肺止咳，又可调和诸药。

**【性状与剂型】**灰褐色粉末，气香，味苦辛，每包重5克。

【用法与用量】内服，1 次 1 包，1 日 2 次，姜汤送服。小儿酌减。

【贮藏】密闭，贮于阴凉干燥处，防潮防晒。

【宜忌】孕妇忌服。

## 341. 孔圣枕中丸
*《北京市药品标准》（1983 年版）*

【药物组成】龟板（砂烫醋淬）、龙骨、远志（去心甘草炙）、石菖蒲各 500 克。

【功效】益智安神。

【主治】心肾不交引起的失眠健忘，头晕耳鸣，神疲体倦。

【方药分析】龟板滋阴益肾，龙骨镇静安神，远志宁心安神，石菖蒲芳香开窍。

【性状与剂型】为黄褐色的大蜜丸，味甜，酸而涩，每丸重 9 克。

【用法与用量】内服，1 次 1 丸，1 日 2~3 次。

【贮藏】密闭，贮于阴凉干燥处，防潮防蛀。

【宜忌】忌饮酒，忌生气。

## 342. 水泻散
*《广东省药品标准》（1982 年版）*

【药物组成】炮附片、白术、党参（炙）各 2.8 克，肉豆蔻、姜炭（炮）各 1.9 克，人参、丁香各 0.9 克，肉桂 0.6 克。

【功效】益气健脾，温中止泻。

【主治】脾虚泄泻，寒滞腹胀，痰鸣微喘，呕恶腹痛。

【方药分析】白术、党参、人参健脾益气；炮附片、肉桂、姜炭温中散寒止痛；肉豆蔻温中行气，涩肠止泻；丁香温中降逆。

【性状与剂型】灰黑色的粉末，气微香，味甘，辛，温，每瓶 1.2 克。

【用法与用量】内服，1 次 1/2~1 瓶，1 日 2 次。

【贮藏】密闭，贮于阴凉干燥处，防潮防晒。

【宜忌】忌食生冷、黏腻的食物。

## 343. 水澄膏
*《证治准绳》*

【药物组成】白及、白蔹、五倍子、郁金各 50 克，雄黄、乳香各 50 克。

【功效】解毒消肿。

【主治】风热肿毒，红赤疼痛。

【方药分析】白及、白蔹清热解毒，五倍子敛疮消肿，郁金、乳香凉血破瘀，雄黄解毒杀虫。

【性状与剂型】黄棕色粉末，散剂。

【用法与用量】外用，取适量，水调敷肿上，1 日 2 次。

【贮藏】密闭保存，防潮防晒。

【宜忌】外用药，不可内服。

## 344. 平安丸

《北京市药品标准》( 1983 年版 )

【药物组成】木香、丁香、母丁香、沉香、香附（醋炙）、砂仁、青皮（醋炙）、陈皮、枳实、延胡索（醋炙）、茯苓、草果仁、肉豆蔻（煨）、豆蔻仁、山楂（炒）、六神曲（麸炒）、麦芽（炒）、槟榔各 300 克。

【功效】行气止痛，和中化湿。

【主治】胃寒气滞引起的胃脘疼痛，胸膈胀满，倒饱嘈杂，反胃呕逆，肚腹冷痛，得热则减，饮食不消。

【方药分析】公丁香、母丁香、肉豆蔻、草果仁温中散寒，暖胃止痛；香附、木香、砂仁、豆蔻仁、青皮、陈皮、枳实、沉香、槟榔疏导脾胃气滞，消胀除满，降逆止呕；延胡索活血止痛；白术、茯苓健脾益气；山楂、麦芽、六神曲健胃消食。

【性状与剂型】为黑褐色的大蜜丸，气微香，味甜，每丸重 6 克。

【用法与用量】内服，1 次 2 丸，1 日 2~3 次，温开水送下。

【贮藏】密闭，置室内阴凉干燥处，防潮防蛀。

【宜忌】忌情志郁怒，忌食生冷。

## 345. 平肝舒络丸

《北京市药品标准》( 1983 年版 )

【药物组成】沉香 300 克，胆南星（酒炙）150 克，柴胡、陈皮、佛手、乌药、香附（醋炙）、木香、檀香、广藿香、砂仁、豆蔻仁、厚朴（姜炙）、枳壳（去瓤麸炒）、羌活、细辛、木瓜、防风、钩藤、僵蚕（麸炒）、桑寄生、何首乌（黑豆酒炙）、怀牛膝（去头）、延胡索（醋炙）、乳香（醋炙）、没药（醋炙）、白及、人参（去芦）、白术（麸炒）、茯苓各 90 克，青皮（醋炙）、丁香、天竺黄、肉桂（去粗皮）各 60 克，朱砂粉 30 克，冰片 9 克，羚羊角粉 3 克。

【功效】平肝疏络，活血祛风。

【主治】肝气郁结，经络不畅引起的胸胁胀痛，肩背串痛，手足麻木，筋脉拘挛。

【方药分析】柴胡、青皮、陈皮、佛手、乌药、香附、木香、檀香、丁香、沉香、厚朴、枳壳、延胡索、乳香、没药疏肝理气，止痛；豆蔻仁、广藿香、木瓜、砂仁去湿和中，舒筋；羌活、细辛、防风扫除外风，通络；钩藤、僵蚕、天竺黄、胆南星祛风痰，除痰通络；桑寄生、何首乌、怀牛膝、熟地黄、龟板、肉桂补肾添精；川芎、白及、冰片消肿生肌；人参、白术、茯苓健脾益气；朱砂、羚羊角清心经肝经之火，息风止痉。

【性状与剂型】为棕红色的大蜜丸，气凉香，味苦、辛，每丸重6克。

【用法与用量】温黄酒或温开水送服，1次1丸，1日2次。

【贮藏】密封，置室内阴凉干燥处，防潮防蛀。

【宜忌】忌食生冷。

# 346. 平胃丸

《和剂局方》

【方药组成】苍术（炒）160克，厚朴100克，陈皮、甘草（炙）各20克，红枣4克，生姜3克。

【功效】燥湿健脾，宽胸消胀。

【主治】脾胃湿盛，不思饮食，脘腹胀满，恶心呕吐，吞酸嗳气。

【方药分析】苍术燥湿健脾；厚朴除胸满，行气消胀；陈皮理气化湿，炙甘草、生姜、红枣调和脾胃。

【性状与剂型】黄褐色小丸，气微香，味淡，每19粒重1克。

【用法与用量】内服，1次6克，1日2次，食前温开水送服。

【贮藏】密闭，置阴凉干燥处，防潮防蛀。

【宜忌】忌食寒凉辛辣油腻食物。

【各家论述】《和剂局方》："治脾胃不和，不思饮食，心腹胁肋胀满刺痛，口苦无味，胸满短气，呕哕恶心，噫气吞酸，面色萎黄，肌体瘦弱，怠惰嗜卧，体重节痛，常多自利，或发霍乱，及五噎八痞，膈气反胃，并宜服。"

《医方考》："湿淫于内，脾胃不能克制，有积饮痞膈中满者，此方主之。此湿土太过之证，经曰敦阜是也。苍术味甘而燥，甘则入脾，燥则胜湿；厚朴味苦而温，温则益脾，苦则燥湿，故二物可以平敦阜之土。陈皮能泄气，甘草能健脾，气泄则无湿郁之患，脾强则有制湿之能，一补一泄，又用药之则也。是方也，惟湿土太过者能用之，若脾土不足及老弱阴虚之人皆非所宜也。"

《景岳全书》："夫所谓平胃者，欲平治其不平也。此东垣为胃强邪实者设，故其性味从辛从燥从苦，而能消能散，惟有滞有湿有积者宜之。"

《医方集解》："平胃散乃治脾胃之圣剂，利湿化痞，消胀和中，兼治时疫瘴气，燥而不烈，故为消导之首方。"

## 347. 正骨膏

《山东省药品标准》(1986 年版)

【药物组成】肉桂、冰片各 300 克，当归、木鳖子、党参、紫草、防风、延胡索、甘草、熟地黄、羌活、陈皮、防己、赤芍、枸杞子、象皮、杜仲、川牛膝、苍术、人参、虎骨、海桐皮、附子、天麻、玉竹、僵蚕、白芷、补骨脂、白术、黄芪、透骨草、锁阳、大黄、远志、淫羊藿、独活、白芍、续断、半夏、狗脊、首乌、甘松、川芎、石楠藤、粉萆薢、细辛、秦艽、川乌、干姜、天南星、山药、草乌、牡丹皮、泽泻、木瓜、红花、降香、五加皮、巴戟天、地黄、苏木、血余炭、骨碎补、三七、肉苁蓉、没药、佛手、白及、乳香、穿山甲、龙骨、血竭、地骨皮、儿茶、鹿茸、木香各 125 克，珍珠 25 克，牛黄 15 克，麝香 13 克。

【功效】舒筋活络，活血止痛。

【主治】筋骨疼痛，跌打损伤，促进骨折愈合。

【方药分析】木鳖子、远志、没药、佛手、白及、牛黄、乳香、穿山甲、地骨皮、麝香、紫草、儿茶、冰片、珍珠消肿止痛，散结解毒；防风、羌活、苍术、半夏、白芷、独活、细辛、秦艽祛除外感之风寒湿邪，止痛；延胡索、陈皮、当归、赤芍、川芎、红花、三七、血竭、木香、象皮活血行气，化瘀消肿；木香、枸杞子、杜仲、川牛膝、附子、补骨脂、锁阳、白芍、淫羊藿、续断、狗脊、首乌、龟板、牡丹皮、巴戟天、地黄、骨碎补、肉桂、肉苁蓉、龙骨、鹿茸补肾壮骨强筋；党参、甘草、人参、白术、黄芪、山药、泽泻补气固表，接骨止痛；防己、虎骨、海桐皮、天麻、僵蚕、透骨草、甘松、石楠藤、粉萆薢、川乌、干姜、天南星、草乌、木瓜、降香、五加皮、苏木、防己、玉竹、大黄、血余炭祛风湿通络，止痛消肿。

【性状与剂型】为摊于布上的黑膏药，每张净重 38 克。

【用法与用量】外用，患处先用温水洗净，再用白酒擦洗，用慢火将膏药烤开，将内药面捻匀贴于患处。过 5~7 日取下，休息 1~2 天，再以前法贴之。伤重者可另换膏药贴之。

【贮藏】置阴凉干燥处，防潮防晒。

【宜忌】孕妇禁用。

## 348. 玉叶金丹（妇科调补丸）

《浙江省药品标准》(1983 年版)

【药物组成】茯苓、莲子肉各 320 克，山药 216 克，丹参 210 克，菟丝（炒）、甘草各 160 克，砂仁 146 克，杜仲（盐水炒）、阿胶、香附各 130 克，麦门冬（炒）、紫苏叶各 126 克，川芎 120 克，当归（酒炒）、川贝母、沙苑子（炒）各 110 克，党参 100 克，白芍（炒）、沉香、化橘红各 80 克，黄芩（酒炒）、厚朴（制）各 76 克，黄芪（炙）66 克，肉苁蓉、地黄、枳壳（炒）各 60 克，血余炭、琥珀、山楂（炒）、羌活、白术（炒）、木香、大腹皮各 42 克，朱砂（飞）40 克，续断、艾叶（炒）、益母草各 42 克。

【功效】理气，活血，调经。

【主治】气血两亏，月经不调，崩漏带下。

【方药分析】党参、黄芪、山楂、白术、茯苓、山药、甘草健脾益气，生化气血；杜仲、肉苁蓉、地黄、续断、菟丝子补肾添精，以化气血；丹参、川芎、当归、白芍、益母草、阿胶补血活血，祛瘀生新；厚朴、枳壳、沉香、香附、木香、砂仁行气，解郁，止痛；琥珀、川贝母、沙苑子、朱砂、化橘红化痰镇惊；艾叶、血余炭暖宫散寒，止血；羌活、紫苏叶疏风解表；黄芩清利湿热解毒；麦门冬、莲子肉养阴清热，降心火；大腹皮行气逐水，化湿。

【性状与剂型】为朱红色的大蜜丸，气微香，味苦，甘，每丸重 4.5 克。

【用法与用量】内服，打碎服用，1 次 1 丸，1 日 2 次，温开水送下。

【贮藏】密闭，置阴凉干燥处，防潮防蛀。

【宜忌】宜情志舒畅，忌食寒凉食物。

## 349. 玉红膏

《外科正宗》

【药物组成】当归 100 克，甘草 60 克，白芷 25 克，血竭、轻粉各 20 克，紫草 10 克。【功效】解毒消肿，生肌止痛。

【主治】痈疽疮疖，乳疮发背，疮疡肿痛，溃烂流水。

【方药分析】当归活血止痛，白芷消肿排脓止痛，甘草清热解毒，紫草凉血解毒，血竭止血止痛，化瘀敛疮生肌，轻粉攻毒止痒。

【性状与剂型】紫红色软膏剂，味微香。

【用法与用量】外用，取适量涂敷患处，1 日 3 次。

【贮藏】密闭，贮于阴凉干燥处，防潮防晒。

【各家论述】《中药成药学》："本药临床适用于发背痈疽，疮疡溃烂等症，汤火灼伤等症。方中有紫草，制作炸取药油和药后，呈玉红色故名。"

## 350. 玉枢丹（太乙玉枢丹）

《全国中成药产品集》

【药物组成】麝香、山慈菇、朱砂、雄黄。

【功效】辟秽解毒，消肿止痛。

【主治】中暑，脘腹胀闷，呕吐泄泻。外治疮疖，痄腮。

【方药分析】麝香开窍辟秽，山慈菇、朱砂、雄黄均可解毒，消肿止痛。

【性状与剂型】散剂，每瓶 0.6 克。

【用法与用量】内服，每次 1/2~1 瓶。外用取适量，温水调涂患处。

【贮藏】密闭，贮于阴凉干燥处，防潮防晒。

# 351. 玉泉丸

《百代医宗》

【药物组成】党参 60 克，天花粉、葛根各 45 克，麦冬、茯苓、乌梅、甘草、五味子、地黄各 30 克，生黄芪、密黄芪各 15 克。

【功效】养阴滋肾，益气生津。

【主治】全身无力，肌肉消瘦，口渴多饮之消渴症（糖尿病）。

【方药分析】党参、茯苓、黄芪、甘草均可健脾益气；麦冬、五味子、地黄可养阴滋肾；天花粉、葛根、乌梅生津止渴；用甘草调和诸药。

【性状与剂型】为黑色水丸，丸心呈褐色，味甘甜，微苦，每瓶 300 粒重 45 克。

【用法与用量】内服，1 次 60 粒，1 日 4 次。

【贮藏】密封，置阴凉干燥处，防潮防晒。

【宜忌】忌食辛辣、甘甜之品。

# 352. 玉屏风丸

《世医得效方》

【药物组成】白术（麸炒）200 克，黄芪、防风各 100 克。

【功效】固表止汗。

【主治】卫气虚弱，自汗不止，肌腠不密，易受风寒。

【方药分析】黄芪甘温益气，固表止汗；白术健脾益气，固表止汗；芪、术合用，大补脾肺之气，使脾胃健旺，肌表充实，则汗不易泄，邪不易侵；佐以防风，走表以祛风邪，且升脾中清阳，助黄芪益气御风。

【性状与剂型】灰棕色，小粒水丸。

【用法与用量】内服，1 次 9 克，1 日 2 次，饭前服用，或用布袋包煎服。

【贮藏】密闭，置阴凉干燥处，防潮防晒。

【宜忌】阴虚盗汗者忌用。

【各家论述】《医方考》："气虚自汗者，此方主之。自汗者，无因而自汗也。白术、黄芪所以益气，然甘者性缓，不能速达于表，故佐之以防风。东垣有言，黄芪得防风而功愈大，乃相畏而相使者也。"

《名医方论》："防风遍周身，称治风之仙药，上清头面七窍，内除骨节疼痹，外解四肢挛急，为风药中之润剂，治风独取此味，任重功专矣。然卫气者，所以温分肉而充皮肤，肥腠理而司开阖。惟黄芪能补三焦而实卫，为玄府御风之关键，且有汗能止，无汗能发，功同桂枝，故又能除头目风热，大风癞疾，肠风下血，妇人子脏风，是补剂中之风药也。"

《成方便读》："玉屏风散，此散中寓补，补内兼疏。"

## 353. 玉真散

《外科正宗》

【药物组成】生白附子 600 克，防风、白芷、生天南星、天麻、羌活各 50 克。

【功效】祛风化痰，解痉止痛。

【主治】破伤风。外治跌扑损伤，刀伤出血，青肿疼痛，兼治冻疮。

【方药分析】生白附子、生天南星其性味辛苦温热有毒，能祛风化痰、解痉，故为主药；辅以防风、白芷、羌活，具有燥湿祛风之力，故可助其主药疏散经络中之风邪，可导邪外出；天麻能息风定惊，加强其抗痉厥之作用。

【性状与剂型】黄白色至淡黄色的粉末，气香，味麻辣，每袋装 12 克。

【用法与用量】内服，1 次 1~1.5 克，或遵医嘱。外用适量敷患处。伤破出血者，干粉撒于患处。未破者，白开水调敷。冻疮用油调敷。

【贮藏】密闭，置阴凉干燥处，防潮防晒。

【宜忌】服用时不得过量。孕妇忌服。

【各家论述】《外科正宗》："若牙关紧急，腰背反张者，每服三钱，用热童便调服，虽内有瘀血亦愈。至于昏死心腹尚温者，连进二服，亦可保全。若治疯犬咬伤，更用漱口水洗净，搽伤处亦效。"

《古今名方发微》："古今运用本方治疗破伤风，皆强调服药以得汗为度，或服药后盖被取汗，认为是否汗出与疗效密切相关。说明本方是通过疏风发汗，使风毒之邪由表而去。本方药性偏于辛燥，易伤津耗气，故破伤风后期，津气虚者不宜使用。且服用本方后当忌风，以防复感。"

## 354. 玉液丸（玉液金丹）

《江苏省药品标准》（1977 年版）

【药物组成】茯苓、莲子各 192 克，山药、丹参各 126 克，菟丝子、甘草各 96 克，砂仁 87 克，阿胶、杜仲（制）、香附（制）各 78 克，麦冬、紫苏叶各 75 克，川芎 72 克，沙苑子、浙贝母、当归（炒）各 66 克，人参 60 克，沉香、陈皮（炒）、白芍（炒）、厚朴（制）、黄芩（炒）各 45 克，黄芪（制）、肉苁蓉、地黄、枳壳各 36 克，大腹皮、琥珀（飞）、羌活、木香、白术（炒）、血余炭、山楂各 25 克，艾叶（炒）、益母草清膏、续断各 19 克。

【功效】益气养血。

【主治】妇女气血不调，经期不准，产后血虚。

【方药分析】人参、甘草、黄芪补中益气；山楂、茯苓、白术、莲子健脾益气养阴；大腹皮、枳壳、砂仁、香附、木香、厚朴、沉香理气宽中，解郁止痛；阿胶、丹参、当归、益母草补血活血；地黄、白芍、山药、续断、肉苁蓉、杜仲、菟丝子、麦冬、沙苑子补肾益精，强筋壮骨；陈皮、浙贝母理气化痰；紫苏叶、羌活发散表邪，祛风除湿；川芎、血余炭止血活血，消瘀止痛；艾叶温经止痛；琥珀镇惊安神，活血散瘀；黄芩清利湿热。

**【性状与剂型】** 黑色大蜜丸，气微香，味甜微苦，每粒重9克。

**【用法与用量】** 内服，1次1粒，1日2次，温开水送下。

**【贮藏】** 密闭，置阴凉干燥处，防潮防蛀。

**【宜忌】** 孕妇忌服。

## 355. 玉簪清咽散

《吉林省药品标准》（1977年版）

**【药物组成】** 玉簪花25克，沉香20克，诃子、川楝子、栀子、广枣、檀香、肉豆蔻、石膏、北沙参、木香、苦参、瞿麦、丁香、甘草各7.5克。

**【功效】** 清热解毒，清咽镇咳。

**【主治】** 伤风感冒，肺热咳嗽，头晕目赤，咽喉肿痛。

**【方药分析】** 玉簪花、丁香、栀子、石膏、瞿麦、苦参清热燥湿，凉血解毒；沉香、川楝子、木香、檀香理气平肝，降逆平喘；肉豆蔻、诃子敛肺利咽；北沙参润肺止咳，养胃生津；甘草、广枣益气调中。

**【性状与剂型】** 黄白色的粉末，气芳香，味微苦，每袋重10克。

**【用法与用量】** 内服，1次半袋，1日2~3次，温开水送下。小儿酌减。

**【贮藏】** 密闭，置阴凉干燥处，防潮防晒。

**【宜忌】** 忌食辛辣，谨避风寒。

## 356. 玉露保肺丸

《内蒙古药品标准》（1982年版）

**【药物组成】** 天冬、麦冬各120克，石斛、地黄、熟地黄各80克，知母、黄柏各40克。

**【功效】** 滋阴清热，润肺止嗽。

**【主治】** 阴虚咳嗽，失音声哑，口渴咽干，痰中带血。

**【方药分析】** 地黄、石斛、知母、黄柏滋阴清热；熟地黄养阴补血；天冬、麦冬养阴润肺。

**【性状与剂型】** 为褐黑色蜜丸，味甘，微苦，每丸重9克。

**【用法与用量】** 内服，1次1丸，1日2次，温开水送下。

**【贮藏】** 密闭，置阴凉干燥处，防潮防蛀。

**【宜忌】** 忌食辛辣油腻食物。

## 357. 玉珍解毒丸

《全国医药产品大全》（1988 年版）

【药物组成】玉簪花 150 朵，川楝子、广枣、檀香、石膏、沙参、诃子、苦参、栀子、公丁香、沉香、闹羊花、肉豆蔻、甘草、木香各 50 克。

【功效】清热解毒。

【主治】<u>肺热咳嗽</u>，<u>咽喉肿痛</u>。

【方药分析】木香、沉香、檀香、丁香行气止痛，降逆；石膏、知母、沙参清热润肺；闹羊花、川楝子止痛；玉簪花、栀子清热解毒，泻火；诃子、肉豆蔻敛肺利咽；广枣解毒，补中益气；甘草调和诸药。

【性状与剂型】棕黄色水丸，味苦气香，每盒 30 克。

【用法与用量】内服，1 次 20~30 粒，1 日 1~2 次。

【贮藏】密封，置室内阴凉干燥处，防潮防晒。

【宜忌】孕妇慎服。

## 358. 玉液消渴散

《医学衷中参西录》

【药物组成】生山药 300 克，生黄芪 150 克，知母、葛根、五味子、天花粉、人参、山萸肉各 100 克，生鸡内金（捣细）60 克。

【功效】益气生津，固肾止渴。

【主治】<u>消渴症</u>。见口渴引饮，饮水不解，小便频数量多，或小便混浊，困倦气短，脉虚细无力等。

【方药分析】山药、黄芪补脾固肾，益气生津。知母、天花粉滋阴清热，润燥止渴。葛根助黄芪升发脾胃清阳，输布津液而止渴；鸡内金助脾健运，运化水谷精微。五味子助山药补肾固精，收敛阴津以缩尿。人参补气益精，山萸肉补肾缩泉。

【性状与剂型】黄白色粉末，味微苦，每袋重 10 克。

【用法与用量】温开水冲服，1 次 1 袋，1 日 3 次，饭前服。

【贮藏】置阴凉干燥处，防潮防晒。

【宜忌】忌食甜食以及含糖量高的水果。

## 359. 去腐生肌散

《全国医药产品大全》

【药物组成】铅粉 12 克，乳香(制)9 克，没药(制)8 克，轻粉、红粉、象皮(土炮)各 6 克，龙骨（生）3 克，冰片 0.6 克。

【功效】去腐生肌。

【主治】诸般疮疖，溃烂流脓，久不收口。

【方药分析】龙骨(生)生肌敛疮；铅粉、轻粉、红粉、象皮(土炮)解毒收敛，止痒生肌；没药（制）、乳香（制）、冰片清热止痛，防腐止痒。

【性状与剂型】粉红色粉末，每瓶内装 1.5 克。

【用法与用量】外用，酌量撒布患处。

【贮藏】密闭，置阴凉干燥处，防潮防晒。

【宜忌】切勿内服。

## 360. 甘露消毒丸（甘露消毒丹）
### 《续名医类案》

【药物组成】滑石（飞）150 克，茵陈 110 克，黄芩 100 克，石菖蒲 60 克，川贝母、木通各 50 克，土藿香、连翘、射干、白豆蔻、薄荷各 40 克。

【功效】化湿，清热，解毒。

【主治】湿温时疫，发热体倦，胸闷腹胀，肢酸咽肿，斑疹黄疸，疟腮口渴，溺赤便秘。

【药物分析】滑石、茵陈、木通皆利湿药，薄荷、藿香、菖蒲、白豆蔻、射干均芳香通利，疏里宣外；黄芩清热，贝母豁痰，加连翘者，症见斑疹，虽在气分为多，而一部分已袭营分也，本方清内而不遗通外，微苦而不大苦，清利而不燥利是其特点。

【性状与剂型】灰黄色小粒水丸，具土藿香等芳香气，味苦带辛。

【用法与用量】内服，1 次 6~9 克，1 日 1~2 次，饭前温开水送服或用布袋包煎汤服。

【贮藏】密闭，置阴凉干燥处，防潮防晒。

【宜忌】忌食辛辣。

## 361. 石斛夜光丸
### 《原机启微》

【药物组成】麦冬 600 克，茯苓、天冬各 120 克，人参、山药、地黄、犀角、熟地黄、山药、枸杞子、菟丝子、苦杏仁、牛膝、菊花、青葙子、决明子各 45 克，石斛、甘草、肉苁蓉、五味子、防风、川芎、枳壳（炒）、白蒺藜（盐炒）、羚羊角各 30 克。

【功效】平肝，滋肾，明目。

【主治】肝肾两亏，阴虚火旺，内障目暗，视物昏花。

【方药分析】熟地、枸杞子、天门冬、石斛、肉苁蓉、菟丝子、生地黄、五味子、麦门冬、牛膝等补益肝肾，生精养血；人参、怀山药、茯苓、甘草补益元气，有阳生阴长之功；犀角、羚羊角、黄连、菊花、青葙子、决明子、白蒺藜等可清热泻火，平肝潜阳，祛风除翳；苦杏仁、川芎、枳壳、防风等行气导滞，升发精气，上注于目。

【性状与拍型】棕黑色的大蜜丸，味甜而苦，每丸重 9 克。

【用法与用量】内服，1 次 1 丸，1 日 2 次。

【贮藏】密闭，置阴凉干燥处，防潮防蛀。

【宜忌】忌食辛辣食物。

【各家论述】《古今名医方论》："罗东逸曰：此方为阳衰阴弱，不能升精于目而设，故目科与《千金》磁朱丸并重，治证亦同。然磁朱为镇坠药，此为滋补药。《针经》曰'五脏六腑精气皆上于目而为之精'，故夫目之精明者，阴阳合传而为精明者也。若肾肝虚，则阴弱不能敛精以升养神水于内。脾肺虚，则阳衰不能摄阴而浮散神光于外，以致神水宽大，睹物成二。此其治法，其营在肝，其主在肾，其合在脾，能合肾脾之阴而使肝达之，则必能归精于两眸，而继明如昼夜矣。"

## 362. 石榴泻痢丸

*《吉林省药品标准》（1977 年版）*

【药物组成】石榴皮、党参、炒白术各 300 克，炮干姜 200 克，甘草 50 克。

【功效】温中，涩肠，止泻。

【主治】久泻，久痢不愈。

【方药分析】石榴皮涩肠止泻；党参、炒白术、甘草健脾益气；炮干姜温中和胃。

【性状与剂型】圆球形棕黑色的水丸，味辛，微涩，每 100 丸重 10 克。

【用法与用量】内服，1 次 5 克，1 日 2 次，温开水送下。

【贮藏】密闭，置阴凉干燥处，防潮防晒。

【宜忌】忌食生冷和不易消化的食物。

## 363. 右归丸

*《景岳全书》*

【药物组成】熟地黄 400 克，菟丝子（炒）、枸杞子（炒）、杜仲、山药（炒）各 200 克，山茱萸（制）、当归（酒炒）各 150 克，附子（制）、鹿角胶、肉桂各 100 克。

【功效】温肾壮阳，补精益髓。

【主治】肾气不足，脾胃虚寒，食少便溏，脐腹疼痛。

【方药分析】本方即肾气丸去丹皮、茯苓、泽泻，加鹿角胶、菟丝子、枸杞子、杜仲、当归而成。方中重用熟地补肾填精，配合山药、山萸肉、菟丝子、枸杞、杜仲补肝肾，益精气；肉桂、附子温肾壮阳；鹿角胶补阳填精，当归温润养血，共奏温补肾阳、填精养血之效。

**【性状与剂型】**黑色小粒蜜丸，具有当归特异香气，味酸而微甜。

**【用法与用量】**内服，1次4.5克，饭前用淡盐汤或温开水送服。

**【贮藏】**密闭，置阴凉干燥处，防潮防蛀。

**【各家论述】**《景岳全书》："此益火之剂也。凡命门之阳衰阴盛者，宜此方加减主之。"

《古今名方发微》："肾为水火之脏，内舍真阴真阳。肾阳为一身阳气之根本，人体五脏六腑、四肢百骸皆赖以温养。若肾阳虚衰，阴寒内盛，则腹痛腰酸，肢冷脉细之证见矣。张景岳说：天之大宝，只此一丸红日；人之大宝，只此一息真阳。故制此方以益火之源，培补肾命之真阳。本方是从仲景肾气丸变化而成。"

## 364. 左归丸

《景岳全书》

**【药物组成】**熟地黄400克，山药（炒）、山茱萸、菟丝子、鹿角胶、龟甲胶、枸杞子各200克，牛膝（炒）、茯苓各150克。

**【功效】**补肾滋阴，添精益髓。

**【主治】**肾水不足，腰酸腿软，神疲口燥，盗汗遗精，虚热时作，耳鸣眼花。

**【药物分析】**熟地滋肾水，填真阴，以为主药；辅以枸杞子、山茱萸补益肝肾，助主药补肾养阴；佐以山药滋肾阴，养胃阴；菟丝子补益肝肾；鹿角胶、龟甲胶峻补精血；使以牛膝强筋壮骨，且引诸药直达下焦。

**【性状与剂型】**黑色小粒蜜丸，具腥臭气，味酸而微甜。

**【用法与用量】**内服，1次9克，1日2次，饭前服用，温开水送下。

**【贮藏】**密闭，置阴凉干燥处，防潮防蛀。

**【各家论述】**《景岳全书》："此壮水之剂也。凡命门之阴衰阳胜者，宜此方加减主之。"

《血证论》："《难经》谓左肾属水，右肾属火。景岳此方，取其滋水，故名左归。方取枣皮酸以入肝，使子不盗母之气。枸杞赤以入心，使火不为水之仇；使熟地一味，滋肾之水阴；使茯苓一味，利肾之水质。有形之水质不去，无形之水阴亦不生也。然肾水实仰给于胃，故用甘草、山药从中宫以输水于肾。"

## 365. 左金丸

《丹溪心法》

**【药物组成】**黄连600克，吴茱萸100克。

**【功效】**泻心清火，行气解郁。

**【主治】**脘胁疼痛，呕吐酸水，嘈杂嗳气，口苦咽干。

**【方药分析】**黄连大苦大寒，入心泻火，为主药；少佐吴茱萸大辛大热，疏肝开郁，降逆止呕。吴茱萸仅用黄连的1/6，故对清肝泻火并无妨害，且有反佐之功。

【性状与剂型】黄褐色的水丸，气特异，味苦，辛。

【用法与用量】内服，1 次 3~6 克，1 日 2 次，温开水送下。

【贮藏】密闭，置阴凉干燥处，防潮防晒。

【宜忌】忌情志郁怒。忌食寒凉。

【各家论述】《医方考》："肝脏火实，左胁作痛者，此方主之。左，肝也。左金者，谓金令行左而平肝也。黄连乃泻心之物，泻去心火，不得乘其肺金，则清肃之令左行，而肝有所制矣。吴茱萸味辛热而气燥，燥则入肝，辛热则疏利，乃用之以为反佐。经曰：'佐以所利，和以所宜'，此之谓也。"

《医方集解》："此足厥阴药也。肝实则作痛，心者肝之子，实则泻其子。故用黄连泻心清火为君，使火不克金，金能制木，则肝平矣。吴茱萸辛热，能入厥阴（肝），行气解郁，又能引热下行，故以为反佐。一寒一热，寒者正治，热者从治，以热治热，从其性而治之，亦曰反治，故能相济以立功也。肝居于左，肺处于右，左金者，谓使金令得行于左而平肝也。"

## 366. 龙牡补骨丸

《全国医药产品大全》

【药物组成】蜂蜜 6500 克，炙黄精、炙麻黄根、龙骨、怀山药、浮小麦、黄芪、鹿角霜、白术、茯苓各 960 克，牡蛎、当归、桂枝、芍药、小枣各 640 克，炙甘草 320 克。

【功效】补骨，收敛，止汗。

【主治】小儿佝偻病。

【方药分析】龙骨、牡蛎收敛固涩；炙黄精、怀山药、黄芪、小枣、白术、炙甘草、茯苓、蜂蜜补脾益气；鹿角霜、桂枝补肾壮阳；当归、芍药养血活血；炙麻黄根、浮小麦止虚汗。

【性状与剂型】棕褐色蜜丸，味甜微苦，每丸重 5 克。

【用法与用量】内服，5~7 岁，1 次 2 丸，1 日 3 次。1~3 岁，1 次 1 丸，1 日 3 次。

【贮藏】密闭，置阴凉干燥处保存，防潮防蛀。

【宜忌】宜增加营养。

## 367. 龙牡固精丸

《安徽省药品标准》（1987 年版）

【药物组成】龙骨（煅）、牡蛎（煅）、熟地黄、山茱萸、韭菜子、黄精（制）、沙苑子、蛇床子、荷叶各 160 克，黄芪（蜜炙）、芡实（炒）各 128 克，狗肾 5 克。

【功效】补肾益气，固精安神。

【主治】神经衰弱，梦遗滑精，腰酸腿痛，头昏脑涨，健忘失眠。

【**方药分析**】煅龙骨、煅牡蛎固肾涩精；山茱萸、芡实、沙苑子补肾涩精；熟地黄、韭菜子、蛇床子滋肾助阳；黄芪、黄精、荷叶益气健脾；狗肾引药达病所为使。

【**性状与剂型**】为褐色的包衣水蜜丸，味甜、辛，每丸 6 克重。

【**用法与用量**】内服，1 次 1 丸，1 日 2 次。

【**贮藏**】密闭，置阴凉干燥处，防潮防蛀。

【**宜忌**】宜节制房事。

## 368. 龙虎丸

《江苏省药品标准》（1977 年版）

【**药物组成**】巴豆霜、白砒、牛黄各 90 克，朱砂（飞）30 克。

【**功效**】急泻痰火。

【**主治**】神经错乱，不省人事，或喜笑不寐，狂躁不安。

【**方药分析**】巴豆霜泻下冷积，祛痰；白砒劫痰平喘；牛黄清热止痉，化痰开窍；朱砂镇心安神，清热解毒。

【**性状与剂型**】红色小丸，每 30 粒重 1 克。

【**用法与用量**】内服，1 次 6 粒，1 日 1 次。

【**贮藏**】密闭，置阴凉干燥处，防潮防晒。

【**宜忌**】孕妇忌服。忌食猪肉。巴豆霜、白砒有毒，不可过量服用。

## 369. 龙虎化毒丹

《浙江省药品标准》（1983 年版）

【**药物组成**】腰黄（飞）293 克，炉甘石（制）140 克，硼砂（飞）116 克，硝石 113 克，冰片 60 克，麝香 46 克，牛黄、珍珠粉各 41 克，斑蝥（去头足）1.5 克。

【**功效**】清血解毒。

【**主治**】疯狗毒蛇咬伤，伤寒中风，疮疡惊风，危重痧症。

【**方药分析**】牛黄、硼砂、硝石、冰片、珍珠粉、腰黄、麝香清热解毒，回苏开窍；斑蝥破癥散结；炉甘石收湿敛疮。

【**性状与剂型**】黄色的粉末，气香，味辛，微咸，每瓶 0.3 克。

【**用法与用量**】治疯狗毒蛇咬伤，适量点于两眼角及舌尖上，连点 7 日，兼敷患处，并内服 0.15 克，重则连服数日。治伤寒中风，惊风痰厥急症，适量点于舌上。治危急痧症，适量点于舌上并吹入鼻孔。

【**贮藏**】密闭，置阴凉干燥处，防潮防晒。

【**宜忌**】孕妇忌用。

## 370. 龙虱补肾酒

《广东省药品标准》(1882 年版)

【**药物组成**】龙虱 100 克，红枣 20 克，淫羊藿 4.69 克，熟地黄 3.56 克，杞子 3 克，何首乌（制）、菟丝子、莲须、杜仲各 2.31 克，肉苁蓉、覆盆子、党参（制）、褚实子、黄芪（炙）、牛膝各 1.56 克，沙苑子、黄精、胡芦巴各 1.13 克，白术 0.81 克，炙甘草 0.63 克，芡实 0.37 克。

【**功效**】补脾益肾，填精壮骨。

【**主治**】肾精亏损，身体虚弱，夜多小便，午夜梦遗。

【**方药分析**】龙虱、肉苁蓉、覆盆子、沙苑子、褚实子、菟丝子、何首乌、芡实、熟地、淫羊藿、胡芦巴补肾壮阳，益精填髓；杜仲、杞子、牛膝补益肝肾，强筋骨；党参、白术、黄精、黄芪、炙甘草、红枣补中益气，健脾润肺；莲须清心固肾，涩精止遗。

【**性状与剂型**】茶红色的澄清液体，每瓶装 500 毫升。

【**用法与用量**】内服，1 次 30~60 毫升。

【**贮藏**】密闭，置阴凉干燥处，避光防晒。

【**宜忌**】外感发热，喉痛眼红者勿服。

## 371. 龙荟丸

《上海市药品标准》(1974 年版)

【**药物组成**】龙胆、当归、栀子、黄芩各 100 克，芦荟、大黄、青黛（飞）各 50 克，木香 25 克。

【**功效**】泻火通便。

【**主治**】肝胆火旺，大便秘结，小便赤涩。

【**方药分析**】龙胆草、栀子、黄芩、青黛清热燥湿，泻火解毒；大黄、芦荟、当归泻下攻积，润肠通便；木香行气调中，止痛。

【**性状与剂型**】灰色小粒水丸，具芦荟臭气，味苦。

【**用法与用量**】内服，1 次 3~6 克，1 日 1~2 次，饭前服用。

【**贮藏**】密闭，置阴凉干燥处，防潮防晒。

【**宜忌**】脾胃虚寒者忌服。

## 372. 龙脑安神丸

《吉林省药品标准》(1977 年版)

【**药物组成**】郁金、钩藤、茯苓各 300 克，人参（去芦）、麦冬、胆南星、地骨皮、甘草、淡全蝎（去钩）各 200 克，桑白皮、广角各 100 克，牛黄 50 克，冰片 30 克，朱砂、芒硝各 20 克，麝香 10 克。

【功效】清凉解热，开窍定神。

【主治】痰涎壅盛，烦躁不安，惊厥抽搐，昏迷不醒，癫痫。

【方药分析】牛黄、广犀角、麝香清心解毒，豁痰开窍，清心凉血安神；郁金、冰片芳香去秽，通窍开闭，助牛黄、麝香内透包络；胆南星、茯苓、钩藤、全蝎祛痰止痉；佐以人参、麦冬益气生脉；桑皮、地骨皮清泻肺热；芒硝清热散结；甘草调和诸药。

【性状与剂型】类圆球形棕褐色的蜜丸，气芳香，清凉，味甘、苦，每丸重 5 克。

【用法与用量】内服，1 次 1 丸，1 日 2 丸，温开水送下。

【贮藏】密闭，置阴凉干燥处，防潮防蛀。

【宜忌】孕妇忌服。

## 373. 龙蛾酒

《黑龙江省药品标准》（1986 年版）

【药物组成】雄蚕蛾(干)、刺五加各 50 克，淫羊藿 40 克，菟丝子(酒制)35 克，熟地黄（盐制）、补骨脂（盐制）各 20 克，白酒适量。

【功效】壮阳补肾，益精髓。

【主治】肾虚阳痿，梦遗滑泄，小便频数，腰膝酸软等症。

【方药分析】菟丝子、淫羊藿、补骨脂补肾助阳，强筋壮骨；刺五加、熟地、雄蚕蛾补血滋阴，补肾壮阳。

【性状与剂型】为棕红色澄明液体，微有香气，味微甜，每瓶装 500 克。

【用法与用量】内服，1 次 15~30 毫升，1 日 2 次。

【贮藏】密闭，置阴凉干燥处，避光防晒。

【宜忌】节制房事。

## 374. 戊己丸

《上海市药品标准》（1974 年版）

【药物组成】黄连（炒）、白芍、吴茱萸各 400 克。

【功效】和肝暖胃，制酸止痢。

【主治】脾胃受湿，呕吐酸水，肝胃气郁，脘腹作痛，赤白痢下。

【方药分析】黄连清热解毒，燥湿止痢；吴茱萸辛温，疏肝降逆，温中止呕，又可监制黄连过于苦寒伐胃之弊；白芍疏肝和脾，缓急止痛，又可和血。

【性状与剂型】灰黄色小粒水丸，具吴茱萸特异香气，味苦，水泛如高粱子大。

【用法与用量】内服，1 次 3~4.5 克，1 日 1~2 次，饭前服用。

【贮藏】密闭，置阴凉干燥处，防潮防晒。

【宜忌】忌生冷、辛辣、油腻食物。

## 375. 归红跌打丸

*《辽宁省药品标准》*（1980 年版）

【药物组成】当归、防风、红花、天南星（制）各 175 克，白芷 120 克，黄瓜子 100 克，三七 50 克。

【功效】活血散瘀。

【主治】跌打损伤，血瘀作痛。

【方药分析】当归、红花、三七、黄瓜子活血化瘀，通络止痛；白芷、防风、天南星祛风除湿，化痰散结。

【性状与剂型】红褐色圆形蜜丸，味苦，每丸重 10 克。

【用法与用量】内服，1 次 1 丸，1 日 2 次。

【贮藏】密闭，置阴凉干燥处，防潮防蛀。

【宜忌】孕妇忌服。

## 376. 归芪丸

*《四川省药品标准》*（1983 年版）

【药物组成】黄芪（蜜炙）750 克，当归 150 克。

【功效】补血生血。

【主治】气血两虚，面色不华，经期及产后出血过多所引起的血虚发热，头痛。

【方药分析】当归量较大，故偏重于养血，活血；黄芪补气活血，气行则血行。

【性状与剂型】为棕黄色大蜜丸，气微香，味甜，微苦，每丸重 9 克。

【用法与用量】内服，1 次 1 丸，1 日 2~3 次。

【贮藏】密闭，置阴凉干燥处，防潮防蛀。

【各家论述】《名医方论》："血实则身凉，血虚则身热。或以饥困劳役，虚其阴血，则阳独治，故诸证生焉。此证纯象白虎，但脉洪大而无力，非大而长按之有力，当细辨之，《内经》所谓血虚脉虚是也。当归味厚，为阴中之阴，故能养血，黄芪则味甘补气者也，今黄芪多数倍而补血者，以有形之血，不能自生，生于无形之气故也。《内经》云阳生阴长，是之谓耳。"

## 377. 归肾丸

*《浙江省药品标准》*（1983 年版）

【药物组成】地黄（熟）180 克，杜仲（盐水炒）、山茱萸（蒸）、茯苓、山药、菟丝子（盐炒）、枸杞子各90克，当归67.5克。

【功效】滋阴补肾。

【主治】肾亏血虚，腰腿酸软，耳鸣目眩。

【方药分析】地黄、当归补血滋阴；杜仲、菟丝子、枸杞子补肾固精，养肝明目；山萸肉、山药、茯苓补脾益肾，健脾利湿。

【性状与剂型】为黄褐色水蜜丸，气香，味甘，微酸，每20粒重约3克。

【用法与用量】内服，1次9克，1日2次。

【贮藏】密闭，置阴凉干燥处，防潮防蛀。

【宜忌】忌生冷、辛辣、油腻食物。

# 378. 归脾丸

《济生方》

【药物组成】茯苓、白术（麸炒）、酸枣仁（炒）、黄芪（炒）、党参、龙眼肉、大枣各400克，当归（酒炒）、远志（炒）、鲜生姜各200克，青木香、甘草（蜜炙）各100克。

【功效】补气养血，健脾安神。

【主治】心脾两虚，气血不足，怔忡健忘，食少不寐及崩漏便血。也可用于再生障碍性贫血和血小板减少性紫癜症。

【方药分析】党参、白术、茯苓、甘草、大枣补气健脾；黄芪、当归补气生血；龙眼肉、远志、酸枣仁安神镇静；木香理气醒脾，以防诸补药之滞。

【性状与剂型】棕黑色蜜丸，具有当归特异香气，味甜而带苦，1丸重9克。

【用法与用量】内服，1次1丸，1日2~3次，饭前服用。

【贮藏】密闭，置阴凉干燥处，防潮防蛀。

【各家论述】《名医方论》："方中龙眼、枣仁、当归所以补心也。参、芪、术、苓、草所以补脾也，立斋加入远志，又以肾药之通乎心者补之，是两经兼肾合治矣。而特名归脾何也？夫心藏神，其用为思，脾藏智，其出为意，是神智思意，火土合德者也。心以经营之久而伤，脾以意虑之郁而伤，则母病必传诸子，子又能令母虚，所必然也。其证则怔忡、怵惕、烦躁之证见于心。饮食倦怠，不能运思，手足无力，耳目昏眊之证见于脾。故脾阳苟不运，心肾必不交，……而心阴何所赖以养，此取坎填离者，所以必归之脾也。其药一滋心阴，一养脾阳，取乎健者，以壮子益母。然恐脾郁之久，伤之特甚，故有取木香之辛且散者，以利气醒神，使能急通脾气以上行心阴，脾之所归，正在斯耳。"

# 379. 北芪药酒

《山西省药品标准》（1983年版）

【药物组成】黄芪75克，党参18克，白术15克，砂仁5克，陈皮3.6克，肉桂、肉豆蔻各 3 克，栀子、红花、山柰各 1.5 克，蔗糖 800 克。

【功效】健中强身，调和脾胃，补血益气。

【主治】脾胃虚弱，气虚乏力，头晕食少，慢性泄泻。

【方药分析】黄芪、党参、白术补中益气；陈皮、砂仁、肉豆蔻理气健脾，化湿和中；肉桂、山柰温中健脾，散寒止痛；栀子清热泻火；红花活血祛瘀，通利经络。

【性状与剂型】为浅黄色澄清液体，气香，味微甜、略苦，每瓶装 500 毫升。

【用法与用量】内服，1 次 15~30 毫升，每日 2 次。

【贮藏】密闭，置阴凉干燥处，避光防晒。

【宜忌】忌生冷、辛辣、油腻食物。

## 380. 四正丸

*《北京市药品标准》*（1983 年版）

【药物组成】藿香、茯苓、法半夏、陈皮、厚朴（姜制）、大腹皮、桔梗、香薷、甘草、白术（麸炒）、白芷、紫苏叶、枳壳（麸炒）、木瓜、白扁豆、六神曲（麸炒）各 30 克，山楂（炒）、麦芽（炒）、槟榔、檀香各 10 克，朱砂 17 克。

【功效】散寒祛暑，利湿消胀。

【主治】四时感冒，症见恶寒发热，头晕身倦，恶心呕吐，腹胀腹泻，舌苔白或腻，脉浮或濡。可用急慢性胃炎及消化不良。

【方药分析】藿香、香薷散寒祛暑，消除四时不正之邪；白芷、紫苏叶、茯苓、法半夏散寒祛邪，和胃止呕；枳壳、陈皮、厚朴、大腹皮、槟榔、檀香、桔梗理气行滞，疏导气机；白扁豆、木瓜、六神曲、山楂、麦芽、白术健脾利湿，开胃消食；朱砂清心解毒，安神定志；甘草调和诸药。

【性状与剂型】为黑棕色蜜丸，味微苦，每丸重 6 克。

【用法与用量】内服，每次 1 丸，1 日 2 次，姜汤或温开水送服。

【贮藏】密闭，置阴凉干燥处，防潮防蛀。

【宜忌】忌辛辣油腻。孕妇慎服。

## 381. 四红丸

*《湖南省药品标准》*（1982 年版）

【药物组成】当归（炭）、蒲黄（炭）、大黄（炭）、槐花（炭）、阿胶（炒）各 100 克。

【功效】清热凉血，收敛止血。

【主治】吐血、衄血、便血、尿血、妇女崩漏下血。

【方药分析】大黄炭为主药，化瘀止血；槐花炭凉血止血，为辅药；蒲黄炭，一助主药化瘀，二助辅药止血；用辛温之当归合阿胶，既养血活血，又防止上药过于寒凉，以致有血止成瘀之弊，共为佐使药。

【性状与剂型】棕黑色大蜜丸，味微甜苦，每丸重9克。

【用法与用量】内服，1次1丸，每日2次，凉开水送服。

【贮藏】密闭，置阴凉干燥处，防潮防蛀。

【宜忌】忌食辛辣动火之物。出血而无热者勿服。

## 382. 四妙丸

《江苏省药品标准》（1977年版）

【药物组成】黄柏、薏苡仁各250克，苍术、牛膝各125克。

【功效】清热利湿。

【主治】湿热下注，足膝红肿，筋骨酸痛，湿热带下，阴部湿疮。

【方药分析】黄柏苦寒清热燥湿为君，苍术苦温燥湿为臣，共具清热燥湿之效。薏苡仁独入阳明，祛湿利痹为佐；牛膝引药下行为使。

【性状与剂型】淡绿黄色水丸，气微，味苦涩，每15粒重1克。

【用法与用量】内服，1次6克，1日2次。小儿用量酌减。

【贮藏】密闭，置阴凉干燥处，防潮防晒。

【宜忌】忌食辛辣动火之物。

## 383. 四虎散

《外科正宗》

【药物组成】草乌50克，狼毒、半夏、天南星各25克。

【功效】攻坚散结。

【主治】痈疽初起，跌扑损伤及一切无名肿毒。

【方药分析】草乌为主，除湿散肿止痛；辅以南星化痰消肿定痛；半夏、狼毒为佐使，除湿散结消肿。

【性状与剂型】灰白色粉末，每袋100克。

【用法与用量】外用，每次取少许，用米醋或黄酒调敷患处。

【贮藏】密闭，置阴凉干燥处，防潮防晒。

【宜忌】切勿入口。凭医生处方使用。

## 384. 四制香附丸

《上海市药品标准》（1974年版）

【药物组成】香附（醋、童便、酒、蜜制）1600克，熟地黄、当归、白芍（麸炒）、川芎各400克，陈皮、白术（麸炒）、泽兰各300克，黄柏（炒炭）、甘草（蜜炙）各100克。

【功效】养血调经，顺气开郁。

【主治】妇女气滞腹痛，血凝成块，经闭不行，小腹疼痛。

【方药分析】香附舒肝解郁，调经止痛，得醋浸炒则入肝经以行气止痛；童便浸炒则入血分活血祛瘀调经；酒炒能行经络通血脉；蜜拌炒则甘缓补虚缓急止痛。故以四制香附理气补虚，调经行滞为君；白芍、熟地补血调经以为臣；川芎、泽兰活血化瘀，祛瘀生新；白术、陈皮健脾理气；黄柏少许以清血热共为佐药；炙甘草调和诸药为使。

【性状与剂型】棕黑色蜜丸具香附特异香气，入口味甜，继则辛而微苦，每丸重9克，每盒10丸。

【用法与用量】内服，每次1丸，1日3次，开水送服。

【贮藏】密闭，置阴凉干燥处，防潮防蛀。

【宜忌】忌食萝卜及生冷食物。凡气虚无滞者忌服。

## 385. 四制益母丸

《福建省药品标准》(1977年版)

【药物组成】熟地黄240克，益母草、当归、香附（四制）、艾叶（炭）各120克，白芍（酒制）、茯苓、白术（炒）各90克，砂仁、陈皮（制）、丹参各60克，川芎（蒸）、甘草（蜜炙）各45克，木香、阿胶珠各30克。

【功效】气血两补，理气调经。

【主治】气血两亏，产后贫血，月经不调，腰腹疼痛。

【方药分析】方中药物基本由四物益母丸和四制香附丸组成。前者以补血调经、祛瘀生新为主，后者以顺气开郁为主，且方中又加阿胶、艾叶等温经补血止血；加陈皮、砂仁、茯苓等理气健脾，助后天之本，使全方作用更加全面，补虚力量更强。

【性状与剂型】为黑色蜜丸，气香，味苦微甜，每丸重4.5克。

【用法与用量】内服，1次1~2丸，1日2次，炖服。

【贮藏】密闭，置阴凉干燥处，防潮防蛀。

【宜忌】忌食萝卜及生冷食物。

## 386. 四季三黄片

《全国中成药产品集》

【药物组成】大黄、黄芩、黄柏、栀子各等份。

【功效】清热解毒，通便利水。

【主治】口鼻生疮，咽疼齿痛，口干舌燥，目眩头晕，大便秘结，小便赤黄。

【方药分析】黄芩泻上焦之火，黄柏泻下焦之火，栀子、大黄通泻三焦之火，导热毒下行。

【性状与剂型】片剂，每瓶 8 片。

【用法与用量】内服，1 次 1~2 片，1 日 2 次。

【贮藏】密闭，置阴凉干燥处，防潮防晒。

【宜忌】忌食辛辣食物。

## 387. 四胜散（四圣散）

《全国医药产品大全》

【药物组成】松香、章丹、铅粉、白矾各等份。

【功效】渗湿止痒，收敛生肌。

【主治】皮肤湿痒，黄水疮，秃疮，薄皮疮。

【方药分析】松香生肌止痛，燥湿杀虫；铅粉解毒收敛生肌；白矾燥湿止痒；合章丹共建渗湿止痒、收敛生肌之功。

【性状与剂型】散剂，每袋 15 克。

【用法与用量】外用，取适量，花椒油调敷患处，脓水过多者干敷。

【贮藏】密闭，置干燥处，防潮防晒。

【宜忌】外用剂，不可内服。

## 388. 四消丸

《河南省药品标准》（1984 年版）

【药物组成】大黄、五灵脂（醋炙）、香附（醋炙）、牵牛子（炒）各 200 克。

【功效】消滞化积。

【主治】胸腹胀满，不思饮食，嘈杂吞酸。

【方药分析】大黄消积导滞，五灵脂行气活血消积，香附理气解郁，牵牛子利水引药下行。

【性状与剂型】棕色水丸，气香，味苦，每 50 丸重 3 克。

【用法与用量】内服，1 次 9 克，空腹时温开水送下。小儿酌减。

【贮藏】密闭，置阴凉干燥处，防潮防晒。

【宜忌】忌食生冷黏腻等不易消化的食物。

## 389. 四感散

《广东省药品标准》（1982 年版）

【药物组成】防风、葛根、羌活、连翘、黄芩、滑石各 154 克，荆芥 124 克，黄连、薄荷、柴胡、独活各 90 克，栀子、鬼箭羽、青蒿、车前子、大黄、藿香各 77 克，苏叶 60 克，薄荷油 4 毫升。

【功效】散风退热。

【**主治**】头痛发热，四时感冒。

【**方药分析**】荆芥、防风、苏叶发汗祛风解表；薄荷、连翘、葛根、羌活疏散风热；藿香、青蒿清热解暑；黄连、黄芩、栀子、大黄泻下里热；车前子、滑石清热利水；独活、鬼箭羽活血通经止痛；柴胡和解表里，甘草调和诸药。

【**性状与剂型**】淡黄色粉末，有薄荷油香气，味微苦，辛凉，每瓶重 2 克。

【**用法与用量**】内服，1 次 1 瓶，1 日 2 次。小儿减半。

【**贮藏**】密闭，置阴凉干燥处，防潮防晒。

【**宜忌**】忌食生冷食物。谨避风寒、暑热。

## 390. 史国公药酒

《湖南省药品标准》（1982 年版）

【**药物组成**】玉竹 160 克，鳖甲（醋酥）90 克，白术（麸炒）、牛膝各 60 克，桑寄生 50 克，蚕沙、川芎、防风各 40 克，木瓜、当归、红花各 30 克，甘草、羌活、独活、续断各 20 克，鹿角胶 10 克，红曲 120 克，白酒 18000 克。

【**功效**】祛风除湿，活血通络。

【**主治**】风寒湿痹日久，手足麻木，骨节疼痛，屈伸不利；或中风邪犯经络，口眼歪斜，半身不遂，日久肌肉痿软无力。

【**方药分析**】羌活、独活、防风祛风除湿，温经通络；木瓜、蚕沙、红曲祛湿伸筋止痛；续断、牛膝、桑寄生补肝肾强筋骨，兼以祛风湿；白术益气健脾胜湿；当归、川芎、红花养血活血通痹；玉竹、甘草益胃养阴，以健中州；鹿角胶、鳖甲补肝肾，益精血；白酒通脉活血引经为使。

【**性状与剂型**】红棕色的澄清液体，味甜略苦，每瓶装 500 毫升。

【**用法与用量**】内服，1 次 10~30 毫升，1 日 2~3 次。

【**贮藏**】密封，置阴凉处保存，避光防晒。

【**宜忌**】孕妇忌服。注意切勿兑入其他酒类，不可就果菜饮用。高血压者及热证患者禁服。

## 391. 仙传至宝丸

《北京市药品标准》（1983 年版）

【**药物组成**】滑石 33 克，白术（麸炒）144 克，茯苓 115.2 克，黄芪（蜜炙）、胆南星（酒炙）各 96 克，莪术（醋炙）、陈皮各 66 克，木香 57.6 克，甘草 54 克，厚朴、广藿香、枳壳（去瓤麸炒）、六神曲（麸炒）、山楂（炒）、南山楂、青皮（醋炙）、砂仁各 48 克，益智仁（盐炙）、三棱（麸炒）、桔梗各 29.1 克，甘松 19.2 克。

【**功效**】健脾，和胃，消食。

【**主治**】小儿脾胃不和，消化不良引起的呕吐乳食，食积腹胀，面黄体瘦，多睡少食。

【**方药分析**】陈皮、厚朴、甘松、藿香、胆南星、益智仁、桔梗、茯苓、青皮、木香、砂仁、白术、滑石、甘草理气健脾，燥湿化痰；三棱、莪术、枳壳、六神曲、山楂破血祛瘀，消积止痛；黄芪补气升阳，固表止汗。

【**性状与剂型**】为黄褐色的大蜜丸，气香，味甜，微苦，每丸重 3 克。

【**用法与用量**】内服，1 次 1 丸，1 日 2 次，山楂汤或温开水送服。周岁以内小儿酌减。

【**贮藏**】密闭，置室内阴凉干燥处，防潮防蛀。

【**贮藏**】密闭，置阴凉干燥处，防潮防蛀。

【**宜忌**】忌食生冷食物。

## 392. 外用舒筋药水

*《全国中成药产品集》*

【**药物组成**】生草乌、生川乌、大黄、独活各等份。

【**功效**】舒筋活络，消瘀止痛。

【**主治**】扭伤，劳累损伤，筋骨酸痛。

【**方药分析**】生草乌、生川乌祛寒止痛，温经通络；独活祛风胜湿止痛；大黄活血祛瘀。

【**性状与剂型**】为棕色的澄清液体，每瓶 25 毫升。

【**用法与用量**】外用，搽患处。1 日 2~3 次。

【**贮藏**】密闭，置室内阴凉干燥处，避光防晒。

【**宜忌**】不可内服。皮肤破溃者慎用。

## 393. 外阴白斑粉

*《全国医药产品大全》*

【**药物组成**】枯矾、槟榔各 93 克，雄黄 9.3 克，硇砂、硼砂 0.31 克。

【**功效**】收敛，杀菌，止痒。

【**主治**】阴痒，外阴白斑病。

【**方药分析**】枯矾燥湿杀虫止痒为主药，辅以硇砂消积瘀，软坚散结去腐；雄黄解毒杀虫；佐以槟榔、硼砂清热解毒，杀虫以助其功。

【**性状与剂型**】黄棕色粉末。

【**用法与用量**】外用，临用时将药粉与食用植物油调成稀糊状，涂敷于患处。

【**贮藏**】密闭，置阴凉干燥处，防潮防晒。

【**宜忌**】经期停用，皮肤破溃者慎用。

## 394. 外科蟾酥丸
《外科正宗》

【药物组成】蜗牛 2100 克，朱砂（飞）300 克，蟾酥、腰黄（飞）各 200 克，麝香、没药、乳香（制）、寒水石（煅）、胆矾、铜绿、枯矾各 100 克，轻粉 50 克。

【功效】消肿解毒。

【主治】痈疽，疔疮，恶疮。

【方药分析】蟾酥、蜗牛、朱砂清热解毒，消肿止痛；腰黄、麝香、寒水石解毒泻火，疗疮疽；乳香、没药活血化瘀，去腐生肌；胆矾、枯矾、铜绿、轻粉燥湿解毒，去腐杀虫；轻粉与寒水石相伍，具有拔毒收敛之功。

【性状与剂型】为淡棕色小粒水丸，具麝香特异香气，味微苦，有麻舌感，如莱菔子大。

【用法与用量】内服，1 次 3~5 粒，1 日 1~2 次。外用米醋溶化，敷于患处。

【贮藏】密闭，置阴凉干燥处，防潮防晒。

【宜忌】孕妇忌用。药品有毒，不宜过量服用。

【各家论述】《外科正宗》："治疗疮、发背、脑疽、乳痈、附骨、臀腿等疽，一切恶症歹疮，不痛或麻木，或呕吐，病重者必多昏愦。此药服之，不起发者即发，不痛者即痛，痛甚者即止，昏愦者即苏，呕吐者即解，未成者即消，已成者即溃。真有回生之功，乃恶症中至宝丹也。"

## 395. 外搽止痛水
《全国中成药产品集》

【药物组成】辣椒油、樟脑油、松节油。

【功效】舒筋活络，祛风止痛。

【主治】风湿痛，关节痛，神经痛，冻疮。

【方药分析】辣椒油散寒止痛；樟脑油、松节油通络止痛。

【性状与剂型】为淡棕色的油剂，每瓶 50 毫升。

【用法与用量】外用，取适量，搽患处，1 日 3 次。

【贮藏】密闭，置阴凉干燥处，避光防晒。

【宜忌】外用药，不可内服。

## 396. 冬青补汁
《湖南省药品标准》（1982 年版）

【药物组成】女贞子（酒蒸）、金樱子肉、大枣各 200 克，桑椹 100 克，菟丝子、黄精（蒸制）各 50 克，锁阳 35 克，熟地黄、胡芦巴、淫羊藿各 30 克，五味子 15 克。

【**功效**】温补肝肾，滋阴益精。

【**主治**】肝肾不足，头昏目眩，小便频数，腰膝酸软。

【**方药分析**】女贞子、桑椹、熟地黄滋阴益肾，养肝生血；金樱子、菟丝子、锁阳、胡芦巴、淫羊藿温肾助阳，益精壮阳摄尿；黄精、五味子、大枣补脾润肺，养营安神，滋肾固精。

【**性状与剂型**】熬膏，棕黑色的黏稠液体，味甜，每瓶装 250 克。

【**用法与用量**】内服，1 次 10 毫升，1 日 3 次。

【**贮藏**】密闭，置阴凉干燥处，避光防晒。

【**宜忌**】宜节制房事。

# 397. 生化丸

《广西药品标准》（1984 年版）

【**药物组成**】当归（酒制）800 克，川芎 300 克，桃仁（去皮）100 克，甘草（蜜炙）、炮姜各 50 克。

【**功效**】活血化瘀，温经止痛。

【**主治**】产后恶露不行，下腹疼痛。

【**方药分析**】当归、川芎味辛甘苦而性温，归经入肝，生新化瘀，疏肝而达木郁；炮姜、炙甘草归经入中焦，散寒凝而益脾胃；桃仁化瘀活血。

【**性状与剂型**】黑色大蜜丸，具当归香气，味甜微辛，每丸重 9 克。

【**用法与用量**】内服，1 次 1 丸，1 日 2 次。

【**贮藏**】密闭，置阴凉干燥处，防潮防蛀。

【**各家论述**】《血证论》："既产之后，身痛腰痛，恶血不尽，阻滞其气，故作痛也。盖离经之血，必须下行不留，斯气无阻滞，自不作痛，又能生长新血。若瘀血不去，则新血不生，且多痛楚，宜归芎失笑散及生化汤治之。"

《成方便读》："夫产后气血大虚，固当培补，然有败血不去，则新血亦无由而生，故见腹中疼痛等证，又不可不以祛瘀为首务也。"

# 398. 生龙活虎丹（丸）

《湖南省药品标准》（1982 年版）

【**药物组成**】熟地黄 360 克，淫羊藿 240 克，肉苁蓉（酒制）、黄芪、枸杞子各 180 克，菟丝子、当归、杜仲（盐炒）、覆盆子各 120 克，附子（制）、五味子、韭菜子各 90 克，人参（去芦）、鹿茸（酒酥）、阳起石（煅）各 60 克。

【**功效**】大补气血，温肾壮阳。

【**主治**】气血亏损，肾气不足，腰膝无力，阳痿精冷，未老先衰。

【**方药分析**】鹿茸、阳起石、附子、五味子、韭菜子、菟丝子、杜仲、覆盆子、肉苁蓉、淫羊藿温补肾阳，强筋壮骨；人参、黄芪大补元气，补肺益脾；当归、枸杞、地黄补血益精，养肝明目。

【性状与剂型】为黑色的大蜜丸，味甜而微苦，涩，每丸重9克。

【用法与用量】内服，1次1丸，1日3次。

【贮藏】密封，置阴凉干燥处保存，防潮防蛀。

【宜忌】阴虚火旺者忌服。

## 399. 生尔发糖浆

*《湖北省药品标准》( 1986 年版 )*

【药物组成】菟丝子、何首乌（制）各240克，桑椹、黄芪、女贞子各150克，熟地黄、墨旱莲各120克，赤芍、五味子各100克，当归60克，蔗糖650克，防腐剂适量。

【功效】滋肝补肾，补气养血。

【主治】斑秃，全秃，脱发。

【方药分析】熟地、当归、桑椹、何首乌、女贞子、墨旱莲、菟丝子补肝肾，益精血；黄芪、赤芍益气活血；五味子滋肾涩精。

【性状与剂型】棕褐色的黏稠液体，气微，味甜苦而涩，每瓶装500毫升。

【用法与用量】内服，1次30~40毫升，1日3次。

【贮藏】密闭，在30℃以下保存。

【宜忌】忌食辛辣物。

## 400. 生发丸

*《山东省药品标准》( 1986 年版 )*

【药物组成】当归、侧柏叶、地黄、女贞子、柏子仁、桑椹、菟丝子（炒）各100克，白鲜皮50克，枸杞子、黄柏各30克。

【功效】滋补肝肾，养血生发。

【主治】斑秃脱发。

【方药分析】地黄、女贞子、枸杞子、桑椹子、菟丝子、当归补肝肾，益精血；柏子仁滋阴养血，养心安神；黄柏、白鲜皮、侧柏叶清热凉血燥湿。

【性状与剂型】棕褐色的大蜜丸，气微，味甜，微苦，每丸重9克。

【用法与用量】内服，1次1丸，1日2次。重者酌加。

【贮藏】密封，置阴凉干燥处保存，防潮防蛀。

【宜忌】忌食动物脂肪，避免精神过度紧张。

## 401. 生肌八宝散

《上海市药品标准》（1980 年版）

【药物组成】①轻粉、石膏（尿浸、煅）、赤石脂（煅飞）各 100 克，广丹、龙骨（煅飞）、乳香（制）、没药（制）、血竭各 30 克。②石膏（煅）150 克，炉甘石（煅）、赤石脂（煅）各 120 克，龙骨（煅）90 克，轻粉 45 克，冰片 18 克，血竭 15 克，蜂蜡 90 克。

【功效】去腐生肌。

【主治】疮毒溃烂，久不收口。

【方药分析】两方均用龙骨、轻粉、血竭、石膏、赤石脂，共同发挥拔毒敛疮、去腐生肌之效。而①方中用广丹、乳香、没药三味，则活血止痛之力更强，适于瘀痛明显者。②方中用炉甘石、冰片、蜂蜡三味，则收湿敛疮、防腐消肿、止痛止痒之效更佳，适于疮毒溃烂，久不收口者。二方主治基本相同，然适应范围各有所宜，可区别使用。

【性状与剂型】散剂，淡赭红色粉末。

【用法与用量】先将患处用温开水洗净，拭干，将药粉少许撒于患处，外贴膏药，1 日更换 1~2 次。

【贮藏】密闭，干燥处保存，防潮防晒。

【宜忌】本品专供外用，不可入口。

## 402. 生肌玉红膏

《医宗金鉴》

【药物组成】当归、紫草各 100 克，白芷、生地、甘草各 25 克，广血竭、蜂房、轻粉各 20 克，冰片 10 克，麝香 5 克，黄蜡 200 克，麻油 750 克。

【功效】解毒止痛，去腐生肌。

【主治】术后伤口久不愈合及一切疮疡湿疹等。

【方药分析】生地、紫草、冰片、甘草清热凉血，解毒；当归、血竭、麝香活血行瘀，止痛；白芷、蜂房、轻粉、黄蜡消肿生肌，排脓。

【性状与剂型】土红色软膏剂。

【用法与用量】可调拌成纱条填入伤口引流，去腐生肌涂患处适量。

【贮藏】密封，置阴凉干燥处，防潮防晒。

【宜忌】外用药品，切勿入口眼。

## 403. 生肌散

《甘肃省药品标准》( 1878 年版)

【**药物组成**】血竭、龙骨（煅）、乳香、没药、象皮（滑石粉烫）、赤石脂各 200 克，海螵蛸（去硬壳）50 克，冰片 10 克。

【**功效**】化腐生肌，解毒止痛。

【**主治**】诸般疮疖，溃脓流水，肌肉不生，久不收口。

【**方药分析**】乳香、没药、血竭行瘀活血，止痛生肌；龙骨、海螵蛸、象皮、赤石脂收湿止血，敛疮生肌；冰片消肿止痛，防腐止痒。

【**性状与剂型**】棕色的粉末，气香，有清凉感，每瓶重 3 克。

【**用法与用量**】外用，将患处用温开水洗净，撒布于患处，或用温开水调敷，外贴硇砂膏或朱砂膏。

【**贮藏**】密闭，置阴凉处，避光防晒。

【**宜忌**】专供外用，不可内服。

## 404. 生肌膏

《全国医药产品大全》

【**药物组成**】煅石膏 200 克，煅炉甘石 100 克，朱砂 17 克，煅龙骨、冰片各 10 克，凡士林 2300 克。

【**功效**】去腐生肌。

【**主治**】痔漏术后伤口及一切外伤的去腐生肌。

【**方药分析**】石膏、朱砂清热解毒；龙骨、炉甘石收湿敛疮生肌；冰片增其消肿止痛，防腐止痒之功。

【**性状与剂型**】紫红色软膏。

【**用法与用量**】外用，取适量外涂患处，1 日 1~2 次。

【**贮藏**】密闭，置阴凉干燥处，防潮防晒。

【**宜忌**】专供外用，不可内服。

## 405. 生乳丸

《北京市药品标准》( 1983 年版)

【**药物组成**】生麦芽 480 克，黄芪、白芍、当归、地黄、鹿角（酒蒸）、漏芦各 240 克，川芎、穿山甲( 沙烫醋淬)、木香、王不留行( 炒 )各 120 克，通草 60 克。

【**功效**】补气活血，通络下乳。

【**主治**】产后气血亏损，经络闭塞引起的乳络不通，乳少稀薄。

【**方药分析**】四物汤养血活血，配鹿角，则补益精血之力更强；加穿山甲、木香活血行气；加通草、漏芦、王不留行清热解毒，下乳消肿；加黄芪、生麦芽补气健脾消食。

**【性状与剂型】**为黄褐色的大蜜丸，气微香，味苦，每丸重 9 克。

**【用法与用量】**内服，1 次 1 丸，1 日 2~3 次。

**【贮藏】**密闭，置室内阴凉干燥处，防潮防蛀。

**【宜忌】**忌食花椒、炒麦芽。

## 406. 瓜子眼药
### 《山西省药品标准》(1983 年版)

**【药物组成】**炉甘石（煅，黄连水淬）100 克，鲜荸荠（去黑皮）60 克，冰片 10 克，熊胆 2 克，麝香 0.6 克，冰糖 20 克。

**【功效】**明目退翳，消肿止痒。

**【主治】**暴发火眼，气蒙昏花，流泪羞明，外障云翳，红肿痛痒，眼边赤烂。

**【方药分析】**炉甘石明目祛翳为主药；冰片、熊胆清热解毒，消肿止痛；鲜荸荠、麝香清热凉血，活血散结以退翳。

**【性状与剂型】**褐色，瓜子形小饼，具有麝香、冰片之清香气，锭剂，每粒重 0.47 克，每袋 1 粒。

**【用法与用量】**外用，以凉开水化开，点眼角内或用开水熏洗，每日 2~3 次。

**【贮藏】**密闭，置室内阴凉干燥处，防潮防晒。

**【宜忌】**忌食辛辣刺激食物。

## 407. 白凤丸
### 《万病回春》

**【药物组成】**当归（酒洗）、熟地（姜汁浸焙）、白芍（酒洗）、白茯苓（去皮）各 50 克，香附、川芎、陈皮、秦艽、延胡索、贝母（去心）、牡丹皮各 35 克，甘草 25 克，乌鸡 1 只。

**【功效】**补气养血，活血调经，止痛。

**【主治】**妇人虚弱，赤白带下，或经水不调，形体瘦倦无力，或口干舌燥。

**【方药分析】**人参大补元气；当归、熟地、白芍养血调经；川芎、延胡索、贝母、丹皮活血行气，散结止痛；陈皮、香附、茯苓理气健脾；秦艽、乌鸡除虚热。

**【性状与剂型】**棕色丸剂，如梧桐子大。

**【用法与用量】**内服，1 次 50 丸，1 日 2 次，空心清米汤吞服。

**【贮藏】**密闭，置室内阴凉干燥处，防潮防蛀。

**【宜忌】**忌食辛辣食物。

## 408. 白花蛇膏

《山东省药品标准》(1986 年版)

【药物组成】①铅丹 2320 克,生马钱子、艾叶各 300 克,鳖甲 240 克,麻黄 210 克,大葱 180 克,当归 150 克,黄芪、甘草、生姜、乌蛇各 120 克,白花蛇 90 克,威灵仙、穿山甲、蓖麻子、生草乌各 60 克,细辛、生川乌、巴豆各 45 克,人发 30 克,地龙(去土)15 克,蛤蟆 1 个,植物油 7200 克。②乳香、没药、附子各 18 克,冰片 17 克,生白附子 16 克,人参、肉桂、白芥子各 10 克,肉桂、羌活、天麻、母丁香、桂枝、川芎、白芷、白硇砂各 8 克,防风 6 克。

【功效】舒筋活血,祛寒止痛。

【主治】筋骨麻木,腰腿臂痛,跌打损伤,闪腰岔气,腹内积聚,受寒腹痛。

【方药分析】麻黄、细辛、大葱、生姜、乌蛇、川乌、草乌、生马钱子、威灵仙、白花蛇、蓖麻子、白硇砂、生白附子、生天南星、羌活、肉桂、防风、天麻、丁香、桂枝、附子、白芥子、白芷祛寒止痛,温经通络;当归、艾叶、鳖甲、穿山甲、蛤蟆、地龙、乳香、没药、川芎活血散结,舒筋;人参、黄芪、甘草大补元气,托疮生肌;铅丹拔毒生肌;冰片回苏开窍,清热解毒。

【性状与剂型】黑色,折叠呈半圆形的外贴膏药,每张净重① 18.75 克,② 37.5 克。

【用法与用量】外用,用鲜姜或白酒搽净患处,将膏药温热化开,贴敷。

【贮藏】置室内阴凉干燥处,避免暴晒。

【宜忌】孕妇勿贴腹部。

## 409. 白灵

《全国中成药产品集》

【药物组成】三七、当归、防风、苍术各等份。

【功效】活血化瘀。

【主治】白癜风。

【方药分析】三七、当归活血化瘀,滋阴养血;防风、苍术祛风燥湿,健脾。

【性状与剂型】为黄褐色的大蜜丸,气微香,味苦,每丸重 9 克。

【用法与用量】内服,1 次 1 丸,1 日 2~3 次。

【贮藏】密闭,置室内阴凉干燥处,防潮防蛀。

## 410. 白虎合剂

《四川省药品标准》(1983 年版)

【药物组成】石膏 500 克,粳米皮 250 克,知母 188 克,甘草 63 克。

【功效】清热生津。

【主治】高热大汗，口干舌燥，烦渴引饮。

【方药分析】石膏辛甘大寒，清泻肺胃而除烦热，为本方主药；知母苦寒以清泄肺胃之热，质润以滋其燥，用为辅药；石膏配知母清热除烦之力尤强；甘草、粳米益胃护津，使大寒之剂而无损伤脾胃之虑，共为佐使。

【性状与剂型】棕黑色液体，味微苦，每瓶装 250 克。

【用法与用量】内服，1 次 20~30 毫升，1 日 3 次。

【贮藏】密封，置阴凉避光处，防晒。

【宜忌】用时宜摇匀。

【各家论述】《名医方论》："邪入阳明，故仅恶热，热越故汗出，因邪热烁其精液，故渴欲饮水。邪盛而实，故脉洪大。……白虎汤为西方金神，取以名汤，秋金得令，而炎热自解矣。"

# 411. 白金降脂丸

《江西省药品标准》（1982 年版）

【药物组成】郁金 70 克，白矾 30 克。

【功效】镇惊安神，祛痰化瘀。

【主治】高脂血症，肥胖症，痰气壅塞，癫病发狂。

【方药分析】白矾燥湿祛痰；郁金行气解郁，凉血破瘀。

【性状与剂型】为糖衣水蜜丸，除去糖衣后，显灰黄色，气微香，味涩，微苦，每 7 粒重 1 克，每袋装 240 粒。

【用法与用量】内服，高脂血症，1 次 6 克，1 日 3 次，20 天为 1 个疗程，连服 2~3 个疗程。癫病，1 次 6~9 克，1 日 2 次。

【贮藏】密闭，置阴凉干燥处保存，防潮防晒。

【宜忌】孕妇忌服。

# 412. 白鱼膏

《北京市药品标准》（1983 年版）

【药物组成】芝麻油、官粉各 1920 克，鲫鱼（洗净）240 克，巴豆 9 克。

【功效】解毒消肿。

【主治】疮疡初起，肿毒坚硬，冻疮裂口，温毒疙瘩，脚气鸡眼。

【性状与剂型】为长方形纸光的硬膏药，膏药油白色。每张膏药油重 0.9 克。

【用法与用量】外用，加温软化，贴患处。

【贮藏】密闭，置室内阴凉干燥处保存，防潮防晒。

【宜忌】忌食辛辣食物。

## 413. 白油膏

《福建省药品标准》(1977 年版)

【**药物组成**】鸡蛋（去蛋清取蛋黄）1080 克，防风、白芷各 45 克。

【**功效**】去腐，生肌。

【**主治**】一切年久湿热诸疮，<u>痈疽</u>，<u>毒症</u>，<u>溃疡久不收口</u>。

【**方药分析**】鸡蛋黄油去腐生肌，解毒疗疮；防风、白芷祛风解毒，燥湿止痛，消肿排脓。

【**性状与剂型**】为棕黄色的软膏，有蛋香味，每罐膏 150 克。

【**用法与用量**】外用，摊于纱布上，贴敷患处。

【**贮藏**】密闭，置阴凉干燥处，防潮防晒。

【**宜忌**】忌食辛辣食物。

## 414. 白带丸（1）

《中华人民共和国药典》

【**药物组成**】椿皮 300 克，黄柏（酒炒）150 克，白芍、当归各 100 克，香附（醋制）50 克。

【**功效**】清利湿热，止带下。

【**主治**】<u>赤白带下</u>。

【**方药分析**】黄柏清热燥湿为君；椿皮清热化湿为臣，以祛除下焦湿热；佐以当归、白芍、香附，盖因湿热之邪损伤冲任二脉，导致血海亏虚，故以当归、白芍养血和营，香附畅通冲任二经之气，使冲任固，带脉约，则湿热之邪不可干。

【**性状与剂型**】棕黑色的水丸，味苦。

【**用法与用量**】内服，1 次 6~9 克，1 日 2~3 次。

【**贮藏**】密闭，置阴凉干燥处，防潮防晒。

【**宜忌**】虚寒性带下不可用之。

## 415. 白带丸（2）

《甘肃省药品标准》(1977 年版)

【**药物组成**】柴胡（醋炒）400 克，山药（麸炒）、芡实（麸炒）各 200 克，海螵蛸（去硬壳）、白芍、白果、牡蛎（煅）各 100 克，黄柏（酒制）、续断、车前子（盐水炒）、赤石脂（醋煅）各 50 克，香附（醋炒）40 克。

【**功效**】健脾固涩，调经止带。

【**主治**】<u>赤白带下</u>，淋漓不止，<u>经水不调</u>，身体怠倦，<u>腰酸胸闷</u>，善太息，<u>饮食减少</u>。

【方药分析】山药、芡实、车前子健脾利湿；海螵蛸、白果、牡蛎、赤石脂固涩止带；白芍、柴胡、香附疏肝理气；黄柏清热燥湿；续断补益肝肾。

【性状与剂型】红棕色的大蜜丸，气微，味甘，苦，微辛，每丸重9克。

【用法与用量】内服，1次1丸，1日2~3次。

【贮藏】密闭，置阴凉干燥处，防潮防蛀。

# 416. 白蚀丸

《全国医药产品大全》

【药物组成】补骨脂、灵芝、首乌、红花、丹参、甘草、刺蒺藜各等份。

【功效】补益肝肾，活血祛瘀，养血祛风。

【主治】白癜风。

【方药分析】补骨脂、灵芝、首乌滋补肝肾，益精养血；红花、丹参活血化瘀；刺蒺藜祛风止痒，平肝明目；甘草和中缓急。

【性状与剂型】制成小丸，每粒0.25克。

【用法与用量】内服，1日3次，1次10丸。10岁以下小儿服量减半。服药中患部宜常日晒。

【贮藏】密闭，置阴凉干燥处，防潮防晒。

【宜忌】孕妇忌服。

# 417. 白降丹

《医宗金鉴》

【药物组成】硝石、皂矾、食盐各45克，水银30克，硼砂15克，雄黄、朱砂各6克。

【功效】拔毒消肿。

【主治】痈疽疔疮已溃，或成脓未溃。

【方药分析】本方以七种药物为原料，升华制成的氯化汞和氯化亚汞的混合结晶，有剧毒。具提脓拔毒消肿作用，并有强烈的腐蚀性。

【性状与剂型】白色的结晶物，白色块或粉末，每盒重30克。

【用法与用量】外用，每次用0.09~0.15克，撒于疮头上，或用较硬米饭合药搓条插入疮孔内。

【贮藏】避光密闭保存，防潮防晒。

【宜忌】专供外用，切勿入口。

## 418. 白银丹

《山东省药品标准》(1986 年版)

【**药物组成**】甘草 300 克，丁香、茯苓各 150 克，薄荷脑 60 克，豆蔻 50 克，八角茴香 30 克，麝香草脑 30 克，益智（去壳）、冰片各 25 克，大黄 20 克，干姜 15 克，阿拉伯树胶粉 100 克，铝箔适量。

【**功效**】清凉醒神，芳香辟秽。

【**主治**】头晕目眩，腹痛恶心，精神困倦，口中恶臭。

【**方药分析**】丁香，豆蔻、茴香、益智、干姜温中健脾；大黄攻泻积滞，推陈致新；茯苓利水渗湿，健脾安神；冰片、薄荷脑、麝香草脑开窍醒神，清热止痛。全方合用，具有温补脾阳，攻下积滞之功效。

【**性伏与剂型**】银白色细小水丸，除去外衣，呈棕褐色，臭微香，味辛，凉，微甜，每 100 粒重 1 克。

【**用法与用量**】含化，1 次 2~3 粒。口服，1 次 20~30 粒。

【**贮藏**】密闭，置阴凉干燥处，防潮防晒。

【**宜忌**】忌食生冷、黏腻、辛辣食物。

## 419. 白清胃散

《北京市药品标准》(1983 年版)

【**药物组成**】石膏 120 克，玄明粉、硼砂各 30 克，冰片 6 克。

【**功效**】清热，消肿，止痛。

【**主治**】牙龈疼痛，口舌生疮。

【**方药分析**】石膏为主药，清解气分之实热；玄明粉润燥软坚而通便，又能泻火消肿以除痛；硼砂、冰片清热解毒，止痛消肿。

【**性状与剂型**】为白色的粉末，味咸涩而微凉，每瓶装 3 克。

【**用法与用量**】外用，取药粉少许，敷患处。

【**贮藏**】密封，置室内阴凉干燥处，防潮防晒。

【**宜忌**】忌食辛辣食物。

## 420. 白椒牙痛膏

《全国医药产品大全》

【**药物组成**】白芷、花椒各 500 克，童便适量。

【**功效**】祛风散寒，行气止痛。

【**主治**】神经性牙痛。

【**方药分析**】白芷、花椒祛风散寒，行气止痛。

【性状与剂型】黑褐色的稠膏状物，味苦，麻。

【用法与用量】外用，用棉花签蘸药少许涂擦牙痛处。

【贮藏】置容器内密闭保存，防潮防晒。

【宜忌】忌食辛辣食物。

## 421. 白蔻调中丸

《吉林省药品标准》(1977 年版)

【药物组成】党参 400 克，焦山楂、炒白术、炒神曲、炒白扁豆、炒麦芽各 200 克，干姜 150 克，乌药、沉香、紫苏梗、草豆蔻各 100 克，豆蔻、肉桂各 75 克，蜜甘草 50 克。

【功效】温中散寒，行气消食。

【主治】寒郁气滞，饮食不化，脘腹胀痛，呕吐嘈杂。

【方药分析】干姜、乌药、沉香、紫苏梗、肉桂温中散寒，行气止痛；党参、焦山楂、炒白术、炒神曲、炒白扁豆、炒麦芽、草豆蔻、豆蔻、蜜甘草补脾益气，消食导滞。

【性状与剂型】类圆球形棕褐色的蜜丸，气芳香，味甘，微苦，每丸重 10 克。

【用法与用量】内服，1 次 1 丸，1 日 2 次，温开水送下。

【贮藏】密闭，放阴凉干燥处，防潮防蛀。

【宜忌】忌食生冷寒凉食物。

## 422. 白癜风丸

《吉林省药品标准》(1977 年版)

【药物组成】炒蒺藜 750 克，紫草、降香、白药子、拳参、白薇、桃仁、红花、制何首乌各 50 克，甘草 30 克，炒苍术、龙胆、海螵蛸各 20 克。

【功效】散风，行血。

【主治】白癜风。

【方药分析】炒蒺藜、炒苍术祛风除湿，疏肝理气；海螵蛸咸涩收敛，使该方散而不过，散中有收；白药子、拳参、紫草、降香、白薇、桃仁、红花、龙胆草行血祛瘀，清热解毒；制何首乌、甘草补益肝脾，解毒和中。

【性状与剂型】圆球形灰黄色的水丸，味微苦，每 100 丸重 10 克。

【用法与用量】内服，1 次 50~100 丸，1 日 2 次，温开水送下。

【贮藏】密闭，放阴凉干燥处，防潮防晒。

【宜忌】孕妇慎用。

## 423. 半夏天麻丸
### 《东垣十书》

【药物组成】法半夏、黄芪（蜜炙）、陈皮各 360 克，天麻、白术（麸炒）各 180 克，茯苓 126 克，六神曲（麸炒）69 克，黄柏 54 克，麦芽（炒）39 克，苍术（米泔炙）、泽泻各 36 克，人参（去芦）30 克。

【功效】益气化痰，健脾燥湿。

【主治】脾虚气弱，痰湿不化引起的咳嗽白痰，头晕目眩，胸脘痞闷，恶心食少，体虚无力。

【方药分析】法半夏、陈皮、茯苓燥湿化痰为主；以天麻平息内风止眩晕为辅；佐二术健脾燥湿，泽泻渗湿下行，黄柏清泻湿热；配人参、黄芪补脾益气，以助健运；用六神曲、芽麦健胃消导，增进饮食。

【性状与剂型】为浅黄色的水丸，味苦，微辛，每 100 粒重 6 克。

【用法与用量】内服，1 次 6 克，1 日 2~3 次。

【贮藏】密闭，置室内阴凉干燥处，防潮防晒。

【宜忌】忌食生冷油腻。阴虚阳亢的高血压头晕者，不宜使用。

【各家论述】《中国医药汇海》："汪昂曰此足太阴药也。痰厥头痛，非半夏不能除，半夏燥痰而能和胃。头旋眼黑，肝风内作，非天麻不能定，天麻有风不动，名定风草。黄芪、人参甘温，可以泻火，亦可以补中。二术甘苦而温，可以除疾，亦可以益气。去湿故除痰，健脾故益气。茯苓、泽泻泻热导水，陈皮调气升阳，神曲消食荡胃中秽气，麦芽化结助戊己运行，胃为戊土，脾为己土。黄柏苦寒，酒洗以疗少火在泉发燥也。"

## 424. 半硫丸
### 《太平惠民和剂局方》

【药物组成】半夏、硫黄各等份。

【功效】温肾逐寒，通阳泄浊。

【主治】心腹疝癖冷气，及老年虚冷便秘，或寒湿久泻。

【方药分析】半夏辛温，燥湿化痰，降逆止呕，消痞散结；硫黄补命门不足，温阳止泻。

【性状与剂型】淡黄白色小粒糊丸，具硫黄特殊臭气，味微苦涩。

【用法与用量】内服，1 次 3~6 克，1 日 1~2 次，温开水送下。

【贮藏】密闭，放阴凉干燥处，防潮防晒。

【宜忌】阳盛邪实者忌服。

【各家论述】《和剂局方》："除积冷，暖元脏，温脾胃，进饮食。治心腹一切疝癖冷气及年高风秘，冷秘或泄泻等，并皆治之。"

# 425. 头风膏

*《江苏省药品标准》*（1977 年版）

【**药物组成**】细辛、白芷、薄荷油各 10 克。

【**功效**】祛风止痛。

【**主治**】风热头痛，产后冒风头痛。

【**方药分析**】细辛发表散寒，祛风止痛；白芷散风寒，通鼻窍，止头痛；薄荷油疏风散热，清利头目。

【**性状与剂型**】黑色有光泽的膏药，每张重 1 克。

【**用法与用量**】外用，每用 1 对，加热软化，对贴于两边太阳穴。

【**贮藏**】贮于阴凉干燥处，防潮防晒。

【**宜忌**】对膏药过敏者禁贴。

# 426. 宁坤丸

*《江苏省药品标准》*（1977 年版）

【**药物组成**】益母草清膏 900 克，地黄（熟）、地黄、白芍（炒）、川芎、茯苓、沉香、香附（制）、当归（炒）、乌药、白术、陈皮各 300 克，黄芩（炒）、木香、紫苏叶、琥珀、阿胶、砂仁各 150 克，牛膝、党参各 120 克，甘草 90 克。

【**功效**】补气血，调月经。

【**主治**】月经不调，胎前产后气血两亏。

【**方药分析**】党参、白术、甘草、茯苓补脾益气；生地、熟地、牛膝、白芍、阿胶补血滋阴；木香、香附、乌药、沉香行气散寒，调经止痛；陈皮、紫苏叶、砂仁行气化湿安胎；当归补血调经，活血止痛；琥珀镇惊安神；益母草、川芎祛瘀止血，止痛；黄芩清热安胎。

【**性状与剂型**】棕褐色大蜜丸，气香，味微甜，微苦，每粒重 9 克。

【**用法与用量**】内服，1 次 1 丸，1 日 2 次，温开水送下。

【**贮藏**】密闭，放阴凉干燥处，防潮防蛀。

【**宜忌**】体实发热者忌用。

# 427. 宁坤养血丸（宁坤养血丹）

*《北京市药品标准》*（1983 年版）

【**药物组成**】当归、丹参、香附各 300 克，白芍 261 克，红花 207 克，川芎 210 克，柴胡 180 克，茯苓 84 克，陈皮、甘草各 66 克，白术（麸炒）、地黄各 48 克，人参（去芦）30 克，厚朴（姜炙）、肉桂（去粗皮）各 24 克。

【**功效**】补气，养血，通经。

【主治】气虚血亏冲任失调引起的<u>身体虚弱</u>，<u>经期不准</u>，<u>行经腹痛</u>，<u>气短烦倦</u>，<u>午后身热</u>。

【方药分析】人参、茯苓、白术、甘草健脾益气；当归、白芍、地黄养血补血；川芎、丹参、红花活血补血；柴胡、香附、厚朴、陈皮理气行瘀；少许肉桂具有温肾散寒作用。

【性状与剂型】为绛黄色的大蜜丸，气微香，味甜，微苦，每丸重9克。

【用法与用量】内服，1次1丸，1日2次，温黄酒或温开水送服。

【贮藏】密闭，置室内阴凉干燥处，防潮防蛀。

【宜忌】忌情志恼怒。

# 428. 宁嗽丸

*《上海市药品标准》（1974 年版）*

【药物组成】茯苓、姜半夏、川贝母、紫苏子（炒）、桔梗、川石斛各200克，苦杏仁、薄荷、桑白皮（蜜炙）各150克，谷芽（炒）、橘皮各100克，甘草50克。

【功效】止咳化痰。

【主治】<u>痰火上升</u>，<u>咳嗽气急</u>。

【方药分析】茯苓、甘草、谷芽健脾益气，以祛痰湿；姜半夏、川贝母、紫苏子行气降逆，化痰止咳；桑白皮、橘皮清肺热，化痰止咳；薄荷清肺利咽；苦杏仁化痰理气，排脓；川石斛清虚热，养胃生津。

【性状与剂型】棕灰棕色小粒水丸，味微甘。

【用法与用量】内服，1次15克，1日2次，温开水送下。

【贮藏】密闭，放阴凉干燥处，防潮防晒。

【宜忌】外感未清，口不渴者忌服。

# 429. 宁嗽化痰丸

*《甘肃省药品标准》（1978 年版）*

【药物组成】紫菀、桑白皮、地黄各50克，橘红、麦冬、柴胡、百合各40克，川贝母、桔梗、栀子、半夏曲（炒）、当归、知母、大花份、五味子各25克，百部20克，款冬花、玄参、紫苏子（炒）、甘草、天冬、旋覆花、杏仁（炒）、黄芩各10克。

【功效】止嗽化痰，止咳定喘。

【主治】<u>多年咳嗽</u>，<u>肺热痰喘</u>，<u>咽干口渴</u>，<u>胸闷气短</u>，<u>痰中带血</u>。

【方药分析】麦门冬、天门冬、地黄、百合、玄参滋阴润肺，止咳生津；栀子、黄芩清肺热；知母、天花粉清热润燥；川贝母、百部、甘草润肺清热，止嗽化痰；柴胡、桑白皮、紫苏子、款冬花、半夏曲、紫菀、杏仁、橘红等降气止咳，化痰平喘；桔梗宣肺止咳；五味子滋肾敛肺止咳。

【性状与剂型】棕褐色蜜丸，质柔软，味微甜苦，每丸重 7.5 克。

【用法与用量】内服，1 次 1 丸，1 日 2 次，温开水送下。

【贮藏】密封，贮于阴凉干燥处，防潮防蛀。

【宜忌】孕妇忌服。外感咳嗽忌服。

# 430. 发汗清解丸

《全国医药产品大全》

【药物组成】麻黄 330 克，白芷、陈皮、荆芥、苍术（制）各 220 克，甘草 110 克。

【功效】散风解表，解肌发汗。

【主治】感冒风寒，发烧无汗，头痛咳嗽，关节疼痛。

【方药分析】麻黄发汗解表，宣肺止痛为主药；辅以白芷、荆芥祛风解表止痛；佐以苍术、陈皮理气健脾，祛风除湿；甘草为使，润肺祛痰，缓和药性。

【性状与剂型】黄色的水丸，味辛、甘，每袋 12 克。

【用法与用量】内服，1 次 6 克，1 日 2 次。

【贮藏】密封，阴凉干燥处保存，防潮防晒。

【宜忌】谨避风寒。

# 431. 发汗解热丸

《黑龙江省药品标准》（1986 年版）

【药物组成】甘草 300 克，羌活、川芎各 200 克，当归、白芷、苍术、防风各 100 克，麻黄 75 克，薄荷、细辛、荆芥穗各 50 克。

【功效】散风解热。

【主治】感冒引起的头痛身热，骨节酸痛，鼻塞流涕，口苦咽干。

【方药分析】羌活、麻黄、防风为主药，祛风除湿，散寒止痛；辅以荆芥穗、白芷辛温发散；川芎、当归活血散风以治头身痛；佐以苍术健脾除湿；细辛搜风温经，通络；使之甘草润肺化痰，调和药性。

【性状与剂型】为棕色大蜜丸，味辛，气香，每丸重 6 克。

【用法与用量】内服，1 次 2 丸，1 日 2 次。

【贮藏】密封，置阴凉干燥处，防潮防蛀。

【宜忌】忌油腻、辛辣食物。

# 432. 加味十全丸

《广东省药品标准》（1982 年版）

【药物组成】熟地黄 844 克，白芍（酒炒）616 克，甘草（蜜炙）591 克，续断（制）

504 克，党参（蜜炙）、肉苁蓉（制）、桑寄生（酒蒸）、何首乌（制）、白术（土炒）各 338 克，川芎（制）、当归（酒蒸）各 203 克，肉桂 68 克。

【功效】培补气血，益肾。

【主治】体弱多病，气血双亏，面色萎黄，足膝无力。

【方药分析】党参、白术、炙甘草补气健脾；熟地、白芍、当归养阴补血；桑寄生、何首乌滋补肾阴；肉苁蓉、续断、肉桂温补肾阳；川芎、生地、当归、白芍名四物以补血；川芎为血中气药，补而不腻。

【性状与剂型】为黑褐色的大蜜丸，气香，味微甜，每丸重 9 克。

【用法与用量】内服，1 次 1 丸，1 日 2~3 次。

【贮藏】密封，置阴凉干燥处，防潮防蛀。

【宜忌】感冒发热勿服。

## 433. 加味香连丸

*《四川省药品标准》（1983 年版）*

【药物组成】黄连（酒浸）、黄芩（酒蒸）、白芍、甘草各 240 克，乌药、枳壳（麸炒）、槟榔、红豆蔻各 150 克，木香、山楂（炒）各 60 克。

【功效】清利湿热，化滞止痢。

【主治】湿热内滞，肠胃不清，腹痛泄泻，下痢赤白，脓血相杂，里急后重。

【方药分析】黄连、黄芩清利肠中湿热，消滞止痢为主药；辅以木香、枳壳、槟榔下气散结，使肠中毒滞得以排除；乌药、豆蔻行气宽中，涩肠止泻；佐以山楂消食化积，散瘀行滞；白芍和血，甘草清热解毒。

【性状与剂型】为黄褐色水丸，味苦，微甘，每 20 粒重 1 克。

【用法与用量】内服，1 次 5 克，1 日 3 次。空腹服。

【贮藏】密封，置阴凉干燥处，防潮防晒。

【宜忌】忌食生冷油腻食物。

## 434. 加味保和丸

*《北京市药品标准》（1983 年版）*

【药物组成】陈皮 576 克，白术（麸炒）、枳实、香附（醋炙）、六神曲（麸炒）、茯苓、厚朴（姜炙）、枳壳（去瓤麸炒）、山楂（炒）、麦芽（炒）各 288 克，法半夏 72 克。

【功效】健脾和胃，行气化滞。

【主治】脾胃不和，宿食气滞引起的不思饮食，脘腹胀满，恶心嗳气，大便不畅。

【方药分析】山楂、麦芽、神曲消导食积为主药；辅以白术、茯苓健脾和胃；陈皮、半夏、枳实、枳壳、香附理气降逆，化积导滞；佐使厚朴宽中消胀。

【性状与剂型】为棕褐色的水丸，气微，味苦、辛，每100粒重6克。

【用法与用量】内服，1次6克，1日2次。

【贮藏】密闭，置室内阴凉干燥处。

【宜忌】忌食生冷油腻食物。

## 435. 加味烂积丸

《四川省药品标准》（1983年版）

【药物组成】大黄、莪术、山楂（炒）、三棱、当归、川木香、槟榔各80克，陈皮、牵牛子（炒）、阿魏、莱菔子（炒）、香附（醋炙）各60克，厚朴（姜制）、砂仁、木香、甘草、草果仁（姜汁炒）、法半夏、芜荑各40克，吴茱萸（炒）30克，白术20克。

【功效】消积化滞。

【主治】饮食积聚，胸满痞闷，腹胀坚结，消化不良。

【方药分析】大黄清热通积，牵牛子攻积逐水，白术、砂仁、半夏健脾和胃，降逆气；莱菔子、厚朴宽中，除胀满；陈皮、木香、川木香、香附、草果仁破气行滞；槟榔、山楂散积消滞，除虫；佐以三棱、莪术、当归破血行滞；使以吴茱萸、芜荑、阿魏和胃止痛；甘草健脾和中，调和诸药。

【性状与剂型】为棕褐色水丸，具特殊臭气，味苦、辛，每10粒重1克。

【用法与用量】内服，成人1次24粒，小儿1~2岁以下，按年龄每岁递减2粒，1日2次。

【贮藏】密封，置室内阴凉干燥处，防潮防晒。

【宜忌】孕妇忌服。

## 436. 加减杞菊地黄丸

《江西省药品标准》

【药物组成】熟地黄80克，山药40克，女贞子（酒制）32克，泽泻（炒）30克，地黄23克，枸杞子、菊花各20克，茯苓15克，地骨皮14克，五味子（酒制）、郁金各8克。

【功效】滋阴明目。

【主治】肝肾阴虚，视物昏暗，迎风流泪，头晕耳鸣。

【方药分析】生地、熟地滋阴补肾；山药补脾固肾涩精；女贞子、枸杞子补肾滋阴，养肝明目；泽泻降肾经虚火；地骨皮清热凉血，退虚热；茯苓渗湿利水健脾；郁金行气解郁；五味子滋肾涩精；菊花清肝明目。

【性状与剂型】为黑褐色的大蜜丸，气微香，味甘、微苦，每丸重9克。

【用法与用量】内服，1次1丸，1日2次。

【贮藏】密封，置室内阴凉干燥处，防潮防蛀。

【宜忌】忌食生冷油腻食物。

## 437. 皮肤病血毒丸

《北京市药品标准》(1983 年版)

【药物组成】当归尾、赤芍、蛇蜕、连翘、紫荆皮、紫草各等份。

【功效】清血解毒，消肿止痒。

【主治】经络不和，湿热血燥引起的风疹，湿疹，皮肤刺痒，雀斑粉刺，面赤鼻皶，疮疡肿毒，脚气疥癣，头目眩晕，大便燥结。

【方药分析】当归尾、赤芍活血化瘀；连翘、紫草清热解毒；紫荆皮活血通经，消肿清热解毒；蛇蜕祛风，止痒。

【性状与剂型】为白色水丸，除去外衣显黑褐色，味微苦，每 100 粒重 18 克。

【用法与用量】内服，1 次 20 粒，1 日 2 次。

【贮藏】密闭，置室内阴凉干燥处，防潮防晒。

【宜忌】感冒期间停服。孕妇忌服。

## 438. 幼泻宁冲剂

《全国中成药产品集》

【药物组成】白术、车前草各等份。

【功效】健脾利湿，温中止泻。

【主治】小儿脾失健运，消化不良引起的腹泻。

【方药分析】白术补气健脾，温中止泻；车前草淡渗利湿，止泻。

【性状与剂型】为白色水丸，除去外衣显黑褐色，味微苦，每 100 粒重 18 克。

【用法与用量】内服，1 次 20 粒，1 日 2 次。

【贮藏】密闭，置室内阴凉干燥处，防潮防晒。

【宜忌】感冒期间停服。

## 439. 辽源七厘散

《黑龙江省药品标准》(1986 年版)

【药物组成】红花 450 克，降香、乳香、大黄、骨碎补（烫去毛）、方海各 240 克，没药(制)200 克，当归 90 克，土鳖虫 80 克，血竭、三七各 50 克，冰片、儿茶各 16 克。

【功效】舒筋活血，止痛。

【主治】跌打损伤，瘀血内停，扭腰岔气，红肿疼痛。

【方药分析】血竭、红花活血化瘀为主药；辅以乳香、没药、三七、当归活血散瘀止痛；降香、冰片通经络，清热散瘀；佐以大黄、土鳖虫清热消肿，散瘀止痛；儿茶、方海清热止痛，强骨壮筋。

【**性状与剂型**】为棕红色粉末，味苦，微辛，每包重 5 克。

【**用法与用量**】内服，1 次 1 包，1 日 2 次，黄酒为引。外用以白酒调敷患处。

【**贮藏**】密封，置室内阴凉干燥处，防潮防晒。

【**宜忌**】孕妇忌服。破伤处不用。

## 440. 圣济鳖甲丸

《浙江省药品标准》（1983 年版）

【**药物组成**】鳖甲（炙）、首乌（制）各 80 克，草果（炒）、六神曲（炒）、厚朴（制）、半夏（制）、麦芽（炒）、陈皮、黄芩（炒）各 40 克，常山、莪术（炒）、柴胡、青皮（炒）、三棱（炒）各 30 克。

【**功效**】软坚消痞。

【**主治**】久疟成痞，肝脾肿大。

【**方药分析**】鳖甲、制首乌滋阴潜阳，散结消癥；常山、草果、黄芩截疟和中，化湿除痰；莪术、三棱、厚朴、柴胡、青皮、陈皮破血祛瘀，行气止痛；六神曲、麦芽、山楂健脾消食；半夏降逆化痰。

【**性状与剂型**】为褐色的水丸，气微香，味苦，微辛，每 50 粒重约 3 克。

【**用法与用量**】内服，1 次 6~9 克，1 日 2 次，温开水送下。

【**贮藏**】密封，置室内阴凉干燥处，防潮防晒。

【**宜忌**】忌食生冷。

## 441. 地龙合剂

《全国医药产品大全》（1988 年版）

【**药物组成**】鲜地龙 2000 克，白糖 400 克，尼泊金乙脂 0.5 克。

【**功效**】解热镇痉。

【**主治**】高热惊厥。

【**方药分析**】地龙性味咸寒，具有清热镇痉之功效。

【**性状与剂型**】乳黄色液体，味甜微苦，每毫升相当于原生药 2 克。

【**用法与用量**】内服，1 次 5~10 毫升，必要时服。

【**贮藏**】密闭，置阴凉处，避光防晒。

## 442. 地胆软膏

《中国医药产品大全》（1988 年版）

【**药物组成**】地胆根 400 克，凡士林 600 克。

【**功效**】清热，解毒，消肿。

【主治】疖肿，蜂窝组织炎，腮腺炎，乳腺炎等。

【方药分析】地胆根性味苦，凉，具有清热解毒，消肿之功效，故对于疖肿，蜂窝组织炎等有较好疗效。

【性状与剂型】黄色软膏。

【用法与用量】外用，1 日 1 次，涂患处。

【贮藏】密闭，置阴凉干燥处，防潮防晒。

【各家论述】《神农本草经》："主寒热，鼠瘘，恶疮死肌，破癥瘕，堕胎。"

《名医别录》："蚀疮中恶肉，鼻中息肉，散结气石淋，去子，服一刀圭即下。"

# 443. 地榆槐角丸

《全国医药产品大全》（1988 年版）

【药物组成】槐角（蜜制）144 克，地榆（炭）、地黄、黄芩（酒炒）、槐花（炒）各 95 克，枳壳（去瓤炒）、大黄、当归尾、赤芍、防风、荆芥穗各 48 克。

【功效】疏风热祛湿，凉血止血润便。

【主治】痔漏下血，肛门肿痛，肠热便燥，痔漏脱肛。

【方药分析】地榆、槐角、槐花清热凉血止血为主药；地黄、黄芩、大黄、赤芍清肠中湿热，凉血通便导滞为辅；防风、荆芥穗祛风，兼有理血之功；当归、红花补血调血，且防寒凉药引起之血滞为佐；枳壳宽肠下气为使。

【性状与剂型】黑色的大蜜丸，气微，味苦，每丸重 9 克。

【用法与用量】内服，1 次 1 丸，1 日 2 次，小儿酌减。

【贮藏】密闭，置阴凉干燥处，防潮防蛀。

【宜忌】孕妇忌服。

# 444. 地锦草

《辽宁省药品标准》（1980 年版）

【药物组成】地锦草。

【功效】清热解毒，凉血止血。

【主治】痢疾，肠炎，咳血，尿血，便血，崩漏，痈肿疮疖。

【方药分析】地锦草性味苦，辛，平，具有清热利湿，凉血止血，解毒消肿之功效。

【性状与剂型】气微，味微涩。

【用法与用量】水煎内服，每次 9~30 克，鲜品 30~60 克。外用适量。

【贮藏】置通风干燥处。

【宜忌】气血虚弱者忌服。

## 445. 芎菊上清丸

《太平惠民和剂局方》

【药物组成】甘草、黄柏各 450 克，川芎、菊花、防风、黄芩、桔梗、大黄、栀子各 300 克，滑石 200 克，荆芥、薄荷各 150 克。

【功效】散风清热。

【主治】偏正头痛，伤风发热，牙痛龈肿，大便秘结。

【方药分析】川芎、菊花专清头风为主药；防风、荆芥、薄荷加强祛风功效；黄柏、黄芩、大黄、栀子清热泻火，引热下行从二便而出；滑石、栀子清利湿热，以利三焦气化；使以桔梗清宣肺热，引药上行头目，以奏祛风清热之效；甘草调和诸药。

【性状与剂型】棕褐色圆形蜜丸，味苦，每丸重 10 克。

【用法与用量】内服，1 次 1 丸，1 日 2 次。

【贮藏】密闭，置阴凉干燥处，防潮防蛀。

【宜忌】孕妇忌服，忌食辛辣腥物。

## 446. 西黄丸

《外科全生集》

【药物组成】乳香（制）、没药（制）各 500 克，麝香 75 克，牛黄 15 克。

【功效】解毒散结，消肿止痛。

【主治】痈疽疮疡，多发性脓肿，淋巴结炎，寒性脓疡。

【方药分析】牛黄清解热毒，麝香香窜通络，散瘀消肿，化结；乳香、没药行气活血，消肿止痛去腐生肌。

【性状与剂型】褐色至深褐色的水丸，气芳香，味微苦。

【用法与用量】内服，1 次 1~3 克，1 日 1 次。

【贮藏】密闭，置阴凉干燥处，防潮防晒。

【宜忌】孕妇忌服。

## 447. 西黄清醒丸

《北京市药品标准》（1983 年版）

【药物组成】黄芩 450 克，防己、甘草各 300 克，藏青果、金果榄、栀子、槟榔、木香各 150 克。每 1800 克细粉兑研薄荷水 60 克，冰片 45 克。

【功效】清利咽喉，解热除烦。

【主治】肺胃蕴热引起的头晕耳鸣，烦躁不安，口苦舌燥，咽喉肿痛。

【方药分析】藏青果、黄芩、金果榄、栀子清热解毒生津；防己、槟榔、木香宣利五脏六腑壅滞；冰片、薄荷清热疏风，利咽止痛；甘草调和诸药。

【**性状与剂型**】为棕色的大蜜丸，气芳香，味苦而辛凉，每丸重6克。

【**用法与用量**】内服，1次2丸，1日2次。

【**贮藏**】密闭，置室内阴凉干燥处，防潮防蛀。

【**宜忌**】忌食辛辣厚味。

## 448. 耳底药

《全国医药产品大全》（1988年版）

【**药物组成**】猪胆汁500克，白矾（煅枯）250克，冰片10克。

【**功效**】清热，解毒，消炎，止痛。

【**主治**】中耳炎，外耳道炎，耳部湿疹。

【**方药分析**】猪胆汁清热解毒；冰片清热解毒，消肿止痛；白矾收湿敛疮。

【**性状与剂型**】黄白色粉末，具清凉感，每瓶重3.125克。

【**用法与用量**】外用，用淡盐水或双氧水洗净耳内脓液，将药粉吹入耳内，1日1~2次。

【**贮藏**】密闭，置阴凉干燥处，防潮防晒。

【**宜忌**】外用药，不可内服。

## 449. 耳鸣耳聋丸

《全国医药产品大全》（1988年版）

【**药物组成**】黄连、龙胆草、黄柏（酒炒）、栀子、黄芩（酒炒）、当归（酒浸）、龟板（醋淬）、熟地（酒制）、山药（炒）各300克，大黄、山萸肉（酒蒸）、茯苓（去皮）、泽泻各250克，青黛150克，广木香90克，五味子（酒蒸）、芦荟、磁石（煅）各60克，麝香15克。

【**功效**】清肝胆火，滋肾聪耳。

【**主治**】耳鸣，耳聋，头目眩晕。

【**主药分析**】龙胆草味苦性寒，直入肝经，泻肝胆实火，清下焦湿热；芦荟清肝泻下；当归养肝之体以利肝用；大黄、黄芩、黄连、黄柏、山栀、青黛清泻三焦之火；麝香、木香通窍行气；熟地、山萸肉、龟板、磁石、五味子滋肾而固涩；山药、茯苓收摄脾经，淡渗脾湿以和之。

【**性状与剂型**】暗红色小圆球形水丸，气微香，味苦，每袋内装30克。

【**用法与用量**】内服，每次服6克，1日2次，温开水送下。

【**贮藏**】密闭，置阴凉干燥处，防潮防晒。

【**宜忌**】忌辛辣食物，勿生气恼怒。

# 450. 耳聋丸

《全国医药产品大全》（1988 年版）

【**药物组成**】龙胆草、黄芩、地黄、泽泻、木通、栀子、当归、石菖蒲、甘草各 100 克，羚羊角粉 5 克。

【**功效**】清肝胆热，通窍利湿。

【**主治**】耳聋耳鸣，耳内生脓，耳窍不通，上焦实热，头晕头痛。

【**方药分析**】龙胆草、黄芩、栀子清肝胆实热兼以燥湿；泽泻、木通利湿；石菖蒲芳香化湿开窍；地黄、当归补血滋阴；羚羊角清肝明目；甘草调和诸药。

【**性状与剂型**】黑色大粒纯蜜丸，截面棕黄色，味甜略具苦辛，每丸重 6 克。

【**用法与用量**】内服，1 次 1 丸，1 日 2 次。

【**贮藏**】密闭，置阴凉干燥处，防潮防蛀。

【**宜忌**】忌辛辣食物。

# 451. 达肺丸

《全国医药产品大全》（1988 年版）

【**药物组成**】矮地茶 500 克，仙鹤草 300 克，瓜蒌子（炒）、麻黄、海浮石、诃子肉（炒）、苦杏仁、青黛、百部、白及、蛤壳（煅）、栀子各 40 克。

【**功效**】止血平喘，清热润肺，止咳化痰。

【**主治**】吐血，咯血，咳嗽痰喘，痰中夹血，久咳失音。

【**方药分析**】矮地茶、青黛清热凉血止血；仙鹤草、白及收敛止血；麻黄、杏仁止咳宣肺平喘；瓜蒌、蛤壳、海浮石清热化痰，宽中散结；诃子敛肺利咽；栀子清热；百部润肺止咳。

【**性状与剂型**】黑色水丸，味微苦涩，每 20 粒重 1 克。

【**用法与用量**】内服，1 次 6 克，1 日 3 次；小儿、孕妇及产妇酌减。

【**贮藏**】密闭，置阴凉干燥处，防潮防晒。

【**宜忌**】忌辛辣食物。

# 452. 百日咳药粉

《全国医药产品大全》（1888 年版）

【**药物组成**】麻黄 1860 克，川贝母（去心）、陈皮、法半夏各 450 克，葶苈子（微焙）270 克，牛蒡子（炒）、旋覆花、紫苏子（炒）、桑白皮、枳壳（麸炒）、山楂、百部（炙）、桔梗、青蒿各 180 克。

【**功效**】止咳，化痰，平喘。

【**主治**】小儿百日咳。

【方药分析】桔梗、旋覆花、桑白皮、葶苈子、百部宣肃肺气，止咳平喘；麻黄、紫苏子发散表寒，宣肺平喘；川贝母、牛蒡子化痰止咳，利咽喉；枳壳、陈皮、山楂行气除满；半夏燥湿化痰，青蒿退虚热。

【性状与剂型】灰白色粉末，气微香，味微苦，每包内装 1.5 克。

【用法与用量】内服，初生小儿每服 1/10 包；半岁每服 1/2 包；2 岁每服 1 包；3~5 岁每服 2 包。每日 2 次，温开水送下。

【贮藏】密闭，置阴凉干燥处，防潮防晒。

【宜忌】忌食辛辣食物。谨避风寒。

## 453. 百日咳嗽散

《福建省药品标准》（1977 年版）

【药物组成】麻黄（甘草制）、石膏各 210 克，橘红、苦杏仁、旋覆花、法半夏各 120 克，葶苈子、桑白皮、紫菀、甘草各 90 克，栀子、五味子、黄芩各 60 克，细辛 45 克。

【功效】顺气化痰，泻火散风，止咳平喘。

【主治】小儿连声咳嗽，痰涎壅盛，噫气不除，无咳作呕，面目浮肿，呛血音哑。

【方药分析】麻黄、细辛宣肺祛风；栀子、石膏、黄芩清肺热；橘红、葶苈子、苦杏仁、桑白皮、法半夏、紫菀肃肺止咳，化痰平喘；五味子、旋覆花顺气敛肺。

【性状与剂型】赤黄色的粉末，味苦微甘酸，每瓶重 3 克。

【用法与用量】内服，小儿周岁以内，1 次 0.15 克，周岁 1 次 0.3 克，2~3 岁 1 次 0.45 克，4~6 岁 1 次 0.6 克，7~8 岁 1 次 0.9 克，9~10 岁 1 次 1.2 克，1 日 3 次。

【贮藏】密闭，置阴凉干燥处，防潮防晒。

【宜忌】忌食辛辣食物。谨避风寒。

## 454. 百花定喘丸

《山西省药品标准》（1983 年版）

【药物组成】百合、牡丹皮、黄芩、桔梗、天冬、紫菀（蜜制）、麦冬、苦杏仁（炒）、陈皮、麻黄（蜜制）、天花粉、前胡、薄荷各 200 克，款冬花（蜜制）、石膏、北沙参、五味子各 100 克。

【功效】滋阴清热，定喘止嗽。

【主治】咳嗽痰喘，胸满不畅，咽干口渴。对咳嗽喘满属肺热阴伤所致者更为对症。

【方药分析】百合、款冬花清肺润燥，平喘止咳化痰；黄芩、丹皮清泄肺热；天花粉生津止渴；北沙参、天冬、麦冬、五味子滋肺阴，润肺燥；麻黄、紫菀、杏仁、前胡、陈皮宣肺化痰，止咳平喘。

**【性状与剂型】**黑褐色圆形蜜丸，味苦微甜，每丸重 10 克。

**【用法与用量】**内服，1 次 1 丸，1 日 2 次。

**【贮藏】**密闭，置阴凉干燥处，防潮防蛀。

**【宜忌】**忌食辛辣油腻食物，禁房事。

# 455. 百灵膏

《黑龙江省药品标准》（1986 年版）

**【药物组成】**穿山甲、大黄、白芷、桂枝各 40 克，桑白皮、血竭各 20 克，竹黄、轻粉各 15 克，三棱、芦荟、莪术、硇砂、阿魏各 10 克，食用植物油 3000 克，章丹 1500 克。

**【功效】**消肿止痛，提毒生肌。

**【主治】**一切疮疖，恶疮肿毒，痈疽等。

**【方药分析】**三棱、莪术破血祛瘀，行气止痛；穿山甲活血祛瘀，消痈溃脓；血竭活血化瘀，敛疮生肌；桑白皮、芦荟利水除肿；桂枝、大黄行瘀血；硇砂清热解毒防腐；白芷排脓，消肿止痛；竹黄清热解毒；轻粉攻毒杀虫。

**【性状与剂型】**乌黑色膏药，味有阿魏臭，每张重 7 克。

**【用法与用量】**外用，温热化开贴于患处，3 天 1 换。

**【贮藏】**密封，贮于阴凉干燥处，防潮防晒。

**【宜忌】**忌食膏粱厚味。

# 456. 百效膏

《北京市药品标准》（1983 年版）

**【药物组成】**大黄 1000 克，生川乌、生草乌、生南星、生半夏、竹节香附、麻黄、羌活、独活、秦艽、威灵仙、香加皮、藁本、白芷、防风、青风藤、苍术、大风子（打碎）、高良姜、乌药、当归尾、川芎、赤芍、红花、怀牛膝（去头）、艾叶各 510 克，桑枝、桃枝、槐枝、柳枝、榆枝各 270 克，肉桂粉 45 克。

**【功效】**祛风散寒，活血止痛。

**【主治】**风寒湿邪，气滞血瘀引起四肢麻木，腰腿疼痛，跌打损伤，积聚腹痛，小儿疳积，妇女癥瘕，经闭腹痛。

**【方药分析】**生川乌、生草乌、麻黄、羌活、独活、秦艽、威灵仙、香加皮、藁本、白芷、防风、青风藤、苍术、桑枝、生南星、生半夏、大风子，高良姜祛风散寒，除湿止痛；香附、乌药、当归、川芎、赤芍、红花、牛膝、大黄活血祛瘀；艾叶活血祛风散寒；桃枝、槐枝、柳枝、榆枝舒筋活络；肉桂散寒止痛。

**【性状与剂型】**为长方形黑褐色的膏药，平面圆形，中间微凸起，光亮，小张膏药重 6 克，中张膏药重 9 克，大张膏药重 15 克。

【用法与用量】外用，加温软化，贴患处或脐腹部。

【贮藏】密闭，置室内阴凉干燥处，防潮防晒。

【宜忌】孕妇忌贴腹部。

## 457. 百益镇惊丸

*《浙江省药品标准》*（1983 年版）

【药物组成】红参、竹黄、茯苓、天南星（制）各 100 克，酸枣仁（炒）、当归、地黄、麦门冬、赤芍各 60 克，黄连、薄荷、栀子（炒）、牛黄、龙骨（煅）、朱砂（飞）、关木通各 40 克，青黛 20 克。

【功效】养血安神，清化痰热，健脾定喘。

【主治】小儿热病体虚，痰鸣气促，抽搐时作。

【方药分析】红参、地黄、当归、酸枣仁、赤芍、麦门冬、龙骨养血安神；竹黄、天南星、黄连、薄荷、关木通、青黛清化痰热；栀子、牛黄、朱砂清热解毒安神；茯苓健脾安神。

【性状与剂型】为棕色的大水蜜丸，每丸 1 克重。

【用法与用量】内服，温水化服，1 次 1 丸，1 日 2 次。

【贮藏】密闭，置室内阴凉干燥处，防潮防晒。

【宜忌】忌食辛辣油腻食物。

## 458. 百消丸

*《全国医药产品大全》*（1988 年版）

【药物组成】厚朴（姜炙）、滑石各 68 克，苍术（麸炒）、陈皮、法半夏（姜炙）、枳壳（麸炒）、槟榔、桔梗、乌药、麻黄、黄芩（炒）、柴胡、羌活、山楂（焦）、麦芽（炒）、云曲（炒）、白芍、白芷各 45 克，甘草 35 克，干姜 12 克。

【功效】理气解表，消食导滞。

【主治】胸满腹胀，食积气滞，腹痛泄泻，嗳腐吞酸。

【方药分析】云曲、麦芽、山楂、槟榔消食导滞；厚朴、陈皮、枳壳、乌药、柴胡、桔梗理气消胀；麻黄、羌活、白芷解表；干姜、半夏温中降逆止呕；苍术燥湿运脾；黄芩、滑石清热解暑；甘草调和诸药。

【性状与剂型】灰白色的水丸，丸心灰黑色，味微苦涩，每包重 15 克。

【用法与用量】内服，1 次半包~1 包，1 日 2 次。

【贮藏】密闭，置室内阴凉干燥处，防潮防晒。

【宜忌】脾肾虚寒久泻者忌用。

# 459. 扫痰丸

《广东省药品标准》(1986年版)

**【药物组成】**款冬花700克,白前、紫菀、胆南星、甘草、川贝母、五倍子各350克,桔梗175克,橘红、黄芩各88克,薄荷脑4克。

**【功效】**祛痰镇咳。

**【主治】**气逆喘息,痰多不利。

**【方药分析】**胆南星、黄芩、川贝母、五倍子清肺化痰;桔梗、白前、紫菀、款冬花、橘红止咳祛痰平喘;薄荷祛风,甘草润肺止咳。

**【性状与剂型】**黄褐色水丸,味甘平,微苦,有辛凉感,每瓶30克。

**【用法与用量】**内服,1次3克,1日2次。5岁以下小儿减半。

**【贮藏】**密闭,置室内阴凉干燥处,防潮防晒。

**【宜忌】**忌食辛辣油腻食物。

# 460. 至圣保元丹

《北京市药品标准》(1983年版)

**【药物组成】**全蝎120克,胆南星、羌活、防风各105克,天麻90克,猪牙皂、青礞石(煅)、钩藤、麻黄、薄荷各75克,陈皮、茯苓、甘草各60克,僵蚕30克,蜈蚣15克。每300克细粉兑研琥珀粉、人工牛黄、珍珠粉、朱砂粉各12克,冰片1.5克。

**【功效】**解热镇惊,祛风化痰。

**【主治】**小儿外感时邪,痰热内闭,面赤身热,惊悸抽搐,咳嗽痰盛。

**【方药分析】**防风、麻黄、薄荷、羌活祛风散邪;胆南星、僵蚕、全蝎、蜈蚣、猪牙皂、天麻、天竺黄、青礞石、钩藤化痰息风;琥珀粉、牛黄、冰片、珍珠粉、朱砂清热镇惊安神。

**【性状与剂型】**棕色的蜜丸,气香,味苦,微甜,每丸重1克。

**【用法与用量】**内服,1次1丸,1日2~3次。周岁以内小儿酌减。

**【贮藏】**密封,置室内阴凉干燥处,防潮防晒。

**【宜忌】**谨避风寒。

# 461. 至宝丸

《江苏省药品标准》(1977年版)

**【药物组成】**六神曲(炒)、茯苓各200克,朱砂(飞)120克,陈皮、山楂(炒)、麦芽(炒)、白附子(制)、天麻、广藿香、薄荷、槟榔、川贝母、紫苏叶、全蝎、滑石(飞)、钩藤、蝉蜕、僵蚕、胆南星、雄黄、羌活各50克,芥子(炒)、琥珀各 30 克，牛黄 6 克，麝香、冰片各 4 克。

【功效】祛风清热，化痰消滞。

【主治】停乳伤食，外感风寒，发热咳嗽，呕吐泄泻。

【方药分析】六神曲、茯苓、陈皮、山楂、麦芽、槟榔化食消滞；川贝母、胆南星清热化痰；芥子、白附子祛痰止咳；天麻、钩藤、蝉蜕、全蝎、僵蚕祛风止痉；牛黄、滑石清热解毒；麝香开窍醒神；羌活、薄荷祛风解表；冰片、琥珀清热开窍；朱砂镇静，雄黄解毒。

【性状与剂型】棕红色或朱红色大蜜丸，每粒重 1.5 克。

【用法与用量】内服，1 次 1 粒，1 日 1~2 次。

【贮藏】密封，置室内阴凉干燥处，防潮防晒。

【宜忌】忌食生冷黏腻等不易消化的食物。

## 462. 至宝丹

《太平惠民和剂局方》

【药物组成】犀角、朱砂、雄黄、玳瑁、琥珀各 50 克，麝香、冰片各 0.5 克，金箔（半入药，半为衣）、银箔各 50 片，牛黄 25 克，安息香（以无灰酒搅澄飞过，滤去沙土，慢火熬成膏）75 克。

【功效】化浊开窍，清热解毒。

【主治】卒中急风不语，中恶气绝，中诸物毒，暗风，中热疫毒，阴阳二毒，山岚瘴气毒，蛊毒水毒，产后血晕，口鼻血出，恶血攻心，烦躁气喘吐逆，难产闷乱，死胎不下，心肺积热，伏热呕吐，邪气攻心，大肠风秘，神魂恍惚，头目昏眩，睡眠不安，唇口干燥，伤寒狂语及小儿诸病，急惊心热，卒中客忤，不得睡眠，烦躁，风涎，抽搐等症。近代也用于脑血管意外，肝昏迷，癫病等属痰迷心窍者。

【方药分析】麝香、冰片、安息香芳香化浊，豁痰开窍；牛黄、犀角、玳瑁清热解毒；雄黄豁痰解毒，朱砂、琥珀、金箔、银箔宁心安神。

【性状与剂型】气香，丸剂，丸如梧桐子大。

【用法与用量】内服，1 次 3~5 粒，2 岁小儿每次服 2 粒，人参煎汤化下，或用童便 1 合，生姜汁 3~5 滴于童便内温过化下，1 日 1~2 次。

【贮藏】密闭，放阴凉干燥处，防潮防晒。

【宜忌】孕妇忌服。

## 463. 当归龙荟丸

《丹溪心法》

【药物组成】当归（酒炒）、龙胆（酒炒）、栀子、黄连（酒炒）、黄芩（酒炒）、黄柏（盐炒）各 100 克，芦荟、大黄（酒炒）、青黛各 50 克，木香 25 克，麝香 5 克。

【功效】泻火通便。

【主治】<u>肝胆火旺</u>，<u>心烦不宁</u>，<u>头昏目眩</u>，<u>耳鸣耳聋</u>，<u>大便秘结</u>。

【方药分析】龙胆草、芦荟、青黛直入肝经而泻火；黄芩、黄连、黄柏、大黄、栀子通泻三焦实火。盖肝火最横，肝火一动，每挟诸经之火相持为害，故当以四黄分经而泻之。火旺易致血虚，用当归补肝养血，恐其化燥伤阴也；火旺则神明受扰，用麝香以芳香开窍；木香通行气滞，共助清肝泻火之力。

【性状与剂型】黄绿色至深褐色的水丸，气微，味苦。

【用法与用量】内服，1 次 6 克，1 日 2 次。

【贮藏】密封，置室内阴凉干燥处，防潮防晒。

【宜忌】孕妇忌服。

【各家论述】《宣明论方》："肾水阴虚，风热蕴积，时发惊悸筋惕，以及神志不宁，营卫壅滞，头目昏眩，肌肉瞤瘛，胸膈痞塞，咽喉不利，肠胃燥涩，小便溺闷，筋脉拘挛，肢体痿弱，暗风痫病，小儿急慢惊风，常服宣通血气，调顺阴阳，病无再作。"

《医方集解》："治一切肝胆之火，神志不宁，惊悸抽搐，躁扰狂越，头晕目眩，耳鸣耳聋，胸膈痞塞，咽嗌不利，肠胃燥涩，两胁痛引少腹，肝移热于肺而咳嗽，亦治盗汗……此足厥阴手足少阳药也。肝木为生火之本，肝火盛则诸经之火相因而起，为病不止一端矣。故以龙胆、青黛直入本经而折之，而以大黄、芩、连、栀、蘗通平上下三焦之火也。芦荟大苦大寒，气躁入肝，能引诸药同入厥阴，先平甚者而诸经之火无不渐平矣。诸药苦寒已甚，当归辛温能入厥阴，和血而补阴，故以为君，少加木香、麝香者，取其行气通窍也。然非实火，不可轻投。"

《医宗金鉴》："治肝经实火，头晕目眩，耳聋耳鸣，惊悸抽搐，躁扰狂越，大便秘结，小便涩滞，或胸胁作痛，阴囊肿胀。凡属肝经实火，皆宜服之。"

# 464. 当归拈痛丸

《江苏省药品标准》(1977 年版)

【药物组成】羌活、黄芩、猪苓、茵陈、甘草各 100 克，泽泻、白术（炒）、知母、防风各 60 克，当归、葛根、党参、苍术（炒）、升麻、苦参各 40 克。

【功效】清热利湿，祛风止痛。

【主治】<u>骨节疼痛</u>，胸膈不利，<u>湿热下注</u>，<u>足胫赤肿</u>，<u>疮疡</u>。

【方药分析】本方源自张元素的《医学启源》。黄芩清热燥湿，羌活祛风胜湿，宣痹止痛；当归养血和血；苦参清热燥湿，苍术燥湿运脾，合黄芩使湿从内消；茵陈清热利湿，泽泻、猪苓渗湿利水，三药使湿从下利；防风、升麻、葛根配羌活以祛风胜湿，使湿从外散，并可宣痹止痛；党参益气合当归以调养气血，使气血和，疼痛止；白术助党参益气健脾，以敦中土；知母清热生津养阴，可制羌活、防风、苍术、白术之燥；炙甘草合党参、白术益气健脾并调诸药之性。

【**性状与剂型**】灰褐色小丸，味苦，每 18 粒重 1 克。

【**用法与用量**】内服，1 次 9 克，1 日 2 次，空腹温开水吞服。

【**贮藏**】密封，置室内阴凉干燥处，防潮防晒。

【**各家论述**】《医学启源》：“治湿热为病，肢节烦痛，肩背沉重，胸膈不利遍身痛，下注于胫，肿痛不可忍……”

《兰室秘藏》：“治湿热脚气，四肢关节烦疼，肩背沉重，胸胁不利，遍身疼痛，下主足胫肿痛，生疮赤肿，脓水不绝者。”

《医方集解》：“治湿热相搏，肢节烦痛，肩背沉重，或偏身疼痛，或脚气肿痛，脚膝生疮，脓水不绝及湿热发黄，脉沉实紧数动滑者……此足太阳、阳明药也。

原文曰羌活透关节，防风散风湿为君。升、葛味薄引而上行，苦以发之；白术甘温和平，苍术辛温雄壮，健脾燥湿为臣。湿热和合，肢节烦痛，苦参、黄芩、知母、茵陈苦寒以泄之，酒炒以为因用。血壅不流则为痛，当归辛温以散之。人参、甘草甘温补养正气，使苦寒不伤脾胃。治湿不利小便，非其治也。猪苓、泽泻甘淡咸平，导其留饮为佐，上下分消其湿，使壅滞得宣通也。”

## 465. 当归养血丸（百草丹）

《山东省药品标准》（1986 年版）

【**药物组成**】益母草、当归各 200 克，泽兰、厚朴（姜制）、香附（醋制）、赤芍各 100 克，枳壳（麸炒）80 克，川芎、木香各 50 克，莪术（醋煮）、红花、小茴香各 30 克，肉桂、三棱（醋炒）各 20 克。

【**功效**】温经活血。

【**主治**】妇女因寒引起的<u>经闭不通</u>，<u>月经不调</u>，<u>经期不准</u>，<u>血色暗淡</u>，<u>瘀血腹痛</u>及产后血寒腹痛。

【**方药分析**】益母草、泽兰、赤芍、川芎、红花活血化瘀，通经止痛；当归养血活血；三棱、莪术破血祛瘀，行气止痛；厚朴、木香、香附、枳壳行气导滞，使气行血行；肉桂、小茴香温经散寒止痛。

【**性状与剂型**】白色水丸，除去外衣后显黄褐色，气微，味微苦，每 20 粒重 1 克。

【**用法与用量**】内服，睡前 1 次 60 粒，1 日 1 次。

【**贮藏**】密封，置室内阴凉干燥处，防潮防晒。

【**宜忌**】血热引起的月经不调，身体虚弱而经常发热者及孕妇忌服。

## 466. 吊筋药

《上海市药品标准》（1974 年版）

【**药物组成**】栀子 1600 克，桃仁 500 克，白芥子、苦杏仁各 400 克，红花

200 克。

【**功效**】散瘀活血止痛。

【**主治**】<u>跌扑伤筋</u>，<u>红肿疼痛</u>。

【**方药分析**】栀子消肿止痛，红花、桃仁活血散瘀，白芥子、苦杏仁利气散结。

【**性状与剂型**】黄色具油性的粗末。

【**用法与用量**】外用，以高粱酒、麦粉、鸡蛋白调匀，敷于患处，外用纱布或清洁布条包扎。

【**贮藏**】密封，置室内阴凉干燥处，防潮防晒。

【**宜忌**】本品专供外用，不可内服。


# 467. 回生丹

*《全国医药产品大全》*

【**药物组成**】黑豆 300 克，大黄 100 克，苏木、红花各 30 克，乌药 25 克，蒲黄 20 克，当归、白芍（酒炒）、熟地黄、川芎、人参、茯苓、甘草、香附（醋炙）、延胡索（醋炙）、桃仁（炒）各 10 克，莪术、牛膝、羌活、马鞭草、地榆（炭）、莲子（炒）、三棱（醋炒）、五灵脂（醋炙）各 5 克，高良姜、木香各 4 克，白术（麸炒）、青皮各 3 克，木瓜、乳香（炒）、没药（炒）各 2 克。

【**功效**】逐瘀活血，软坚散结，通经止痛。

【**主治**】<u>血寒凝结</u>，<u>经闭不通</u>，<u>小腹结块</u>，攻窜疼痛。

【**方药分析**】当归、川芎、桃仁、红花、三棱、莪术、蒲黄、五灵脂、乳香、没药、苏木、黑豆、延胡索、地榆、马鞭草活血祛瘀，消积除癥，通经止痛；牛膝祛瘀血，通血脉，并引瘀血下行；青皮、香附、乌药、木香行气通滞，使气行则血行；人参、白术、茯苓、甘草、莲子健脾益气使气旺血亦行，祛瘀而不伤正；熟地、白芍配当归滋阴养血润燥，使祛瘀而不伤阴；木瓜、羌活宣痹止痛；大黄开泻腑气而祛瘀；高良姜温经止痛。本方不仅祛血分瘀滞，又解气分之郁结，活血而不耗血，祛瘀而不伤正，并能温经通络，宣痹止痛，合而用之使瘀去气行，则诸症可愈。

【**性状与剂型**】棕褐色蜜丸，质柔软，味甜辛，每丸重 9 克。

【**用法与用量**】内服。1 次 1 丸，1 日 2 次，黄酒或红糖水送服。

【**贮藏**】密封，贮于阴凉干燥处，防潮防蛀。

【**宜忌**】孕妇忌服。忌食鱼腥。


# 468. 回天生再造丸

*《黑龙江省药品标准》（1986 年版）*

【**药物组成**】虎骨（油酥）400 克，桑寄生 350 克，蕲蛇 300 克，黄连、草豆蔻、片姜黄、首乌、豆蔻、羌活、白芷、藿香、麻黄、山参、熟地黄、竹节香附、当归、赤芍、茯苓、肉桂、琥珀、防风、甘草、川芎、玄参、天麻、安息香、萆薢、穿山甲（醋炙）、黄芪、大黄（酒炙）各280克，乳香（炒）、朱砂、细辛、母丁香、没药（炒）、僵蚕（炒）、白术（麸炒）、乌药、青皮、沉香、胆南星（制）、竹黄、骨碎补（炮）、附子（制）、龟板、香附（醋炙）、山羊血各140克，血竭、红花各112克，犀角110克，松香、地龙、厚朴、麝香各70克，木香56克，葛根、牛黄、全蝎、冰片、威灵仙各35克。

【功效】祛风散寒，理气豁痰，通经活络。

【主治】中风，类中风，左瘫右痪，半身不遂，口眼歪斜，言语不清，以及中寒、中气、中痰等症。

【方药分析】穿山甲、乳香、没药、赤芍、当归、川芎、红花、片姜黄、血竭、山羊血养血活血化瘀，通络止痛；蕲蛇、虎骨、桑寄生、骨碎补祛风散寒，舒筋健骨，通络止痛；防风、白芷、麻黄、羌活、细辛、葛根祛风散寒；威灵仙、萆薢、藿香、竹节香附、松香、豆蔻、草豆蔻除湿通络；黄芪、山参、白术、茯苓、甘草健脾益气，扶正固本，助后天气血生化之源；附子、肉桂、母丁香温中散寒；木香、厚朴、乌药、青皮、香附、沉香破气散结；犀角、黄连、牛黄、胆南星、竹黄、琥珀、朱砂、冰片、麝香、安息香清心化痰，开窍醒神；熟地黄、首乌、龟板、玄参滋补肝肾，育阴增液；全蝎、天麻、僵蚕、地龙平肝息风，通络止痛；大黄逐瘀下血，开泄腑气，通达升降之机。

【性状与剂型】棕褐色蜜丸，质柔软，味甜，辛凉，每丸重10克。

【用法与用量】内服，1次1丸，1日1~2次，温黄酒或温开水送服。

【贮藏】密封，贮于阴凉干燥处，防潮防蛀。

【宜忌】孕妇忌服。

# 469. 虫草壮元酒

*《湖北省药品标准》（1986年版）*

【药物组成】红曲70克，白芍48克，党参、何首乌（制）、白术、黄芪（蜜炙）各30克，熟地黄、茯苓各21克，当归、黄精（蜜炙）各19.5克，丹参、远志各15克，冬虫夏草12克，陈皮、人参各10.1克。

【功效】补肺益肾，健脾安神。

【主治】体虚，精神疲倦，健忘。

【方药分析】冬虫夏草补肺肾之气；人参大补元气，补脾益肺，并能益心安神；党参、白术、茯苓、黄芪、甘草补中益气，助气血生化之源；熟地、白芍、当归、首乌滋阴补血，养肝益肾；远志宁心安神；丹参、红曲、陈皮活动气血，使补而不滞。

【性状与剂型】橙红清澈液体，气香，味甜，微苦，辛。

【用法与用量】内服，1次15~30毫升，1日2次。

【贮藏】密封，阴凉干燥处保存，避光防潮。

【宜忌】阴虚火旺者忌服。

# 470. 肉果四神丸

《北京市药品标准》（1983 年版）

【药物组成】白术（麸炒）960 克，白芍、罂粟壳各 480 克，肉豆蔻（煨）、诃子肉、补骨脂（盐炒）各 240 克，干姜、木香各 120 克，吴茱萸（甘草炙）60 克。

【功效】温补脾肾，散寒止泻。

【主治】脾肾虚寒引起黎明泄泻，肠鸣腹痛，食欲不振，身倦无力。

【方药分析】补骨脂补命门之火，以温养脾阳；干姜、吴茱萸温中散寒；肉豆蔻温肾暖脾，涩肠止泻；白术健脾益气，以助运化之功；诃子肉、罂粟壳涩肠止泻；木香、白芍理气导滞，缓急止痛。诸药相合，使脾肾得以温养，大肠得以固涩，具有温阳止泻之功。

【性状与剂型】黄褐色水丸，气微香，味苦，微酸，每 100 粒重 6 克。

【用法与用量】内服，1 次 6 克，1 日 2~3 次。

【贮藏】密闭，置阴凉干燥处，防潮防晒。

【宜忌】急性腹泻者忌服。

# 471. 竹沥达痰丸

《上海市药品标准》（1974 年版）

【药物组成】鲜竹沥、鲜生姜各 400 克，大黄（制）、黄芩（酒炒）、姜半夏、橘皮各 200 克，银硝、青礞石、甘草各 100 克，沉香 50 克。

【功效】清火豁痰，降气平喘。

【主治】痰火上逆，气分喘急。

【方药分析】鲜竹沥、黄芩为主药清肺热，豁痰止咳；辅以橘皮、姜半夏理气，燥湿化痰；青礞石其性下行，功专镇坠，善攻陈积伏匿之老痰；合沉香、生姜、大黄、银硝助主药下气清热坠痰；后者又能除积通便，助主药清泻肺热；甘草清热润肺止咳，调和诸药。

【性状与剂型】灰黄色小粒水丸，味苦而甘，辛，丸如绿豆大。

【用法与用量】内服，1 次 6 克，1 日 2 次，空腹用温水送服。

【贮藏】密闭，置阴凉干燥处，防潮防晒。

【宜忌】孕妇及体弱者忌服。

【各家论述】《成方便读》："治顽痰胶瘤经络，不得解化，正气又虚，不能胜滚痰丸之峻剂者。夫痰者，皆津液所化，而胶瘤之痰，又为火灼所致，故治痰者必先降火，而降火者又必先理气。方中黄芩清上，大黄导下，沉香升降诸气，而后礞石得成其消痰散结之功。姜半夏、陈皮以匡礞石之不逮，人参、甘草以助正气之运行，竹沥行经入络，用其化皮里膜外之痰，姜汁豁痰和胃，又解竹沥之寒，互相为用耳。"

## 472. 朱珀保婴丸（朱珀保婴丹）

《河北省药品标准》（1985 年版）

【药物组成】天麻 150 克，僵蚕（麸炒）、全蝎各 120 克，黄连、胆南星、蝉蜕各 100 克，朱砂 95 克，薄荷、甘草各 80 克，白附子（制）、钩藤、牛黄、冰片、竹黄各 60 克，茯苓、远志（甘草水炙）各 50 克，麝香 40 克，人参、琥珀、珍珠各 25 克。

【功效】清热镇惊，息风化痰。

【主治】小儿内热感冒，发烧，咳嗽痰盛，气促作喘，急热惊风，手足抽搐，惊吓昏睡，夜卧不安。

【方药分析】天麻、僵蚕、全蝎、钩藤、珍珠平肝潜阳，息风止痉；白附子、胆南星、竹黄清热化痰，息风定惊；麝香、冰片芳香辛烈，开窍醒神；牛黄、远志、朱砂、琥珀清心解毒，祛痰开窍，定惊安神；黄连泻火解毒，助牛黄清心包之火；薄荷、蝉蜕疏风解痉；人参、茯苓、甘草健脾渗湿，湿无所聚则痰无由生。

【性状与剂型】棕红色的蜜丸，气香微凉，味苦。每丸重 1.5 克。

【用法与用量】内服，1 次 1 丸，1 日 2 次，周岁以内酌减。

【贮藏】密闭，置阴凉干燥处，防潮防蛀。

## 473. 朱珀保婴散

《内蒙古药品标准》（1982 年版）

【药物组成】天麻、大黄、朱砂各 50 克，全蝎、甘草各 40 克，荆芥穗、巴豆霜、雄黄、钩藤、远志（甘草水制）、黄连、胆南星、天南星（制）、僵蚕（麸炒）、天竺黄各 30 克，明矾 20 克，羚羊角粉 15 克，冰片 10 克，珍珠、麝香各 5 克，牛黄 4 克，琥珀 3 克。

【功效】清热镇惊，消积祛斑。

【主治】急热惊风，五积六聚，斑疹结热。

【方药分析】本方为朱珀保婴丸减白附子、蝉蜕、人参、茯苓加大黄、荆芥穗、明矾、天南星（制）、雄黄、羚羊角粉、巴豆霜而成。其中大黄、巴豆霜、雄黄攻积下滞，泻火解毒；明矾、天南星祛风逐痰；荆芥穗祛风透疹；羚羊角粉凉血消斑。其余同朱珀保婴丸。

【性状与剂型】深黄色粉末，气芳香，味苦，每袋重 0.3 克。

【用法与用量】内服，初生小儿 1 次 1/3 袋，周岁服 1/2 袋，2~3 岁者服 1 袋，1 日 2 次。

【贮藏】密闭，置阴凉干燥处，防潮防晒。

## 474. 朱砂安神丸

《全国医药产品大全》

【药物组成】黄连 300 克，朱砂、地黄、当归各 200 克，甘草 100 克。

【功效】镇惊安神，清心养血。

【主治】心神不宁，失眠多梦，心悸易惊，胸中烦热。

【方药分析】朱砂微寒重镇，既能安心神，又有可清心火；黄连苦寒，清心除烦以安神，共为主药；辅以当归、生地养血滋阴，补其被灼之阴血；使以甘草，和中调药。合而用之，火得清而神自安。

【性状与剂型】红棕色的蜜丸，味苦，微甜，每丸重 9 克。

【用法与用量】内服，1 次 1 丸，1 日 1~2 次。

【贮藏】密闭，置阴凉干燥处，防潮防蛀。

【宜忌】忌酒。忌情绪过激。

【各家论述】《内外伤辨惑论》："如气浮心乱，以朱砂安神丸镇固之则愈。"

《东垣试效方》："朱砂安神丸，治心神烦乱怔忡，兀兀欲吐，胸中气乱而热，有如懊侬之状，皆膈上血中伏火，蒸蒸而不安，宜用权衡法，以镇阴火之浮行，以养上焦元气。……内经云热淫所胜，治以甘寒，以苦泻之。以黄连之苦寒去心烦，除湿热为君，以甘草、生地黄之甘寒泻火，补气滋生阴血为臣，以当归补血不足，朱砂纳浮游之火而安神明也。"

《医宗金鉴》："叶仲坚曰，经云神气舍心，精神毕具，又曰心者生之本，神之舍也。且心为君主之官，主不明则精气乱，神太劳则魂魄散，所以寤寐不安，淫邪发梦。轻则惊悸怔忡，重则痴妄癫狂也。朱砂具光明之体，色赤通心，重能镇怯，寒能胜热，甘以生津，抑阴火之浮游，以养上焦之元气，为安神之第一品。心苦热，配黄连之苦寒，泻心热也，更佐甘草之甘以泻之。心主血，用当归之甘温归心血也，更佐地黄之寒以补之。心血足则肝得所藏而魂自安，心热解则肺得其职而魄自宁也。"

## 475. 朱砂膏

《全国医药产品大全》

【药物组成】铅粉 320 克，银朱 30 克，朱砂 5 克，植物油 480 克。

【功效】消肿解毒，化腐生肌。

【主治】疮疡肿痛，久溃不敛。

【方药分析】铅粉解毒祛腐，生肌止痒；银朱、朱砂解毒消肿。诸药共奏消肿解毒、化腐生肌之效。

【性状与剂型】橘红色，折叠呈半圆形外贴膏药。

【用法与用量】外用，温热化开贴患处，1 日 1 换。

【贮藏】室内常温放置，防潮防晒。

【宜忌】忌食辛辣。

## 476. 伐木丸

《江苏省药品标准》(1977 年版)

【药物组成】苍术（炒）800 克，皂矾（醋煅）400 克，六神曲（炒）100 克。

【功效】燥湿化浊。

【主治】胸腹胀满，面色萎黄。

【方药分析】苍术苦温性燥，最善除湿运脾，并能芳香辟秽；辅以六神曲消食导滞；皂矾化浊开窍。

【性状与剂型】淡黄色小丸，气微香，味涩，每 12 粒重 1 克。

【用法与用量】内服，1 次 5 克，1 日 3 次。

【贮藏】密闭，置阴凉干燥处，防潮防晒。

【宜忌】忌食生冷黏腻等不易消化的食物。

## 477. 仲景胃灵丹

《全国中成药产品集》

【药物组成】肉桂、延胡索、牡蛎、小茴香各等份。

【功效】理气解郁，健胃止痛。

【主治】饮食停滞，脘腹胀痛，嗳气吞酸，痞满呕逆。

【方药分析】肉桂温里散寒，延胡索活血化瘀止痛，牡蛎平肝和胃，小茴香理气和胃，祛寒止痛。

【性状与剂型】淡棕色小丸，气微香，味涩，每丸 1.2 克。

【用法与用量】内服，1 次 1 丸，1 日 3 次。

【贮藏】密闭，置阴凉干燥处，防潮防晒。

【宜忌】忌食生冷黏腻等不易消化的食物。

## 478. 伤风净喷鼻液

《安徽省药品标准》(1987 年版)

【药物组成】辛夷、野菊花各 100 克，鹅不食草 75 克。

【功效】散寒清热，通窍止涕。

【主治】防治各类伤风感冒。

【方药分析】方中辛夷、鹅不食草疏散风寒，通鼻窍；野菊花疏风清热。

【性状与剂型】浅黄色半透明状的乳浊液，具特有的香气，味微酸，15 毫升塑料喷雾小瓶装。

【用法与用量】外用喷鼻，每次喷 1~2 下。

【贮藏】遮光，密闭保存，避光防晒。

【宜忌】注意防寒保暖。

## 479. 伤风感冒丸
### 《全国医药产品大全》

【药物组成】白芍 96 克，麻黄、桂枝、羌活、薄荷、防风、枳壳、陈皮、前胡、桔梗各 72 克，生姜、大枣（去核）各 50 克，甘草、杏仁各 48 克。

【功效】散寒解表。

【主治】伤风感冒。

【方药分析】方中麻黄、桂枝发汗解表，宣利肺气；羌活、防风、薄荷祛风散寒，宣痹止痛；前胡、陈皮、枳壳、桔梗、杏仁行气祛痰，宣肺止咳；白芍敛阴和营，使麻、桂辛散而不伤阴；生姜助麻、桂解表散寒；大枣助白芍调和营卫；甘草调和诸药。

【性状与剂型】棕褐色的蜜丸，味苦，微甜，每丸重 10 克。

【用法与用量】内服，1 次 1 丸，1 日 3 次。

【贮藏】密闭，置阴凉干燥处，防潮防蛀。

【宜忌】谨避风寒。

## 480. 伤科七味片
### 《上海市药品标准》（1980 年版）

【药物组成】延胡索干浸膏 140 克，马钱子粉、大黄、三七各 50 克，红花、丁香、血竭各 25 克。

【功效】祛瘀消肿，活血止痛。

【主治】跌扑损伤，骨断血瘀。

【方药分析】方中马钱子、丁香温经通络，散寒止痛；红花、三七、血竭、延胡索活血祛瘀，消肿止痛；延胡索兼能行气止痛，使气行则血行，瘀血自散；配大黄荡涤凝瘀败血，引瘀血下行。诸药合而用之，共成祛瘀消肿、活血止痛之剂。

【性状与剂型】淡棕色片，味苦，微涩，每瓶装 24 片，每片重 0.3 克。

【用法与用量】内服，1 次 2 片，1 日 3 次，极量 1 次 4 片，1 日 3 次。

【贮藏】密闭，置阴凉干燥处，防潮防晒。

【宜忌】本品含有剧药马钱子，应严格按规定量服用。如服药过量引起头晕、颈部发紧、肌肉抽搐等现象，可立即服用绿豆水或甘草水解之。

## 481. 伤科七味散

《吉林省药品标准》（1977 年版）

【药物组成】红花 200 克，血竭 100 克，儿茶 70 克，炒乳香、炒没药各 30 克，朱砂 20 克，冰片 4 克。

【功效】活血散瘀，消肿止痛。

【主治】跌打损伤，瘀血肿胀，疼痛。

【方药分析】方中红花活血祛瘀；血竭、儿茶活血止血，通络理伤；乳香、没药活血散瘀，消肿止痛；冰片通达关窍，佐以定痛；朱砂安神定惊。诸药配伍治疗跌打损伤诸症，其效甚捷。

【性状与剂型】红色的粉末，气清凉而芳香，味微苦，甘，每瓶装 3.5 克。

【用法与用量】内服，1 次 1 瓶，1 日 2~3 次，温黄酒或温开水送下；外用，取适量白酒调敷患处。

【贮藏】密闭，放阴凉干燥处，防潮防晒。

【宜忌】孕妇忌内服。破伤处忌外敷。

## 482. 伤科八厘散

《浙江省药品标准》（1983 年版）

【药物组成】土鳖虫、乳香、没药（制）、血竭各 150 克，半夏（制）、当归、巴豆霜、砂仁、腰黄、甜瓜子各 75 克。

【功效】祛瘀，活血止痛。

【主治】跌打损伤，瘀血疼痛，大便秘结。

【方药分析】乳香、没药、血竭、腰黄活血祛瘀，消肿止痛；当归活血养血；土鳖虫活血散瘀，舒筋壮骨；砂仁、半夏（制）、甜瓜子行气导滞，消痞散结；巴豆霜竣下逐瘀。

【性状与剂型】棕黄色粉末，气微香，味辛苦，每瓶 0.6 克。

【用法与用量】内服，1 次 0.3 克，1 日 2 次。

【贮藏】密闭，置阴凉干燥处，防潮防晒。

【宜忌】孕妇忌服。服后腹泻不止可饮冷粥适量。

## 483. 伤科内服丸

《湖南省药品标准》（1982 年版）

【药物组成】生地、泽兰、当归、枇杷叶（蜜炙）各 220 克，甘草、过山龙、白芍、枳壳、大伸筋、仙鹤草、独活、丹参、土鳖虫、牛膝各 110 克，白芷、香附（去毛）各 82.5 克，桂枝、厚朴（姜制）各 69 克，羌活、黄芩、瓜蒌皮、木瓜、槟榔、木通、三七、柴胡、木香、钩藤、防风各 55 克，川芎 14 克。

【功效】活血祛瘀，舒筋止痛。

【主治】<u>跌打内伤</u>，<u>瘀血气滞</u>，<u>筋骨疼痛及骨折等症</u>。

【方药分析】方中泽兰、牛膝、三七、丹参、土鳖虫、川芎、仙鹤草活血化瘀，通络理伤；香附、木香、枳壳、厚朴、柴胡、瓜蒌皮、槟榔、枇杷叶行气导滞，气行则血活；过山龙、木瓜、大伸筋舒筋活络；防风、白芷、羌活、独活、黄芩、木通祛风胜湿，宣痹止痛；白芍、甘草缓急舒筋；桂枝温经通络；钩藤平肝息风；生地、当归滋阴养血，祛瘀而不伤阴。

【性状与剂型】深褐色水蜜丸，气辛香，味苦，每包重 12 克。

【用法与用量】内服，1 次 6 克，1 日 2 次。小儿酌减或遵医嘱。

【贮藏】密闭，阴凉干燥处保存，防潮防晒。

【宜忌】孕妇和肺结核患者忌服。

## 484. 伤科跌打丸

《辽宁省药品标准》（1980 年版）

【药物组成】大黄（酒炒）280 克，生地黄 210 克，白芍（酒炒）、当归、川乌（制）、香附（醋炙）、蒲黄、三棱（醋炙）、防风、红花、莪术（醋炙）、续断、郁金、五灵脂（醋炙）、牡丹皮、三七各 140 克，乌药、柴胡各 105 克，木香、枳壳、青皮各 70 克，延胡索（醋炙）35 克。

【功效】活血散瘀，消肿止痛。

【主治】<u>跌打损伤</u>，<u>伤筋动骨</u>，<u>血瘀肿痛</u>，<u>闪腰岔气</u>。

【方药分析】蒲黄、五灵脂、红花、三七活血消肿，散瘀定痛；延胡索、郁金、三棱、莪术行气破血，消肿止痛；丹皮、生地凉解血热而散瘀；大黄开泻腑气而下瘀；青皮、木香、枳壳、香附、乌药、柴胡理气导滞，气血并治，瘀散则气畅，气行则血活；续断舒筋壮骨；当归、白芍养血和血，缓急舒筋；防风、川乌（制）祛风止痛。

【性状与剂型】棕黑色圆形蜜丸，味甘，微苦，每丸重 6.25 克。

【用法与用量】内服，1 次 1 丸，1 日 2 次。

【贮藏】密闭，置阴凉干燥处，防潮防蛀。

【宜忌】孕妇忌服。

## 485. 伤科敷药

《湖南省药品标准》（1982 年版）

【药物组成】生地黄、栀子、大黄、生石膏、泽兰、当归尾各 300 克，桃仁 210 克，赤芍、白芷各 180 克，红花、黄芩、十大功劳、地骨皮各 150 克，藁本、蒲黄各 90 克，生南星、山柰各 45 克。

【功效】活血祛瘀，消肿止痛。

【主治】跌打损伤，瘀血肿痛。

【方药分析】方中泽兰、归尾、大黄、桃仁、红花、赤芍、蒲黄活血祛瘀；生石膏、十大功劳、黄芩清热解毒而散瘀；生地、地骨皮凉解血热而散瘀血；藁本、白芷、山柰、生南星、栀子散结消肿止痛。

【性状与剂型】金黄色的粉末，气香，每包重 1.5 克。

【用法与用量】外用，取适量调水热敷或冷敷患处。

【贮藏】密闭，阴凉干燥处保存，防潮防晒。

【宜忌】外用药，不可内服。

## 486. 血症十灰丸

《浙江省药品标准》（1983 年版）

【药物组成】大蓟（炭）、小蓟（炭）、牡丹皮（炭）、白茅根（炭）、茜草（炭）、侧柏叶（炭）、栀子（炭）、棕榈（炭）、蒲黄（炭）、大黄（炭）各 100 克。

【功效】凉血止血。

【主治】吐血，衄血，血崩及一切出血不止诸证。

【方药分析】大蓟、小蓟、茜草、侧柏叶、白茅根凉血止血；棕榈收涩止血；栀子清肝泻火；大黄导热下行；丹皮配大黄凉血祛瘀；蒲黄祛瘀止血，使血止而不留瘀。

【性状与剂型】黑色的水丸，气微，味苦，每 50 粒重约 3 克。

【用法与用量】内服，1 次 9 克，1 日 1~3 次。

【贮藏】密闭，置阴凉干燥处，防潮防晒。

【宜忌】忌食辛辣食物。

## 487. 行军散

《霍乱论》

【药物组成】雄黄 240 克，冰片、硼砂（煅）、珍珠、牛黄、麝香各 150 克，姜粉 15 克，硝石（精制）9 克。

【功效】开窍解暑，辟秽解毒。

【主治】夏伤暑热，头晕目眩，烦躁神昏，腹痛吐泻等症。外用可疗口舌生疮、咽喉肿痛等症。预防瘟疫，可涂抹鼻腔。

【方药分析】方中麝香、冰片芳香走窜开窍；牛黄清心解毒；雄黄、硼砂、硝石解毒泄热，祛痰散结；珍珠镇心安神；姜粉辛散止呕；诸药相伍，共奏解毒辟秽、祛瘀开窍、镇静安神之功效。对夏季中暑眩晕、神昏、泄泻诸症功效良好，并可预防瘟疫时邪。古代军队长途行军常用之，故名"行军散"。

【性状与剂型】淡黄色散剂，气芳香，味辛，凉，每瓶 0.3 克。

【用法与用量】内服，1次0.3~0.9克，1日1~2次。也可涂抹鼻腔，用于预防瘟疫；或涂于口舌，用于治疗口舌生疮，咽喉肿痛等。

【贮藏】密封，置阴凉干燥处，防潮防晒。

【宜忌】孕妇忌服。

## 488. 创灼膏

《上海市药品标准》（1980版）

【药物组成】煅石膏粉640克，甘石膏粉366克，煅炉甘石粉320克，羊毛脂200克，白及粉50克，冰片8克，凡士林600克，液状石蜡200克，对羟基苯甲酸乙脂3.2克。

【功效】排脓，去腐生肌，长肉。

【主治】烧伤，烫伤，挫裂创口，老烂脚，褥疮，手术后创口感染，冻疮溃烂，慢性湿疹及常见疮疖。

【方药分析】煅炉甘石粉、煅石膏粉泻火解毒，燥湿去腐；甘石膏粉活血祛瘀，收湿除烂；白及粉敛疮生肌；冰片通透散火，消肿止痛。

【性状与剂型】棕红色或灰褐色的黏厚软膏，具冰片香气。

【用法与用量】外用，涂敷患处。

【贮藏】密闭，置阴凉干燥处，防潮防晒。

【附】甘石膏粉处方：苍术50克，木瓜50克，防己50克，黄柏50克，延胡索（醋炙）50克，郁金50克，虎杖150克，地榆50克。

## 489. 全身散

《江西省药品标准》（1882年版）

【药物组成】枳壳、陆英各313克，川乌（制）、草乌（制）各188克，木香156克，乌药、三棱、血竭各125克，桂枝、肉桂、莪术、骨碎补（炒）、醉仙桃、三七、茜草、当归各94克，红花、土鳖虫、乳香（制）、桃仁、沉香、姜黄、漆渣（制）、自然铜（煅）各63克。

【功效】行气化瘀，活血止痛。

【主治】跌打损伤，气滞血瘀，骨折疼痛等。

【方药分析】当归、桃仁、红花、醉仙桃、乳香、没药、漆渣活血祛瘀，消肿止痛；三棱、莪术、姜黄行气破血，通经止痛；自然铜、土鳖虫、骨碎补散瘀止痛，接骨续筋；三七、茜草、血竭散瘀止血，消肿定痛；桂枝、肉桂温经通阳；木香、乌药、沉香、枳壳、陆英行气止痛，使气行血行；川乌、草乌温经止痛。本方气血并治，具有行气活血止痛之功效。

【性状与剂型】黑褐色粉末，气芳香，味苦，每瓶3克。

【用法与用量】内服，1次1.5~3克，1日1~2次。年老体弱者酌减。

【贮藏】密封，置阴凉干燥处保存，防潮防晒。

【宜忌】孕妇忌服。

## 490. 产后补丸
*《广东省药品标准》（1982 年版）*

【药物组成】益母草（制）135 克，党参 90 克，当归、茯苓各 68 克，黄芩 45 克，山药、白术（制）、香附、紫苏、生地黄、川芎、熟地黄、赤芍各 34 克，阿胶 27 克，木香、延胡索（制）、琥珀、橘红、砂仁、乌药（制）、木瓜、牛膝、沉香、甘草各 20 克，血竭 14 克。

【功效】活血祛瘀，散寒止痛。

【主治】产后疼痛，腰膝疼痛，头痛身酸。

【方药分析】益母草活血祛瘀，养血生血为主药；辅以延胡索、琥珀、当归、川芎、赤芍、血竭活血祛瘀，止痛；佐以木香、香附、橘红、沉香理气调经，止痛；党参、山药、白术、茯苓、砂仁健脾益气，化水谷精微，充后天气血生化之源；生地、熟地、阿胶滋阴补肾，生血；乌药顺气止痛，温肾散寒；紫苏、黄芩、木瓜、牛膝解表散寒，活血利湿，止痛；甘草调和诸药。

【性状与剂型】为深褐色的水蜜丸，气微，味微苦。

【用法与用量】内服，1 次 15 克，1 日 1~2 次。

【贮藏】密闭，置阴凉干燥处，防潮防蛀。

【宜忌】发热感冒勿服。

## 491. 产灵丸（产灵丹）
*《北京市药品标准》*

【药物组成】苍术（米泔水炙）240 克，人参（去芦）、川芎、荆芥穗、防风、麻黄、川乌（银花甘草炙）、草乌（银花甘草炙）、白芷、八角茴香、桔梗各 90 克，甘草（蜜炙）60 克，白术（麸炒）、当归、何首乌（黑豆酒炙）、细辛、木香、竹节香附、血竭各 15 克。

【功效】益气养血，散风止痛。

【主治】产后气血虚弱，感受风寒引起的周身疼痛，头目眩晕，恶心呕吐，四肢浮肿。

【方药分析】人参、白术、甘草健脾益气；当归、川芎、血竭、首乌活血生血；麻黄、川乌（炙）、草乌（炙）、防风、川芎、荆芥穗、细辛、白芷祛风散寒，通络止痛；香附、木香、茴香、苍术理气止痛，调中和胃；桔梗辛散苦泄，宣通肺气。

【性状与剂型】为棕黑色的大蜜丸，气微香，味甜，微辛，每丸重 6 克。

【用法与用量】内服，1 次 1~2 丸，1 日 2 次。

【贮藏】密闭，置室内阴凉干燥处，防潮防蛀。
【宜忌】孕妇忌服。

# 492. 冲和丸

*《全国医药产品大全》*

【药物组成】羌活、苍术、枳壳（麸炒）、藁本、地黄、白芷、建曲、薄荷、荆芥、陈皮、川芎（酒浸麸炒）、麦芽（炒）各60克，防风、山楂、细辛各40克，黄芩（酒炙）30克，甘草20克。
【功效】发表散风，解热止痛，和中消滞。
【主治】感冒风寒，头痛目眩，周身酸痛，发热无汗，脘腹不舒。
【方药分析】羌活、藁本、白芷、薄荷、荆芥、川芎、防风、细辛、黄芩祛风解表，胜湿解痉，清热止痛；苍术、枳壳、建曲、陈皮、麦芽、山楂行气宽中，和胃降逆，消食导积；地黄滋阴补虚，甘草健脾和中，调和诸药。
【性状与剂型】棕黑色大蜜丸，气微香，味甘，微苦辛，每丸重7.5克。
【用法与用量】内服，1次1丸，1日2次，温开水送服。
【贮藏】密封，置阴凉干燥处，防潮防蛀。
【宜忌】忌食寒凉生冷黏腻食物。

# 493. 冲和散

*《全国中成药产品集》*

【药物组成】紫荆皮、赤芍、独活、石菖蒲、白芷各等份。
【功效】活血散瘀，消肿止痛。
【主治】痈疽初起，红肿坚硬。
【方药分析】紫荆皮活血通经，消肿止痛，解毒；赤芍活血化瘀；独活解表止痛；石菖蒲逐痰消积，消肿；白芷消肿排脓。
【性状与剂型】散剂，气微，微苦辛，每袋重50克。
【用法与用量】内服，1次10克，1日2次，温开水送服。
【贮藏】密封，置阴凉干燥处，防潮防晒。
【宜忌】忌食辛辣食物。

# 494. 冰石散

*《全国中成药产品集》*

【药物组成】冰片、寒水石各等份。
【功效】清热敛疮，消炎止血。
【主治】烫伤，外伤出血。

【**方药分析**】冰片清热解毒散邪，寒水石清热泻火。

【**性状与剂型**】为白色的粉末，气凉，味辛香，每瓶袋 3 克。

【**用法与用量**】取药粉少许搽患处。

【**贮藏**】密封，置室内阴凉干燥处，防潮防晒。

【**宜忌**】忌食辛辣食物。

## 495. 冰硼散

《外科正宗》

【**药物组成**】芒硝（风化）、硼砂（煅）各 1000 克，朱砂（飞）120 克，冰片 100 克。

【**功效**】清热解毒，止痛。

【**主治**】咽喉牙龈肿痛，口舌生疮。

【**方药分析**】硼砂、冰片清热解毒，消肿，利咽喉，止痛为主药；辅以芒硝清凉消肿，泻火止痛：佐以朱砂增加解毒之功。

【**性状与剂型**】粉红色的粉末，气芳香，味辛凉，每瓶装 3 克。

【**用法与用量**】取少许，吹敷患处。

【**贮藏**】密封，置阴凉干燥处，防潮防晒。

【**宜忌**】忌食辛辣食物。

## 496. 冰霜梅苏丸

《内蒙古药品标准》（1982 年版）

【**药物组成**】乌梅肉、薄荷各 6 克，薄荷脑 0.1 克，白糖 640 克。

【**功效**】生津，止渴，祛暑。

【**主治**】感受暑热，头晕心烦，口渴思饮，口燥咽干，胸中满闷。

【**方药分析**】薄荷、薄荷脑疏散风热，祛暑邪；乌梅酸以生津，疗暑热烦渴，药精效显，暑热自除。

【**性状与剂型**】为灰黄色水丸，味甜酸，辛凉，每袋重 30 克（内装 30 粒）。

【**用法与用量**】嚼化，1 次 2 丸，随时嚼化。

【**贮藏**】密封，置阴凉干燥处，防潮防晒。

【**宜忌**】忌食辛辣食物。

## 497. 壮元补血丸

《全国医药产品大全》

【**药物组成**】沙苑子、蒺藜、天冬、木瓜、虎骨（制酥）、杜仲（盐水炒炭）、巴戟、酸枣仁、熟地（酒制）、茯苓、砂仁、麦门冬、肉苁蓉、阿胶（蛤粉炒）、补骨脂（盐水炒）各620克，川牛膝（酒蒸）530克，广木香、枸杞子、肉桂（去粗皮）、附片、当归、石菖蒲、山药（炒）、川乌（制）各300克，蛇床子、五味子、地骨皮、生地、远志（甘草水制）、覆盆子（酒蒸）、花椒（去目）、车前子（盐水炒）、泽泻、赤石脂（醋煅）各150克，甘草135克。

【功效】温补肾阳，健脾益肾，补气养血，强筋壮骨，安神定志。

【主治】腰膝酸痛，倦怠乏力，食少便溏，健忘失眠，阳痿早泄。

【方药分析】沙苑子、蒺藜、蛇床子、杜仲、巴戟、肉苁蓉、附片、肉桂、补骨脂补肾壮阳固本，滋阴补肾，使阴阳互根；伍熟地、枸杞、天冬、麦冬使后天气血生化有源；茯苓、砂仁、山药、甘草、花椒健脾和胃，益气养血；虎骨、木瓜、川乌、牛膝强筋壮骨；阿胶、当归养血生血；泽泻、车前子、地骨皮补中有泻；酸枣仁、远志、石菖蒲安神开窍定志；五味子、覆盆子、赤石脂补肾敛涩；木香行气以使诸药补而不腻。

【性状与剂型】圆球形棕黑色蜜丸，味甘，微辛，每丸重6克。

【用法与用量】内服，每次1~2丸，每日2次，白开水送下。

【贮藏】密闭，置阴凉干燥处，防潮防蛀。

【宜忌】服药期间忌房事。

## 498. 壮阳复春灵
《全国中成药产品集》

【药物组成】蚕蛹、刺五加、枸杞子、熟地黄、淫羊藿、大海米各等份。

【功效】促进性功能，抗疲劳。

【主治】阳痿，早泄，遗精，男性性功能低下。

【方药分析】蚕蛹、刺五加滋补强身，枸杞子、熟地黄滋阴补肾，淫羊藿补肾壮阳，大海米温肾壮阳，化结消肿。

【性状与剂型】棕灰色片剂，味甘，每片重0.5克，每瓶30片。

【用法与用量】内服，每次6片，每日2次，白开水送下。

【贮藏】密闭，置阴凉干燥处，防潮防晒。

【宜忌】服药期间忌房事。

## 499. 壮腰补肾丸
《辽宁省药品标准》（1980年版）

【药物组成】熟地400克，山药200克，泽泻、茯苓、当归、黄芪各150克，肉苁蓉（制）、红参、菟丝子（炒）、菊花、白术（炒）、龙骨（煅）、牡蛎（煅）、续断各100克，麦冬、车前子（炒）、远志（制）、首乌藤、合欢花、五味子（制）各50克。

【功效】壮腰补肾，益气养血。

【主治】心悸少寐，健忘怔忡，腰膝酸痛，肢体羸弱。

【方药分析】熟地滋阴补肾，填精益髓为主药；辅以肉苁蓉、菟丝子、续断温肾助阳，意在阳中求阴；红参、茯苓、白术、山药健脾益气；黄芪、当归补气生血；佐麦冬、远志、首乌藤、合欢花养心阴，安心神；五味子、龙骨、牡蛎滋肾涩精，重镇安神，收敛固涩；使以泽泻、车前、菊花平肝潜阳，寓泻于补。诸药相合壮腰健肾，益气养血安神。

【性状与剂型】为黑色圆形蜜丸，味甘、微酸，每丸重 10 克。

【用法与用量】内服，1 次 1 丸，1 日 2 次。

【贮藏】密闭，置阴凉干燥处，防潮防蛀。

【宜忌】节制房事。

# 500. 安阳膏药

《河南省药品标准》（1984 年版）

【药物组成】大黄、连翘各 96 克，川乌、生草乌、乌药、白及、白芷、白蔹、木鳖子、木通、木瓜、三棱、莪术、当归、赤芍、肉桂各 48 克，血竭、阿魏各 20 克，乳香、没药、儿茶各 12 克。

【功效】消积化块，逐瘀止痛，舒筋活血，追风散寒。

【主治】男子气块，妇女血块，腹内积聚，风寒湿痹，腰腿、膀、背、筋骨、关节、胃寒诸痛及手足麻木等症。

【方药分析】川乌、草乌、肉桂散寒止痛；木鳖子、木通、木瓜舒筋活络，祛风除湿；三棱、莪术、当归、赤芍、血褐、阿魏、乳香、没药活血化瘀，消癥散结；乌药顺气止痛；白及消肿止血；白芷祛风止痛；白蔹、大黄、连翘清热解毒消肿；儿茶收湿止血。

【性状与剂型】为黑色固体膏药，每张净重，特号 37 克，大号 24 克，二号 18 克，三号 12 克，四号 9 克。

【用法与用量】外用，加温软化，贴患处。

【贮藏】密闭，置阴凉干燥处，防潮防晒。贮存期 2 年。

【宜忌】贴积聚块者，忌食南瓜、黄花菜、荞面、榆皮面、驴马肉及一切不易消化的食物。孕妇忌贴腹部。

# 501. 安阳精制膏药

《全国中成药产品集》

【药物组成】川乌，草乌，血竭。

【功效】消积化瘀，祛风散寒。

【主治】关节痛，风湿麻痹。

【方药分析】川乌、草乌祛风散寒，通经活络；血竭活血化瘀，消积散结。

【性状与剂型】为黑色固体膏药，每张净重：特号 37 克，大号 24 克，二号 18 克，三号 12 克，四号 9 克。

【用法与用量】外用，加温软化，贴患处。

【贮藏】密闭，置阴凉干燥处，防潮防晒。贮存期 2 年。

【宜忌】贴积聚块者，忌食南瓜、黄花菜、荞面、榆皮面、驴马肉及一切不易消化的食物。孕妇忌贴腹部。

## 502. 安坤赞育丸

《山东省药品标准》（1986 年版）

【药物组成】香附（分四份，分别用盐、酒、姜汁、醋炒）、黄芩、白芍（酒炒）、甘草、丹参各 40 克，益母草、熟地黄各 30 克，生地黄、麦芽（炒）、砂仁各 20 克，赤芍、川贝母、血竭、陈皮、川芎（酒炒）、阿胶（蛤粉烫）、红花、当归（酒炒）、木香、茯苓、牡丹皮、杜仲（炭）、麦冬、艾叶、白术（麸炒）各 10 克，乳香（醋炒）、没药（醋炒）各 5 克。

【功效】理气和血，化瘀止血，调经止痛。

【主治】月经不调，经期腹痛，胸膈痞闷，赤白带下。

【方药分析】益母草、赤芍、丹参、血竭、川芎、红花、当归、丹皮、乳香、没药调经止痛，气行则血行，理气以助活血；香附、陈皮、木香行气解郁，以助其效；妇女以气血为本，健脾补肾，以固其本；茯苓、白芍、甘草、砂仁、白术、麦芽以资气血生化之源；生地黄、熟地黄、麦冬、杜仲、阿胶滋补肝肾，扶正固本；艾叶温经散寒，止痛；黄芩、川贝母清热补脾以和血。

【性状与剂型】为褐色的大蜜丸，气微，味苦，每丸重 9 克。

【用法与用量】内服，1 次 1 丸，1 日 2 次。呕恶者，姜汤送服。产后诸症，黄酒送服。

【贮藏】密闭，置阴凉干燥处，防潮防蛀。

【宜忌】忌食生冷之物。

## 503. 安胃丸

《黑龙江省药品标准》（1986 年版）

【药物组成】枯矾 200 克，海螵蛸（去壳）150 克，延胡索（醋制）50 克。

【功效】和胃止痛，消胀敛酸。

【主治】胃脘胀痛，嗳气吞酸，可用于治疗胃及十二指肠球部溃疡。

【方药分析】延胡索活血行气，止痛；枯矾、海螵蛸收敛止血，消胀制酸。

【性状与剂型】为浅棕色大蜜丸，味涩，每丸重 6 克。

【用法与用量】内服，1 次 1 丸，1 日 3 次。

【贮藏】密封，置阴凉干燥处，防潮防晒。

【宜忌】服药期间勿食生冷、黏腻、酸辣食物。

## 504. 安胎丸
《河北省药品标准》(1985 年版)

【药物组成】白芍 100 克,当归(酒炙)、川芎(酒炙)各 75 克,川贝母、菟丝子(酒泡)各 50 克,黄芪、荆芥各 40 克,厚朴(姜汁炙)、艾叶(醋炙)各 35 克,枳壳(麸炒)30 克,羌活、甘草各 25 克,干姜 12.5 克。

【功效】补气养血,安胎和胃。

【主治】气血两亏引起的胎动不安,腰膝酸痛,恶心呕吐,不思饮食。

【方药分析】当归、黄芪、川芎、白芍补益气血为主药;辅以菟丝子、艾叶温经止血安胎,补益肝肾;佐以羌活、荆芥祛风止痛;枳壳、厚朴行气和胃止痛;川贝清热化痰;干姜温脾胃之阳而止呕;甘草调和诸药。

【性状与剂型】为黑棕色蜜丸,气芳香,味甘,微苦辛,每丸重 7.2 克。

【用法与用量】内服,1 次 1 丸,1 日 1 次。

【贮藏】密封,置阴凉干燥处保存,防潮防蛀。

【宜忌】感冒发热勿服。服药期间勿食寒凉、生冷、酸辣食物。

## 505. 安胎和气丸
《湖南省药品标准》(1982 年版)

【药物组成】黄芪、杜仲(盐水炒)、党参、白术(麸炒)各 800 克,桑寄生 600 克,当归 200 克,茯苓、紫苏(去须)、黄芩(酒炒)各 100 克,砂仁、陈皮各 50 克。

【功效】补养气血,固元安胎。

【主治】胎动不安,头昏目眩,精神倦怠,吐逆少食,腰酸腹痛。

【方药分析】黄芪、当归为主药益气养血;辅以党参、茯苓、白术健脾益气,安胎;杜仲、寄生补肝肾安胎;佐以紫苏行气安胎,黄芩清热安胎,砂仁、陈皮理气安胎。

【性状与剂型】为深褐色小蜜丸,味甜微苦,每瓶重 120 克。

【用法与用量】内服,1 次 9 克,1 日 2 次。

【贮藏】密封,置阴凉干燥处保存,防潮防晒。

【宜忌】感冒发热勿服。

## 506. 安胎益母丸
《广西省药品标准》(1984 年版)

【药物组成】熟地黄、益母草各 100 克,香附(制)、川芎、当归各 40 克,续断、艾叶、白芍、白术、杜仲（盐水制）、党参、茯苓各30克，砂仁、阿胶（炒）、黄芩、陈皮各20克，甘草10克。

**【功效】**调经，活血，安胎。

**【主治】**气血双亏，月经不调，胎动不安。

**【方药分析】**益母草活血调经为主药；辅以党参、白术、茯苓、甘草（四君子汤）健脾补气；熟地、当归、白芍、川芎（四物汤）养血调经；佐以续断、杜仲补肝肾，固胎元；黄芩清热安胎；艾叶温经止血安胎；砂仁、陈皮理气安胎；香附理气解郁，调经止痛；阿胶补血止血。

**【性状与剂型】**为棕黑色大蜜丸，气香，味甜，每丸重4.5克。

**【用法与用量】**内服，1次1丸，1日2次。

**【贮藏】**密闭，置阴凉干燥处保存，防潮防蛀。

**【宜忌】**感冒发热勿服。

## 507. 安宫牛黄丸
《温病条辨》

**【药物组成】**水牛角浓缩粉200克，牛黄、朱砂、雄黄、黄连、黄芩、栀子、郁金各100克，珍珠50克，冰片、麝香各5克。

**【功效】**清热解毒，镇静开窍。

**【主治】**热性病，高热，昏迷，惊厥及脑炎、脑膜炎，中毒性脑病，脑出血，败血症等具有上述症状者。

**【方药分析】**牛黄清心解毒，豁痰开窍；水牛角清心凉血解毒；麝香醒脑开窍共为主药；辅以黄连、黄芩、栀子清热解毒；雄黄解毒豁痰；佐以冰片、郁金芳香开窍辟浊；朱砂、珍珠镇惊安神。

**【性状与剂型】**黄橙色至红褐色的蜜丸，气芳香浓郁，味微苦，每丸重3克。

**【用法与用量】**内服，1次1丸，1日1次。小儿3岁以内，1次1/4丸，4~6岁，1次1/2丸或遵医嘱。

**【贮藏】**密闭，置阴凉干燥处保存，防潮防晒。

**【宜忌】**孕妇慎服。

**【各家论述】**《温病条辨》："此芳香化秽浊而利诸窍，咸寒保肾水而安心体，苦寒通火腑而泻心用之方也。"

《成方便读》："夫热邪内陷，不传阳明胃腑，则传入心包。若邪入心包，则见神昏谵语诸症，其势最虑内闭。"

## 508. 安宫降压丸
《北京市药品标准》（1883年版）

**【药物组成】**人工牛黄，水牛角，天麻，郁金，冰片。

【**功效**】清热解毒，平肝潜阳。

【**主治**】胸中郁热，肝阳上亢引起的头目眩晕，项强脑胀，心悸多梦，烦躁不安，可用于治疗高血压病。

【**方药分析**】牛黄、水牛角清心开窍镇惊；辅佐冰片、郁金芳香开窍；天麻、郁金疏肝解郁，平肝息风。

【**性状与剂型**】为棕褐色的大蜜丸，气微香，味苦，每丸重 3 克。

【**用法与用量**】内服，1 次 1~2 丸，1 日 2 次。

【**贮藏**】密闭，置室内阴凉干燥处，防潮防晒。

【**宜忌**】无高血压症状时停服或遵医嘱。忌食辛辣厚味、油腻食物。

## 509. 安神丸（1）

《全国医药产品大全》

【**药物组成**】当归、地黄、茯苓、黄芪、酸枣仁（炒）、党参各 100 克，熟地黄 60 克，远志（制）40 克，朱砂（飞）25 克，甘草（蜜炙）20 克，黄连 5 克。

【**功效**】补气，养血，安神。

【**主治**】心神不宁，惊悸失眠，体倦心烦。

【**方药分析**】黄芪、党参、茯苓、甘草健脾宁心益气；当归、黄芪为当归补血汤，养心血；生地、熟地滋阴养血；酸枣仁、远志、朱砂养心安神，镇惊定志；黄连清心火，伍滋阴药降阴虚火旺；伍朱砂镇心安神。

【**性状与剂型**】朱红色水蜜丸或小蜜丸，味甘，微辛，水蜜丸每 10 粒重 1 克，小蜜丸每 10 粒重 5 克。

【**用法与用量**】内服，水蜜丸 1 次 60 粒，小蜜丸 1 次 20 粒，1 日 2 次。

【**贮藏**】密封，置阴凉干燥处保存，防潮防晒。

【**宜忌**】忌食辛辣厚味、油腻食物。忌饮酒，恼怒。

## 510. 安神丸（2）

《江苏省药品标准》（1977 年版）

【**药物组成**】珍珠母（飞）250 克，丹参、合欢花各 200 克，地黄、酸枣仁、山药、当归、首乌藤、合欢皮、大枣各 150 克，远志（制）75 克，五味子 50 克。

【**功效**】益气养血，宁心安神。

【**主治**】失眠，心悸，头昏，健忘，耳鸣，神倦等。

【**方药分析**】丹参、珍珠母养血安神，镇心定惊；酸枣仁、远志、五味子、首乌藤、合欢皮、合欢花养心安神；佐地黄滋阴生血，山药健脾益气，当归养血和血；使大枣养营安神，补脾和胃，缓和药性。

【**性状与剂型**】棕色小水丸，味苦，微涩，每 7 粒重 1 克。

【**用法与用量**】内服，1 次 15~20 粒，1 日 2 次。

【贮藏】密闭，置阴凉干燥处保存，防潮防晒。

【宜忌】忌饮酒，恼怒。

## 511. 安神补心丸

《上海市药品标准》（1974 年版）

【药物组成】珍珠母 200 克，首乌藤 50 克，合欢皮、菟丝子、墨旱莲、丹参各 30 克，女贞子（酒炙）40 克，地黄 20 克，五味子（醋炙）15 克，石菖蒲 10 克。

【功效】养血滋阴，潜阳安神。

【主治】心悸失眠，头晕耳鸣。

【方药分析】首乌藤、珍珠母补肾养心，安神定惊为主药；辅以女贞子、旱莲草、地黄滋阴潜阳，生精化血；五味子、石菖蒲、合欢皮安神定惊，平肝潜阳；佐以丹参养血活血以助其效；菟丝子补肾助阳。

【性状与剂型】为深褐色有光泽的小粒浸膏丸，味涩，微酸。

【用法与用量】内服，1 次 15 粒，1 日 3 次。

【贮藏】密闭，置阴凉干燥处保存，防潮防晒。

【宜忌】忌饮酒。忌情绪波动。

## 512. 安神补脑丸

《全国医药产品大全》

【药物组成】首乌（制）、女贞子、黄精各 120 克，当归、合欢皮各 90 克，茯苓、酸枣仁、墨旱莲各 60 克，远志、朱砂、桑叶各 15 克。

【功效】滋补肝肾，宁血安神。

【主治】头痛头昏，心悸失眠，遗精多梦，肝肾亏虚。

【方药分析】首乌、女贞子补肝益肾，填精补髓；酸枣仁、合欢皮、远志、朱砂养心益气，镇惊安神；旱莲草、黄精、茯苓补肾阴，健脾益气；当归养血和血宁神；桑叶清肝热，其性轻清载药上行。

【性状与剂型】棕褐色水蜜丸，气微，味甜，微苦，每 10 粒重 1 克。

【用法与用量】内服，1 次 9 克，1 日 2 次。

【贮藏】密闭，置阴凉干燥处保存，防潮防晒。

【宜忌】忌饮酒，恼怒。

## 513. 安神定志丸

《山东省药品标准》（1986 年版）

【药物组成】茯苓 200 克，柏子仁、党参、远志（甘草制）、酸枣仁（炒）各 100 克，琥珀、石菖蒲、乳香（醋炒）各 50 克，朱砂 30 克。

【功效】安神定志，益气养心。

【主治】<u>心气不足</u>，<u>心悸不宁</u>，<u>夜寐不安</u>。

【方药分析】朱砂、琥珀性寒质重，安神定志；党参、茯苓补气健脾，安心神；酸枣仁、柏子仁、远志安神益智；佐菖蒲开窍宁神；乳香活血，运行诸药。

【性状与剂型】为棕褐色的大蜜丸，气微，味微甜，苦，每丸重 9 克。

【用法与用量】内服，1 次 1 丸，1 日 2~3 次。

【贮藏】密闭，置阴凉干燥处保存，防潮防蛀。

【宜忌】忌饮酒。忌情绪过激。

## 514. 安神养血丸

《江苏省药品标准》（1977 年版）

【药物组成】桑椹子 625 克，地黄（熟）、玄参、首乌藤各 500 克，牡蛎（煅）、女贞子（制）、鸡血藤、合欢皮各 375 克，柏子仁、太子参、南沙参、远志各 250 克，五味子（制）、黑芝麻、石菖蒲、陈皮各 125 克。

【功效】安神养血。

【主治】<u>头晕目眩</u>，<u>心悸不安</u>，<u>神疲倦怠</u>，<u>失眠健忘</u>。

【方药分析】桑椹子、熟地黄、女贞子滋补肝肾，填精生血；辅以首乌藤、远志、合欢皮、柏子仁、石菖蒲、牡蛎养血安神；佐以沙参、太子参、玄参、鸡血藤滋阴补气；依其"气为血之帅，血为气之母"之理，黑芝麻滋阴补肝益肾，陈皮健脾行气，使补而不腻。

【性状与剂型】深褐色小水丸，味微酸，苦涩，每 8 粒重 1 克。

【用法与用量】内服，1 次 30 粒，1 日 2 次，每日晨起及睡前服用。

【贮藏】密闭，置阴凉干燥处保存，防潮防晒。

【宜忌】忌饮酒。忌食辛辣。

## 515. 安神镇静丸

《吉林省药品标准》（1977 年版）

【药物组成】沉香 25 克，石膏、白胶香、肉豆蔻、广枣、青皮、木香各 15 克，白檀香、旋覆花、制木鳖子、安息香、菊花、拳参、丁香、北沙参、麦门冬、制马钱子、胡黄连、朱砂、兔心各 10 克。

【功效】清热息风，镇静安神。

【主治】<u>气滞血瘀</u>，<u>心腹疼痛</u>，<u>虚烦不安</u>，<u>心悸谵语</u>，<u>癫狂失眠</u>。

【方药分析】沉香、旋覆花降气和中化痰；白檀香、安息香、丁香、白胶香、木香、青皮疏肝破气，散积化滞，止痛；石膏、胡黄连、朱砂清热除烦，安神定志；拳参、北沙参、麦冬健脾益气，滋阴生津；制木鳖子、制马钱子通经络，缓解拘挛，止痛疼；大枣调和诸药。

【性状与剂型】类圆形球形棕褐色的蜜丸，气香，味微苦，每丸重 10 克。

【用法与用量】内服，1 次 1 丸，1 日 2 次，温开水送服。

【贮藏】密闭，置阴凉干燥处保存，防潮防蛀。

【宜忌】孕妇遵医嘱。

## 516. 安眠丸

《河北省药品标准》（1985 年版）

【药物组成】远志（制）、熟地黄、柏子仁、桔梗各 50 克，陈皮、酸枣仁（炒）各 40 克，茯苓、山药、党参、当归、甘草、玄参、麦冬各 30 克，白术（麸炒）、菖蒲各 20 克，五味子 10 克。

【功效】养血安神，除烦。

【主治】神疲倦怠，心跳气短，烦躁不安，失眠健忘。

【方药分析】党参、白术、茯苓、甘草健脾补气；熟地、麦冬、玄参滋阴生津，除烦；远志、酸枣仁、柏子仁养心安神；当归养血和血，菖蒲开窍醒脾，山药益脾润肺，五味子酸收敛神，桔梗宣利肺气，陈皮行气舒脾，使补而不滞。

【性状与剂型】为黑色蜜丸，味甜，微苦，每丸重 6 克。

【用法与用量】内服，1 次 1 丸，1 日 2 次。

【贮藏】密封，置阴凉干燥处保存，防潮防蛀。

【宜忌】忌饮酒。忌食辛辣。

## 517. 安脑牛黄丸

《黑龙江省药品标准》

【药物组成】人工牛黄、广角、黄连、栀子、黄芩、朱砂、郁金、雄黄、珍珠母、石菖蒲各 25 克，冰片 5 克。

【功效】清热醒脑，镇惊开窍。

【主治】烦躁不安，神志昏迷和高血压引起的头晕目眩。

【方药分析】牛黄清热解毒，镇惊开窍；广角清心热，凉血解毒作为主药；伍以黄连、黄芩、栀子清热解毒，助主药清泻心包之热毒；雄黄解毒豁痰助主药解毒；佐使冰片、菖蒲清心开窍，醒神；朱砂、郁金、珍珠母清热解毒，镇惊安神。

【性状与剂型】黄棕色大蜜丸，气香，味苦，每丸重 3 克。

【用法与用量】内服，1 次 1 丸，1 日 1 次，小儿酌减。

【贮藏】密封，置阴凉干燥处，防潮防晒。

【宜忌】忌饮酒。忌食辛辣。忌情绪波动。

## 518. 安嗽化痰丸

《北京市药品标准》(1983 年版)

【药物组成】浙贝母、知母、玄参、罂粟壳、百合、苦杏仁各等份。

【功效】清热化痰，润肺止嗽。

【主治】阴虚肺热引起之咳嗽痰盛，气短喘促，咽干口渴，劳伤之嗽，痰中带血。

【方药分析】浙贝母、知母止咳化痰，滋阴润肺；玄参、百合滋阴润肺止咳；苦杏仁止咳定喘；罂粟壳敛肺止咳止痛。

【性状与剂型】为黑褐色的大蜜丸，气微，味甜，微苦，每丸重 9 克。

【用法与用量】内服，1 次 1 丸，1 日 2 次。

【贮藏】密闭，置室内阴凉干燥处，防潮防蛀。

【宜忌】忌食辛辣食物。

## 519. 关节炎丸

《江苏省药品标准》(1977 年版)

【药物组成】生姜 1000 克，苍术（炒）、薏苡仁各 938 克，桑枝 625 克，海桐皮 438 克，虎杖、黄芩、秦艽、牛膝、桂枝各 313 克，独活、片姜黄、麻黄各 156 克，川乌（制）、草乌（制）各 74 克。

【功效】祛风散寒，活络止痛。

【主治】关节炎，四肢酸痛，伸屈不利。

【方药分析】川乌、草乌温经逐寒，宣痹止痛，祛风除湿；独活、秦艽祛风除湿；苍术、薏苡仁、黄芩有燥湿之功；海桐皮、桑枝祛风湿通络；牛膝活血祛瘀，引血下行而通利关节；麻黄、桂枝祛风散寒通络；生姜散寒。

【性状与剂型】黑色小水丸，除去外衣后呈灰褐色，味苦涩，微辛，每 8 粒重 1 克。

【用法与用量】内服，1 次 20~30 粒，1 日 2 次。

【贮藏】密闭，置室内阴凉干燥处，防潮防晒。

【宜忌】孕妇忌服。

## 520. 关节炎止痛丸

《甘肃省药品标准》(1978 年版)

【药物组成】马钱子（炮）、当归（酒喷、稍焖）、核桃仁各 200 克，麻黄 100 克，乳香（制）、自然铜（醋制 7 次）、没药（制）各 66 克，甘草、前胡、川牛膝（去头）各 64 克，60 度白酒 20 毫升。

【功效】舒筋，活血，散风，止痛。

【主治】风湿性关节炎，关节疼痛。

【方药分析】当归、桃仁、乳香、没药、牛膝活血祛瘀，定痛；马钱子通络止痛；自然铜散瘀血止痛；麻黄、前胡散风止痛。

【性状与剂型】棕褐色的蜜丸，气香，味甘，极苦，每丸重 2.4 克。

【用法与用量】黄酒送服，1 次 2 丸，1 日 2 次。小儿酌减。

【贮藏】密闭，置阴凉干燥处，防潮防晒。

【宜忌】孕妇、高血压、肺、胃病患者忌服。不可过量服用，以防马钱子中毒。

# 521. 关节炎膏

《全国中成药产品集》（1988 年版）

【药物组成】马钱子、冰片、干姜。

【功效】祛风舒筋，活血止痛。

【主治】风湿关节酸痛。

【方药分析】马钱子逐瘀，散结，通络，止痛；干姜温经止痛；冰片清热止痛。

【性状与剂型】布质片状含药橡皮膏药，每帖 5 厘米 ×6.5 厘米，或 7 厘米 ×10 厘米。

【用法与用量】外用，贴于患处或遵医嘱。

【贮藏】密闭，阴凉处保存，防潮防晒。

【宜忌】皮肤溃烂处忌用。

# 522. 羊痫风丸

《北京市药品标准》（1983 年版）

【药物组成】全蝎 600 克，白矾、金礞石（煅）、黄连各 300 克，乌梅 240 克，生赭石粉 125 克，郁金 120 克。

【功效】息风化痰，安神定痉。

【主治】痰迷心窍引起的突然跌倒，神昏抽搐，口吐涎沫，牙关紧闭。

【方药分析】郁金行气开郁，清心为主药；辅以白矾攻逐痰涎，息风定痫；礞石下气坠痰，镇肝止痉；全蝎平肝息风镇痉；黄连清热泻火；少佐乌梅以助缓解牙关紧闭；代赭石性寒质重能镇逆平肝阳，引诸药下行以为使。

【性状与剂型】为棕红色光亮的水丸，除去外衣呈棕黄色，味苦涩，每 100 粒重 6 克。

【用法与用量】内服，1 次 6 克，1 日 1~2 次。

【贮藏】密闭，置室内阴凉干燥处，防潮防晒。

## 523. 导赤丹

《中药成药学》

【**药物组成**】大黄 600 克，栀子 480 克，地黄 320 克，木通、茯苓、甘草、滑石各 160 克。

【**功效**】清热通便。

【**主治**】口舌生疮，咽喉肿痛，牙龈出血，腮腺肿痛，暴发火眼，大便不利，小便赤黄。

【**方药分析**】大黄、栀子清热通便，泻火解毒为君；茯苓、滑石、木通利水通淋，清利泻热为臣；佐以地黄清热凉血；使以甘草调和诸药，解毒。

【**性状与剂型**】黑褐色的大蜜丸，味甘，苦，每丸重 3 克。

【**用法与用量**】内服，1 日 2 次，1 次 1 丸。周岁以内小儿酌减。

【**贮藏**】密闭，置室内阴凉干燥处，防潮防蛀。

【**宜忌**】大便溏泄及体虚者忌服。

## 524. 导滞散

《全国医药产品大全》

【**药物组成**】大黄、炒牵牛子各 100 克，天竺黄、胡黄连、琥珀、人参（去芦）各 25 克。

【**功效**】导滞通便，清热定惊。

【**主治**】食积腹胀，烦躁身热，大便燥结，内热惊风。

【**方药分析**】大黄、牵牛子泻热行瘀；琥珀、天竺黄镇惊安神，活血散瘀；胡黄连清热燥湿；人参补气安神。

【**性状与剂型**】棕黄色的粉末，味苦，每包重 0.2 克。

【**用法与用量**】内服，周岁小儿 1 次 1 包，1 日 2 次，温开水送服。周岁以内酌减。

【**贮藏**】密闭，置室内阴凉干燥处，防潮防晒。

【**宜忌**】体虚者忌服。

## 525. 阳和丸

《江苏省药品标准》（1977 年版）

【**药物组成**】熟地 500 克，鹿角胶 150 克，白芥子 100 克，肉桂、甘草各 50 克，麻黄、炮姜各 25 克。

【**功效**】温通经络，消肿散结。

【**主治**】阴疽，漫肿无头，皮色不变，口中不渴，舌淡苔白，脉沉细或迟细。

或贴骨疽、<u>脱疽</u>、<u>流注</u>、<u>痰核</u>、<u>骨槽风</u>、<u>鹤膝风</u>之属于阴寒证者。

【方药分析】熟地大补血气为君；鹿角胶血肉有情之品，生精补髓，养血助阳为辅；炮姜温中破阴回阳；肉桂入营，温通血脉；麻黄达卫散寒，温通经络；协同姜桂以使血气宣通；白芥子祛皮里膜外之痰；甘草解毒，调和诸药。

【性状与剂型】黑色小蜜丸，味甘辛，每瓶重 800 克。

【用法与用量】内服，1 次 3 克，1 日 1 次。

【贮藏】密闭，置室内阴凉干燥处，防潮防晒。

【宜忌】疮疡红肿热痛者忌用。

【各家论述】《成方便读》："夫疮疽流注之属于阴寒者，人皆知用温散之法矣。然痰凝血滞之证，若正气充足者，自可运行无阻。"

## 526. 阳和解凝膏

《中华人民共和国药典》（1985 年版）

【药物组成】鲜牛蒡子根叶梗 1500 克，鲜白凤仙花梗、肉桂、苏合香油各 125 克，生草乌 90 克，地龙、白及、赤芍、僵蚕、大黄、白芷、附子、生川乌、桂枝、当归、白蔹、乳香、没药各 60 克，川芎、荆芥、陈皮、香橼、续断、五灵脂、木香、防风、麝香各 30 克，大麻油 500 克。

【功效】散寒祛湿，行气活血。

【主治】<u>寒湿瘀滞</u>，<u>痈疽疮毒</u>，肿硬，皮色不变及<u>瘰疬</u>，<u>痰核</u>，<u>筋骨酸疼</u>等症。

【方药分析】鲜牛蒡根叶梗、鲜白凤仙活血消肿止痛；生川乌、草乌、白芷祛风除湿，散寒止痛；桂枝、地龙宣通血脉；生附子、肉桂温肾阳；大黄、白蔹消肿，泻火；当归、赤芍、川芎、乳香、没药活血散瘀止痛；白芷、僵蚕祛风解痉；麝香、苏合香开窍避秽；防风、荆芥祛风；木香、香橼、陈皮、五灵脂活血行气，止痛；白及敛肺消肿，生肌；续断补肾调血脉；大麻油调药。

【性状与剂型】摊于纸上的黑膏药，气香，每张净重 1.5~9 克。

【用法与用量】外用，用时将膏药涂于布上，贴患处。

【贮藏】密闭，放阴凉干燥处，防潮防晒。

【宜忌】孕妇腹部忌用。

## 527. 防风通圣丸

《北京市药品标准》（1983 年版）

【药物组成】甘草 200 克，桔梗、黄芩、石膏各 100 克，防风、薄荷、川芎、麻黄、当归、白芍、大黄、芒硝各 50 克，白术、栀子、荆芥穗各 25 克。

【功效】清热祛湿，散风止痒。

【主治】风热蕴结引起的<u>头痛鼻塞</u>，<u>咳嗽声哑</u>，<u>发热畏风</u>，<u>骨节酸痛</u>，<u>风疮</u>

湿疹，皮肤刺痒，口苦咽干，大便燥结。

【方药分析】防风、麻黄、荆芥穗、薄荷疏风以解太阳之表；苦参、栀子、石膏清热而降三焦之火；大黄、芒硝泻热行瘀以攻阳明之里；白术、桔梗健脾而升清阳之气；白芍、当归、川芎和营养血行血。

【性状与剂型】灰白色的水丸，除去外衣呈黄褐色，味甘咸，微苦，每100粒重6克。

【用法与用量】内服，1次6克，1日2~3次。

【贮藏】密封，置室内阴凉干燥处，防潮防晒。

【各家论述】《汉方后世药方解说》："此方乃发表攻里之剂，用于发汗治太阳，攻下治阳明，清热和解治少阳，三焦表里皆实者。"

## 528. 防芷鼻炎片

《全国医药产品大全》

【药物组成】苍耳子364克，鹅不食草、蒺藜、旱莲草各213克，野菊花、白芍各145克，防风、白芷各109克，甘草72.7克，天南星70克。

【功效】清热消炎，祛风通窍。

【主治】慢性鼻炎引起的喷嚏，鼻塞，头痛。可用于治疗过敏性鼻炎、慢性鼻窦炎。

【方药分析】鹅不食草、野菊花祛风清热通鼻塞；防风、白芷、苍耳子祛风解肺卫之邪而达鼻窍；蒺藜、白芍补精血和营而祛内风；天南星、旱莲草去痰热止血。

【性状与剂型】绿色糖衣片，除去糖衣呈棕褐色，味微苦。每片重0.5克。

【用法与用量】内服，1次5片，1日3次，饭后服。

【贮藏】密闭，置室内阴凉干燥处，防潮防晒。

【宜忌】胃溃疡病人慎用。

## 529. 妇宁丸

《湖南省药品标准》（1982年版）

【药物组成】益母草600可，党参400克，生地黄、当归、熟地黄、陈皮、乌药、白芍、川芎、白术（麸炒）、香附（醋制）、茯苓各100克，木香、紫苏叶、驴皮胶、砂仁、黄芩、琥珀、甘草各50克，川牛膝40克，沉香10克。

【功效】益气养血，活血行气，调经止带。

【主治】月经不调，腰腹疼痛，赤白带下，精神倦怠，饮食减少。

【方药分析】四物汤合驴皮胶养血和血；四君子汤健脾益气除湿；陈皮、乌药、香附、木香、紫苏叶、砂仁、沉香行气止痛；益母草、琥珀、牛膝活血祛瘀调经；黄芩清热燥湿止带。

【**性状与剂型**】乌黑色大蜜丸，气香，味甜微苦，每丸重 9 克。

【**用法与用量**】内服，1 次 9 克，1 日 2 次。

【**贮藏**】密闭，置阴凉干燥处保存，防潮防蛀。

【**宜忌**】忌食生冷寒凉黏腻等不易消化的食物。

## 530. 妇宝金丸（妇宝金丹）

《北京市药品标准》（1983 年版）

【**药物组成**】莲子（去心）160 克，石菖蒲 72 克，党参（去芦）48 克，当归、白芍、白术（麸炒）、柴胡各 40 克，香附（醋炙）32 克，阿胶（蛤粉烫）、杜仲炭、蛇床子各 24 克，秦艽 22 克，吴茱萸（甘草炙）、藁本各 20 克，地黄、熟地黄、益母草、黄芪（蜜炙）、茯苓、何首乌（黑豆酒炙）、补骨脂（盐炙）、益智仁（盐炙）、赤石脂（煅，醋淬）、海螵蛸、枯矾、椿根皮（麸炒）、木瓜、威灵仙、续断、延胡索（醋炙）、郁金、艾叶炭、酸枣仁（炒）、使君子各 16 克，苍术、青皮（醋炙）、法半夏、远志（去芯，甘草炙）、黄芩各 12 克，牡蛎（煅）、羌活、独活、白芷、川牛膝（去芦头）、牡丹皮、橘红、胡黄连、黄连、甘草各 8 克，桂枝 4 克，豆蔻仁、砂仁各 1.6 克。

【**功效**】养血调经，舒郁化滞。

【**主治**】气虚血寒，肝郁不舒引起的经期不准，行经腹痛，赤白带下，两胁胀满，倦怠食少。

【**方药分析**】黄芪、党参、白术、甘草、熟地、地黄、白芍、当归补气养血；羌活、独活、灵仙、苍术、白芷、藁本、木瓜祛风湿，强筋骨；陈皮、茯苓、半夏理气祛湿化痰；香附、郁金、延胡索、丹皮、牛膝、益母草行气活血，调经止痛；柴胡、青皮疏肝解郁；砂仁、豆蔻仁理气宽中；远志、石菖蒲、酸枣仁、莲子祛痰宁心；黄连、黄芩、胡连清热降火解毒；补骨脂、益智仁、何首乌、川断补肾强腰膝；牡蛎、海螵蛸、赤石脂、枯矾固摄冲任而收带；使君子、蛇床子杀虫止痒；阿胶、艾叶炭、杜仲炭育阴暖宫，固冲止血。

【**性状与剂型**】棕褐色至黑褐色大蜜丸，味甘、苦，每丸重 9 克。

【**用法与用量**】内服，1 次 1 丸，1 日 2 次。

【**贮藏**】密闭，置室内阴凉干燥处，防潮防蛀。

【**宜忌**】孕妇忌服。忌气恼忧思。风寒感冒期间忌服。

## 531. 妇科乌金丸

《全国医药产品大全》

【**药物组成**】黑豆 480 克，香附（醋炒）、大黄各 80 克，当归、苏木各 60 克，红花、蚕茧（炭）、益母草各 40 克，五灵脂（醋炒）、桃仁、延胡索（醋煮）、乌药、莪术（醋煮）各 20 克，木香、乳香（醋炒）、没药（醋炒）、肉桂各 10 克。

【功效】破血祛瘀。

【主治】产后恶露不净，腹痛，烦躁。

【方药分析】大黄、莪术、红花、乳香、没药等破血逐瘀，活血祛瘀；香附、五灵脂、延胡索、木香行气止痛；益母草、肉桂调经温肾。

【性状与剂型】棕褐色大蜜丸，微臭，味苦，每丸重 6.25 克。

【用法与用量】内服，1 次 1 丸，1 日 2 次，用黄酒或温开水送服。

【贮藏】密闭，置室内阴凉干燥处，防潮防蛀。

【宜忌】孕妇忌服。忌食辛辣、油腻之物。

## 532. 妇女白带丸
《全国医药产品大全》

【药物组成】生地黄 320 克，白芍 240 克，当归、茯苓、生牡蛎、龙骨（煅）、五倍子各 160 克，山萸肉（制）、金樱子、桑螵蛸、川芎、芡实（麸炒）各 80 克，泽泻、螺壳（煅）各 40 克，莲须、车前子（盐水炒）24 克。

【功效】健脾益气，补肾养阴，止带。

【主治】气血两亏，下焦虚损，白带淋漓，肚腹疼痛，四肢倦怠。

【方药分析】茯苓、芡实、泽泻、车前子健脾益气，渗湿止带；金樱子、山茱萸、牡蛎、桑螵蛸、五倍子、龙骨、莲须补肾固涩止带；当归、川芎、地黄补血养阴，止痛。

【形状与剂型】表面灰白色，丸芯棕褐色的小水丸，味微苦，每袋重 6 克。

【用法与用量】内服，1 次 6 克，1 日 2 次。

【贮藏】密闭，置室内阴凉干燥处，防潮防晒。

【宜忌】忌食生冷、寒凉、黏腻食物。

## 533. 妇女抽筋药
《吉林省药品标准》（1977 年版）

【药物组成】煅海螺 250 克，线麻炭 50 克，红花、当归、川芎、牛膝、桂枝各 5 克。

【功效】舒筋活血，止抽。

【主治】妇女抽筋，鸡爪风。

【方药分析】煅海螺独重，化痰止痉以治手足抽搐为君；线麻炭溃痈消肿止血为臣；红花、当归、川芎、牛膝养血活血，祛瘀通经为佐；一味桂枝既温通经脉又祛风散邪是为使药。

【性状与剂型】灰色粉末，味微苦，每包重 10 克。

【用法与用量】内服，1 次半包，1 日 2 次，温开水送下。

【贮藏】密闭，置阴凉干燥处，防潮防晒。

【宜忌】孕妇慎用。

## 534. 妇女奇经百病丸

《北京市药品标准》（1983 年版）

【药物组成】益母草，牡蛎，当归，莲须，香附，杜仲，艾叶炭，琥珀。

【功效】调经养血，暖宫止痛。

【主治】气虚血衰寒湿下注引起的<u>月经不调</u>，赶前错后，<u>崩漏</u>，<u>赤白带下</u>，<u>经期腹痛</u>，<u>腰膝酸软</u>，<u>四肢无力</u>，<u>习惯性流产</u>，<u>胎动不安</u>。

【方药分析】当归、益母草养血行血调经；香附理气行滞；琥珀散瘀宁神；牡蛎、艾炭育阴暖宫摄血；莲须、杜仲固肾涩精而收带。

【性状与剂型】黄褐色水丸，味微苦涩，每 200 粒重 30 克。

【用法与用量】内服，1 次 6 克，1 日 2 次。

【贮藏】密闭，置阴凉干燥处，防潮防晒。

【宜忌】忌食生冷、寒凉、黏腻食物。

## 535. 妇女痛经丸

《中华人民共和国药典》（1977 年版）

【药物组成】延胡索（醋制）、丹参、五灵脂（醋炒）、蒲黄（炒灰）各 300 克。

【功效】行气活血，调经止痛。

【主治】气血凝滞，<u>小腹胀痛</u>，<u>经期腹痛</u>。

【方药分析】延胡索行气活血，祛瘀止痛；丹参养血活血，祛瘀调经；五灵脂活血化瘀止痛；蒲黄炭活血祛瘀止血。全方使气血调畅，则疼痛自止。

【性状与剂型】糖衣浓缩丸，丸芯显黑棕色至黑褐色，味苦，每 10 粒重 1.8 克。

【用法与用量】内服，1 次 50 粒，1 日 2 次。

【贮藏】密闭，置阴凉干燥处，防潮防晒。

【宜忌】孕妇忌服。

## 536. 妇科五淋丸

《北京市药品标准》（1980 年版）

【药物组成】木通、石韦、海金沙、茯苓皮、当归、生地、白芍、川芎、栀子、黄连、琥珀、甘草。

【功效】清热利湿，活血止痛。

【主治】子淋，<u>血淋</u>，<u>热淋</u>。

【方药分析】木通、茯苓皮、海金沙、石韦利水通淋；栀子、黄连清热降火解毒；生地、白芍补血凉血，缓急而止淋痛；当归、川芎、琥珀养血行血，散瘀以宁心神。

【**性状与剂型**】水丸，每 100 粒重 6 克，每袋重 6 克。

【**用法与用量**】内服，每次 6 克，每日 2 次。

【**贮藏**】密闭，置阴凉干燥处，防潮防晒。

【**宜忌**】忌食辛辣。

## 537. 妇科止血灵
*《全国中成药产品集》*

【**药物组成**】熟地黄、五味子、杜仲、续断、白芍、山药、牡蛎、海螵蛸、地榆、蒲黄、寄生各等份。

【**功效**】补肝肾，止崩漏。

【**主治**】妇女子宫功能性出血。

【**方药分析**】杜仲、续断补肾助阳，强筋壮骨；熟地黄、白芍、桑寄生滋阴益肾，补肝养血；山药健脾益气，补肾养胃；牡蛎、五味子、海螵蛸滋肾固精；地榆、蒲黄收敛凉血止血。

【**性状与剂型**】棕黑色的蜜丸，每丸 9 克。

【**用法与用量**】内服，每次 1 丸，每日 2~3 次。

【**贮藏**】密闭，置阴凉干燥处，防潮防蛀。

【**宜忌**】忌食辛辣食物。

## 538. 妇科化瘀丸
*《吉林省药品标准》*（1977 年版）

【**药物组成**】当归、白芍、川芎、酒大黄各 100 克，熟地、醋延胡索、醋莪术各 50 克。

【**功效**】活血破瘀，清热调经，止痛。

【**主治**】血瘀有热引起的月经不调，腹痛，带下及产后恶露不净。

【**方药分析**】当归、川芎、延胡索、莪术活血行气，破瘀止痛；大黄泻热祛瘀，白芍、熟地清热养阴。

【**性状与剂型**】类圆球形棕黑色的蜜丸，气微香，味苦，微辛，每丸重 10 克。

【**用法与用量**】内服，1 次 1 丸，1 日 1~2 次，温开水送下。

【**贮藏**】密闭，置阴凉干燥处，防潮防蛀。

【**宜忌**】孕妇忌服。

## 539. 妇科分清丸

《中华人民共和国药典》（1977 年版）

【药物组成】当归、地黄各 200 克，川芎、滑石各 150 克，白芍、栀子、关木通、甘草各 100 克，黄连、石韦各 50 克，海金沙 25 克。

【功效】清利湿热，活血止痛。

【主治】膀胱湿热，小便频数，尿道刺痛。

【方药分析】地黄、白芍、当归、川芎即生地四物汤能养血凉血，活血止痛；栀子、黄连清热降火解毒；滑石、木通、石韦、海金沙清热利尿，通淋止痛；甘草调和诸药，与白芍相伍为芍药甘草汤又可缓急止痛。

【性状与剂型】黄色水丸，味苦，50 粒重 3 克，每袋重 9 克。

【用法与用量】内服，1 次 9 克，1 日 2 次。

【贮藏】密闭，置阴凉干燥处，防潮防晒。

【宜忌】孕妇慎服。

## 540. 妇科宁坤丸

《浙江省药品标准》（1983 年版）

【药物组成】益母草 960 克，熟地 160 克，柏子仁 320 克，生地、当归、白芍、香附（制）、白术、乌药、茯苓、川芎、驴皮胶、陈皮、黄芩（炒）各 160 克，党参 128 克，木香、琥珀、苏叶各 80 克，川牛膝 64 克，甘草（炙）、砂仁各 48 克，沉香 32 克。

【功效】调经养血，理气止痛。

【主治】月经不调，崩漏带下，胸脘胀满，腰腹疼痛。

【方药分析】熟地、驴皮胶、白芍、当归、川芎养血行血，调经止痛；益母草、牛膝活血化瘀；党参、白术、茯苓、甘草健脾益气以生血；木香、乌药、陈皮、苏叶、砂仁、沉香、香附理气行滞止痛，宽中而除腹胀；黄芩、生地清热凉血；柏子仁、琥珀养心散瘀而宁神。

【性状与剂型】黑褐色的大蜜丸，气微香，味苦，微甘，每丸重 4.1 克。

【用法与用量】内服，1 次 1 丸，温开水化服。

【贮藏】密闭，置阴凉干燥处保存，防潮防蛀。

【宜忌】忌食生冷、寒凉、黏腻食物。

## 541. 妇科回生丸

《北京市药品标准》（1983 年版）

【药物组成】米醋 720 克，大黄、黑豆各 240 克，苍术、茯苓、熟地黄、当归、川芎、桃仁（去皮）、香附（醋炙）、乌药、延胡索（醋炙）、怀牛膝（去头）、蒲黄各 15 克，苏木 14.4 克，人参（去芦）、甘草、陈皮、白芍、木香、三棱（麸炒）、五灵脂（醋炙）、地榆炭、山茱萸（酒炙）、羌活各 7.5 克，白术（麸炒）、青皮（醋炙）、红花、木瓜各 4.5 克，乳香（醋炙）、没药（醋炙）、高良姜各 1.5 克。

【功效】化瘀通经，补气养血。

【主治】气虚血亏，瘀血凝滞引起的<u>月经不调</u>，<u>经闭腹痛</u>，<u>癥瘕痞块</u>，<u>身体消瘦</u>，<u>四肢倦怠</u>。

【方药分析】人参、白术、苍术、茯苓、甘草健脾益气祛湿；丁香、高良姜温中健胃，益血之源；熟地、当归、白芍、川芎补血和血；木香、青皮、陈皮、乌药解郁行气除痞，通调上、中、下三焦之滞气；香附、三棱、延胡索理气行滞，破瘀止痛；桃仁、红花、苏木、黑豆、怀牛膝、乳香、没药、蒲黄、五灵脂、大黄活血通经，破瘀消积；地榆炭止血，以防活血药致崩之弊；羌活、木瓜散风祛湿，以利筋骨。

【性状与剂型】黑色大蜜丸，味甜，微苦，每丸重 9 克。

【用法与用量】内服，1 次 1 丸，1 日 2 次，温黄酒或温开水送服。

【贮藏】密闭，置室内阴凉干燥处，防潮防蛀。

【宜忌】孕妇忌服。忌食生冷食物。

# 542. 妇科金丹

《上海市药品标准》（1980 年版）

【药物组成】黄酒 800 克，益母草 120 克，益母草膏 80 克，陈皮、续断各 48 克，延胡索、甘草、黄芪、茯苓、没药、人参、熟地、川芎、黄芩、白术、赤石脂（醋煅）、阿胶、当归、白薇、黄柏、白芍、鹿角、山药、藁本、白芷、砂仁、丹皮各 32 克，松香、杜仲炭、鸡冠花各 16 克，乳香（醋制）、菟丝子、血余炭、青蒿、木香、紫苏叶、补骨脂（盐水炒）、锁阳、红花、肉桂各 8 克，小茴香（盐水炒）、艾叶炭各 4 克。

【功效】调经活血。

【主治】<u>体虚血少</u>，<u>月经不调</u>，<u>经期不调</u>，<u>腰酸背痛</u>，<u>饮食不化</u>，<u>呕逆</u>，<u>恶心</u>，<u>自汗</u>，<u>盗汗</u>。

【方药分析】延胡索、乳香、没药、川芎、红花、益母草、丹皮、黄酒活血化瘀，理血调血；松香、赤石脂收涩止痛；小茴香、陈皮、木香、砂仁、苏叶温中理气；黄芪、人参、甘草、茯苓、山药、白术健脾益气；黄芩、黄柏清热解毒；杜仲炭、血余炭、艾叶炭、鸡冠花止血调经；菟丝子、补骨脂、续断、锁阳、肉桂温补肾阳而益精气；熟地、鹿角滋补肾阴而填精血；阿胶、当归、白芍补血养血，缓急止痛；白芷、藁本疏风胜湿；青蒿、白薇清虚热。

【性状与剂型】黑棕色大蜜丸，味甜，微苦，每丸 9 克。

【用法与用量】内服，1 次 1 丸，1 日 2 次，温开水送服。

【贮藏】密闭，置室内阴凉干燥处，防潮防蛀。

【宜忌】孕妇忌服。忌食生冷、寒凉、黏腻食物。

# 543. 妇科柏子仁丸

《浙江省药品标准》（1983 年版）

【药物组成】熟地 300 克，续断、泽兰各 200 克，柏子仁、怀牛膝、卷柏各 50 克。

【功效】活血调经。

【主治】经少经闭，赤白带下。

【方药分析】泽兰、卷柏、怀牛膝活血祛瘀以调经；柏子仁养心安神；熟地、续断滋肾补血固冲任。

【性状与剂型】为黑褐色的水蜜丸，气微香，味微甘，苦，每丸重 3 克。

【用法与用量】内服，1 次 9 克，1 日 2 次。

【贮藏】密闭，置室内阴凉干燥处，防潮防蛀。

【宜忌】孕妇忌服。

# 544. 妇科调补丸

《浙江省药品标准》（1982 年版）

【药物组成】党参、杜仲、黄芪、血余炭、丹参、阿胶、川芎、肉苁蓉、当归、生地、白芍、厚朴、续断、琥珀、山楂、艾叶、羌活、黄芩、川贝母、白术、茯苓、菟丝子、沉香、沙苑子、炒枳壳、麦门冬、紫苏、香附、木香、莲子肉、山药、朱砂、益母草、甘草、大腹皮、陈皮、砂仁各等份。

【功效】补气养血，舒郁调经。

【主治】月经不调，经漏，不孕症。

【方药分析】生地、白芍、阿胶、当归、川芎、丹参养血行血调经；黄芪、山药、党参、白术、茯苓、甘草健脾益气，使生血尤速，所谓"阳生阴长"之意；木香、沉香、厚朴、枳壳、砂仁、大腹皮疏肝理气宽中；肉苁蓉、沙苑子、菟丝子、续断、杜仲补肾而强腰膝；陈皮、贝母理气祛痰；黄芩、麦冬清热养阴；朱砂、琥珀镇惊安神；紫苏、香附理气行滞；山楂、益母草、血余炭活血祛瘀止血。

【性状与剂型】棕黑色的蜜丸，每丸重 9 克。

【用法与用量】内服，1 次 1 丸，1 日 3 次，开水送服。

【贮藏】密闭，置室内阴凉干燥处，防潮防蛀。

【宜忌】凡气虚无滞者忌服。忌食萝卜等生冷食物。

## 545. 妇科调经丸

《广东省药品标准》(1982 年版)

【**药物组成**】党参（炙）929 克，半夏（制）、麦冬、阿胶各 464 克，牡丹皮、白芍（炒）、川芎（制）、吴茱萸、当归、肉桂、甘草（炙）各 232 克。

【**功效**】温经活血，调经止痛。

【**主治**】月经不调，经前后虚冷腹痛，月经过多。

【**方药分析**】吴茱萸、肉桂温经散寒，暖宫止痛；当归、川芎、丹皮活血调经，化瘀止痛；白芍、阿胶、麦冬补血养阴，缓急止痛；党参、甘草、半夏（制）健脾益气，和胃降逆，以益血之源。

【**性状与剂型**】棕褐色蜜丸，气香，味辛，微甘，每丸重 7.5 克。

【**用法与用量**】内服，1 次 1 丸，1 日 2 次。

【**贮藏**】密封，置室内阴凉干燥处，防潮防蛀。

【**宜忌**】感冒发热勿服。

## 546. 如意金黄散

《外科正宗》

【**药物组成**】天花粉 500 克，大黄、姜黄、黄柏各 250 克，陈皮、苍术、天南星、甘草各 100 克。

【**功效**】清热解毒，消肿止痛。

【**主治**】无名肿毒，乳痈初起红肿，湿疮，丹毒，两腮红肿，灼烧疼痛。

【**方药分析**】天花粉清热消肿，排脓；大黄、黄柏清热燥湿；姜黄、白芷、天南星活血散结，消肿止痛；陈皮、苍术行气燥湿；甘草调药解毒。

【**性状与剂型**】黄色至金黄色的粉末，气微香，味苦，微甘，每袋装 15 克。

【**用法与用量**】外用，茶调敷患处。如遇化脓者，用蜜调敷；流注、附骨疽等用葱酒调敷；丹毒、膝疮等用板蓝根叶泡汁调敷，加蜜亦可；火伤麻油调敷。

【**贮藏**】密闭，置室内阴凉干燥处，防潮防晒。

【**宜忌**】外用药，不可内服。

## 547. 如意油

《全国中药成药处方集》

【**药物组成**】樟脑油 10 克，薄荷油 3000 克，棉油 2125 克，檀香油 750 克，丁香油 500 克，细辛、桂枝、冰片各 500 克，丁香、血竭、荆芥、甘草各 400 克，防己、乳香各 300 克，香附、苦杏仁、沉香、藿香、木香各 200 克，大黄 100 克。

【**功效**】祛风止痛。

【主治】风湿头痛，关节痛及腹痛。

【方药分析】细辛、桂枝、荆芥、藿香疏风解表止痛；防己祛风湿；杏仁宣肺降逆；香附、沉香、木香、丁香、檀香行气通滞；血竭、大黄、乳香活血祛瘀，消肿止痛；冰片、樟脑油、薄荷油醒脑开窍；甘草、棉油、丁香油调药。

【性状与剂型】深褐色澄清液体，气香，每瓶 3 毫升。

【用法与用量】外用，取适量涂患处，1 日 3 次。

【贮藏】密闭，置室内阴凉干燥处，防潮防晒。

【宜忌】外用药，不可内服。

## 548. 红色拔毒膏
《福建省药品标准》（1977 年版）

【药物组成】枯矾 375 克，朱砂（飞）、乳香 250 克，樟脑、明矾各 125 克。

【功效】止痛，消炎，拔毒，收口。

【主治】各种疔肿。

【方药分析】乳香、樟脑、朱砂活血止痛；明矾、枯矾拔毒敛疮收口。

【性状与剂型】红色的膏药，质微软而黏，具樟脑香气，每张膏药重 0.2~0.3 克。

【用法与用量】外用，加热化软展开贴患处。

【贮藏】密闭，置阴凉干燥处，防潮防晒。

【宜忌】忌食辛辣食物。

## 549. 红花跌打丸
《广东省药品标准》（1982 年版）

【药物组成】大黄、当归尾、香附（醋制）各 210 克，郁金 180 克，枳实、青皮、橙皮、白及、莪术（制）、蒲黄、牡丹皮、防风、乌药、三棱（制）、红花、续断、川乌（制）、赤芍各 120 克，五灵脂、威灵仙各 90 克，骨碎补（酒制）、砂仁、木香、三七各 60 克。

【功效】活血瘀散瘀，消肿止痛。

【主治】跌打扭伤，积瘀肿痛。

【方药分析】大黄、当归、郁金、橙皮、莪术、蒲黄、牡丹皮、乌药、三棱、红花、五灵脂、木香、赤芍、香附、枳实、青皮活血化瘀，行气止痛；白及、川乌、威灵仙、防风、续断、骨碎补、砂仁祛风除湿，消肿止痛。

【性状与剂型】棕黑色大蜜丸，有当归气味，味苦，每丸 6 克。

【用法与用量】内服，1 次 1 丸，1 日 2 次。亦可外用，以白酒化开搽患处。

【贮藏】密闭，置阴凉干燥处保存，防潮防蛀。

【宜忌】孕妇忌服。

## 550. 红灵散

《中华人民共和国药典》（1977 年版）

【**药物组成**】朱砂、硝石（精制）各 200 克，雄黄、硼砂各 120 克，金礞石（煅）80 克，麝香、冰片各 60 克。

【**功效**】祛暑，开窍，避瘟，解毒。

【**主治**】中暑昏厥，头晕胸闷，腹痛吐泻。

【**方药分析**】麝香、冰片清热辟秽，开窍醒神，止痛；雄黄、硼砂、硝石清热解毒；朱砂、礞石镇惊安神。

【**性状与剂型**】棕色至赤棕色的粉末，气芳香浓郁，味微苦，每瓶 0.6 克。

【**用法与用量**】内服，1 次 0.6 克，1 日 1 次。

【**贮藏**】密封，置阴凉干燥处，防潮防晒。

【**宜忌**】谨防暑热。

## 551. 红药

《辽宁省药品标准》（1980 年版）

【**药物组成**】三七 750 克，川芎、白芷、当归、土鳖虫、红花各 175 克，淀粉 225 克。

【**功效**】活血止痛，祛瘀生新。

【**主治**】跌打损伤，筋骨肿痛，新久瘀患，风湿麻木。

【**方药分析**】三七为主药，化瘀止血，活血定痛；川芎、白芷活血消肿，祛风止痛；当归、土鳖虫、红花活血消瘀止痛。

【**性状与剂型**】糖衣片，片芯为浅黄色，味甜微辛苦，片芯重 0.25 克。

【**用法与用量**】内服，1 次 2 片，1 日 2 次。儿童减半。

【**贮藏**】密闭，置阴凉干燥处，防潮防晒。

【**宜忌**】孕妇忌服。妇女经期忌服。

## 552. 红棉散

《中药成方集》

【**药物组成**】枯矾、炉甘石（煅，水飞）各 22.5 克，冰片 3 克，麝香 0.6 克。

【**功效**】清热解毒，排脓止痛。

【**主治**】耳内肿痛，耳内流水流脓。

【**药物分析**】炉甘石、枯矾除湿收疮；麝香、冰片清热解毒。

【**性状与剂型**】散剂，粉红色粉末，气清香，每瓶内装 1.5 克。

【**用法与用量**】外用，用香油炸花椒放冷，调药粉滴入耳内。或以纸卷成筒状，取药粉少许，吹入患处。

【贮藏】密闭，置阴凉干燥处，防潮防晒。

【宜忌】忌食辛辣食物。

## 553. 麦味地黄丸

*《中华人民共和国药典》*（1977 年版）

【药物组成】熟地黄 160 克，山茱萸（制）、山药各 80 克，茯苓、牡丹皮、泽泻、麦冬各 60 克，五味子 40 克。

【功效】滋养肺肾。

【主治】肺肾阴虚，潮热盗汗，咳嗽咯血，头晕目眩，耳鸣口干，遗精，消渴。

【方药分析】本方系六味地黄丸加麦冬、五味子，原名八仙长寿丸。取六味地黄丸滋补肝肾，加二药皆有润肺生津之功，况麦冬兼可养阴益胃，五味子酸涩而固精敛肺止汗。本方较六味地黄丸增加了养肺生津之力，为肺肾阴虚病之常用方剂。

【性状与剂型】棕黑色的大蜜丸，每丸重 9 克。

【用法与用量】内服，1 次 1 丸，1 日 2~3 次。

【贮藏】密闭，置阴凉干燥处，防潮防蛀。

【宜忌】忌食辛辣食物。

## 554. 寿星补汁

*《浙江省药品标准》*（1983 年版）

【药物组成】山药、首乌（制）、白术（炒）、干姜、桂枝、白芍（炒）、地黄（熟）、山楂（炒）、党参、茯苓、当归、麦门冬、甘草（炙）。

【功效】益气养血，调理脾胃。

【主治】年老体弱，病后体虚，疲乏无力，食欲减退，肢痛麻木，失眠多梦。

【方药分析】首乌滋补肝肾；山药、当归、党参、甘草益气养血；白术、山楂、茯苓健脾行气。

【性状与剂型】为棕色的黏稠液体，气香，味甜，每支 10 毫升。

【用法与用量】内服，1 次 10 毫升，1 日 2 次，早晚空腹时服。

【贮藏】密闭，在凉暗处保存，避光防晒。

【宜忌】忌食生冷、寒凉、黏腻等不易消化的食物。

## 555. 进呈还睛丸

*《浙江省药品标准》*（1987 年版）

【药物组成】生地、麦冬、天冬各 90 克，水牛角浓缩粉 72 克，熟地 60 克，党参、枸杞子、茯苓、山药各 45 克，苦杏仁、川牛膝、菊花、菟丝子、枳壳、决明子、石斛各 30 克，防风、羚羊角、青葙子各 24 克，白蒺藜、川芎、五味子、黄连、炙甘草各 21 克。

【功效】滋肾明目，平肝息风。

【主治】<u>肝肾亏虚</u>，<u>视力模糊</u>，<u>瞳仁散大</u>，<u>内外赘障</u>，<u>畏光流泪</u>。

【方药分析】枸杞子、熟地、生地、天冬、麦冬、石斛、川牛膝、菟丝子、五味子滋补肝肾；党参、山药、茯苓、甘草补脾益气，以后天养先天；羚羊角、水牛角平肝息风而制约上亢之阳；白蒺藜、决明子、青葙子、菊花平肝明目；黄连清心火而抑肝火；杏仁利肺气而益脾胃，以养肝肾；川芎、枳壳活血行气，使之补而不滞。

【性状与剂型】呈棕黑色小丸，气微香，味甘、苦，每 40 粒重约 3 克。

【用法与用量】内服，1 次 3~6 克，1 日 2 次。

【贮藏】密闭，置阴凉干燥处，防潮防晒。

【宜忌】忌食辛辣食物。忌食大蒜。

## 556. 杜仲地黄丸

《全国医药产品大全》

【药物组成】熟地黄 120 克，枸杞子、山药各 90 克，杜仲（盐炒）、茯苓、肉苁蓉、褚实子、山茱萸（制）、牛膝、五味子（制）、小茴香（盐炒）、远志、巴戟天、大枣（去核）各 60 克，石菖蒲 30 克。

【功效】补肾固精，宁心健脾。

【主治】<u>饮食少进</u>，<u>潮热盗汗</u>，<u>神衰力疲</u>，<u>腰酸体倦</u>，<u>遗精滑精</u>。

【方药分析】杜仲补肝肾，强筋骨；熟地黄补精血；枸杞子补肾阴；巴戟天、肉苁蓉助肾阳；大枣、山药补气健脾；菖蒲开心窍；茯苓利水湿；五味子、山茱萸、褚实子滋肾涩精；牛膝活血祛瘀，小茴香温里，远志安神。

【性状与剂型】黑色的水蜜丸，气香，味甜，每 10 粒重 1 克。

【用法与用量】内服，1 次 6~9 克，1 日 2 次。

【贮藏】密闭，置阴凉干燥处，防潮防晒。

【宜忌】忌食生冷、寒凉、黏腻等不易消化的食物。

## 557. 克山解疫丸

《全国医药产品大全》

【药物组成】牙皂、细辛各 159 克，薄荷、干姜各 144 克，朱砂 111 克，桔梗、防风、木香、贯众、陈皮、半夏曲、甘草各 96 克，雄黄 81 克，枯矾、白芷各 48 克，藿香 14.8 克。。

【功效】避瘟解毒。

【主治】一切痧症欲作呕泻及克山病。

【方药分析】辛凉辛温并用以薄荷、白芷解表；冷热同用以细辛、干姜温里，以贯众清热解毒；用茴香芳香化湿；以牙皂、半夏曲、桔梗、陈皮、木香理气化痰止咳；枯矾清热化痰，雄黄解毒，朱砂安神。

【性状与剂型】圆球形朱红色小水蜜丸，味苦，每袋内装6克。

【用法与用量】内服，每晚临睡前服1袋，连服3天。如克山病发病季节，可酌情继续服用（预防克山病用）。

【贮藏】密闭，置阴凉干燥处，防潮防晒。

【宜忌】忌食生冷、寒凉、黏腻等不易消化的食物。

# 558. 克银丸

《全国中成药产品集》（1989年版）

【药物组成】土茯苓、白鲜皮各等份。

【功效】清热解毒，祛风止痒。

【主治】皮损基底红，舌质红，便秘，尿黄属血热风燥型银屑病。

【方药分析】土茯苓解毒清热，白鲜皮祛风燥湿解毒。

【性状与剂型】圆球形灰白蜜丸，味苦，每丸重6克。

【用法与用量】内服，1次1丸，1日3次。

【贮藏】密闭，置阴凉干燥处，防潮防蛀。

【宜忌】忌食辛辣。

# 559. 芙蓉散

《江苏省药品标准》（1977年版）

【药物组成】芙蓉叶1000克，相思子（炒）、白及、大黄各500克，川乌、草乌各100克。

【功效】解毒，消肿，止痛。

【主治】疮肿，疔疖，热毒。

【方药分析】芙蓉叶祛风湿，消肿毒；相思子解毒，止痛；川乌祛风湿，散风寒，温经止痛；大黄泻热毒，破积滞，行瘀血；草乌搜风胜湿，软坚消肿，散寒止痛；白及止血，消肿，敛疮。

【性状与剂型】淡黄色粉末，味清香，每袋装50克。

【用法与用量】外用，用时取药粉适量，醋调涂患处。

【贮藏】密闭，置阴凉干燥处，防潮防晒。

【宜忌】不可内服。疮色白者勿用。

## 560. 花椒水

《全国医药产品大全》

【**药物组成**】花椒 2 克，新洁尔灭 0.2 克。

【**功效**】清除阴道白带黏液。

【**主治**】阴道术前清洁及白带过多的治疗。

【**方药分析**】花椒有温中、止痛、杀虫之功，配合新洁尔灭之灭菌作用其效更佳。

【**性状与剂型**】无色溶液，气香，每毫升相当于原生药 0.002 克。

【**用法与用量**】外用，取适量冲洗阴部。

【**贮藏**】密闭，置阴凉干燥处，防晒。

【**宜忌**】外用药，不可内服。

## 561. 苍芷散

《福建省药品标准》( 1977 年版 )

【**药物组成**】苍术、白芷各 500 克。

【**功效**】祛风散湿，消肿止痛。

【**主治**】痈疽疮疡，红肿疼痛。

【**方药分析**】苍术燥湿健脾祛风湿，白芷祛风燥湿，消肿排脓止痛。

【**性状与剂型**】为灰褐色的粉末，气香，味苦。

【**用法与用量**】外用，以清茶调敷患处。

【**贮藏**】密闭，置阴凉干燥处，防潮防晒。

【**宜忌**】痈疮已溃烂者忌用。

## 562. 苍鹅鼻炎软膏

《全国医药产品大全》

【**药物组成**】苍耳子 300 克，鹅不食草 150 克，樟脑 10 克，凡士林适量。

【**功效**】散瘀消肿。

【**主治**】感冒鼻塞，急慢性鼻炎，过敏性鼻炎。

【**方药分析**】苍耳子通鼻窍，祛风湿，止痛；鹅不食草祛风散寒，胜湿，通鼻塞；樟脑开窍辟秽。

【**性状与剂型**】黄棕色软膏。

【**用法与用量**】外用，取少许涂于鼻腔内，1 日 3 次。

【**贮藏**】密闭，置阴凉干燥处，防晒。

【**宜忌**】谨防感冒。

# 563. 芦荟丸

《全国中成处方集》（1965 年版）

【药物组成】使君子（炒）90 克，芦荟、砂仁、六曲、胡黄连、大黄、山楂、槟榔、麦芽（炒）各 60 克，陈皮、甘草（炙）各 15 克。

【功效】清热，健胃，消积，杀虫。

【主治】小儿疳积，虫积。

【方药分析】芦荟、胡黄连、使君子、槟榔杀虫消疳，泻热通便；大黄泻热解毒；砂仁、陈皮、麦芽、六曲健胃消食。

【性状与剂型】小圆球形黄褐色丸，味苦，每袋内装 3 克。

【用法与用量】内服，3 岁小儿 1 次半袋，每日 2 次，温开水送服。余以年龄大小酌情增减用量。

【贮藏】密闭，置阴凉干燥处，防潮防晒。

【宜忌】忌生冷、油腻之食物。

# 564. 苏子降气丸

《江苏省药品标准》（1977 年版）

【药物组成】紫苏子（炒）、厚朴、前胡、甘草、半夏（姜制）、陈皮各 160 克，当归、沉香各 112 克，大枣 80 克，生姜 40 克。

【功效】降气化痰，温肾纳气。

【主治】气逆痰壅，咳嗽喘急，胸膈痞塞。

【方药分析】本方配伍有行有补，有润有燥，疏纳并用，标本兼顾。方中苏子、厚朴、前胡宣降肺气；肉桂摄纳肾气；陈皮、半夏止咳化痰；生姜和胃降逆；当归养血补虚；甘草益气和中，兼调诸药。

【性状与剂型】淡黄色或浅褐色的小水丸，气微香，味甜，每 13 粒重 1 克。

【用法与用量】内服，1 次 6 克，1 日 1~2 次。

【贮藏】密闭，置阴凉干燥处，防潮防晒。

【宜忌】阴虚舌红无苔者忌用。

【各家论述】《医方集解》："苏子、前胡、厚朴、橘红、半夏，皆能降上逆之气，兼能除痰。气行则痰行也。数药亦能发表，既以疏内壅，兼以散外寒也。当归润以和血，甘草甘以缓中。下虚上盛，故又用肉桂引火归原也。"

# 565. 苏合香丸

《北京市药品标准》（1983 年版）

【药物组成】檀香、木香、香附（酌炙）、丁香、乳香（醋炙）、荜茇、白术（麸炒）、诃子肉各150克。每1200克细粉兑研朱砂粉288克，沉香、安息香各150克，苏合香96克，犀角粉67.92克，麝香、冰片各24克。

【功效】辛温开窍，理气化痰。

【主治】中风痰迷心窍引起的突然神志不清，牙关紧闭，口眼歪斜，半身不遂，或突然心痛，暑湿气闭等症。

【方药分析】苏合香、安息香为主药，芳香走窜，透窍开闭；辅以丁香、木香、檀香、香附、茴香、乳香理气温中，行气解郁，调和脏腑气血之瘀滞，兼有止痛之功；佐以白术、荜茇温胃健脾燥湿，使诸香药运布各脏；朱砂镇心安神；诃子温涩敛气，防辛温诸药耗伤正气；犀角、冰片清热解毒。

【性状与剂型】赭红色的大蜜丸，气芳香，味微苦，辛，每丸重3克。

【用法与用量】姜汤或温开水送服，1次1丸，1日1~2次。

【贮藏】密封，置室内阴凉干燥处，防潮防晒。

【宜忌】孕妇忌服。

【各家论述】《绛飞园古方选注》："苏合香亦能通十二经络，三百六十五窍，故君之以名其方，与安息香相须，能内通脏腑；龙脑辛散轻浮，走窜经络，与麝香相须，能内入骨髓；犀角入心，沉香入肾，木香入脾，香附入肝，薰陆香入肺。复以丁香入胃者，以胃亦为一脏也。用白术健脾者，欲令诸香留顿于脾，使脾转输于各脏也。诸脏皆用辛香阳药以通之，独心经用朱砂寒以通之者，以心为火脏，不受辛热散气之品，当反佐之，以治其寒阻关窍，乃寒因寒用也。"

# 566. 苏南山肚痛丸

*《广东省药品标准》（1982年版）*

【药物组成】白芍440克，甘草330克，陈皮、香附（制）、丹参、川楝子、郁金各220克，乳香（炒）、木香、没药（炒）各110克，血竭54克。

【功效】开郁止痛。

【主治】肚痛，食滞腹痛，胃气痛，月经痛，小肠疝气痛，肝郁胁痛。

【方药分析】木香、香附、川楝子、陈皮理气；郁金、乳香、没药、丹参、血竭活血祛瘀；白芍养血敛阴，柔肝止痛；甘草调和诸药。

【性状与剂型】红色水丸，略带香气，每瓶重1.8克。

【用法与用量】内服，1次1瓶，1日1~2次。

【贮藏】密闭，置阴凉干燥处保存，防潮防晒。

【宜忌】忌食生冷、黏腻等不易消化的食物。

# 567. 苏解丸

*《全国医药产品大全》*

【药物组成】紫苏、葛根、防风、荆芥、白芷、蝉蜕、紫草、牛蒡子、木通、甘草各 45 克，升麻 30 克。

【功效】解表退热，透发痘疹。

【主治】感冒风寒，发热畏冷，头痛身痛，泛恶干呕；痘疹将出，发热恶寒，咳嗽咽痛，鼻塞流涕。

【方药分析】紫苏、防风、荆芥、白芷辛温解表；牛蒡子、升麻、蝉蜕、葛根辛凉解肌；木通利水渗湿泄热；甘草调和诸药。

【性状与剂型】棕黄色蜜丸，质柔软，味苦，微甜，每丸重 6 克。

【用法与用量】内服，1 次 1 丸，2 岁以下小儿 1 次 1/3 丸，周岁以内小儿 1 次 1/10 丸，1 日 1~2 次，鲜姜、薄荷为引煎汤送服。

【贮藏】密封，贮于阴凉干燥处，防潮防蛀。

【宜忌】孕妇忌服。忌鱼腥。感冒风热者忌用。

## 568. 劳动养血丸

《江西省药品标准》（1977 年版）

【药物组成】糯米（炒炭）50 克，皂矾（醋煅）、大枣各 15 克，苍术（姜制）、茵陈、针砂（醋煅，飞）各 5 克，陈皮 3.5 克，厚朴（姜制）2.5 克，当归 2 克，黄芪 1.5 克，甘草 1 克。

【功效】补气养血，健脾利湿。

【主治】脱力虚黄，四肢无力，消化不良，病后虚弱。可用于治疗钩虫贫血及缺铁性贫血。

【方药分析】黄芪、糯米、甘草、大枣补中益气；当归、皂矾、针砂补血；苍术、厚朴芳香化湿；茵陈清热利湿；陈皮理气。

【性状与剂型】棕黑色小水丸，酸涩，微甘，每 6 粒重 1 克。

【用法与用量】内服，1 次 6~9 克，1 日 2 次。小儿酌减。

【贮藏】密封，置阴凉干燥处，防潮防晒。

【宜忌】忌服碱水、荞麦、茶叶。孕妇、胃病患者忌服。

## 569. 劳伤散

《全国中成药产品集》（1989 年版）

【药物组成】当归、土鳖虫各等份。

【功效】活血散瘀，消肿止痛。

【主治】跌打损伤，瘀滞肿痛。

【方药分析】当归味甘辛，性温，补血活血止痛；土鳖虫味咸寒，逐瘀破积，通络理伤。

【性状与剂型】棕红色的大蜜丸，气芳香，味微苦，辛，每丸重 3 克。

【用法与用量】姜汤或温开水送服，1 次 1 丸，1 日 1~2 次。

【贮藏】密封，置室内阴凉干燥处，防潮防蛀。

【宜忌】孕妇忌服。

# 570. 更年安片

《黑龙江省药品标准》（1986 年版）

【药物组成】茯苓、仙茅、磁石（煅）、珍珠母、夜交藤、钩藤、浮小麦各 70 克，地黄、泽泻、麦冬、玄参、熟地黄、五味子、制何首乌各 35 克，牡丹皮 23 克。

【功效】滋阴清热，除烦安神。

【主治】更年期潮热汗出，眩晕，耳鸣，失眠，高血压。

【方药分析】生熟地黄、玄参、麦冬、制首乌、五味子滋阴补肾，补血填精；牡丹皮、钩藤清热泻火，凉血平肝；珍珠母、茯苓、夜交藤养心镇静安神；磁石平肝潜镇，聪耳明目；仙茅温肾助阳。

【性状与剂型】糖衣片，除去糖衣呈黑灰色，味甘，每片重 0.35 克。

【用法与用量】内服，1 次 6 片，1 日 3 次。

【贮藏】密闭，置于阴凉干燥处，防潮防晒。

【宜忌】宜安神静养，忌情绪波动。

# 571. 更衣丸

《先醒斋医学广笔记》

【药物组成】芦荟 140 克，朱砂（飞）100 克。

【功效】润肠通便。

【主治】病后津液不足，肝火内炽便秘腹胀。

【方药分析】芦荟有泻肝火，通大便的作用；朱砂功能清心火，安神志。两药配伍可治大便秘结兼有烦躁失眠等心肝火旺症状。

【性状与剂型】棕红色小糊丸，味苦，每 9 粒重 1 克。

【用法与用量】内服，1 次 15~30 粒，1 日 1~2 次，温开水送下。

【贮藏】密闭，置于阴凉干燥处，防潮防晒。

【宜忌】孕妇忌用。

# 572. 还少丹

《普济方》

【药物组成】山药、远志（蜜制）、菖蒲、巴戟肉（盐制）、肉苁蓉（酒制）、枸杞子、熟地黄、怀牛膝、山茱萸（酒制）、杜仲炭、茯苓、褚实子、五味子（酒制）各 100 克，红枣（去核）50 克。

【功效】滋阴固肾，健脾。

【主治】脾肾两虚，劳伤过度，血虚遗精，腰腿无力。

【方药分析】山药、枸杞子、熟地培补肾阴，生血益精；山药又能益气补脾，有培补先后天之本的作用；巴戟天、牛膝、肉苁蓉、杜仲性味甘温或平，具有温肾壮阳之功，同诸药相合，阴阳并补；山萸肉、褚实子、五味子亦为补肾填精之品，且补中有涩，有固肾涩精的作用；褚实子性虽寒滑，但与山药、茯苓相伍，亦取其助腰膝、增气力、补虚劳、壮筋骨之功；远志、菖蒲益心增智安神，交通心肾，令水火既济；茯苓、红枣健脾和中助运，滋其化源，先后天并补。

【性状与剂型】黑色圆形蜜丸，味甜酸微辛，每丸重 9 克。

【用法与用量】内服，1 次 1 丸，1 日 2 次。

【贮藏】密闭，置于阴凉干燥处，防潮防蛀。

【宜忌】孕妇遵医嘱。

## 573. 扶脾散

《福建省药品标准》（1977 年版）

【药物组成】茯苓、山药（炒）各 200 克，芡实、莲子、白扁豆（炒）、薏苡仁（炒）各 100 克，麦芽（炒）、鸡内金（炒）、稻芽（炒）、党参（炒）各 50 克。

【功效】养脾健胃，消积。

【主治】小儿脾胃虚弱，饮食减少，面黄肌瘦，泄泻便溏。

【方药分析】党参、山药、莲子、薏苡仁健脾益气，和中止泻；芡实、茯苓、白扁豆补脾养胃，渗湿化浊；麦芽、鸡内金、稻芽健胃消食化滞。

【性状与剂型】淡黄色粉末，气微，味甘淡，每袋重 30 克。

【用法与用量】内服，1 次 5~10 克，1 日 2 次。3 岁以下小儿酌减。

【贮藏】密闭，置于阴凉干燥处，防潮防晒。

【宜忌】忌食生冷、黏腻等不易消化的食物。

## 574. 抗饥消渴片

《全国中成药产品集》

【药物组成】红参、黄连、玉竹各等份。

【功效】养阴益气，润燥生津，抗饥止渴。

【主治】消渴（糖尿病）。

【方药分析】红参益气生津；黄连清热泻火而保津；玉竹养阴润燥，除烦止渴。三药合方，可用治消渴病。

【性状与剂型】棕黄色水丸，类圆球形，味苦。

【用法与用量】内服，1 次 6 克，1 日 2 次，温开水送下。

【贮藏】密闭，置阴凉干燥处，防潮防晒。

【宜忌】忌服甜食。忌暴饮暴食。

## 575. 抗老防衰丹
《全国中成药产品集》

【药物组成】黄芪、枸杞子、葡萄干、紫河车、茯苓、丹参、何首乌、桑椹各等份。

【功效】补益精气，通调脉络，抗老防衰。

【主治】脏腑功能减退，精气神血损耗所致各种早老衰弱证。症见精神疲惫，记忆力减退，心悸气短，食欲不振，腰腿酸软。

【方药分析】黄芪补气健脾；枸杞子补肾壮腰；葡萄干"益气倍力，强志，令人肥健耐饥，忍风寒"（《本经》）；紫河车补气养血益精，善治虚损；茯苓"补五劳七伤，安胎，暖腰膝，开心益志，止健忘"（《日华子本草》）；丹参"破宿血，补新生血"（《日华子本草》），"补心定志，安神宁心"（《滇南本草》）；何首乌补肾而乌须发；桑椹子补血而宁心安神。诸药相合，补益气血，健肾养心，且能流通血脉，故有防老防衰之功。

【性状与剂型】棕黑色蜜丸，类圆球形，味苦，微腥，每丸重6克。

【用法与用量】内服，1次1丸，1日2次，温开水水送下。

【贮藏】密闭，置阴凉干燥处，防潮防蛀。

【宜忌】高血压、糖尿病患者忌服。

## 576. 抗过敏膏
《全国中成药产品集》

【药物组成】防风、乌梅、五味子各等份。

【功效】散风止痒。

【主治】皮肤过敏。

【方药分析】防风祛风散邪；乌梅、五味子皆能抗过敏而止痒。

【形状与剂型】棕红色的膏剂，每瓶装60毫升。

【用法与用量】内服，1次5毫升，1日2次，温开水水送下。

【贮藏】密闭，置阴凉干燥处，防潮防晒。

【宜忌】胃酸过多者忌服。

## 577. 抗乳腺增殖丸
《吉林省药品标准》（1977年版）

【药物组成】金银花、土鳖虫各1000克，大枣肉、核桃仁各500克，制马钱子250克，猪胆膏200克，冰片30克。

【功效】消炎解毒，活血化瘀。

【**主治**】乳腺囊性增殖症。

【**方药分析**】金银花、猪胆膏清热泻火解毒；土鳖虫、核桃仁破血逐瘀；制马钱子消结肿，止疼痛；大枣补脾胃，养气血；冰片清热止痛。

【**性状与剂型**】棕黑色蜜丸，类圆球形，味苦，微腥，每丸重10克。

【**用法与用量**】内服，1次1丸，1日2次，温开水水送下。

【**贮藏**】密闭，置阴凉干燥处，防潮防蛀。

【**宜忌**】孕妇忌服。体质极度衰弱者忌服。本品含马钱子，具有一定毒性，勿过量服用。服后若出现头晕、项强、肌肉抽搐等症状，可服用绿豆水或甘草水解之。

# 578. 抗热牛黄散

《全国医药产品大全》

【**药物组成**】牛黄、郁金、栀子、黄芩、广角、雄黄、黄连、朱砂各80克，珍珠40克，麝香、冰片各20克。

【**功效**】解热镇静，辟秽开窍。

【**主治**】温邪内传心包，神昏谵语，痰浊壅阻清窍，不省人事以及癫痫阳狂，痉厥抽搐，小儿急热惊风。

【**方药分析**】牛黄为君，清心解毒，豁痰开窍；臣以广角清心解毒，化浊开窍；配麝香、冰片开窍醒神；佐以珍珠化痰息风，镇心安神；黄连、黄芩、山栀、郁金清热泻火，以助牛黄清心包之火；雄黄豁痰解毒，朱砂镇心安神。

【**性状与剂型**】橘黄色粉末散剂，气味芳香而苦，性寒凉，每瓶重0.6克。

【**用法与用量**】内服，1次1~2瓶，小儿酌减。

【**贮藏**】密封，置阴凉干燥处，防潮防晒。

【**宜忌**】忌食油腻厚味。孕妇忌服。

【**各家论述**】《温病条辨》："此芳香化秽浊而利诸窍，咸寒保肾水而安心体。苦寒通火腑，而泻心用之方也。牛黄得日月之精，通心主之神。犀角主治百毒，邪鬼瘴气。珍珠得太阴之精而通神明，合犀角补水救火。郁金草之香，梅片木之香，雄黄石之香，麝香乃精血之香，合四香以为用，使闭锢之邪热温毒深在厥阴之分者，一齐从内透出，而邪秽自消，神明可复也。黄连泻心火，栀子泻心与三焦之火，黄芩泻胆肺之火，使邪火与诸香一齐俱散也。朱砂补心体，泻心用……再合珍珠、犀角，为督战之主帅也。"

《成方便读》："夫热邪内焰，不传阳明胃腑，则传入心包。若邪入心包，则见神昏谵语诸证，其势最虑内闭。牛黄芳香气清之品，轻灵之物，直入心包辟邪而解秽。然温邪内陷之证，必有黏腻秽浊之气留恋于膈间，故以郁金芳香辛苦，散气行血，直达病所，为之先声。而后芩连苦寒性燥者，祛逐上焦之湿热，黑栀清上而导下，以除不尽之邪；辰砂色赤气寒，内含真汞，清心热，热心阴，安神明，镇君主，辟邪解毒。"

## 579. 抗热镇痉丸
《全国医药产品大全》

【药物组成】鲜地黄、金银花各 160 克，水牛角浓缩粉 12 克，连翘 100 克，板蓝根 90 克，豆豉（炒）80 克，玄参 70 克，黄芩、鲜石菖蒲各 60 克，天花粉、人中黄、紫草各 40 克。

【功效】清热解毒，凉血消斑。

【主治】湿温暑疫，高热不退，惊厥昏狂，谵语发斑。

【方药分析】水牛角、鲜地黄、紫草皆入血分而清热凉血，解毒消斑；金银花、连翘、板蓝根、人中黄、黄芩清热解毒；玄参清热降火，配生地凉血滋阴，天花粉清热生津；豆豉祛邪解郁除烦；鲜石菖蒲解暑辟秽，化浊开窍。诸药相合，清解热毒，凉血滋阴，并能消斑。

【性状与剂型】灰黄色大蜜丸，每丸重 6 克。

【用法与用量】内服，1 次 1 丸用温开水化服，1 日 2 次。

【贮藏】密封保存，置阴凉干燥处，防潮防晒。

【宜忌】无高热者忌服。

## 580. 抗热镇痉散
《全国医药产品大全》

【药物组成】广角 200 克，牛黄、莲子心、黄连、雄黄、郁金、栀子、黄芩、朱砂各 100 克，珍珠 50 克，麝香、冰片各 25 克。

【功效】清热开窍，镇惊安神。

【主治】瘟疫高烧，神昏谵语，痉厥抽搐，痰涎壅盛。可用于治疗流行性乙型脑炎，流行性脑脊髓膜炎。

【方药分析】牛黄、莲子心最泻心火；黄连、黄芩、栀子清热解毒；广角凉血解毒；麝香、冰片开窍醒神；朱砂、珍珠镇惊安神；郁金解郁化浊；雄黄解毒豁痰。诸药合方，重在清心开窍，故适用于瘟疫高热神昏者最为中的。

【性状与剂型】黄色细粉散剂，味苦，气清香，每瓶装 1.5 克。

【用去与用量】内服，1 次 1 瓶，1 日 2 次。小儿酌减。

【贮藏】密闭，置阴凉干燥处保存，防潮防晒。

【宜忌】无高热者忌服。

## 581. 抗骨增生丸
《全国医药产品大全》

【药物组成】熟地黄 1250 克，狗脊（盐制）、鸡血藤、淫羊藿、肉苁蓉（蒸）、骨碎补各 834 克，莱菔子（炒）、女贞子（盐制）、牛膝各 417 克。

**【功效】** 补腰肾，强筋骨，活血，利气，止痛。

**【主治】** <u>增生性脊髓炎</u>，<u>肥大性胸椎炎</u>，<u>肥大性腰椎炎</u>，<u>颈椎综合征</u>，<u>骨刺</u>等骨质增生症。

**【方药分析】** 重用熟地黄补益肝肾；女贞子、狗脊、骨碎补、肉苁蓉、淫羊藿补肝肾强腰脊，祛风除湿；鸡血藤、牛膝补肾通络，活血祛瘀；莱菔子降气消痰。

**【性状与剂型】** 黑色大蜜丸，味甘，微涩，每丸重 3 克。

**【用法与用量】** 内服，1 次 1~2 丸，1 日 3 次。

**【贮藏】** 密封，置阴凉干燥处保存，防潮防蛀。

**【宜忌】** 感冒发热者忌用。

# 582. 连翘败毒丸

《中华人民共和国药典》（1863 年版）

**【药物组成】** 连翘、大黄、金银花各 500 克，浙贝母、白芷、桔梗、赤芍、蒲公英、防风、玄参、地丁、关木通、甘草、黄芩、栀子、白鲜皮各 375 克，蝉蜕、天花粉各 250 克。

**【功效】** 清热解毒，消肿止痛。

**【主治】** <u>疮疖溃烂</u>，<u>灼热发烧</u>，<u>流脓流水</u>，<u>丹毒疮疹</u>，<u>疥癣疼痒</u>。

**【方药分析】** 方用疮疡要药连翘、金银花为主药，清热解毒，消肿；辅以大黄、栀子、黄芩、关木通清泻诸热；蒲公英、地丁助主药清热解毒消肿；天花粉解毒排脓；玄参、浙贝母散结消肿；赤芍凉血散瘀，共为辅药。佐以桔梗、防风、白芷、蝉蜕疏风解表；白癣皮祛风止痒；甘草调和诸药。

**【性状与剂型】** 黄褐色的蜜丸，气微，味苦，每丸重 9 克。

**【用法与用量】** 内服，1 次 1 丸，1 日 2~3 次。

**【贮藏】** 密闭，置阴凉干燥处保存，防潮防蛀。

**【宜忌】** 孕妇忌服。忌食辛辣食物。

# 583. 医痫丸

《沈氏尊生书》

**【药物组成】** 猪牙皂 400 克，白矾 120 克，天南星（制）、半夏（制）、僵蚕（炒）、乌梢蛇（制）各 80 克，生白附子 40 克，全蝎、朱砂各 16 克，雄黄 12 克，蜈蚣 2 克。

**【功效】** 祛风化痰，定痫止搐。

**【主治】** <u>癫痫抽搐</u>，<u>时发时止</u>。

**【方药分析】** 本方以猪牙皂为主，通窍涤痰，祛风定痫；天南星、半夏、僵蚕、白矾祛风化痰定痫；乌梢蛇、全蝎、蜈蚣搜风定痫止搐；朱砂、僵蚕重镇止痉定痫；生白附子温散阴邪，定痫止痛；雄黄祛风定痉。

【性状与剂型】为棕色至棕褐色的水丸，味咸，涩，微腥。

【用法与用量】内服，1 次 3 克，1 日 2 次。小儿酌减。

【贮藏】密闭，置阴凉干燥处保存，防潮防晒。

【宜忌】孕妇忌服。忌食辛辣食物。

## 584. 吹耳止痛散

《全国医药产品大全》

【药物组成】枯矾 100 克，海螵蛸（漂）30 克，银朱、蛇蜕（焙存性）15 克，冰片 5 克，麝香 1 克。

【功效】燥湿解毒，排脓止痛。

【主治】耳内溃烂，流脓腥臭，疼痛。

【方药分析】重用枯矾燥湿敛疮；海螵蛸除湿收疮；银朱攻毒杀虫，燥湿劫痰；蛇蜕祛风，消毒杀虫；冰片、麝香化浊通窍，消肿止痛。合而为用，除湿排脓敛疮之力颇强，故用于耳疮流脓之症最为对的。

【性状与剂型】浅红色粉末，具有麝香、冰片香气，味微酸，涩，有清凉感，每包（瓶）重 1.5 克。

【用法与用量】外用，先用双氧水洗净患处，取适量吹入耳内。

【贮藏】密封，置阴凉干燥处保存，防潮防晒。

【宜忌】忌食辛辣食物。

## 585. 吹耳红棉散

《全国医药产品大全》

【药物组成】脱脂棉（炭）30 克，陈皮（炭）、枯矾各 20 克，蛇蜕（炭）10 克，麝香 1.5 克，冰片 1 克。

【功效】排脓消肿，燥湿止痛。

【主治】耳内肿痛，流水流脓。

【方药分析】脱脂棉、蝉蜕、陈皮诸炭收湿敛疮；枯矾燥湿收疮；麝香、冰片化浊通窍，消肿止痛。

【性状与剂型】黑色粉末，具麝香特异香味，散剂。

【用法与用量】外用，用药棉擦净耳孔，将药粉撒入少许，1 日 2~3 次。

【贮藏】密封，置阴凉干燥处保存，防潮防晒。

【宜忌】本品专供外用，不可内服。

## 586. 吹喉散

《全国医药产品大全》

【药物组成】青果（炭）100 克，灯草（炭）75 克，苦瓜霜、川贝母、熊胆、雄黄（飞）、冰片、硼砂、儿茶各 50 克，朱砂（飞）40 克，胆矾、麝香各 25 克，人中白（煅）20 克。

【功效】清热解毒，消肿止痛。

【主治】咽喉肿痛，腐烂发白，单双乳蛾，喉风闭塞。

【方药分析】人中白、苦瓜霜、熊胆、雄黄皆能清热解毒，降火消肿；喉为肺系，故用青果、贝母润肺化痰，而青果、灯草制炭更能收敛疗疮；硼砂、儿茶善消疮肿；胆矾化腐解毒；朱砂解毒防腐；冰片、麝香化浊通窍，消痈止痛。

【性状与剂型】黑色粉末，散剂，气香味苦，性凉。

【用法与用量】外用，取本品少许吹于患处，1 日 2~4 次。

【贮藏】密封，置阴凉干燥处，防潮防晒。

【宜忌】忌食辛辣食物。

## 587. 时疫清瘟丸

《河北省药品标准》（1985 年版）

【药物组成】金银花、连翘、黄芩、荆芥穗、赤芍、玄参、防风、天花粉、栀子（姜水炒）、淡豆豉各 120 克，白芷 90 克，甘草、薄荷、生地各 60 克，山楂（焦）、六神曲（焦）、麦芽（焦）各 40 克，广角 3 克。

【功效】清热解毒，生津化滞。

【主治】感冒身热头痛，咽干口渴，伤食停滞。

【方药分析】银花、连翘、薄荷宣散风热，解毒利咽；荆芥穗、防风、豆豉、白芷疏风散寒，且止头痛；广角、黄芩、栀子清热泻火；赤芍凉血活血，玄参、生地黄滋阴降火，天花粉清热生津止渴；焦三仙消食化滞；甘草解毒，调和诸药。综合全方疏风解表，清热解毒，故宜于外感而兼内有毒热者。

【性状与剂型】黑色蜜丸，味微苦，每丸重 6 克。

【用法与用量】内服，1 次 1~2 丸，温开水或芦根汤送服，1 日 2 次。

【贮藏】密闭，置阴凉干燥处，防潮防蛀。

【宜忌】孕妇忌服。

## 588. 时症丸

《内蒙古药品标准》（1982 年版）

【药物组成】大黄 120 克，天麻、雄黄各 72 克，苍术（米泔水制）、苦杏仁（去皮炒）各 60 克，甘草、青礞石（煅）、硼砂各 48 克，玄明粉 40 克，白薇、桑白皮各 30 克，蟾酥、五倍子、山慈菇、胆南星、天竺黄、郁金各 20 克，丁香、九节菖蒲、千金子霜各 12 克，红大戟（醋制）10 克，朱砂 9 克，沉香、麝香、冰片、芒硝各 6 克，牛黄 3 克。

【功效】去时疫，止呕吐，定疼痛。

【主治】受瘴触秽，吐泻不出，绞肠腹痛，手足厥冷。

【方药分析】菖蒲、郁金化痰湿，开心窍，行气开郁；苍术、丁香、沉香健脾燥湿，理气调中；升麻、蟾酥清热解毒；大黄、芒硝泻下除秽；天竺黄、胆南星清化痰热；白薇入血脉，泄血中伏热；青礞石坠痰；桑白皮行水；牛黄、雄黄、冰片、硼砂、麝香等醒脑开窍，清心化浊；山慈菇、红大戟、五倍子、千金子霜合用即玉枢丹，可辟浊除秽，止吐止泻。

【性状与剂型】外红内黄色水丸，味苦，微麻，每瓶重 3 克。

【用法与用量】内服，1 次 1.5 克（半瓶），1 日 2 次。

【贮藏】密闭，置阴凉干燥处，防潮防晒。

# 589. 男宝

*《天津市药品标准》（1982 年版）*

【药物组成】驴肾 220 克，人参、当归、黄芩、熟地黄、茯苓、淫羊藿（羊油制）、枸杞子各 100 克，阿胶、杜仲（盐制）、鹿茸、白术、山萸肉（酒制）、肉苁蓉（酒制）、覆盆子、补骨脂（盐制）、葫芦巴（盐制）、麦冬、菟丝子、锁阳、附子（制）、仙茅、巴戟天、玄参各 50 克，肉桂、狗肾各 40 克，海马、牡丹皮、续断、牛膝、甘草各 25 克。

【功效】补肾壮阳。

【主治】肾阳不足，阳痿滑泄，腰腿疼痛，肾囊湿冷，神疲乏力，食欲不振。

【方药分析】驴肾、海马、狗肾、肉桂、鹿茸、肉苁蓉、淫羊藿、覆盆子、补骨脂、葫芦巴、锁阳、附子、仙茅、巴戟皆为补肾壮阳之品。诸药合用，补阳之力更著；杜仲、续断、牛膝、菟丝子补肝肾壮骨而强腰脊；人参、黄芩、白术、甘草补气健脾；当归、阿胶、熟地补血养阴；麦冬、玄参滋阴降火；丹皮清降相火；茯苓健脾利湿；此四药可防诸多补肾壮阳之药过于温燥，而有伤阴及相火妄动之虞。全方合力，以补肾壮阳力主，兼益气血，且有滋阴降火之品佐之，其配伍可谓周详矣。

【性状与剂型】棕黑色的蜜丸，每丸 6 克。

【用法与用量】内服，1 次 1 丸，1 日 2~3 次，早晚服。

【贮藏】密闭，置阴凉干燥处保存，防潮防蛀。

【宜忌】忌酒。忌食辛辣食物。

## 590. 牡蛎固精丸

《全国医药产品大全》

【药物组成】莲子 400 克，潼蒺藜（炒）、莲须、芡实各 200 克，牡蛎（煅）、龙骨（煅）各 100 克。

【功效】益肾固精。

【主治】精关不固，梦遗滑泄，腰酸耳鸣，四肢无力。

【方药分析】诸药皆有收敛固涩止遗泄之功，其中潼蒺藜、芡实、莲子兼有补肾益精的作用。

【性状与剂型】蜜丸，每丸 6 克。

【用法与用量】内服，1 次 1 丸，1 日 3 次，空腹用淡盐汤或温开水送服。

【贮藏】密闭，置阴凉干燥处保存，防潮防蛀。

【宜忌】节制房事。

## 591. 利胆排石片

《全国医药产品大全》

【药物组成】金钱草、茵陈各 250 克，大黄、槟榔各 125 克，黄芩、木香、郁金各 75 克，枳实（麸炒）、厚朴（姜制）各 50 克，芒硝（精制）25 克。

【功效】清热利湿，利胆排石。

【主治】胆道结石，胆道感染，胆囊炎。

【方药分析】重用金钱草、茵陈清利湿热，排石退黄；黄芩清肝胆之热；大黄、芒硝泻热通便，以助排石之功；木香、槟榔、枳实、厚朴行气解郁，开痞消胀；更配郁金行气活血，善治胁肋疼痛。

【性状与剂型】片芯呈棕褐色，味苦，咸，糖衣片，每片 0.25 克。

【用法与用量】内服，排石 1 次 6~10 片，1 日 2 次；炎症 1 次 4~6 片，1 日 2 次。

【贮藏】密闭，置阴凉干燥处保存，防潮防晒。

【宜忌】体弱，肝功能不良者慎用。孕妇禁用。

## 592. 利膈丸

《吉林省药品标准》（1977 年版）

【药物组成】酒大黄、槟榔、炒莱菔子各 200 克，炒苍术、姜厚朴、陈皮、甘草、山楂、炒神曲、炒麦芽、木香、炒草果仁、醋青皮、藿香、炒枳壳、桔梗各 100 克，砂仁 50 克。

【功效】行气消食，宽胸利膈。

【主治】宿食不消，胸膈胀满，胃脘疼痛，大便燥结。

【方药分析】槟榔、厚朴、陈皮、木香、青皮、枳壳行气消胀利膈；莱菔子、山楂、神曲、麦芽消食化滞；草果仁、藿香、砂仁芳香醒脾和胃；苍术燥湿健脾；大黄攻积导滞通便；桔梗宽胸利膈；甘草和中，调和诸药。

【性状与剂型】黑褐色的蜜丸，气微香，味苦辛，每丸重10克。

【用法与用量】内服，1次1丸，1日2~3次，温开水送下。

【贮藏】密闭，置阴凉干燥处保存，防潮防蛀。

【宜忌】忌食生冷、黏腻等不易消化的食物。

## 593. 伸筋活络丸

*《河南省药品标准》（1984年版）*

【药物组成】马钱子（制）72.5克，当归12.5克，川牛膝、木瓜、川乌（制）、草乌（制）各10克，木香、续断、杜仲（炭）各7.5克，全蝎、透骨草各5克。

【功效】伸筋活络，祛风止痛。

【主治】半身不遂，手足麻木，风湿性关节疼痛。

【方药分析】方中马钱子散血通络，消肿止痛；当归、牛膝活血祛瘀，牛膝且能强健筋骨；木瓜舒筋活络；透骨草既祛风除湿，又舒筋活血止痛；配合川乌、草乌可温经散寒，通络止痛；全蝎搜风通络；木香理气以助活血，增强去瘀止痛之力；续断、杜仲补肝肾，强筋骨，还有一定的镇痛作用。诸药合用，相得益彰。

【性状与剂型】为黑色光亮水丸，丸芯显棕褐色，味苦，每14粒重1克。

【用法与用量】内服。成人男，1次2~3克(28~42粒)；女，1次1~2克(14~28粒)。1日1次，晚饭后服用，服后卧床休息6~8小时。

【贮藏】密闭，置阴凉干燥处保存，防潮防晒。

【宜忌】孕妇忌用。老弱酌减。小儿慎用或遵医嘱。本品马钱子、川乌、草乌有毒，应从小剂量服起，渐增至微出现头晕、全身麻痒、出汗、肢体浅表有蚁行感等一种或两种反应为止，以此剂量继续维持服用，切勿过量。忌食生冷、荞麦面。严重高血压，气管炎，高烧和精神病患者忌用。

## 594. 肝胃至宝丹

*《山西省药品标准》*

【药物组成】莱菔子（清炒）200克，厚朴、槟榔、赭石（煅）、三棱（醋炙）、香附（醋炙）、山楂（去核炒焦）、麦芽（炒焦）、六神曲（炒焦）、陈皮、莪术（醋炙）各100克，牡丹皮、枳壳、白芍各80克，枳实（麸炒）、砂仁（盐炙）各60克，旋覆花（蜜炙）、青皮（醋炙）、片姜黄、木香、蔻仁各50克，川芎、沉香、丁香各30克，甘草20克，朱砂10克，滑石粉6克。

【功效】健胃消食，开郁顺气。

【**主治**】脾胃气滞，消化不良之食积，胃脘疼痛，胸胁痞闷，气滞不舒，吐逆胀满，嘈杂吐酸。

【**方药分析**】厚朴、青皮、香附、枳壳、沉香、陈皮、木香行气化滞，疏肝解郁，消胀除满；莱菔子、山楂、麦芽、六神曲消食积而和胃；槟榔、枳实、莪术、三棱破坚消积，行气止痛；丹皮、姜黄、川芎调畅气血，散瘀止痛；白芍柔肝缓急而止痛；赭石、旋覆花降逆气，消痰湿，止呕逆；蔻仁、砂仁、丁香温中醒脾，行气化湿；滑石粉清食积所生之热，并导湿积下行；朱砂安神；甘草调和诸药。

【**性状与剂型**】水丸剂，呈土褐色，味稍苦，每10粒重0.52克，每袋重6克。

【**用法与用量**】内服，1次6克，每日2次。

【**贮藏**】密闭，置阴凉干燥处保存，防潮防晒。

【**宜忌**】孕妇忌服。忌食生冷、黏腻等不易消化的食物。

# 595. 龟板散

*《北京市药品标准》*（1983年版）

【**药物组成**】龟板（沙烫醋淬）600克，黄连30克，红粉15克，冰片3克。

【**功效**】祛湿敛疮。

【**主治**】疮疖溃烂，浸淫黄水，肌肉不生，久不收敛。

【**方药分析**】龟板清热散结，消肿敛疮；黄连清热燥湿，泻火解毒；红粉凉血解毒，拔毒去腐生肌；冰片清热止痛，消肿防腐。

【**性状与剂型**】黄色粉末，气微香，散剂，每瓶装3克。

【**用法与用量**】外用，取药粉适量敷患处。

【**贮藏**】密封，置室内阴凉干燥处，防潮防晒。

【**宜忌**】有毒，切勿入口。

# 596. 龟鹿二胶丸

*《四川省药品标准》*

【**药物组成**】山药165克，熟地黄140克，芡实120克，山茱萸、牡丹皮、泽泻、茯苓各103.75克，巴戟天（盐炒）、续断、杜仲（盐炒）、当归、白芍各80克，补骨脂（盐炒）、枸杞子、麦门冬、附片（砂烫）各40克，鹿角胶30克，龟胶、肉桂各20克，五味子10克。

【**功效**】温补肾阳，填精益髓。

【**主治**】身体虚弱，腰酸无力，梦遗滑精，眼目昏花。

【**方药分析**】龟胶补血滋阴，鹿角胶助阳补血；巴戟天、补骨脂、肉桂、附子温肾壮阳；熟地、当归、白芍补阴养血；枸杞子、杜仲、续断补肾壮筋骨；五味子、山茱萸、芡实补肾涩精止遗；山药平补脾肾；麦门冬滋阴润肺；丹皮、泽泻、茯苓利湿降相火，使补而不滞。

【性状与剂型】黑褐色大蜜丸，味甘，微辛，每丸重9克。

【用法与用量】内服，1次1丸，每日2~3次。

【贮藏】密闭，置阴凉干燥处保存，防潮防蛀。

【宜忌】孕妇忌服。

## 597. 龟鹿宁神丸
*《全国中成药产品集》*

【药物组成】龟板胶、鹿角胶、酸枣仁、远志、茯苓、熟地黄、当归、川芎、黄芪、党参、丹参各等份。

【功效】健脾益气，补血养心。

【主治】惊悸失眠，精神恍惚，目眩耳鸣。

【方药分析】党参、黄芪、茯苓益气健脾；龟板胶、鹿角胶、熟地、当归补血养心；枣仁、远志养心安神；川芎、丹参活血化瘀，且可使诸药补而不滞。

【性状与剂型】黑褐色大蜜丸，味甘，微辛，每丸重9克。

【用法与用量】内服，1次1丸，每日2~3次。

【贮藏】密闭，置阴凉干燥处保存，防潮防蛀。

【宜忌】忌食辛辣食物。

## 598. 龟鹿补肾丸
*《全国医药产品大全》*

【药物组成】覆盆子（蒸）380克，狗脊（蒸）、何首乌（制）、熟地黄各285克，菟丝子（炒）、金樱子（蒸）、锁阳（蒸）各228克，续断（蒸）、黄芪（蜜炙）、山药（炒）、淫羊藿（蒸）、酸枣仁（炒）各190克，陈皮（蒸）、甘草（蜜炙）各95克，龟板（炒）60克，龟胶（炒）40克。

【功效】补肾壮阳。

【主治】身体虚弱，肾亏精冷，夜多小便，健忘失眠。

【方药分析】鹿胶、龟胶、菟丝子、何首乌、熟地黄补肾填精；续断、狗脊、淫羊藿补肾健骨；金樱子、覆盆子、锁阳补肾涩精；黄芪、山药补气健脾；酸枣仁养心安神；陈皮理气解郁，使诸药补而不滞；甘草和中调和诸药。

【性状与剂型】黑色的大蜜丸，味甜，每丸重6克。

【用法与用量】内服，1次1~2丸，1日2~3次。

【贮藏】密闭，置阴凉干燥处保存，防潮防蛀。

【宜忌】忌食辛辣食物。节制房事。

## 599. 辛芙散

《全国医药产品大全》

【药物组成】辛夷 512 克，白芷、防风各 320 克，藁本 256 克，升麻 192 克，川芎、细辛、炙甘草各 160 克。

【功效】祛风散寒，通窍止痛。

【主治】鼻渊，头痛鼻塞，或流浊涕，或外感风寒之头痛鼻塞，鼻流清涕，恶寒发热等。

【方药分析】辛夷善入肺经，通窍止痛，祛风散寒，治鼻渊为主药；白芷、细辛散寒通窍为臣药；防风、藁本、升麻、川芎祛风散邪止痛为佐药；甘草和中为使药。

【性状与剂型】散剂，灰褐色粉末，气芳香，味苦辛。

【用法与用量】内服，1 次 2 克，1 日 3 次，温开水送服。

【贮藏】密闭，置阴凉干燥处保存，防潮防晒。

【宜忌】忌食辛辣食物。

## 600. 快胃舒肝丸

《河北省药品标准》(1985 年版)

【药物组成】滑石 160 克，茯苓、白扁豆（炒）、香附（醋制）各 80 克，朱砂、丁香各 60 克，枳实（麸炒）、砂仁、陈皮、青皮（醋制）、厚朴（姜制）各 50 克，鸡内金（炒）、橘红、莱菔子（炒）、白术（麸炒）、豆蔻、当归各 40 克，延胡索（醋制）、黄连、枳壳（麸炒）、槟榔（焦）、甘草、沉香、六神曲（炒焦）、木香、白芍各 30 克，龙胆草、柴胡各 20 克。

【功效】健胃止呕，舒郁定痛。

【主治】肝郁食滞，两胁膨胀，胃脘刺痛，嘈杂，嗳气吞酸，呕吐恶心，饮食无味，身体倦怠。

【方药分析】柴胡疏肝；白芍、当归柔肝；香附、厚朴、青皮、陈皮、丁香、木香、沉香、豆蔻、砂仁、枳壳、枳实、橘红、槟榔理气和胃；六神曲、茯苓、白术、莱菔子、鸡内金健脾消食；龙胆草、黄连、滑石清热祛湿；延胡索活血祛瘀；朱砂安神。

【性状与剂型】淡粉色的水丸，丸芯呈黑色，每袋重 12 克，约 80 粒。

【用法与用量】内服，1 次 6 克，1 日 2 次。

【贮藏】密封，阴凉干燥处保存，防潮防晒。

【宜忌】胃阴不足者慎用。忌食生冷、黏腻等不易消化的食物。

# 601. 冻疮水

《全国中成药产品集》(1989 年版)

【**药物组成**】辣椒、樟脑。

【**功效**】温通血脉，消肿。

【**主治**】冻疮。

【**方药分析**】辣椒辛热，温中散寒，活血消肿；樟脑通窍辟秽，温中散寒，利湿止痛。

【**性状与剂型**】棕黄色粉末，有樟脑臭。

【**用法与用量**】外用，取适量温水调和，涂擦于皮肤上，1 日数次。

【**贮藏**】密闭，密闭，置阴凉干燥处保存，防潮防晒。

【**宜忌**】溃破冻疮勿用。

# 602. 沙参四味汤

《全国医药产品大全》

【**药物组成**】北沙参 25 克，拳参、甘草、紫草茸各 15 克。

【**功效**】解热止咳，润肺祛痰。

【**主治**】肺热，温疹，感冒咳嗽。

【**方药分析**】沙参、拳参养阴润肺；甘草和中健脾而化痰；紫草茸清肺热止咳。

【**性状与剂型**】灰白色粉末，气香味甘，每袋重 10 克。

【**用法与用量**】内服，1 次半袋，1 日 2 次，水煎，取汁服用。

【**贮藏**】密闭，置阴凉干燥处保存，防潮防晒。

【**宜忌**】谨避风寒。

# 603. 沉香化气丸

《御药院方》

【**药物组成**】广藿香、神曲(炒)、麦芽、莪术各 100 克，香附(醋制)、木香、陈皮、砂仁、甘草各 50 克，沉香 25 克。

【**功效**】宽中降气，行滞消积。

【**主治**】肝胃气滞所致脘腹胀痛，胸胁痞满，不思饮食，嗳气泛酸。

【**方药分析**】香附疏肝理气止痛为主药；辅以沉香、木香、陈皮宽中降气，疏理肠胃之滞；佐以广藿香、砂仁化湿和胃；神曲、麦芽消食积；莪术破血行气消积；使以甘草调和诸药。

【**性状与剂型**】梧桐子大，黄棕色水丸，气香微苦，每袋装 6 克。

【用法与用量】内服，1次3~6克，1日2次，开水冲服。

【贮藏】密闭，置阴凉干燥处保存，防潮防晒。

【宜忌】孕妇慎服。忌食生冷、黏腻等不易消化的食物。

## 604. 沉香化滞丸
《全国医药产品大全》

【药物组成】枳实（麸炒）300克，黄芩、山楂（炒）、大黄各150克，广藿香、木香、陈皮、半夏（制）、厚朴（制）、砂仁、槟榔、白术（麸炒）各120克，沉香60克。

【功效】理气和胃，消积导滞。

【主治】脾胃失和，食积气滞之脘腹胀满，嗳气吞酸，呕恶厌食，大便不爽。

【方药分析】沉香、木香理气和中；藿香、半夏降逆和胃；白术健脾理气；砂仁、陈皮化湿启脾，行气和胃；枳实、川朴、槟榔消痞除满，理气导滞；山楂消食导滞。气郁最易化火，食积亦辄化热，故加黄芩、大黄以泻火清热消积。

【性状与剂型】灰黄色小粒水丸，具砂仁等芳香气，味苦，每9~12粒重1克。

【用法与用量】内服，1次3~9克，空腹用温开水送服，或布袋包煎。

【贮藏】密闭，置阴凉干燥处保存，防潮防晒。

【宜忌】孕妇慎服。忌食生冷、黏腻等不易消化的食物。

## 605. 状元红
《河南省药品标准》（1984年版）

【药物组成】人参、红花各25克，紫草12.5克，当归、熟地、肉桂、川芎、白芷、甘草、辛夷各10克，山奈、陈皮、栀子、薄荷、细辛、佛手、藁本、木瓜、砂仁、川牛膝、肉豆蔻、枸杞子、高良姜、丁香各7.5克，青皮、木香、檀香各3.75克，紫豆蔻2.5克，红曲250克，大枣1000克。

【功效】补气养血，理气健胃，祛风止痛。

【主治】气血两亏，倦怠乏力，脾胃虚寒，消化不良，筋骨疼痛。

【方药分析】人参、熟地黄、当归、甘草、大枣健脾补气，滋阴养血；红花、川芎、川牛膝活血化瘀，通络止痛；肉桂、细辛、高良姜温中回阳，散寒止痛；山奈、肉豆蔻、砂仁、紫豆蔻、红曲化湿和中，行气宽中；白芷、辛夷、藁本祛风解表，止痛；陈皮、佛手、丁香、青皮、木香、檀香理气疏肝，和胃止痛；栀子、薄荷、紫草清热凉血解毒；木瓜舒筋活络，和胃化湿；枸杞子补肾益精。

【性状与剂型】酒浸，为深红色澄清液体，气香，味甘，微辛苦，每瓶500毫升。

【用法与用量】内服，1次20~30毫升，1日2~3次。

【贮藏】密闭，置阴凉干燥处保存，防潮防晒。

【宜忌】忌食生冷、黏腻等不易消化的食物。

## 606. 补中益气丸

《广东省药品标准》(1982 年版)

【药物组成】黄芪(蜜炙)137 克，甘草(蜜炙)68 克，党参、柴胡、白术(炒)、陈皮、当归、升麻各 41 克。

【功效】调补脾胃，益气升阳。

【主治】脾胃虚弱，中气不足，体倦乏力，食少，久泻脱肛，子宫脱垂。

【方药分析】党参甘平，补脾益气，健运中焦；黄芪甘温，既实卫固表，又益气举陷。两药配伍，补中益气，相得益彰；辅以当归补血和血，白术健脾；佐以陈皮理气燥湿，柴胡、升麻升阳解肌举陷。使以甘草调和诸药。

【性状与剂型】棕色大蜜丸，味甜带辛，每丸重 9 克。

【用法与用量】内服，1 次 1 丸，1 日 2~3 次。

【贮藏】密闭，置阴凉干燥处保存，防潮防蛀。

【宜忌】忌食生冷、黏腻等不易消化的食物。

【各家论述】《名医方论》："至若劳倦形气衰少，阴虚而生内热者，表证同外感。唯东垣知其劳倦伤脾，谷气不盛，阳气下陷阴中而发热，制补中益气之法。谓风寒外伤其形为有余，脾胃内伤其气为不足。遵《内经》'劳者温之，损者益之'之义，大忌苦寒之药，选用甘温之品，升其阳以行春生之令。凡脾胃一虚，肺气先绝，故用黄芪护皮毛而开腠理，不令自汗。元气不足，懒言气喘，人参以补之，炙甘草之甘以泻心火而除烦，补脾胃而生气，此三味除烦热之圣药也。佐白术以建脾，芍、归以和血。气乱于胸，清浊相干，用陈皮以理之，且以散诸甘药之滞。胃中清气下沉，用升麻、柴胡气之轻而味之薄者，引胃气以上腾复其本位，使能升浮以行生长之令矣。补中之剂，得发表之品而中自安；益气之剂，赖清气之品而气倍，此用药有相须之妙也。是方也，用以补脾，使地道卑而上行，亦可以补心肺。损其肺者益其气，损其心者调其营卫也。亦可以补肝，木郁则达之也。惟肾阴虚于下者不宜升，阳虚于下者更不宜升也。凡东垣治脾胃方俱是益气。去当归、白术，加苍术、木香，便是调中；加麦冬、五味子辈，便是清暑，此正是医不执方，亦是医必有方。"

## 607. 补心丸

《中华人民共和国药典》(1977 版)

【药物组成】地黄 200 克，柏子仁、酸枣仁(炒)、天冬、麦冬、五味子、当归各 50 克，甘草、桔梗、远志(制)、玄参、茯苓、党参、石菖蒲、丹参各 25 克，朱砂 10 克。

【功效】养心安神。

【主治】心阴不足，心悸失眠，多梦健忘，口舌生疮。

【方药分析】生地、玄参、天冬、麦冬滋养心阴；丹参、当归补养心血；人参补益心气；远志、柏子仁、枣仁、朱砂、茯苓以安心神；五味子生津敛汗；桔梗引药上行；石菖蒲开窍宁神；甘草调和诸药。

【形状与剂型】棕褐黑色的大蜜丸，气微香，味甜微甘，略有刺喉感，每丸重9克。

【用法与用量】内服，1次1丸，1日2次。

【贮藏】密闭，置阴凉干燥处保存，防潮防蛀。

【宜忌】忌食胡荽、大蒜、萝卜、鱼虾、烧酒。

【各家论述】《世医得效方》："天王补心丹，宁心保神，益气固精，壮力强志，令人不忘，清三焦，化痰涎，祛烦热，除惊悸，疗咽干口燥，育养心气。"

《名医方论》："心者主火，而所以主者神也。神衰则火为患，故补心者必清其火而神始安。补心丹用生地黄为君者，取其下足少阴以滋水为主，水盛可以伏火，此非补心之阳，补心之神耳！参、苓之甘以补心气，五味之酸以收心气，二冬之寒以清气分之火，心气和而神自归矣。当归之甘以生心血，玄参之咸以补心血，丹参之寒以清血中之火，心血足而神自藏矣。更假桔梗为舟楫，远志为向导，和诸药入心而安神明。以此养生则寿，何有健忘、怔忡、津液干涸、舌上生疮、大便不利之虞哉？"

# 608. 补血催生丸
《广西壮族自治区药品标准》(1984 年版)

【药物组成】当归、熟地黄、黄芪（制）、党参（制）各80克，川芎、白芍、茯苓、白术，冬葵子、车前子各30克，泽泻、山药、甘草（制）、龟板（炒制）各20克。

【功效】补气养血。

【主治】血亏气虚，临产无力。

【方药分析】本方取八珍汤气血双补，加入益气健脾的黄芪、山药和补肾填精的龟板，在补气血的同时，滋补脾肾之阴，填精润胎；以利水去湿的车前子、泽泻、冬葵子诸沉降滑利之品，引药下行，以助催生。本方配伍，补中有行，行中有降，其中车前子"性滑，极善催生"，泽泻"疗难产"（《景岳全书·本草正》）。冬葵治滑胎（《本草纲目》），龟板亦疗难产（《本草备要》）。全方大补气血，以接济气虚之力，有推动利导之功。养阴填精以润胎，性沉滑利以通降。

【性状与剂型】黑褐色大蜜丸，具当归香气，味甜，每丸重4.5克。

【用法与用量】内服1次1~2丸，1日2次，温开水或红糖水送服。

【贮藏】密闭，置阴凉干燥处保存，防潮防蛀。

【宜忌】凡骨盆狭窄、子宫畸形等不宜服用。

## 609. 补肝丸

《湖北省药品标准》（1986 年版）

【药物组成】当归、地黄各 120 克，白芍 80 克，防风、川芎、羌活各 60 克。

【功效】补血息风。

【主治】肝脏虚损，头目眩晕。

【方药分析】本方药物为四物汤加防风、羌活意在补血祛风。熟地滋肾补血，填枯生精；当归补血养肝，活血调经为主；白芍养血和阴为辅；川芎行气活血，畅通气机；防风祛风，补而不滞，调和营卫，共为佐药；羌活除湿祛风，升发太阳及督脉的阳气。

【性状与剂型】棕褐色的水蜜丸，气香，味微甜，苦，辛，每 10 粒重 1 克。

【用法与用量】内服，1 次 9 克，1 日 2 次。

【贮藏】密闭，置阴凉干燥处保存，防潮防晒。

【宜忌】忌酒。忌食辛辣。

## 610. 补肾丸（1）

《河北省药品标准》（1985 年版）

【药物组成】磁石（煅）、菟丝子、五味子（醋制）、枸杞子、石斛、熟地黄、覆盆子、褚实子、肉苁蓉（酒制）、车前子（盐水制）、沉香、大青盐各 50 克。

【功效】补肾，健脑，明目。

【主治】气血两亏，眼目昏暗，视物不清，头晕耳鸣，健忘失眠，腰酸腿软，足膝无力，阴囊湿冷，小便频数。

【方药分析】肉苁蓉、菟丝子补阳；枸杞子、石斛、褚实子补阴；熟地补血；五味子、覆盆子、车前子、大青盐、磁石补肾益精安神；沉香温肾纳气。

【性状与剂型】棕色的水丸，味咸，每 20 粒重 3 克。

【用法与用量】内服，1 次 20 粒，1 日 2 次。

【贮藏】密封，阴凉干燥处保存，防潮防晒。

【宜忌】忌食生冷、黏腻等不易消化的食物。

## 611. 补肾丸（2）

《广东省药品标准》（1982 年版）

【药物组成】黄精、大枣（去核）各 158 克，党参（炙）、熟地黄各 119 克，白芍（酒炒）、菟丝子（盐水制）、百合、芡实（盐制）各 79 克，丹参（酒炒）55 克，龙眼肉 40 克，甘草（炙）、黄芪（炙）、白术（蒸）、五味子（盐蒸）、麦门冬各 24 克，枸杞子（盐水制）、砂仁、川芎（酒制）、陈皮（蒸）、远志（甘草制）

各 16 克，阳起石（煅）、淫羊藿叶各 6 克。

【功效】滋阴补肾。

【主治】肾虚腰痛，遗精，夜尿多，失眠健忘。

【方药分析】党参、白术、黄芪、甘草、大枣补气；淫羊藿叶、阳起石、菟丝子补肾壮阳；熟地黄、白芍、龙眼肉补血；麦门冬、百合、枸杞子、黄精补阴；五味子、芡实益肾固精；远志宁心安神；砂仁、陈皮行气调中；川芎、丹参行气活血。

【性状与剂型】深棕色大蜜丸，微有香气，每丸重 9 克。

【用法与用量】内服，1 次 1 丸，1 日 2~3 次。

【贮藏】密封，阴凉干燥处保存，防潮防蛀。

【宜忌】忌食辛辣等刺激性的食物。

## 612. 补金片

《吉林省药品标准》（1977 年版）

【药物组成】紫河车 500 克，白及、蜜百部、蒸黄精各 250 克，胡桃仁、桔梗、炒乌梢蛇、麦门冬各 150 克，陈皮、红参（去芦）、茯苓、浙贝母、蛤士蟆油、鸡蛋黄油、当归各 100 克，鹿角胶 60 克，龟板胶 50 克，蛤蚧（去头足）4 对。

【功效】滋阴补肾，养血益气，止咳生肌。

【主治】肺痨（肺结核）。

【方药分析】人参大补元气；鹿角胶、蛤蚧、胡桃仁补元阳；当归、紫河车补血养血益精；龟板胶、黄精、乌梢蛇、鸡子黄油、麦门冬滋补元阴；桔梗、贝母、百部止咳化痰平喘；茯苓健脾利湿祛痰；白及补肺止血，消肿生肌，敛疮。

【性状与剂型】糖衣片，片芯呈褐色，气腥，味微苦，片芯重 0.25 克。

【用法与用量】内服，1 次 5~6 片，1 日 2~3 次。

【贮藏】密封，阴凉干燥处保存，防潮防晒。

【宜忌】宜静养，忌过劳。

## 613. 补肺丸

《甘肃省药品标准》（1988 年版）

【药物组成】熟地黄、桑白皮（蜜炙）各 200 克，黄芪（蜜炙）、党参（去芦）、紫菀各 100 克，五味子 80 克。

【功效】滋阴补肺，止咳平喘。

【主治】肺肾两虚，咳嗽气短，虚火上炎，气喘。

【方药分析】熟地、党参、黄芪滋阴润肺益气；桑白皮、紫菀润肺止咳平喘；五味子收敛肺阴止咳。

【性状与剂型】为黑色的大蜜丸，气微，味甘，微苦，酸，每丸重 9 克。

【**用法与用量**】内服，1 次 1 丸，1 日 2~3 次。

【**贮藏**】密封，置阴凉干燥处，防潮防蛀。

【**宜忌**】忌食辛辣、膏粱厚味。

## 614. 启脾丸

《中华人民共和国药典》（1985 年版）

【**药物组成**】人参、白术（炒）、山药、茯苓、莲子（炒）各 100 克，甘草、陈皮、麦芽（炒）、泽泻、山楂（炒）各 50 克；六曲（炒）80 克。

【**功效**】健脾和胃。

【**主治**】脾胃虚弱，消化不良，腹胀便溏。

【**方药分析**】人参、茯苓、白术、甘草即四君子汤，补中益气，健脾和胃；山药、莲子、泽泻健脾和胃，渗湿止泻；陈皮、六曲、山楂、麦芽消食化滞，理气宽中。

【**性状与剂型**】棕色的大蜜丸，味甜，每丸重 3 克。

【**用法与用量**】内服，1 次 1~2 丸，1 日 2~3 次。3 岁以下小儿酌减。

【**贮藏**】密封，置阴凉干燥处，防潮防蛀。

【**宜忌**】忌食生冷油腻和不易消化的食物。

## 615. 良附丸

《全国中药成药处方集》（1985 年版）

【**药物组成**】高良姜 12 克，沉香 30 克，木香、青皮（炒）、当归各 90 克，干姜 60 克，香附（制）120 克。

【**功效**】疏肝行气，逐寒止痛。

【**主治**】胸膈满痛，得嗳减轻，呕吐清水。

【**方药分析**】高良姜温中散寒；香附疏肝理气止痛；沉香、木香、青皮增加理气作用；干姜温中散寒，与高良姜相伍其效更彰；当归柔肝活血止痛。

【**性状与剂型**】棕黄色或黄褐色的水丸，如绿豆大，气香，味辣，每袋重 9 克。

【**用法与用量**】内服，1 次 3~4.5 克，1 日 2~3 次。

【**贮藏**】密封，置阴凉干燥处，防潮防晒。

【**宜忌**】阳虚或脾胃有热者忌服。忌食生冷、黏腻等不易消化的食物。

## 616. 灵芝桂圆酒

《全国医药产品大全》

【**药物组成**】灵芝、制黄精、制首乌各 600 克，党参、枸杞子、蜜黄芪、当归、熟地黄各 300 克，桂圆肉、陈皮、茯苓、怀山药、大枣各 150 克，冰糖 4200 克。

【功效】滋补强壮，补益肝肾，温补气血，健脾益肺。

【主治】身体瘦弱，产后虚弱，贫血，须发早白等。

【方药分析】重用首乌，意在补肾养阴，且善乌须黑发；黄精助首乌补肾填精，以治其本；灵芝安神扶正；熟地、枸杞子、桂圆肉滋补肝肾，养阴补血；黄芪、党参益气补中，与茯苓、山药相伍，旨在补脾益肺，而助气血生化之源，即所谓"以后天养先天"之法；当归补血而行血，陈皮健脾而理气，如此则气血得补且得行，可达补而不滞之功；并以冰糖补中益气、和胃润肺，大枣补脾土而调诸药。

【性状与剂型】棕色的澄明溶液，酒剂，气香，味甜，微苦涩，每瓶 500 克。

【用法与用量】内服，1 次 15~20 毫升，1 日 2 次。

【贮藏】密封，置阴凉干燥处，避光防潮。

【宜忌】感冒发烧，喉痛眼赤，阴虚火旺者忌服。

# 617. 局方牛黄清心丸

《浙江省药品标准》（1983 年版）

【药物组成】大枣（黑枣）120 克，山药 420 克，炙甘草 300 克，人参（生晒参）、蒲黄（炒）、六神曲各 150 克，犀角 120 克，驴皮胶、大豆黄卷（炒）各 105 克，黄芩、当归、麦门冬（炒）、白术（炒）、防风、白芍（酒炒）各 90 克，川芎、杏仁霜、柴胡、桔梗、茯苓各 75 克，牛黄 72 克，羚羊角、麝香、冰片各 60 克，腰黄（飞）48 克，肉桂（去粗皮）、干姜、白蔹各 45 克。

【功效】祛风行血，舒筋活血，醒脑清神。

【主治】中风神昏，语言謇涩，手足拘挛及小儿惊风，发热抽搐。

【方药分析】牛黄清心解毒，豁痰开窍；羚羊角犀角清心凉血，平肝息风；麝香、冰片清心开窍醒神；黄芩、白蔹清热解毒；雄黄豁痰开窍；柴胡疏肝解郁；麦门冬、白芍、阿胶、当归滋阴养血，以息内风；人参、茯苓、白术、大枣、甘草等补气益血，运健中州；山药、神曲健脾胃，以利气血生化；肉桂、干姜振奋中阳；杏仁、桔梗宣气化痰；大豆黄卷、防风助它药并祛外风。诸药合用共为治疗气血不足，肝肾阳虚，肝阳上亢，肝风内动之要药。

【性状与剂型】为灰褐色的水丸，气香，味苦，辛，每丸重 1.68 克。

【用法与用量】内服，1 次 1 丸，1 日 2 次，温开水化服。小儿酌减。

【贮藏】密闭，置阴凉干燥处，防潮防晒。

【宜忌】伤寒温病，热盛神昏谵语者忌服。

【各家论述】《太平惠民和剂局方》："治诸风缓从不陷，语言謇涩，心忪健忘，恍惚去来，头目眩冒，胸中烦郁，痰涎壅塞，精神昏愦。又治心气不足，神志不定，惊恐怕怖，悲忧惨戚，虚烦少睡，喜怒无时，或发狂癫，神情昏乱。"

# 618. 局方至宝丸

《太平惠民和剂局方》

【药物组成】犀角、玳瑁（砂烫）、琥珀、朱砂（飞）、雄黄（飞）各 100 克，安息香 150 克，牛黄 50 克，冰片、麝香各 10 克。

【功效】清热解毒，镇惊安神。

【主治】温邪内陷，热入心包致高热神昏，谵语，痉厥，小儿惊风。

【方药分析】本方长于芳香开窍，以麝香、冰片、安息香协力芳香开窍，避秽化浊；犀角、玳瑁、牛黄清热解毒；雄黄辟秽解毒；朱砂、琥珀镇静安神。诸药相辅相成，同奏清热开窍、化浊解毒辟秽之功。本方是凉开之法的代表方剂，属凉开三宝之一。

【性状与剂型】蜜丸，气味香而微苦，每丸重 3.125 克。

【用法与用量】内服，每次 1 丸，1 日 2 次。

【贮藏】密封，置阴凉干燥处，防潮防晒。

【宜忌】肝阳上亢的昏厥，阴亏者忌用，脱证尤须禁用。

【各家论述】《太平惠民和剂局方》："疗卒中急风不语，中恶气绝，中诸毒暗风，中热疫毒，阴阳二毒，山岚瘴气毒，蛊毒水毒，产后血晕，口鼻血出，恶血攻心，烦躁气喘，吐逆，难产闷难，死胎不下。……又疗心肺积热，伏热呕吐，邪气攻心，大肠风秘，神魂恍惚，头目昏眩，睡眠不安，唇口干燥，伤寒狂语，并皆疗之。"

《绛雪园古方选注》："至宝丹治心神昏，从表透里之方也。犀角、牛黄、玳瑁、琥珀以有灵之品，内通心窍；朱砂、雄黄、金银箔以重坠之药，安镇心神；佐以龙脑、麝香、安息香搜剔幽隐诸窍。……故热入心包络，舌绛神昏者，以此丹入寒凉汤药中用之，能祛阴起阳，力展神明，有非他药之不及。"

《成方便读》："至宝丹为卒中方，诸般内闭效非常。朱雄玳珀犀牛角，冰麝牛黄安息香。……此方亦略于凉，但不似牛黄紫雪之过于寒，故其治痧氛瘴气，蛊毒水毒。观其用药，亦似乎解毒之功长于开窍，……至宝丹之解毒，用镇化之功。……方中犀角、牛黄皆秉清灵之气，有凉解之功；玳瑁、金箔之出于水，朱砂、雄黄之产于山，皆得宝气而可以解毒镇邪。冰、麝、安息芳香开窍，降鬼通神，领诸药以成其功，拯逆济危，故得谓之至宝也。"

# 619. 局方至宝散

《全国医药产品大全》（1988 年版）

【药物组成】水牛角浓缩粉 200 克，玳瑁、朱砂、雄黄、琥珀各 100 克，牛黄 50 克，麝香、冰片各 10 克。

【功效】清热解毒，芳香开窍，定惊。

【主治】<u>温病高热</u>，<u>神昏谵语</u>，<u>惊厥</u>。可用于治疗<u>脑血管意外</u>、<u>肝昏迷</u>及各种<u>急性热病</u>具有上述症状者。

【方药分析】水牛角清热凉血，解毒镇惊；牛黄、玳瑁性寒凉，清热解毒；麝香芳香开窍，降秽化浊；朱砂、琥珀镇静安神；雄黄辟秽解毒；安息香芳香开窍，降秽化浊。

【性状与剂型】橘黄色至浅褐色的粉末，每瓶重 2 克。

【用法与用量】内服，1 次 2 克，1 日 1 次。小儿 3 岁以内，1 次 0.5 克，4~6 岁 1 次 1 克，或按医嘱。

【贮藏】密封，置阴凉干燥处，防潮防晒。

【宜忌】孕妇忌服。

# 620. 局方黑锡丹

《浙江省药品标准》（1983 年版）

【药物组成】青铅、硫黄各 160 克，沉香、肉豆蔻（麸炒）、补骨脂（盐水炒）、附子（制）、广木香、小茴香、川楝子、阳起石（煅）、芦胡巴（炒）各 80 克，肉桂（去粗皮）40 克。

【功效】镇纳阳气，定喘固脱。

【主治】<u>元气衰惫</u>，<u>上盛下虚</u>，<u>痰饮喘逆</u>，<u>四肢厥冷</u>。

【方药分析】本方以青铅、硫黄为主药，硫黄大热，为火中之精，可扶阳益火，为温肾之良药；青铅甘寒，为水中之精，与硫黄同炒既照顾到肾为水火之脏的特点，于阴中求阳，又本品能镇降浮阳，以治肾不纳气。二药均有毒，但可相互制约，相反相成，合用则标本兼顾；肉桂、附子、葫芦巴、阳起石、补骨脂共助硫黄温补肾阳，暖下焦而逐寒湿；又用木香、肉豆蔻理气温中，使诸阳药补而不滞；沉香平冲降逆，纳气归肾，助君药降纳上浮之阳；又用甘寒之川楝子为反佐，兼可疏利肝气。诸药合用，使肾阳补充而阴寒自散，下元得固则纳气归肾，冲逆自平。

【性状与剂型】为黄棕色的糊丸，每 90 粒重约 3 克。

【用法与用量】内服，1 次 3 克，1 日 1~2 次，姜汤或淡盐汤送服，或遵医嘱。

【贮藏】密闭，置阴凉干燥处，防潮防晒。

【宜忌】孕妇忌服。

【各家论述】《太平惠民和剂局方》："治脾元久冷，上实下虚，胸中痰饮，或上攻头目掣痛，目眩昏眩，及奔豚气上冲，胸腹连两胁，膨胀刺痛不可忍，气欲绝者，乃阴阳气上下不升降，饮食不进，面黄羸瘦，肢体浮肿，五种水气，脚气上攻及牙龈肿痛，满口生疮，齿欲落者。兼治脾寒心痛，冷汗不止，或卒暴中风，痰潮上膈，言语艰涩，神昏气乱，喉中痰音，状似瘫痪，曾用风药吊吐不出者，宜用此药百粒，煎姜、枣汤灌之。压下风涎，即时苏省，风涎自利。或触冒寒邪，霍乱吐泻，手足逆冷，唇口青黑，及男子阳事痿废，脚膝酸软，行步乏力，脐腹虚鸣，大便久滑及妇人血海久冷，白带自下，岁久无子，血气攻注头面四肢，并宜服之。兼疗膈胃烦壅，痰饮虚喘，百药不愈者。常服克化饮食，养精神，生阳逐阴，消磨冷滞，除湿破癖，不动真气，使五脏安宁，六腑调畅，百病不侵。"

《成方便读》："欲补真阳之火，必先回护真阴，故硫黄、黑铅两味，皆能入肾，一补火而一补水，以之同炒，使之水火交恋，阴阳互根之真意。而后一派补肾壮阳之药，暖下焦逐寒湿，真阳返本，阴液无伤。寒则气滞，故以木香理之。虚则气泄，故以肉果固之。用川楝者，以肝肾同居下焦，肝有相火内寄，虽寒盛于下，恐肝家内郁之火不净耳，故此方治寒疝一证，亦甚得宜。"

# 621. 陆氏润字丸

《浙江省药品标准》（1987 年版）

【药物组成】大黄400克，六神曲200克，陈皮、前胡、天花粉、半夏、槟榔、山楂、白术、枳实各50克。

【功效】开胸涤痰，润肠去积。

【主治】湿热食积，胸满痰滞，腹痛便秘。

【方药分析】重用大黄泻热而荡涤肠胃，通大便，开积滞；配枳实行气以助泻下；半夏、陈皮、前胡开胸散结，理气祛痰；天花粉清热以助大黄之力；槟榔行气利水；山楂、神曲消食化积；白术健脾益气，以防泻下伤正。

【性状与剂型】棕褐色的糊丸，气微香，味苦，微辛，每50粒重约3克。

【用法与用量】内服，1次9克，1日2次。

【贮藏】密闭，置阴凉干燥处，防潮防晒。

【宜忌】忌食辛辣食物。

# 622. 阿魏丸

《云南省药品标准》（1981 年版）

【药物组成】阿魏、炒苍术、陈皮、姜厚朴、炒神曲、炒麦芽、炒枳实、甘草、水飞雄黄。

【功效】消积导滞，健脾燥湿。

【主治】小儿疳症，食乳积滞，腹痛拒按，面黄消瘦，伤食吐泄。

【方药分析】方中以阿魏苦辛性温为君，消积杀虫，破癥祛痕；用炒苍术、姜厚朴、陈皮、雄黄、枳实辛苦温燥为臣，以燥温运脾，行气和胃，消胀除满；炒神曲、焦山楂、炒麦芽三味之酸苦甘温为佐，有行气消食、健脾益胃之功，对于乳食停滞，更为相宜；甘草性缓味甘，调和诸药为使。全方配伍，辛苦甘温并用，酸臭香燥具备，有消积除胀、健脾和胃之功。对于内伤食乳，脾胃不和，证属虚实夹杂者，极为合拍。

【性状与剂型】褐色水丸，每袋 10 克。

【用法与用量】内服，7 岁以上的小儿，1 次 5 克，1 岁以上小儿 1 次服 3 克，1 岁以下小儿 1 次服 1 克，1 日 2 次，温开水送下。

【贮藏】密闭，置阴凉干燥处，防潮防晒。

【宜忌】忌食肥甘油腻食物。

【各家论述】《世医得效方》："阿魏丸治脾胃怯弱，食肉食麦或食生果，停滞中焦，不剋化致胀满腹疼，呕恶不食，或利或秘。"

## 623. 阿魏化痞膏

《全国医药产品大全》（1988 年版）

【药物组成】香附、厚朴、三棱、莪术、当归、生草乌、生川乌、大蒜、使君子、白芷、穿山甲、木鳖子、蜣螂、胡黄连、大黄、蓖麻子、阿魏各 20 克，雄黄、肉桂、樟脑各 15 克，乳香、没药、芦荟、血竭各 3 克。

【功效】化痞消积。

【主治】气滞血凝，腹部肿块，肝脾肿大，胸胁胀满。

【方药分析】香附、厚朴、三棱、莪术、当归、穿山甲、木鳖子、蜣螂、阿魏、乳香、没药、血竭、大黄、芦荟行气消滞，活血化瘀；生草乌、生川乌、大蒜、肉桂、白芷温经通阳；使君子、胡黄连、蓖麻子化癥消积；雄黄、樟脑解毒化瘀，散结止痛。

【性状与剂型】摊于布上的黑膏药，每张净重 6~12 克。

【用法与用量】加温软化，贴于肿上或患处。

【贮藏】密闭，置阴凉干燥处，防潮防晒。

【宜忌】孕妇忌贴腹部。

## 624. 附子追风膏

《全国医药产品大全》

【药物组成】松节 120 克，附子 100 克，马钱子、紫荆皮、生草乌各 40 克，肉桂 30 克，高良姜、羌活、独活、白芷、威灵仙、麻黄各 20 克，胡椒 10 克，没药、乳香各 5 克，冰片 3 克，红丹 400~500 克，菜油 1000 克。

【功效】舒筋活血，温经止痛。

【主治】风寒湿痛，关节酸痛，肌肉麻木，跌打损伤。

【方药分析】附子、肉桂、高良姜、胡椒搜风扶阳，散寒止痛；松节、羌活、独活祛风除湿而止痛；没药、乳香活血止痛；白芷、马钱子、生草乌、威灵仙、松节、紫荆皮均能搜历节之风，驱寒止痛；麻黄走表而助诸药之效；红丹、冰片通络止痛。上药合用共起舒筋活血、祛风止痛之效。

【性状与剂型】黑色膏药，有光泽，每张重 8 克。

【用法与用量】外用，温化后贴患处，3~5 日换 1 次。

【贮藏】密闭，置阴凉干燥处，防晒。

【宜忌】孕妇腹部忌用。

## 625. 妙灵丸

《山东省药品标准》（1986 年版）

【药物组成】川贝母、橘红、生地黄、玄参各 80 克，清半夏、桔梗、天麻、赤芍、天南星、钩藤、前胡、羌活、木通、葛根各 60 克，朱砂 50 克，薄荷 16 克，冰片 10 克，广角、羚羊角各 5 克。

【功效】清热化痰，散风镇惊。

【主治】感冒发热，头痛眩晕，内热咳嗽，呕吐痰涎，鼻干口燥，咽喉肿痛，小便不利。

【方药分析】方中川贝母、橘红、清半夏长于止咳化痰；生地黄、玄参滋阴清热并凉血；薄荷疏散风热；桔梗宣肺止咳；天麻、钩藤镇肝息风；天南星清化风痰；赤芍、葛根引药上行，祛上焦之热；羌活、前胡解表止痛；木通味苦，清化内热；广角、羚羊角平肝息风，清热解毒；又佐朱砂、冰片镇惊安神。诸药合用能外祛表邪，内清里热。

【性状与剂型】棕红色蜜丸，味微苦，每丸重 1.5 克。

【用法与用量】内服，周岁以上小儿 1 次 1 丸，周岁以下小儿 1 次半丸，1 日 2 次。

【贮藏】密闭，置阴凉干燥处，防潮防晒。

【宜忌】只取速效，不可久服。

## 626. 妙灵丹

《北京市药品标准》（1980 年版）

【药物组成】天竺黄、胆南星、生石膏、僵蚕（炒）各 70 克，连翘、生地、银花各 40 克，桔梗、贝母、桑叶、薄荷、黄芩、杏仁（炒）各 20 克，蝉蜕、钩藤各 10 克，朱砂 20 克，麝香 5 克，冰片 6 克。

【功效】清热化痰，散风安神。

【主治】感冒发热，头痛头晕，内热咳嗽，呕吐痰涎，咽干口燥，小便不利。

【方药分析】本方天竺黄、胆南星专于清热化痰，祛风解痉；钩藤、僵蚕平肝息风；薄荷、桑叶、蝉蜕疏解风热，以祛在表之邪；银花、连翘、黄芩、生石膏、生地黄清热解毒；贝母、杏仁宣肺止咳；朱砂、麝香、冰片具有醒脑开窍，镇惊安神之功效。

【性状与剂型】朱红色包衣蜜丸，略有芳香气，味苦，每丸重 1.5 克。

【用法与用量】内服，儿童周岁以上 1 次 1 丸，1 日 2 次。周岁以下酌减。

【贮藏】密闭，置阴凉干燥处，防潮防晒。

【宜忌】体质虚寒及慢脾风者忌用。

# 627. 妙济丸

《中华人民共和国药典》（1977 年版）

【药物组成】黑木耳（醋制）300 克，龟板、茯苓各 50 克，当归、续断、川牛膝（酒蒸）、苍术、土茯苓各 32 克，杜仲（盐炒）20 克，木瓜 16 克，川芎 12 克，白芍（酒炒）10 克，小茴香（盐炒）、乳香（制）各 8 克，木香、丁香、母丁香各 6 克。

【功效】强筋壮骨，祛湿通络，活血止痛。

【主治】四肢麻木拘挛，骨节疼痛，腰腿酸软。

【方药分析】黑木耳、杜仲、续断、牛膝、龟板补肝肾，强筋壮骨；当归、川芎、白芍、木香行气活血，以祛风邪；苍术、木瓜、茯苓燥湿健脾，舒筋通络，缓急止痛；小茴香、公丁香、母丁香温经止痛；乳香活血祛瘀；土茯苓清热利湿。全方阴阳气血兼顾，可谓壮腰健身，祛风除湿，活络止痛之良剂。

【性状与剂型】黑褐色的大蜜丸，气特异，味微甜，而后苦辛，每丸重 6 克。

【用法与用量】内服，1 次 1 丸，1 日 2 次。

【贮藏】密闭，置阴凉干燥处，防潮防蛀。

【宜忌】忌受风寒。

# 628. 驱寒止痛砂

《中成药的合理使用》（1984 年版）

【药物组成】马钱子、乳香、没药、麻黄、肉桂、川乌、草乌、小茴香、丁香各等份，铁砂适量。

【功效】散寒，活血，止痛。

【主治】因寒邪引起的关节疼痛，腰痛腿寒，筋脉抽痛，四肢麻木，肾寒疝气，受寒腹痛，妇女血寒腹冷痛。

【方药分析】方中马钱子通经络，散寒止痛；又加乳香、没药活血行血；佐麻黄、川乌、草乌祛风寒而除湿；又有肉桂、丁香、小茴香温经通络而利血脉；加之铁砂拌醋直接敷于患处，故此方有药到痛减之特效。

【性状与剂型】黑褐色粗粉末的散剂，每筒内装 310 克。

【用法与用量】外用，将筒内药面和铁砂倒在碗内，混匀，取醋 15 克与药面拌至微潮，装入布袋内，用棉被盖严，待发热后，熨患处，药凉后，即取下。再用时，仍按前法醋拌，候热再熨。

【贮藏】密闭，置阴凉干燥处，防潮防晒。

【宜忌】孕妇腹痛禁用。本品为外用药，不可内服。

## 629. 青娥丸
《太平惠民和剂局方》

【药物组成】杜仲（盐炒）480 克，补骨脂（盐炒）240 克，核桃仁（炒）150 克，大蒜 120 克。

【功效】补肾强腰，散寒止痛。

【主治】肾虚腰痛，起坐不利，膝软乏力。

【方药分析】杜仲、核桃仁温补肝肾；补骨脂补肾益精；大蒜温阳散寒止痛。诸药合用，共奏补肾强腰、散寒止痛之功效。

【性状与剂型】棕褐色至黑褐色的蜜丸，气微香，味苦，甘而辛，每丸重 9 克。

【用法与用量】内服，1 次 1 丸，1 日 2~3 次。

【贮藏】密闭，置阴凉干燥处，防潮防蛀。

【宜忌】忌食生冷。

【各家论述】《太平惠民和剂局方》："青娥丸治肾气虚弱，风冷乘之，或血气相搏，腰痛如折，起坐艰难，俯仰不利，转侧不能；或因劳役过度，伤于肾经；或处卑湿，地气伤腰；或坠堕伤损，或风寒客搏，或气滞不散，皆令腰痛。或腰间似有物重坠，起坐艰辛者，悉能治之……常服壮筋骨，活血脉，乌髭须，益颜色。"

《世医得救方》："青娥丸治肾虚劳力腰痛，益精助阳，乌髭健脚力神效。"

## 630. 青鹿茶
《湖南省药品标准》（1982 年版）

【药物组成】陈茶叶 320 克，谷芽（炒）、茯苓、泽泻（盐制）各 60 克，桔梗 30 克，厚朴（姜制）、陈皮、藿香各 20 克，半夏（制）、柴胡、青皮各 15 克。

【功效】清热化湿，理气消食。

【主治】感受暑湿，头痛发热，食滞饱胀，消化不良。

【方药分析】陈茶叶清热解毒，清暑利湿；谷芽消食和中，健脾开胃；茯苓、泽泻健脾利湿；桔梗开宣肺气，祛痰利湿；厚朴、陈皮、半夏、青皮行气燥湿，散结消滞，降逆止呕；藿香化湿解暑；柴胡和解退热。

【性状与剂型】黄褐色的块状剂，具有茶叶香气，味微苦，每块重 15 克。

【用法与用量】泡服，1 次 1 块，1 日 2 次，或用生姜、鲜葱白煎水泡服。

【贮藏】密闭，干燥处保存，防潮防晒。

【宜忌】忌食生冷、黏腻等不易消化的食物。

# 631. 青蛤散

《黑龙江省药品标准》（1986 年版）

【药物组成】蛤壳（煅）、石膏（煅）各 50 克，黄柏、轻粉各 25 克，青黛 15 克。

【功效】解毒化湿，敛疮生肌。

【主治】黄水疮，痛痒燎痛。

【方药分析】蛤壳清热渗湿，软坚散结；煅石膏清热敛疮生肌；黄柏清热燥湿，泻火解毒；青黛清热解毒，凉血散肿；轻粉拔毒杀虫。

【性状与剂型】为灰绿色粉末，味苦而涩，散剂，每袋重 5 克。

【用法与用量】外用，豆油调敷患处。

【贮藏】密闭，置阴凉干燥处，防潮防晒。

【宜忌】有毒，不可内服。忌食辛辣。

# 632. 青黛丸

《证治准绳》

【药物组成】胆南星、橘红各 250 克，雄黄、川贝母、黄连、薄荷、青黛、朱砂、竹沥水各 50 克，甘草 25 克。

【功效】清热，祛痰，止咳。

【主治】小儿肝热，咳嗽烦躁，痰涎壅盛，口舌生疮。

【方药分析】胆南星、川贝母、竹沥水清热化痰；雄黄、黄连、青黛清热解毒；橘红理气宽中，燥湿化痰；薄荷散热，清头利咽；朱砂清热解毒，镇心安神；甘草调和诸药。

【性状与剂型】棕褐色大蜜丸，气微腥，味微苦，每丸重 1.5 克。

【用法与用量】内服，周岁以上小儿 1 次 1 丸，周岁以下小儿 1 次半丸，1 日 2~3 次。

【贮藏】密闭，置阴凉干燥处，防潮防晒。

【宜忌】忌食辛辣油腻之物。中病即止，不可多服。

# 633. 青黛散

《外科正宗》

【药物组成】薄荷、硼砂（煅）各 30 克，青黛（飞）、黄连、儿茶、人中白（煅、飞）各 20 克，甘草 10 克，冰片 5 克。

【功效】清热解毒，止痛消肿。

【主治】咽喉肿痛，单双乳蛾，牙龈出血，口腔发炎。

【方药分析】青黛、黄连清热泻火，解毒消肿；硼砂、人中白、儿茶消瘀解毒，敛疮生肌；冰片、薄荷清凉止痛；甘草调和诸药。

【性状与剂型】靛灰色份末，散剂。

【用法与用量】外用，先洗净口腔，将药粉少许吹于患处，1 日 2~3 次，如药流入喉内，可以咽下。

【贮藏】密封，置阴凉干燥处，防潮防晒。

【宜忌】忌食辛辣油腻之物。

【各家论述】《世医得效方》："青黛散治下部生湿疮，热痒而痛，寒热，大小便涩，食亦减，身面微肿。"

## 634. 武力跌打丸

《全国医药产品大全》

【药物组成】马钱子（砂炒）、麻黄各 80 克，桂枝、独活、防风、千年健、川牛膝（酒炙）、杜仲（盐炙）、木瓜（酒炙）、红花、蜂房、乳香（炙）、没药（炙）、自然铜（煅）各 60 克。

【功效】活血散瘀，消肿止痛，舒筋活络。

【主治】跌打损伤，瘀血疼痛。

【方药分析】马钱子通络散结，消肿定痛；麻黄、桂枝、防风温经通阳，祛风止痛；独活、千年健、木瓜舒筋活络，祛风止痛；川牛膝、杜仲滋补肝肾；红花、乳香、没药、自然铜活血化瘀，消肿止痛；蜂房解毒祛风。

【性状与剂型】为棕红色蜜丸，味甜，略涩酸，每丸重 3 克。

【用法与用量】内服，1 次 1 丸，1 日 2 次。

【贮藏】密封，置阴凉干燥处，防潮防晒。

【宜忌】老幼体弱及高血压患者慎服。马钱子有毒，不可过量服用。

## 635. 武夷清源茶饼

《福建省药品标准》（1977 年版）

【药物组成】茶叶末 7000 克，酒曲 320 克，诃子（去核炒）、大黄（酒制）、香附（制）各 128 克，香薷、厚朴（姜制）、紫苏、白扁豆、陈皮（制）各 96 克，知母（盐炒）、大腹皮、荆芥、薄荷、藿香各 80 克，槟榔、车前子、乌梅（去核）、甘草、茯苓、泽泻（盐炒）、黄芩、小茴香（盐炒）、栀子、姜半夏、山楂、稻芽、葛根、川芎（酒制）、补骨脂（盐制）、乌药、刀豆壳、柴胡（酒制）、砂仁（姜制）、白术（土炒）、木香、麦芽、苍术（糠炒）、桔梗、枳壳（麸炒）、枳实（麸炒）各 64 克，延胡索（醋制）、五灵脂、郁金各 32 克。

【功效】祛暑解表，健脾和胃，消食导滞，理气止痛，止吐止泻。

【主治】中暑，恶寒发热，头痛昏眩，食积腹胀，脘腹胀痛，痢疾，瘴气。

【方药分析】香薷、荆芥、薄荷、柴胡、紫苏、葛根发汗解表，疏散暑热，和中化湿，清利头目；槟榔、大腹皮、陈皮、枳实、枳壳、木香、香附、乌药、刀豆壳、苍术、厚朴、砂仁、藿香、半夏行气宽中，健脾燥湿，降逆止呕，消积除胀；山楂、酒曲、麦芽、稻芽健脾和胃，消积化食；甘草、扁豆、白术、茯苓、泽泻、车前子补脾益气，利水渗湿，缓急止泻；知母、栀子、黄芩、大黄清热燥湿，泻火解毒；川芎、五灵脂、延胡索、郁金活血化瘀，行气止痛；桔梗、乌梅、诃子宣肺祛痰，涩肠止泻；小茴香、补骨脂、茶叶末补肾壮阳，温中散寒，收敛止泻。

**【性状与剂型】**为棕黑色的块状物，气香，味甘淡微苦，每块重 7.5 克。

**【用法与用量】**泡服或煎服，1 次 15 克。外感恶寒发热，头晕呕吐，咳嗽，加生姜 3 片。泄泻加乌梅 2 粒；痢疾加倍煎服，红痢冷服，白痢热服。

**【贮藏】**密封，置阴凉干燥处，防潮防晒。

**【宜忌】**孕妇慎用。忌食生冷。

# 636. 武陵风湿酒

《湖南省药品标准》（1982 年版）

**【药物组成】**白酒 27500 克，杜仲、威灵仙、狗脊（去毛）、鹿角（酥）、木瓜、韭菜兜、山药各 1350 克，黄芪、秦艽、独活、川牛膝、青皮、当归、防己、白茄根、白芷、松节、白术、桑枝、续断、桑寄生、赤芍、蕲蛇、骨碎补、桂枝、白鲜皮、麻黄、钩藤、川芎、全蝎（制）、鸡血藤各 1000 克，附子（制）975 克，豨莶草、半枝莲、忍冬藤各 825 克，防风、石菖蒲、海风藤、丝瓜络、三七、土鳖虫、生川乌、甘草、石楠藤、寻骨风、五加皮、皮子药、乌梢蛇、地龙（酥）、鸡血藤、苍术、丹皮、海桐皮、蚕沙、千年健各 650 克，穿山甲（炮）、乳香（制）各 500 克，细辛 332.5 克，辛夷花 330 克，蜈蚣 184 条，白花蛇 17 条。

**【功效】**祛风除湿，通经活络。

**【主治】**风湿痹痛，四肢麻木，半身不遂，坐骨神经痛。

**【方药分析】**威灵仙、木瓜、秦艽、独活、防己、白茄根、松节、桑寄生、豨莶草、忍冬藤、海风藤、石楠藤、寻骨风、五加皮、皮子药、海桐皮、蚕沙、千年健祛风除湿，通络止痛；杜仲、狗脊、鹿角、韭菜兜、川牛膝、续断、骨碎补温补肝肾，强筋壮骨；山药、黄芪、白术、甘草、苍术补脾益气，健脾利湿；青皮、当归、赤芍、川芎、鸡血藤、三七、土鳖虫、鸡血藤、丹皮、穿山甲、乳香、半枝莲、行气活血，通经止痛；桑枝、地龙、丝瓜络、蕲蛇、乌梢蛇、白花蛇祛风活络，通经止痛；全蝎、蜈蚣、钩藤息风止痉，通络止痛；生川乌、附子、细辛、白酒补火助阳，散寒止痛；桂枝、麻黄、防风、白芷、辛夷花解表祛风，温经止痛；白鲜皮解毒除湿；石菖蒲豁痰祛湿，开窍宁神。

**【性状与剂型】**为棕红色澄清液体，味甜，微麻，每瓶装 500 毫升。

**【用法与用量】**内服，1 次 15~20 毫升，1 日 3 次。

**【贮藏】**密封，置阴凉处保存，防晒。

【宜忌】患肝、肾严重疾病的患者及孕妇忌服。

## 637. 武强狗皮膏

《河北省药品标准》（1985 年版）

【药物组成】丁香、乳香、没药、血竭、木香、生川乌、细辛、当归各等份。

【功效】舒筋活血，散风止痛。

【主治】腰背疼痛，手足麻木，筋骨疼痛，腹胀腹痛，小肠疝气，风湿性关节炎。

【方药分析】丁香、木香温中助阳，行气止痛；乳香、没药、血竭活血散瘀，消肿止痛；生川乌、细辛祛风通络，散寒止痛；当归补血活血，祛风止痛。

【性状与剂型】为黑色的硬膏，每张净重 12 克。

【用法与用量】外用，先用生姜擦净患处，取药膏 1 张加温软化贴患处。

【贮藏】密封，阴凉干燥处保存，防潮防晒。

【宜忌】皮肤过敏者慎用。

## 638. 武强追风膏

《河北省药品标准》（1985 年版）

【药物组成】高良姜、生草乌、肉桂、丁香、木香、乳香、没药、细辛各等份。

【功效】消瘀止痛，化积消胀，追风散寒，舒筋活血。

【主治】筋骨酸痛，四肢麻木，腰背疼痛，筋骨拘挛，肚腹寒痛，胃脘胀痛，积瘀寒块，水泻寒痢。

【方药分析】生草乌、肉桂、细辛祛风除湿，散寒止痛；丁香、木香温中助阳，行气止痛；高良姜温中散寒，和胃止痛；乳香、没药活血散瘀，通络止痛。

【性状与剂型】为黑色的硬膏，每张净重 12 克。

【用法与用量】外用，先用生姜擦净患处，取药膏加温软化贴患处。

【贮藏】密封，阴凉干燥处保存，防潮防晒。

【宜忌】皮肤过敏者慎用。忌受风寒。

## 639. 坤灵膏

《辽宁省药品标准》（1980 年版）

【药物组成】香附（酒、醋制）6000 克，白术（炒）、阿胶各 1000 克，白薇、麦冬、甘草、黄芪、益母草、生地黄、红鸡冠花、茯苓、关木通、红花、当归、赤石脂（煅）、厚朴（姜制）、五味子、高良姜、肉苁蓉（制）、藁本、荆芥、君子仁、没药（炒）、红参、白芷、天南星（制）、川贝母、砂仁、牡丹皮、白芍（酒炒）、川芎、延胡索（醋制）、龟板胶、小茴香（盐炒）、鹿角胶各 500 克，红糖 25000 克，黄酒 20000 克，蜂蜜、米醋各 10000 克。

**【功效】** 调经养血，化瘀生新。

**【主治】** <u>月经不调</u>，<u>腰酸腿痛</u>，<u>行经腹痛</u>，<u>产后恶露不净</u>，<u>崩漏不止</u>。

**【方药分析】** 红参、黄芪、当归、生地黄、白芍、川芎益气养血；茯苓、白术健脾燥湿，以资生化之源；阿胶、鹿角胶、龟板胶为血肉有情之品，辅当归、生地黄入冲任二脉，滋阴补血填精；肉苁蓉补肾益精，调补冲任；小茴香、高良姜温肾散寒，温暖子宫；佐以香附、延胡索、没药理气解郁，止痛调经；益母草、红花、红糖活血祛瘀，调经；丹皮、白薇、红鸡冠花清热凉血止血；麦冬、五味子、川贝母、天南星养阴润肺，燥湿化痰；赤石脂涩精止血；厚朴、砂仁、君子仁行气调中，和胃醒脾；藁本、关木通祛湿行水，通利血脉；荆芥、黄酒理气活血；蜂蜜补中缓急止痛；白芷祛风止痛；米醋味酸，取其入肝为引；甘草补中益气，缓急止痛，调和诸药。

**【性状与剂型】** 为棕红色黏稠状半流体膏状物，味苦，每瓶重 125 克。

**【用法与用量】** 内服，1 次 20 克，1 日 2 次。

**【贮藏】** 密闭，置阴凉干燥处保存，防潮防晒。

**【宜忌】** 孕妇忌服。肝肾功能异常者忌服。

# 640. 坤宝丸

《全国中成药产品集》

**【药物组成】** 女贞子、生地黄、白芍、鸡血藤、酸枣仁、珍珠母各等份。

**【功效】** 滋补肝肾，镇惊安神，养血通络。

**【主治】** <u>肝肾阴虚</u>，肝阳上亢引起的<u>月经紊乱</u>，<u>潮热多汗</u>，<u>失眠健忘</u>，<u>心烦易怒</u>，头晕耳鸣，<u>咽干口渴</u>。可用于妇女<u>更年期综合征</u>。

**【方药分析】** 女贞子滋补肝肾；生地黄清热凉血，养阴生津；白芍平抑肝阳，养血敛阴；鸡血藤活血补血，舒筋活络；酸枣仁宁心安神，敛汗除烦；珍珠母平肝潜阳，清肝明目。

**【性状与剂型】** 为棕红色蜜丸，味甜，略涩酸，每丸重 6 克。

**【用法与用量】** 内服，1 次 1 丸，1 日 2~3 次。

**【贮藏】** 密闭，置阴凉干燥处保存，防潮防蛀。

**【宜忌】** 忌恼怒。忌食辛辣。

# 641. 坤顺丹

《集验良方》

**【药物组成】** 益母草膏 300 克，沉香、川芎、当归、白芍（酒炒）、地黄、香附（醋制）、黄芩、熟地黄、白术、茯苓、乌药各 50 克，紫苏梗、阿胶、木香、砂仁、琥珀各 25 克，牛膝、橘红、甘草、人参各 20 克。

【功效】理气养血，调经止痛。

【主治】经血不调，行经腹痛，产后血瘀，赤白带下，胸胁胀满，心悸头晕，四肢倦怠。

【方药分析】人参、白术、茯苓补中益气；川芎、当归、白芍、生熟地黄、阿胶补血养血；益母草、牛膝活血化瘀，调经止痛；沉香、木香、砂仁、橘红、香附、乌药、紫苏疏肝解郁，理气止痛；黄芩清热燥湿，泻火解毒；琥珀活血散瘀，安神定惊；甘草补中益气，缓急止痛，调和诸药。

【性状与剂型】棕黑色蜜丸，气香，味甜，微苦，辛，质柔软，每丸重 3 克。

【用法与用量】内服，1 次 1 丸，1 日 2~3 次。

【贮藏】密闭，置阴凉干燥处，防潮防蛀。

【宜忌】孕妇忌服。

# 642. 松柏散

*《全国医药产品大全》*

【药物组成】松香（制）300 克，大枣（炙）200 克，黄柏、石膏、石膏（煅）、铅粉、大黄各 100 克，白芷、赤石脂、黄丹各 50 克，金银花、白矾、黄连、枯矾各 30 克。

【功效】清热解毒，除湿止痒。

【主治】湿热引起的流黄水，起脓疱，皮肤痛痒等疮毒。

【方药分析】松香为主药祛风燥湿，拔毒排脓；辅以铅粉、轻粉、白矾、枯矾、黄丹、黄柏解毒燥湿止痒，收敛生肌；大黄、金银花、黄连和石膏清热泻火解毒；煅石膏、赤石脂敛疮收湿；白芷祛风燥湿，散结消肿；大枣缓和药性。

【性状与剂型】黄褐色粉末，散剂。

【用法与用量】外用，洗净患处，用菜油或麻油调此散涂敷。若黄水多者，将散剂直接撒患处，纱布包护。1 日 2~3 次。

【贮藏】密闭，置阴凉干燥处保存，防潮防晒。

【宜忌】外用药，切勿入口。

# 643. 松桉酒剂

*《全国医药产品大全》*

【药物组成】桉叶（鲜）175 克，松香 150 克，乙醇（95%）适量。

【功效】收敛燥湿，止痒。

【主治】稻田性皮炎的预防。

【方药分析】桉叶、松香具有收敛解毒燥湿之功。用于久浸水湿所致的稻田性皮炎的预防。

【性状与剂型】绿褐色不透明液体，为酒剂，有挥发性，干后形成一层白色薄膜，难溶于水。

【用法与用量】外用，每次下田前，涂擦双下肢及双前臂浸水部分，干后即可下田。

【贮藏】密闭，防止挥发。

【宜忌】此酒剂为皮肤保护剂。外用药，切勿入口。

## 644. 松鹤补酒

《湖南省药品标准》（1982 年版）

【药物组成】白酒 200000 克，玉竹、山药 2000 克，茯苓、麦冬、泽泻（盐制）1500 克，人参（去芦）700 克，熟地、红曲各 500 克，灵芝 250 克，丹皮、山茱萸 100 克，五味子 50 克。

【功效】滋肝补肾，益气安神。

【主治】身体虚弱，精神疲倦，失眠健忘，腰膝无力。

【方药分析】本方由都气丸成分（熟地、山药、山茱萸、丹皮、茯苓、泽泻、五味子）做基础方化裁而来，贵在滋补肾阴；加玉竹、麦冬养阴润肺，益胃生津；人参、灵芝益精气，坚筋骨；红曲活血化瘀，健脾消食；白酒入药可通血脉，厚肠胃，养脾气，助肾兴阳，亦可行药势，使酒中诸药借酒以行之。

【性状与剂型】为橙黄色的澄清液体，酒剂，味甜，微苦，每瓶装 500 克。

【用法与用量】内服。1 次 15~20 毫升，1 日 2 次。

【贮藏】密闭，置阴凉处保存，避光防晒。

【宜忌】不可过量饮用。

## 645. 杭州止血粉

《全国中成药产品集》

【药物组成】仙鹤草、补骨脂各等份。

【功效】收敛止血。

【主治】各种原因引起的创面出血及牙科出血。

【方药分析】仙鹤草、补骨脂均有敛血止血之功，二药对各种原因引起的出血疗效显著。

【性状与剂型】为棕灰色的粉末。

【用法与用量】外用，取适量涂患处，1 日 2~3 次。

【贮藏】密闭，置阴凉干燥处保存，防潮防晒。

【宜忌】专供外用，不可内服。

## 646. 苦胆丸
《吉林省药品标准》（1977 年版）

【药物组成】茵陈 2000 克，苦参 933 克，龙胆 666 克，黄柏 266 克，神曲、大黄、郁金、胆汁膏各 133 克。

【功效】清热解毒，利胆祛黄，疏肝健胃。

【主治】黄疸型肝炎，无黄疸型肝炎，急慢性肝炎。

【方药分析】苦参、龙胆、黄柏清热燥湿，解毒泻肝；大黄、胆汁、茵陈清热解毒，利湿退黄；郁金行气解郁，利胆退黄，活血止痛；神曲消食和胃。

【性状与剂型】类圆球形黑色的浓缩蜜丸，味苦涩，每丸重 5 克。

【用法与用量】内服，1 次 1~2 丸，1 日 2~3 次，温开水送下。

【贮藏】密封，置阴凉干燥处，防潮防蛀。

【宜忌】注意隔离患者，谨防传染。

## 647. 矾辛牙痛散
《全国医药产品大全》

【药物组成】枯矾、明矾各 30 克，细辛粉（100 目）20 克，朱砂 15 克，冰片 5 克。

【功效】收敛止痛。

【主治】实热牙痛，牙周炎。

【方药分析】枯矾、明矾清热解毒，收敛消肿止痛；细辛止牙痛；朱砂、冰片解毒消肿止痛。

【性状与剂型】棕黄色粉末，气芳香，散剂。

【用法与用量】外用，米饭一粒蘸取药粉少许塞于痛处，或将药粉少许涂于牙龈周围，可反复应用。

【贮藏】密闭，置阴凉干燥处，防潮防晒。

【宜忌】专供外用，不可内服。用药时出现口水，即时吐出，不可咽下。

## 648. 郁金银屑片
《全国中成药产品集》

【药物组成】当归、莪术、雄黄、郁金、秦艽、黄柏、乳香各等份。

【功效】疏通气机，软坚散结，清热燥湿，解毒杀菌。

【主治】银屑病，胃癌。

【方药分析】当归、莪术、乳香、郁金活血祛瘀，行气止痛，消肿散结；秦艽清热祛湿，舒筋活络；黄柏、雄黄清热燥湿，泻火解毒。

【**性状与剂型**】片剂，每片 0.24 克，每瓶 120 片。

【**用法与用量**】内服，1 次 2 片，1 日 3 次。

【**贮藏**】密闭，置阴凉干燥处，防潮防晒。

【**宜忌**】雄黄有毒，不可过量服用。

## 649. 拔毒生肌散
《全国医药产品大全》

【**药物组成**】石膏（煅）400 克，炉甘石、龙骨、轻粉、红粉、黄升各 48 克，冰片 20 克，虫白蜡 10 克。

【**功效**】拔毒生肌。

【**主治**】痈疽已溃，久不生肌，疮口下陷，常成黄水。

【**方药分析**】方中以红粉、黄升为主药，搜脓拔毒，去腐生肌；辅以煅石膏、轻粉拔毒收敛；炉甘石去腐解毒，收湿敛疮；冰片、龙骨收敛解毒止痛。

【**性状与剂型**】粉红色粉末，具冰片香气，散剂。

【**用法与用量**】外用适量，撒布患处，或以膏药护之。

【**贮藏**】密闭，置阴凉干燥处，防潮防晒。

【**宜忌**】本品有剧毒，只供外用，不可内服。

## 650. 拔毒散
《吉林省药品标准》（1977 年版）

【**药物组成**】雄黄、白矾各 50 克。

【**功效**】消肿解毒，收敛止痒。

【**主治**】皮肤红肿痛痒，湿疹，黄水疮，秃疮。

【**方药分析**】方中雄黄、白矾相伍，具有解毒燥湿、收敛消肿、止痒之功，使毒去湿除而愈。

【**性状与剂型**】为棕黄色粉末，味涩，散剂，每包重 5 克。

【**用法与用量**】外用，用茶水调和，敷患处，干后再以茶水调润弄湿。

【**贮藏**】密封，放阴凉干燥处，防潮防晒。

【**宜忌**】外用，不可内服。

## 651. 拔毒膏
《全国医药产品大全》

【**药物组成**】食用植物油 10000 克，章丹 5000 克，轻粉 65 克，乳香、没药、当归、茜草、白芍、黄芩、连翘、血竭、天南星、细辛、半夏、地黄、黄连、防风、黄柏、黄芩、赤芍、金银花、天花粉、僵蚕、漏芦、夏枯草、儿茶、冰片、甘草、五倍子各 50 克，穿山甲 40 克，全蝎 20 个，蜈蚣 10 个。

【功效】消肿止痛，拔毒生肌。

【主治】冻伤，烫伤，疔毒恶疮，瘰疬瘿瘤，刀镰斧砍，无名肿毒，鼠疮乳疮。

【方药分析】以章丹为主药解毒生肌，辅以乳香、没药、血竭、五倍子、儿茶、轻粉拔毒消肿，敛疮生肌；连翘、金银花、黄连、黄芩、黄柏、漏芦、冰片、甘草、夏枯草清热解毒；天花粉、穿山甲、全蝎、蜈蚣、僵蚕消肿排脓，解毒散结止痛；天南星、半夏燥湿化痰，散结消肿；细辛、防风祛风散寒，胜湿止痛；当归配茜草、赤芍活血化瘀，伍地黄、白芍补血养血；黄芪补中益气，托疮生肌。

【性状与剂型】黑色膏药，有冰片特异气味，每张净重 10 克。

【用法与用量】外用适量，温热化开，贴于患处。

【贮藏】密封，贮于阴凉干燥处，防潮防晒。

【宜忌】皮肤过敏者忌用。

## 652. 拔毒膏药
《全国医药产品大全》

【药物组成】松香 313 克，红花 93 克，甘草、地龙、沉香、黄连、山慈菇、天花粉、木鳖子、天南星、威灵仙、草乌、桃仁、细辛、栀子、樟脑、冰片、乳香、没药、白矾（煅）、琥珀、炉甘石各 63 克。

【功效】拔毒止痛。

【主治】瘰疬结核，痈疽肿痛，已溃未溃，疼痛不止。

【方药分析】乳香、没药活血止痛，消肿生肌；桃仁、红花、琥珀活血祛瘀；天花粉、山慈菇、黄连、栀子、甘草、冰片解毒清热，消癥散结；地龙、威灵仙、草乌、细辛通络止痛；沉香行气止痛；木鳖子、天南星化毒消肿，祛痰散结；樟脑、松香、白矾、炉甘石燥湿杀虫。

【性状与剂型】黑色硬膏剂，微有芳香气味。

【用法与用量】外用，温热软化，贴于患处。

【贮藏】密封，贮于阴凉干燥处，防潮防晒。

【宜忌】皮肤过敏者忌用。

## 653. 拔脓净
《全国医药产品大全》

【药物组成】乳香（制）、没药（制）、穿山甲各 40 克，红升丹 20 克。

【功效】排脓引流，去腐生肌。

【主治】窦道，瘘管，褥疮，疖痈及创面感染。

【方药分析】红升丹具有搜脓拔毒、去腐生肌之功；辅以乳香、没药消痈止痛，去腐生肌；穿山甲消肿排脓。

【性状与剂型】棕褐色粉末，散剂。

【用法与用量】外用，取药粉适量，撒于患处。患面小者，用黑膏药外贴。患面大者，用创灼膏外贴（亦可用凡士林代），再用纱布衬垫，胶布固定。若分泌物较多，每日换药1次。分泌物较少，可2~3日换药1次。

【贮藏】密闭避热，防潮保存。

【宜忌】外用，不可内服。

# 654. 拈痛橘核丸

《全国医药产品大全》

【药物组成】橘核（盐炒）60克，乌药50克，青皮（麸炒）、香附（盐炒）、川楝子（炒）、肉桂丁、茴香（盐炒）、藿香、槟榔各45克，延胡索（醋制）30克，青木香22.5克，木香20克，川木香、乳香（炒）、没药（炒）各15克。

【功效】理气散寒，消肿止痛。

【主治】寒湿下注，小肠疝气，睾丸肿大，坚硬疼痛。

【方药分析】本品以橘核为主药，入肝经，理气散结止痛；辅以川木香、木香、青木香、青皮、川楝子、乌药、香附、延胡索疏肝理气，散寒止痛；肉桂丁、茴香、藿香、槟榔温化寒湿，行气止痛；乳香、没药活血止痛。

【性状与剂型】深褐色水丸，气香，味苦，微辛，每20粒重1克。

【用法与用量】内服，1次6克，1日2次。

【贮藏】密封，贮于阴凉干燥处，防潮防蛀。

【宜忌】孕妇慎服。

# 655. 拨云散眼药

《河北省药品标准》（1985年版）

【药物组成】炉甘石（煅）625克，冰片468克，硼砂48克，琥珀24克，朱砂16克，牛黄、麝香各5克，硇砂48克。

【功效】消炎，明目。

【主治】暴发火眼，白睛红赤，黑睛昏暗，云蒙翳障。

【方药分析】牛黄、冰片、朱砂、硼砂清热解毒；炉甘石明目去翳；琥珀、麝香、硇砂活血散结，消肿止痛。

【性状与剂型】为淡棕色细粉，气香而凉，每瓶装0.75克。

【用法与用量】外用，用玻璃棍蘸冷开水，蘸药少许，点入眼角，1日2~3次。

【贮藏】密封，阴凉干燥处保存，防潮防晒。

【宜忌】忌食辛辣食品。

## 656. 明目上清丸

《吉林省或品标准》（1977 年版）

【药物组成】黄连、桔梗、玄参、酒大黄、炒枳壳、陈皮、菊花、黄芩各 80 克，薄荷、甘草、当归、赤芍、荆芥、连翘、炒蒺藜、栀子、蝉蜕、天花粉、石膏、麦门冬、盐车前子各 50 克。

【功效】清热散风，明目止痛。

【主治】暴发火眼，红肿作痛，头晕耳鸣，大便燥结，小便黄赤。

【方药分析】黄连、桔梗、玄参、酒大黄、黄芩、甘草、栀子、石膏清热解毒；菊花、薄荷、荆芥、连翘、蒺藜、蝉蜕清热祛风散邪；花粉清热生津；当归、赤芍能清热凉血消瘀；车前子利小便，使热邪从小便而去。

【性状与剂型】类圆球形棕黄色蜜丸，气微香，味苦，甘，每丸重 10 克。

【用法与用量】内服，1 次 1 丸，1 日 2 次，温开水送下。

【贮藏】密封，贮于阴凉干燥处，防潮防蛀。

【宜忌】忌食辛辣刺激性食物。

## 657. 国公百岁酒

《福建省药品标准》（1977 年版）

【药物组成】红枣 55 克，党参 7.5 克，黄芪（蜜炙）、茯苓各 2.34 克，熟地黄（酒蒸）1.75 克，生地 1.4 克，白术（土炒）、川芎、山茱萸、枸杞子、龟板胶、麦门冬、防风（炒）、陈皮（蜜炙）各 1.18 克，羌活、五味子、肉桂粉各 0.93 克。

【功效】补血生精，调气壮神。

【主治】气血两亏，真阴不足，四肢酸软，诸风瘫痪。

【方药分析】党参、黄芪、茯苓、白术健脾益气；熟地黄、生地、龟板胶、枸杞子滋补肾阴；当归、川芎养血活血；山茱萸补肝肾，填精益髓；肉桂补命门，引火归原；五味子摄纳元气；陈皮理气化痰；羌活、防风散经络之风邪；红枣养营安神。

【性状与剂型】红棕色澄清溶液，气香，味微甜，微苦。

【用法与用量】内服，1 次 20~30 毫升，1 日 2 次。

【贮藏】密封，放阴凉处保存，避光防晒。

【宜忌】孕妇忌服。

## 658. 固本延龄丹

《山西省药品标准》（1983 年版）

【药物组成】菟丝子、肉苁蓉、丹参各 120 克，天冬、麦冬、熟地、山药、牛膝、杜仲、生地、山萸肉、茯苓、人参、木香、柏子仁、五味子、巴戟天（盐制）各 60 克，枸杞子、覆盆子、地骨皮各 45 克，川椒、泽泻、石菖蒲、远志、鹿角胶、鱼鳔珠各 30 克，狗肾一具，珍珠 9 克。

**【功效】**固本培元，滋阴壮阳，补髓填精，强壮筋骨，宁心益智，延年益寿。

**【主治】**<u>虚劳损伤</u>，<u>腰痛体倦</u>，<u>阳痿遗精</u>，<u>心悸失眠</u>，<u>肌肤憔悴</u>，<u>须发早白</u>，<u>经血不调</u>，<u>食欲不振</u>。

**【方药分析】**本品由《景岳全书》人参固本丸合清鱼鳔丸加减而成。人参固本丸滋阴补肾，益气生津，适宜于阴虚气亏所致慢性虚弱疾病。在此基础上，本品增加了巴戟天、杜仲、狗肾等壮阳药；又加了鱼鳔、鹿角胶等峻补精血，强阳助肾之品，因而滋肾填精作用大为增强。肾之阴阳为人体元阴元阳，先天之本，主生长发育，肾之阴阳充足则筋骨强健，精力充沛，延年益寿。方中再加牛膝、石菖蒲、远志、五味子、珍珠等，则诸效益显。

**【性状与剂型】**为黑褐色大蜜丸，味先甜而后微苦，每丸重 9 克。

**【用法与用量】**内服，每次服 1 丸，每日 1 次，早晚空腹用淡盐水送服。

**【贮藏】**密封，放阴凉处保存，避光防蛀。

**【贮藏】**忌食辛辣厚味。节制房事。

# 659. 固肠丸

《全国医药产品大全》

**【药物组成】**红参、苍术（炒）、茯苓、木香、乌梅肉、罂粟壳、诃子肉、肉豆蔻（煨）各 50 克。

**【功效】**固肠止泻。

**【主治】**<u>脾虚泄泻</u>，<u>腹痛肠鸣</u>，<u>气虚下陷</u>，<u>久泻不止</u>。

**【方药分析】**红参补脾益气；茯苓、苍术健脾除湿；乌梅、罂粟壳、诃子肉、肉豆蔻涩肠止泻；佐木香行气理脾，使涩而不滞。

**【性状与剂型】**黄褐色圆形小丸，味涩，丸剂，每付重 10 克。

**【用法与用量】**内服，1 次 1 剂，1 日 2 次。

**【贮藏】**密封，放阴凉干燥处保存，防潮防晒。

**【宜忌】**忌食生冷油腻食物。泻痢初起者忌服。

# 660. 固精丸

《全国医药产品大全》

**【药物组成】**菟丝子、芡实、莲须、莲子（去心）各 160 克，龙骨（煅）、牡蛎（煅）、金樱子各 80 克。

**【功效】**补肾固精。

**【主治】**<u>梦遗滑精</u>，<u>头晕腰痛</u>，<u>睡眠不宁</u>。

【方药分析】菟丝子、芡实、莲须、莲子补肾固精；煅龙骨、煅牡蛎、金樱子涩精。

【性状与剂型】灰褐色水丸，气微，味淡，每20粒重1克。

【用法与用量】内服，1次6~9克，1日2次。

【贮藏】密封，放阴凉处保存，防潮防晒。

【宜忌】忌房事过频。

## 661. 和中理脾丸
《北京市药品标准》（1983年版）

【药物组成】陈皮960克，白术（麸炒）720克，苍术（米泔炙）、茯苓、枳壳（去瓤麸炒）、厚朴（姜炙）、香附（醋炙）、广藿香、南山楂、六神曲（麸炒）、麦芽（炒）、莱菔子（炒）各480克，党参（去芦）、法半夏、砂仁各240克，豆蔻、甘草、木香各120克。

【功效】理脾和胃。

【主治】脾胃不和所致胸膈痞闷，脘腹胀满，嗳气嘈杂，恶心呕吐，不思饮食，大便不调。

【方药分析】方中用四君子汤（参、术、苓、草）健脾益气；加陈皮、半夏、木香、砂仁理气和胃；配枳壳、厚朴、豆蔻、香附行气以助调理脾胃之力；以苍术、广藿香除湿醒脾；用山楂、六神曲、麦芽消食健脾；莱菔子消食且行气除胀。

【性状与剂型】黄褐色蜜丸，气微香，味甜，每丸重9克。

【用法与用量】内服，1次1丸，1日2次。

【贮藏】密闭，置阴凉干燥处，防潮防蛀。

【宜忌】忌食生冷油腻食物。

## 662. 乳腺炎酒剂
《全国医药产品大全》

【药物组成】瓜蒌、牛蒡子各20克，炙南星、甘草各16克，贝母13克，白酒100毫升。

【功效】舒筋活络，消肿镇痛。

【主治】急性乳腺炎和产后乳滞。

【方药分析】瓜蒌清阳明胃经热邪，又能利气散结以宽胸治乳痈为主药；辅以牛蒡子清热解毒，合炙南星以助主药消肿散结之功；用贝母亦取其清热散结之功，加白酒可畅通气血以助它药，故为佐药；使以甘草，一则解毒镇痛，二则调和诸药。

【性状与剂型】黄棕色澄清液体，酒剂。

【用法与用量】内服，1 次 5~10 毫升，1 日 3 次。

【贮藏】密闭，置阴凉干燥处，避光防晒。

【宜忌】忌食辛辣油腻食物。

## 663. 金沸止嗽丸

《吉林省药品标准》（1977 年版）

【药物组成】荆芥穗 200 克，麻黄、旋覆花、前胡各 150 克，赤芍、清半夏、蜜甘草各 50 克。

【功效】发散风寒，止嗽化痰。

【主治】感冒风寒，咳嗽痰多，鼻塞声重，头晕目眩。

【方药分析】麻黄、荆芥穗祛风散寒解表；旋覆花、清半夏、赤芍、前胡降气化痰止咳；甘草调中和药祛痰。

【性状与剂型】类圆球形棕褐色蜜丸，气微香，味甘微苦，每丸重 10 克。

【用法与用量】内服。1 次 1 丸，1 日 2 次，温开水送下。

【贮藏】密闭，放阴凉干燥处保存，防潮防蛀。

【宜忌】忌食辛辣油腻食物。

## 664. 金黄散

《全国医药产品大全》

【药物组成】天花粉 320 克，姜黄、大黄、黄柏、白芷各 160 克，苍术、厚朴、陈皮、甘草、生天南星各 64 克。

【功效】消肿止痛。

【主治】痈疖肿痛，暑湿流注，跌扑扭挫伤，急性淋巴结炎，乳腺炎。

【方药分析】姜黄、大黄活血去瘀止痛；大黄伍黄柏、天花粉泻热除湿；苍术、厚朴、陈皮、生天南星、白芷燥湿消痰；甘草调和诸药。

【性状与剂型】黄色至金黄色粉末，散剂，气微香，味苦，微甘。

【用法与用量】外用，红热肿痛用清茶调敷，漫肿无头用醋或葱酒调敷，1 日数次。

【贮藏】密闭，置阴凉干燥处，防潮防晒。

【宜忌】患处化脓者忌用。

## 665. 金樱固精丸

《四川省药品标准》（1983 年版）

【药物组成】黄柏、芡实各 180 克，山药、南沙参各 120 克，金樱子膏 84 克，莲子、锁阳、麦冬、酸枣仁、莲须、知母、龙骨、牡蛎各 75 克。

【功效】补肾固精。

【主治】夜梦遗精，盗汗虚烦，腰酸耳鸣，四肢无力，困倦少食。

【方药分析】金樱子膏、莲子、莲须、芡实固肾涩精安神；锁阳补肾壮阳涩精；龙骨、牡蛎重镇安神，收敛固涩；酸枣仁、麦冬、南沙参养阴安神；黄柏、知母清虚火；诸药相合既能补肾之阴，又能壮肾之阳，且能固精安神。

【性状与剂型】为褐色水蜜丸，味甜，微苦，涩，每10粒重1克。

【用法与用量】内服，水蜜丸1次6克，1日2次。

【贮藏】密闭，置阴凉干燥处，防潮防晒。

【宜忌】注意节制房事。

## 666. 金箍散
《全国中成药产品集》

【药物组成】五倍子、生川乌各等份。

【功效】温散消肿。

【主治】痈疽发背，对口疔疮，无名肿毒。

【方药分析】五倍子解毒消肿，川乌散肿止痛，共奏温散消肿、解毒止痛之功。

【性状与剂型】散剂。

【性状与剂型】灰棕色粉末，味苦，微涩，散剂。

【用法与用量】外用，用醋或葱酒调敷，1日数次。

【贮藏】密闭，置阴凉干燥处，防潮防晒。

【宜忌】外用药，不可内服。

## 667. 狗皮膏
《中药成药学》(1984年版)

【药物组成】枳壳、青皮、大风子、赤石脂、赤芍、天麻、甘草、乌药、牛膝、羌活、黄柏、补骨脂、威灵仙、生川乌、续断、白蔹、桃仁、生附子、川芎、生草乌、杜仲、远志、穿山甲、香附、白术、川楝子、僵蚕、小茴香、蛇床子、当归、细辛、菟丝子、陈皮、清风藤、木香、肉桂各10克，轻粉、儿茶、丁香、乳香、没药、血竭、樟脑各5克。

【功效】祛风散寒，舒筋活血，止痛。

【主治】风寒湿痹，腰腿疼痛，肢体麻木，跌扑损伤。

【方药分析】威灵仙、羌活、细辛、清风藤、天麻、大风子祛风除湿；生川乌、生草乌、生附子、肉桂、小茴香、丁香、乌药温经散寒；黄柏、白蔹清热解毒；僵蚕、蛇床子化痰除湿；白术、陈皮健脾除湿；枳壳、青皮、木香、川楝子、香附、赤芍、牛膝、桃仁、川芎、穿山甲、当归、乳香、没药、血竭行气活血化瘀；补骨脂、续断、杜仲、菟丝子补肝肾，强壮筋骨；远志祛痰通络；赤石脂、儿茶收湿止血；轻粉、樟脑除湿杀虫；甘草调和诸药。

【**性状与剂型**】黑色膏剂，摊兽皮上，每小张 15 克，大张 20 克。

【**用法与用量**】外用，加温软化，贴于患处，1 次 1 贴。

【**贮藏**】密封，置阴凉干燥处，防潮防晒。

【**宜忌**】孕妇忌贴腹部、腰部。患处皮肤破损者忌用。

## 668. 肤裂愈
《全国中成药产品集》

【**药物组成**】珍珠母、五倍子各等份。

【**功效**】润肤消痛。

【**主治**】手足皲裂。

【**方药分析**】珍珠母养阴润肤，收敛生肌；五倍子解毒消肿，敛疮止痛。

【**形状与剂型**】研细末，放入凡士林中制成膏剂。

【**用法与用量**】外用，涂于患处，1 日 2 次。

【**贮藏**】置阴凉干燥处，防晒。

【**宜忌**】患处皮肤溃烂者忌用。

## 669. 肤蛾灵软膏
《全国中成药产品集》

【**药物组成**】苦杏仁。

【**功效**】杀螨杀虫，止痒止痛。

【**主治**】蠕形螨虫性酒皶鼻，疥疮。

【**方药分析**】苦杏仁性温，味苦，具有解毒杀虫，燥湿止痒之功。

【**形状与剂型**】研细末，放入凡士林中制成膏剂。

【**用法与用量**】外用，涂于患处，1 日 2 次。

【**贮藏**】置阴凉干燥处，防晒。

【**宜忌**】患处皮肤溃烂者忌用。

## 670. 肤霉净
《全国中成药产品集》

【**药物组成**】五倍子提取物。

【**功效**】杀菌止痒。

【**主治**】手、足、甲、体等皮肤癣症。

【**方药分析**】五倍子性寒，味酸涩，具有解毒消肿、燥湿止痒之功效。

【形状与剂型】水剂，每瓶 10 毫升。

【用法与用量】外用，涂于患处，1 日 2~3 次。

【贮藏】密闭，置阴凉干燥处，防晒。

【宜忌】患处皮肤溃烂者忌用。

【各家论述】《本草蒙荃》：五倍子"煎汤洗眼目，消赤目止痛，专为收敛之剂。"

《本草纲目》：五倍子"治眼赤湿烂，消肿毒，喉痹，敛溃疮、金疮，收脱肛、子肠坠下。"

## 671. 肺咳平
《全国医药产品大全》

【药物组成】太子参、北沙参、玉竹、麦冬、百部（制）、功劳子、百合各 300 克，紫苏子、紫菀（制）各 200 克，桔梗 150 克。

【功效】清热润肺，止咳化痰。

【主治】支气管炎，肺结核，肺虚气喘，咳嗽多痰，痰中带血。

【方药分析】北沙参、玉竹、麦冬、百合滋阴润肺，与太子参、功劳子合用既补气益阴，又兼清虚热；紫苏子降气化痰；紫菀、桔梗、百部宣肺止咳。

【性状与剂型】棕褐色至棕黄色丸剂，味甜，微苦，每 5~6 粒重 1 克。

【用法与用量】内服，1 次 9 克，1 日 3 次。

【贮藏】密闭，置阴凉干燥处，防潮防蛀。

【宜忌】服药期间忌用烟酒和辛辣食物。

## 672. 肺结核丸
《全国医药产品大全》

【药物组成】何首乌（制）、白及各 600 克，土鳖虫 150 克。

【功效】敛阴补肺，祛瘀止血。

【主治】空洞性肺结核，肺出血。

【方药分析】何首乌制用可补肝肾，益精血，用于治疗肺阴虚证，实有金水相生之意；白及入肺经，性涩收敛，功能止血，尚可生肌，为治肺出血及结核空洞之要药；土鳖虫通络逐瘀，散结消癥，少少佐之，可防治肺病日久，成瘀入络。三药共用，敛阴补肺，补而不滞。

【性状与剂型】棕褐色的水蜜丸，每瓶 125 克。

【用法与用量】内服，1 次 9 克，1 日 3 次。

【贮藏】密封，阴凉干燥处保存，防潮防晒。

【宜忌】忌食辛辣食物。忌烟酒。

# 673. 肥儿丸

### 《太平惠民和利局方》

【**药物组成**】六曲（炒）、黄连、使君子仁各 100 克，肉豆蔻（煨）、麦芽（炒）、槟榔各 50 克，木香 20 克。

【**功效**】健脾，消积，杀虫。

【**主治**】<u>小儿消化不良</u>，<u>面黄肌瘦</u>，<u>虫积腹痛</u>，<u>食少</u>，<u>腹胀</u>，<u>泄泻</u>。

【**方药分析**】使君子甘温，杀虫消疳；槟榔苦辛温，杀虫消积；六曲、麦芽消食积；黄连清郁热；肉豆蔻健脾消食；木香调气行滞。

【**性状与剂型**】黑棕色至黑褐色蜜丸，味微甜，苦，每丸重 3 克。

【**用法与用量**】内服，1 次 1~2 丸，1 日 1~2 次。3 岁以内小儿酌减。

【**贮藏**】密闭，置阴凉干燥处，防潮防蛀。

【**宜忌**】小儿身体瘦弱而非虫积所致者，不可误用本方。

【**各家论述**】《太平惠民和剂局方》："治小儿疳病者，多因缺乳，食吃太早所致。或因久患脏腑胃虚虫动，日渐羸瘦，腹大发竖，不能行步，面黄口臭发热，面无精神，此药杀虫进食。"

《历代名方精编》："本方能杀灭多种肠寄生虫，而以杀蛔虫、绦虫为最效。若无郁热，可去黄连、猪胆汁，用面糊丸即可。脾气虚弱者，可酌加党参、白术、茯苓。大便秘结者，可加大黄、枳实。服后虫积得去，便当调补脾胃，使正气恢复。"

《中药成药学》："本药以消导化虫为主要功效，临证适用于小儿虫积腹痛，疳积，脾胃虚弱，消化不良，腹胀腹泄，发热口臭，面黄肌瘦等症。服药后泻下酸黏腐臭或蛔虫等即可停药，一般服药不过三日，不能顾名思义，作为补品长期服用。"

# 674. 鱼鳔丸

### 《北京市药品标准》（1980 年版）

【**药物组成**】鱼鳔（滑石烫）375 克，鹿角胶、沙蒺藜（盐水制）、鹿角霜各 187 克，枸杞子、菟丝子各 93 克，九节菖蒲、麦门冬、天门冬、山茱萸（酒蒸）、泽泻、赤石脂（醋煅）、当归、五味子（醋蒸）、莲须、柏子仁、车前子（盐水炒）、白术（麸炒）、覆盆子、酸枣仁（炒）、茯苓、木香、巴戟肉（甘草水制）、花椒（炒）、石斛、杜仲（炒）、山楂、远志（甘草水制）、牛膝、肉苁蓉（酒蒸）、地黄、熟地黄、地骨皮各 47 克。

【**功效**】滋阴补肾，添精益髓。

【**主治**】<u>气血虚弱</u>，肾水不足引起的<u>腰膝疲倦</u>，<u>梦遗滑精</u>，<u>阳痿早泄</u>，<u>失眠健忘</u>。

【方药分析】鱼鳔滋阴补肾，配合大队补肾药物枸杞子、菟丝子、山茱萸、鹿角胶、鹿角霜、巴戟肉、杜仲、地黄、熟地黄、肉苁蓉、地骨皮、五味子、车前子、覆盆子、泽泻、赤石脂等，既补肾阴添精益髓，又助肾壮阳益气，有阴中求阳，阳中求阴之意；麦门冬、天门冬、远志、石斛、沙蒺藜等滋阴养胃润肺，以助肾水；白术、茯苓、山楂、木香等健脾益气；莲须、柏子仁、酸枣仁、当归滋养心血，益气补阴；花椒温中散寒；九节菖蒲和中辟浊，健胃化痰。群药配伍，旨在补肾中阴阳以养五脏之气血。

【性状与剂型】棕褐色蜜丸，味甜，每丸重 9 克。

【用法与用量】内服，1 次 1 丸，1 日 2 次。

【贮藏】密闭，置阴凉干燥处，防潮防蛀。

【宜忌】宜节制房事。

## 675. 鱼鳔补肾丸
### 《全国医药产品大全》

【药物组成】鱼鳔胶（蛤粉炒）、枸杞、莲须、肉苁蓉、巴戟天（盐炙）、杜仲（盐炙）、当归、菟丝子（盐炙）、淫羊藿（羊油炙）各 120 克，补骨脂（盐炙）、茯苓、潼蒺藜（盐炙）、怀牛膝（炒）各 90 克，附片（砂炒）60 克。

【功效】补肾，养肝。

【主治】体弱肾亏，肾不纳气，眼目昏花，头晕耳鸣，腰酸腿软，梦遗滑精，子宫寒冷，久不受孕。

【方药分析】重用鱼鳔胶、枸杞、肉苁蓉、巴戟天、杜仲、菟丝子、淫羊藿等峻补精血，强阳助肾；补骨脂滋补肾阴；肉桂、附片壮肾补阳；潼蒺藜滋肝肾，降虚火；当归、牛膝养血活血，牛膝尚能引血下行。

【性状与剂型】黑褐色蜜丸，味甜，微苦，每丸重 10 克。

【用法与用量】内服，1 次 1 丸，1 日 2~3 次。

【贮藏】密闭，置阴凉干燥处保存，防潮防蛀。

【宜忌】阴虚火旺者忌服。

## 676. 疝气丸
### 《山东省药品标准》（1988 年版）

【药物组成】川楝子 400 克，茴香（盐炒）300 克，六神曲（麸炒）270 克，木香 200 克，吴茱萸（甘草水制）100 克。

【功效】散寒止痛。

【主治】寒疝，气疝。

【方药分析】川楝子、木香行气止痛；吴茱萸散寒止痛；茴香理气温中，祛寒止痛；六神曲消积除滞。

【**性状与剂型**】为黄褐色水丸。气微，味微苦，每20粒重1克。

【**用法与用量**】温黄酒送服，1次9克，1日1~2次。

【**贮藏**】密闭，置阴凉干燥处保存，防潮防晒。

【**宜忌**】忌食生冷食物。

## 677. 疝气橘核丸

*《湖南省药品标准》*（1982年版）

【**药物组成**】昆布400克，橘核（盐水炒）、川楝子（盐水炒）、桃仁、海藻各200克，木香、延胡索（酒炒）、木通、肉桂、枳实（麸炒）、厚朴（姜制）各50克。

【**功效**】行气止痛，软坚散结。

【**主治**】疝气偏坠，睾丸肿痛。

【**方药分析**】橘核、川楝子、木香、枳实、厚朴行气散结止痛；桃仁、延胡索、木通活血祛瘀，行气止痛；昆布、海藻软坚散结；肉桂温通经脉，散寒上痛。

【**性状与剂型**】为棕褐色水丸，味苦，每包重9克。

【**用法与用量**】内服，1次9克，1日2次。儿童酌减。

【**贮藏**】密闭，置阴凉干燥处保存，防潮防晒。

【**宜忌**】忌食生冷食物。

## 678. 河车补丸

*《北京市药品标准》*（1983年版）

【**药物组成**】熟地黄750克，牡蛎600克，怀牛膝（去头）、天冬、寸冬各390克，续断、黄柏各300克，紫河车（约5具）225克，五味子（醋炙）150克，人参（去芦）、陈皮、干姜各75克。

【**功效**】滋肾阴，补元气。

【**主治**】肾阴不足，元气亏损引起的身体消瘦，精神倦怠，腰膝酸软，自汗盗汗。

【**方药分析**】紫河车为血肉有情之品，具有气血双补、补肾填精之功；人参大补元气，生津止渴；五味子味酸敛阴，滋补肝肾；续断、怀牛膝、熟地黄滋阴益肾，强壮筋骨；天冬、寸冬滋阴清热而益肾水；牡蛎味咸入肾，故宜敛阴而安神；陈皮随助他药之功，补而不腻；干姜、黄柏一寒一热，一辛一苦，各具其功。辛热升散则利于宣通气血；苦寒清泻则利于降虚火滋肾水，故本方以补益肾水、大补元气为主要功效。

【**性状与剂型**】为黑褐色的大蜜丸，味甘，微苦，每丸重9克。

【**用法与用量**】内服，1次1丸，1日2次。

【**贮藏**】密闭，置室内阴凉干燥处，防潮防蛀。

【宜忌】肾阳虚者忌用。

## 679. 泻白丸

《证治准绳》

【药物组成】紫苏叶、前胡、苦杏仁（炒）、紫菀、石膏各 75 克，麻黄、桑白皮、薄荷、川贝母、款冬花、瓜蒌仁、甘草各 50 克，葶苈子 25 克。

【功效】解表疏风，清肺止咳。

【主治】感冒伤风引起的咳嗽，痰涎壅盛，口渴舌干，鼻塞不通。

【方药分析】紫苏叶、薄荷疏风散寒而解表；杏仁、前胡、紫菀、冬花入肺止咳化痰；石膏配麻黄清肺止咳定喘；川贝母、瓜蒌仁润肺止咳；葶苈子祛痰定喘，泻肺行水；甘草调和诸药而止咳。

【性状与剂型】棕褐色蜜丸，味辛微甜，每丸重 3 克。

【用法与用量】内服，1 次 2 丸，3~4 岁小儿 1 次 1 丸，周岁小儿 1 次半丸，1 日 2~3 次。周岁以下酌减。

【贮藏】密封，置阴凉干燥处，防潮防蛀。

【宜忌】久咳虚喘者忌服。

## 680. 泻肝安神丸

《北京市药品标准》（1983 年版）

【药物组成】珍珠母 60 克，牡蛎、龙骨、酸枣仁（炒）各 15 克，龙胆、黄芩、栀子（姜炙）、柏子仁、远志（去心，甘草炙）、当归、地黄、麦冬、蒺藜（去刺盐炙）、茯苓、车前子（盐炙）、泽泻（盐炙）各 9 克，甘草 3 克。

【功效】清热泄肝，养血安神。

【主治】阴虚肝热引起的头晕耳鸣，失眠多梦，心烦急躁，小便赤黄。

【方药分析】龙胆草、黄芩、栀子清泻肝胆实火；泽泻、车前子清热利湿；地黄、当归、麦冬滋阴养血；蒺藜疏肝平肝；珍珠母、龙骨、牡蛎、柏子仁、酸枣仁镇静宁心安神。

【性状与剂型】绿褐色的水丸，味微苦，每 100 粒重 6 克。

【用法与用量】内服，1 次 6 克，1 日 1~2 次。

【贮藏】密闭，置室内阴凉干燥处，防潮防晒。

【宜忌】忌生气恼怒。

## 681. 泻青丸

《北京市药品标准》（1980 年版）

【药物组成】龙胆草、栀子、大黄、羌活、防风、当归各 50 克，川芎 75 克。

【功效】清热泻火，养肝散郁。

【主治】肝火上炎引起的目疾，头痛，小儿急惊风。

【方药分析】龙胆草大苦大寒，直泻肝火；栀子、大黄协助龙胆草泻肝胆实火，导热下行，从二便分清；羌活、防风取其辛散，正符"肝欲散，急食辛以散之"之意，且羌活、防风又能搜风，散肝火，能畅达肝木上升之性；当归、川芎养肝血以防火热伤及阴血。全方配伍，可达清热泻火、养肝散郁之效。

【性状与剂型】黑褐色圆形蜜丸，每丸重10克。

【用法与用量】内服，1次1丸，1日2次。

【贮藏】密闭，置阴凉干燥处，防潮防蛀。

【宜忌】孕妇忌服。

【各家论述】《成方切用》："治中风自汗昏冒，发热不恶寒，不能安卧，此是风热躁烦之故也。……按此方以泻青丸为名者，乃泻东方甲乙之义也。风入厥阴风木之脏，同气相求，其势必盛。所虑者，虚而眩运，热而躁烦，虚也热也，其可以为壮实而轻泻之乎？审果壮实，乃可以施此。"

《医方集解》："治肝火郁热，不能安卧，多惊多怒，筋痿不起，目赤肿痛，……此厥阴、少阳药也。……龙胆、大黄苦寒味厚，沉阴下行，直入厥阴而散泻之，所以抑其怒而折之使下也。羌活气雄，防风善散，故能搜肝风而散肝火。所以以其性而升之于上也。少阳火郁多烦躁，栀子能散三焦郁火，而使邪热从小便下行。少阳火实多头痛目赤，川芎能上行头目而透风邪。且川芎、当归乃血分之药，能养肝血而润肝燥。又皆血中气药，辛能散而温能和，兼以培之也。一泻一散一补，同为平肝之剂。"

# 682. 泻积丸

《全国医药产品大全》

【药物组成】三棱、麦芽（炒）、红曲各120克，青皮（醋炒）、广木香、六曲（炒）、枳实（麸炒）、槟榔各60克，巴豆霜30克。

【功效】消积化滞，理气止痛。

【主治】肚腹痞块，食积气滞，大便秘结。

【方药分析】三棱、青皮、广木香理气止痛，通肠消痞；枳实、槟榔行气消积导滞；六曲、麦芽健脾和胃，消食；红曲、巴豆霜通泻大肠以导积滞而利于醒脾。

【性状与剂型】小球形水丸，气微香，苦味，每袋内装3克。

【用法与用量】内服，1次1袋，每日1次，温开水送下。

【贮藏】密闭，置阴凉干燥处，防潮防晒。

【宜忌】孕妇忌服。大便溏稀者忌服。

## 683. 泻痢固肠丸

《黑龙江省药品标准》（1986 年版）

【**药物组成**】罂粟壳、白术（麸炒）各 800 克，白芍（酒炒）、茯苓各 300 克，陈皮 200 克，甘草、诃子（去核）、肉豆蔻（煨）各 100 克，党参、木香各 50 克。

【**功效**】调胃化湿，益气固肠。

【**主治**】脾胃虚弱，久痢久泻，脱肛腹痛，肢体疲乏。

【**方药分析**】本方即《局方》真人养脏汤去当归加茯苓，药量稍事调整而成。方中重用罂粟壳配诃子、肉豆蔻收敛固肠而止泻痢；党参、白术益气健脾；茯苓健脾渗湿止泻；白芍柔肝缓急止痛；陈皮、木香理气和胃；甘草健脾和胃，调和诸药。

【**性状与剂型**】黄褐色水丸，味辛，气香，每袋重 6 克。

【**用法与用量**】内服，1 次 6 克，1 日 2 次。

【**贮藏**】密闭，放阴凉干燥处，防潮防晒。

【**宜忌**】忌食生冷食物。

## 684. 治伤消瘀丸

《上海市药品标准》（1974 年版）

【**药物组成**】马钱子（砂炙）、土鳖虫（炒）、乳香（制）、自然铜（煅飞）、没药（制）、麻黄各 300 克，毛姜（干，去毛）、香附（制）、蒲黄、红花各 200 克，赤芍、桃仁、泽兰、五灵脂（炒）各 100 克。

【**功效**】散瘀止痛，活血退肿。

【**主治**】骨骼与关节损伤，瘀肿疼痛。

【**方药分析**】马钱子、土鳖虫破血散瘀止痛；乳香、没药、自然铜、红花、蒲黄、赤芍、桃仁、五灵脂、毛姜均为活血化瘀，消肿止痛之良药；佐麻黄善行通痹而利水消肿，又用香附理气行气而助散瘀；泽兰活血行水能退癥瘕而消水肿。

【**性状与剂型**】灰黑色小粒水丸。

【**用法与用量**】内服，1 次 3 克，1 日 3 次。

【**贮藏**】密封，置阴凉干燥处保存，防潮防晒。

【**宜忌**】按医嘱服，不要过量，以免马钱子中毒。孕妇忌服。

## 685. 治糜灵栓

《全国中成药产品集》

【**药物组成**】黄柏、儿茶、苦参、枯矾、冰片。

【功效】清热解毒，燥湿收敛。

【主治】宫颈糜烂，感染性阴道炎。

【方药分析】儿茶清热敛疮，止血定痛；苦参苦寒除湿，杀虫祛风；冰片外用散热止痛，防腐解毒。

【性状与剂型】栓剂，每锭3克。

【用法与用量】外用，睡前用1：5000高锰酸钾溶液洗净外阴部，然后将栓剂放于阴道顶端。每日1次，10天为1个疗程。

【贮藏】密封，避光，于30度以下温度中保存。

【宜忌】忌食辛辣食物。

## 686. 定坤丸（定坤丹）

《北京市药品标准》（1977年版）

【药物组成】西洋参（去芦）、艾叶炭各300克，熟地黄、地黄、鹿茸（去毛）各160克，当归、黄芪、杜仲炭各120克，川芎、五味子(醋炙)、牡丹皮、白芍、阿胶、黄芩、白术、陈皮、麦冬、续断、延胡索、龟板各90克，佛手、肉桂（去粗皮）、香附（醋炙）、琥珀各60克，厚朴（炙）30克，茯苓15克。

【功效】补气养血，舒郁调经。

【主治】气血亏虚，肝郁不舒引起的月经不调，心烦抑郁，行经腹痛，子宫寒冷，崩漏不止，赤白带下。

【方药分析】本方中西洋参、黄芪大补元气；鹿茸补肾壮阳；熟地黄、当归、白芍、阿胶补冲任，养血调经；香附、佛手、陈皮、厚朴理气疏肝，解郁调经；延胡索、川芎、琥珀活血止痛；白术、茯苓健脾益气；续断、龟板滋阴养血，补益肝肾；杜仲炭、艾叶炭止血止崩；麦冬、五味子酸敛养阴而利于气血复生；肉桂温肾暖宫以助调经；黄芩清热凉血，燥湿止带。

【性状与剂型】紫黑色蜜丸，味甘，微辛，每丸重12克。

【用法与用量】内服，1次1丸，1日2次。

【贮藏】密封，置室内阴凉干燥处，防潮防蛀。

【宜忌】孕妇忌服。

## 687. 定喘止嗽丸

《甘肃省药品标准》（1978年版）

【药物组成】罂粟壳128克，石膏、苦杏仁（去皮炒）、麻黄、陈皮、甘草各64克，五味子（醋制）、砂仁各32克。

【功效】定喘止咳，理肺降逆。

【主治】久嗽痰喘，胸满呕逆，夜卧不宁，烦躁口渴。

【方药分析】罂粟壳、苦杏仁止咳宣肺定喘；石膏清泻肺热；五味子敛肺止咳而滋阴；麻黄止咳平喘兼利水；砂仁、陈皮理气化痰而助平喘；甘草益气调和诸药而止咳。故本方为止咳定喘之专剂。

【性状与剂型】棕褐色蜜丸，味酸、辣、涩，气芳香，每丸重 9 克。

【用法与用量】内服，梨汤或温开水送服，1 次 1 丸，1 日 2 次。

【贮藏】密封，贮于阴凉干燥处，防潮防蛀。

【宜忌】感冒咳嗽者忌服。

## 688. 定喘疗肺丸

《辽宁省药品标准》（1980 年版）

【药物组成】石膏、白果仁各 50 克，桔梗、橘红、前胡、麻黄（制）、葶苈子（炒）、款冬花（蜜制）、苦杏仁（炒）、半夏（姜制）、黄芩各 25 克，桑白皮、苏子（炒）、甘草各 15 克。

【功效】止咳定喘，理肺化痰。

【主治】痰喘咳嗽，夜不得眠，胸满胁痛。

【方药分析】白果仁、桔梗、麻黄利肺定喘，降逆止咳；橘红、前胡、杏仁、款冬花宣肺化痰而止咳；半夏、桑白皮、苏子专降肺气而化痰止咳；用石膏、黄芩清肺热以助君药止咳定喘；甘草调和诸药。

【性状与剂型】黑褐色蜜丸，每丸重 10 克。

【用法与用量】内服，1 次 1 丸，1 日 2 次。

【贮藏】密封，贮于阴凉干燥处，防潮防蛀。

【宜忌】孕妇忌服。忌烟酒、辛辣之物。

## 689. 降压丸

《北京市药品标准》（1983 年版）

【药物组成】珍珠母、槐米、夏枯草各 200 克，地黄 100 克，牛膝 80 克，龙胆草 60 克。

【功效】镇肝息风，降血压。

【主治】肝阳上亢（高血压症）所引起的头痛、眩晕、耳鸣目胀等。

【方药分析】珍珠母平肝定惊潜阳；槐米、夏枯草清肝明目，凉血止血；龙胆草清肝泻火；地黄、牛膝滋补肝肾之阴。

【性状与剂型】棕褐色至黑褐色的浓缩丸，味苦，涩。

【用法与用量】内服，1 次 6 克，1 日 2 次。

【贮藏】密封，贮于阴凉干燥处，防潮防晒。

【宜忌】孕妇慎服。

## 690. 降压片

*《山东省药品标准》(1986 年版)*

【**药物组成**】寄生 300 克，黄芩 200 克，决明子、山楂、臭梧桐各 150 克，桑白皮、地龙（去土）各 100 克。

【**功效**】镇肝息风，降压。

【**主治**】<u>肝阳上亢</u>，<u>高血压病</u>。

【**方药分析**】山楂酸甘化阴，滋补肝肾；寄生补肝肾；决明子、地龙清热平肝止痉，活络通经；臭梧桐平肝活络；黄芩、桑白皮清肺平肝。

【**性状与剂型**】棕色片剂，具地龙臭，味苦，每片重 0.5 克。

【**用法与用量**】内服，1 次 2~4 片，1 日 2 次。

【**贮藏**】密闭，置阴凉干燥处，防潮防晒。

【**宜忌**】忌食辛辣。忌酒。血压降至正常后，改为日服 1~2 片。

## 691. 降脂灵片

*《湖南省药品标准》(1982 年版)*

【**药物组成**】泽泻（盐制）240 克，何首乌（制）、山楂、决明子、金樱子各 150 克，黄精（制）、桑寄生、木香各 90 克。

【**功效**】滋肾平肝，降低总胆固醇，甘油三酯。

【**主治**】<u>高血压病</u>，<u>血脂过高症</u>，<u>冠心病</u>。

【**方药分析**】何首乌、桑寄生壮水滋肝阴；山楂与黄精合用，取其酸甘化阴，柔肝息风；决明子清肝明目；金樱子酸涩敛阴；木香行三焦之气；泽泻宣泻肾浊。

【**性状与剂型**】除去糖衣后呈棕色，味微酸，略甜，片剂，每片重 0.3 克。

【**用法与用量**】内服，1 次 4~6 片，1 日 3 次或遵医嘱。

【**贮藏**】密封，阴凉干燥处保存，防潮防晒。

【**宜忌**】忌恼怒。忌烟酒。忌食膏粱厚味。

## 692. 参茸安神丸

*《辽宁省药品标准》(1980 年版)*

【**药物组成**】玉竹 200 克，五味子、菟丝子各 160 克，山药、生地黄各 120 克，红参、丹参、芡实（炒）、肉苁蓉（制）、桔梗各 100 克，酸枣仁（炒）、远志（制）各 80 克，柏子仁、玄参、白术（炒）、石菖蒲各 60 克，鹿茸、琥珀各 20 克。

【**功效**】养心安神。

【**主治**】<u>身体虚弱</u>，<u>神志不安</u>，<u>心悸失眠</u>，<u>健忘</u>。

【方药分析】鹿茸补精血，强筋骨；肉苁蓉、地黄、玄参、玉竹、菟丝子壮水之主且能助鹿茸充精血；芡实、山药、人参、白术健脾益气，补后天之本，充精血之源；五味子、柏仁、远志、枣仁甘温酸苦，有养血补心安神之功；琥珀镇静安神；丹参、菖蒲活血理气醒脾，使诸补药补而不滞；桔梗为诸药之舟楫，载药上行，又能清金以利肾水。

【性状与剂型】黑褐色圆形蜜丸，味甘，微苦，每丸重 10 克。

【用法与用量】内服，1 次 1 丸，1 日 2 次。

【贮藏】密封，贮于阴凉干燥处，防潮防蛀。

【宜忌】感冒发热勿服。

## 693. 参茸补丸

《广东省药品标准》（1982 年版）

【药物组成】党参 525 克，熟地黄、莲子、茯苓、山药、百合、锁阳、大枣、芡实各 394 克，续断 263 克，丹参 197 克，巴戟天、枸杞子、石菖蒲、菟丝子（盐水制）、白术、龙眼肉、肉苁蓉各 131 克，酸枣仁 104 克，甘草 66.6 克，陈皮、麦门冬、柏子仁各 66 克，人参、鹿茸各 22.2 克。

【功效】培补气血，滋补壮阳。

【主治】气虚体弱，耳鸣心跳，目眩头晕，腰膝酸软，自汗盗汗，失眠健忘。

【方药分析】人参、山药、党参、莲子、芡实、甘草、大枣益气健脾；白术、茯苓、陈皮渗湿理脾，合前药共培气血之源；鹿茸、巴戟天、锁阳、菟丝子、肉苁蓉、续断补肾填精，壮元阳；百合、熟地、元肉、枸杞子滋阴补血，又能助鹿茸补阳药壮肾阳；柏子仁、枣仁安神益智；丹参活血祛瘀；石菖蒲芳香开窍，和中祛湿，使补中有通，补而不腻。

【性状与剂型】黑色大蜜丸，味甘微甜，每丸重 9 克。

【用法与用量】内服，1 次 1 丸，1 日 1 次。

【贮藏】密封，贮于阴凉干燥处，防潮防蛀。

【宜忌】感冒发热者勿服。

## 694. 参茸固精丸

《全国医药产品大全》（1988 年版）

【药物组成】杜仲（盐炙）132 克，熟地黄、茴香（盐炙）、狗脊（砂炒）各 88 克，枸杞子 73 克，秋石、菟丝子（盐炙）、补骨脂（盐炙）各 66 克，人参、党参各 55 克，巴戟天（盐炙）53 克，葫芦巴（盐炙）50 克，茯苓 48 克，肉苁蓉 44 克，鹿茸 33 克。

【功效】壮阳补血，保肾固精。

【主治】精血亏损，阳痿遗精，下元虚冷，气逆气虚。

【方药分析】鹿茸、巴戟天、肉苁蓉、葫芦巴、茴香、补骨脂壮元阳，生精髓，强筋骨；狗脊、菟丝子、杜仲补肝肾，益精血；秋石涩精；熟地黄滋阴补血；人参、党参、茯苓益气健脾，气旺则血生。

【性状与剂型】黑褐色蜜丸，味甜，微苦涩，每丸重10克。

【用法与用量】内服，1次1丸，1日2次。

【贮藏】密封，贮于阴凉干燥处，防潮防蛀。

【宜忌】感冒忌用。

## 695. 参茸保胎丸

*《广东省药品标准》（1982年版）*

【药物组成】党参66克，山药60克，茯苓、杜仲各58克，黄芩56克，当归、白术（制）各50克，熟地黄、阿胶、艾叶（制）、橘红、川芎（制）、续断、白芍、香附（制）、桑寄生各41克，菟丝子、砂仁各33克，甘草（炙）28克，羌活、鹿茸、川贝、龙眼肉各20克。

【功效】补血安胎。

【主治】身体虚弱，腰膝酸痛，胎动不安，习惯性流产。

【方药分析】党参、白术、茯苓、山药、甘草健脾益气；熟地黄、阿胶、当归、白芍、川芎、元肉、菟丝子滋阴补血；鹿茸生精血，壮肾阳，固冲任；杜仲、续断补肝肾，固冲任；黄芩清热；砂仁调中；寄生益血而安胎；羌活、艾叶散风寒而祛湿；香附、川贝、橘红理气化痰，以利脾之健运。

【性状与剂型】深褐色水泛丸，味甜微辛。

【用法与用量】内服，1次10克，1日2次。

【贮藏】密封，贮于阴凉干燥处，防潮防晒。

【宜忌】感冒发热勿服。忌房事。

## 696. 参茸追风酒

*《黑龙江省药品标准》（1986年版）*

【药物组成】川乌（制）、草乌（制）、干姜（炮）、薄荷、当归、淡竹叶、陈皮、甘草、红花各100克，人参20克，鹿茸（去毛）5克。

【功效】逐风驱寒，舒筋活络，止痛。

【主治】四肢麻木，屈伸困难，筋骨疼痛，风寒湿痹。

【方药分析】制川乌、制草乌、薄荷祛风散寒，除湿止痛；红花活血祛瘀通络；人参大补元气；鹿茸生精髓，壮元阳；炮姜温中回阳；甘草补脾益气；陈皮、竹叶理气健胃，燥湿化痰；当归养血和营；酒通血脉。

【性状与剂型】棕色澄明液体酒剂，气芳香，味辛微甘，每瓶装250毫升。

【用法与用量】内服，1次10~15毫升，1日2次，早晚服。

【贮藏】密闭，贮于阴凉干燥处，避光防晒。

【宜忌】孕妇忌服。谨避风寒。

## 697. 参茸蛤蚧保肾丸

*《全国医药产品大全》*（1988 年版）

【药物组成】肉苁蓉 130 克，蛤蚧 70 克，熟地黄、枸杞子、茯苓、山药各 60 克，当归、山茱萸、巴戟天、杜仲、远志、白术、益智（制）、补骨脂各 30 克，沉香 16 克，鹿茸 13 克，红参 6 克。

【功效】温肾补虚。

【主治】肾虚腰痛，夜尿频多，病后虚弱，头晕眼花，疲倦乏力。

【方药分析】红参、白术、茯苓、山药益气健脾，以助生化，培补肾气；鹿茸生精髓，壮肾阳；蛤蚧补肺肾，生精血，纳气定喘，且参、茸、蛤蚧三者相合，其充精血，壮元阳之功更著。《景岳全书》中说："善补阳者，必于阴中求阳；善补阴者，必于阳中求阴。"故加熟地、当归、枸杞滋阴补血，配肉苁蓉、巴戟天、补骨脂补肾壮阳；山茱萸、杜仲补肝益肾；益智、沉香温脾肾，摄涎缩便；远志宁心安神。

【性状与剂型】褐色水蜜丸，味微甜，每 10 丸重 3 克。

【用法与用量】内服，1 次 3 克，1 日 2 次。

【贮藏】密封，贮于阴凉干燥处，防潮防晒。

【宜忌】感冒发热者勿服。服药期间节制房事。

## 698. 细皂通便栓

*《全国医药产品大全》*（1988 年版）

【药物组成】细辛、皂角各 125 克，蜂蜜 1250 克。

【功效】刺激直肠，引起肠蠕动。

【主治】蛔虫性肠梗阻，各种便秘。

【方药分析】细辛、皂角、蜂蜜具有润肠通便、软坚散结、缓急止痛之功效。

【性状与剂型】棕色栓剂，每剂 20 克。

【用法与用量】外用，1 次 1~2 条，塞入肛门内。

【贮藏】密闭，置阴凉干燥处，防潮防晒。

【宜忌】肠套迭，肠扭转忌用。

## 699. 珍珠八宝散

*《上海市药品标准》*（1974 年版）

【药物组成】赤石脂（煅，飞）50 克，血竭、龙骨（煅，飞）、儿茶各 30 克，象皮（砂炙）、乳香（制）、没药（制）各 20 克，朱砂（飞）10 克，珍珠（飞）、冰片各 5 克。

【功效】去腐，生肌长肉。

【主治】疮毒溃烂，久不收口。

【方药分析】乳香、没药、血竭、儿茶消肿止痛，去腐生肌；珍珠、龙骨、赤石脂、象皮收敛生肌；朱砂、冰片清热解毒，且止痛。

【性状与剂型】为赭红色粉末，散剂。

【用法与用量】外用，先将患处用温开水洗净拭干，随后将药粉少许撒于患处，外贴膏药，1 日更换 1~2 次。

【贮藏】密封，贮于阴凉干燥处保存，防潮防晒。

【宜忌】外用药，不可内服。


# 700. 春兴丸

《吉林省药品标准》（1977 年版）

【药物组成】肉苁蓉 400 克，丁香 200 克，白僵蚕 100 克，淫羊藿 80 克，煅阳起石、盐茴香各 50 克，海马 30 克，木香 20 克，蛤蚧 2 对。

【功效】补肾壮阳。

【主治】肾阳不足，精血亏少之阳痿，耳鸣，滑精，精冷精少，腰酸腿痛。

【方药分析】肉苁蓉、蛤蚧补肾阳，益精血；海马、淫羊藿、阳起石补肾壮阳；丁香、木香、茴香温里散寒，行气止痛；白僵蚕祛风止痛。

【性状与剂型】类圆球形棕褐色的蜜丸，气香，味甘，微辛，每丸重 10 克。

【用法与用量】内服，1 次 1 丸，1 日 2 次，淡盐水送下。

【贮藏】密闭，放阴凉干燥处保存，防潮防蛀。

【宜忌】节制房事。


# 701. 枯黄外用膏

《全国医药产品大全》

【药物组成】苦参、黄柏、枯矾各 100 克，凡士林 600 克。

【功效】消炎止痒，收敛。

【主治】稻田性皮炎，黄水疮，外伤溃疡久不痊愈者。

【方药分析】苦参清热燥湿，泻火解毒；枯矾收敛，燥湿止痒。

【性状与剂型】为黄色软膏剂。

【用法与用量】外用，取适量涂于患处，1 日 2 次。

【贮藏】密封，置阴凉干燥处保存，防潮防晒。

【宜忌】外用膏剂，勿入眼口。

## 702. 枳实导滞丸

### 《内外伤辨惑论》

【药物组成】大黄 200 克，枳实、六曲（炒）、白术（炒）各 100 克，黄连（姜汁炒）、黄芩、茯苓各 60 克，泽泻 40 克。

【功效】消导积滞，清利湿热。

【主治】脘腹胀痛，不思饮食，大便秘结，痢疾，里急后重。

【方药分析】用大黄为主，攻积泻热，使积热从大便而下；以枳实为辅，行气消积，而除脘腹之胀满；佐以黄连、黄芩清热燥湿，又可厚肠止痢；茯苓、泽泻利水渗湿，且可止泻；白术健脾燥湿，使攻积而不伤正；神曲消食化滞，使食消则脾胃和。

【性状与剂型】浅褐色至深褐色的水丸，味苦，气微香。

【用法与用量】内服，1 次 6~9 克，1 日 2 次。

【贮藏】密闭，置阴凉干燥处，防潮防晒。

【各家论述】《东恒试效方》：“枳实导滞丸治伤湿热之物，不得施化而作痞病闷乱不安。”

《医方集解》：“饮食伤滞，作痛成积，非有以推荡之则不行，积滞不尽，病终不除，故以大黄、枳实攻而下之，而痛泻反止，《经》所谓‘通因通用’也。伤由湿热，黄芩、黄连佐之以清热。茯苓、泽泻佐之以利湿。积由酒食，神曲蒸窖之物，化食解酒，因其同类，温而消之。芩、连、大黄苦寒太甚，恐其伤胃，故又以白术之甘温，补土而固中也。”

## 703. 柏子仁丸

### 《本事方》

【药物组成】大枣 300 克，柏子仁、半夏曲（炒）各 200 克，麻黄根（蜜炙）、党参、白术（麸炒）、牡蛎（煅）、五味子（制）各 100 克，麦麸（炒黄）50 克。

【功效】养心安神，和胃固卫。

【主治】阴虚火旺，夜卧盗汗。

【方药分析】柏子仁养心安神为主药；辅以党参、白术、麦麸、大枣以补中和胃，更以麦麸滋养胃阴，大枣还有安神之效；麻黄根、牡蛎、五味子三药均为收敛止汗而设，五味子尚有宁心安神之效；方中用半夏，是取其和胃之功。

【性状与剂型】灰棕色小粒蜜丸，味甜而带苦。

【用法与用量】内服，1 次 6~9 克，1 日 2 次，饭前服用。

【贮藏】密闭，置阴凉干燥处，防潮防晒。

【宜忌】忌食刺激性食物。

【各家论述】《医方集解》：“柏子仁丸治阴虚盗汗。此手足太阴、少阴经药也，陈来章曰：心血虚则睡而汗出。柏子仁之甘辛平，养心宁神为君；牡蛎、麦麸之咸凉，静躁收脱为臣；五味酸敛涩收，半夏和胃燥湿为佐；麻黄根专走肌表，引人参、白术以固卫气为使。"

《成方切用》："柏子仁丸，治阴虚盗汗，心血虚则睡而汗出。"

《御药院方》："柏子仁丸，补益元气，充实肌肤。"

# 704. 柏子养心丸
### 《中药成药学》

【药物组成】茯苓 200 克，黄芪（蜜炙）、川芎、当归、半夏曲各 100 克，朱砂 30 克，柏子仁、党参、远志（制）、酸枣仁、肉桂、五味子（蒸）各 25 克，甘草（蜜炙）10 克。

【功效】补气，养血，安神。

【主治】心气不足，气短畏寒，心悸易惊，失眠健忘。

【方药分析】柏子仁为主药有养心气，安心神之效；黄芪、党参意在补气，川芎、当归意在补血，四药配合可补气生血；方中佐用肉桂，能振奋脾阳，以助气血生长；用茯苓能益气宁心；酸枣仁、五味子酸以收敛心气而安心神；配远志、朱砂皆为补心气，宁心安神而设；半夏曲可和胃以助安神之效；使以甘草既可补气，又可调和诸药。

【性状与剂型】棕色至棕褐色的蜜丸，味先甜而后苦，微麻，每丸重 9 克。

【用法与用量】内服，1 次 1 丸，1 日 2 次。

【贮藏】密闭，置阴凉干燥处，防潮防蛀。

【宜忌】忌食刺激性食物，忌饮酒。

# 705. 栀子金花丸
### 《全国医药产品大全》

【药物组成】①黄芩 192 克，栀子、大黄各 116 克，黄柏、天花粉各 60 克，金银花、知母各 40 克，黄连 4.8 克。②栀子（炒）、金银花、黄芩（炒）、大黄（酒炙）、桔梗、薄荷各 160 克，甘草 80 克，黄连、黄柏各 40 克。

【功效】清热，降火，解毒。

【主治】口舌生疮，牙龈肿痛，目赤咽痛，鼻衄便秘。

【方药分析】栀子为主药，能泻火解毒；辅以黄芩、黄连、黄柏三味苦寒之品，以助栀子的泻火解毒之功，并收凉血止血之效，以上配伍可清三焦火毒；用大黄取其苦寒沉降之性，借通便之效，使上炎之火得以下泄；双花为清热解毒之品；用知母、天花粉，取清胃热、泻火毒兼可滋阴之效，以防苦寒之品伤及阴津；佐以桔梗宣肺利咽；薄荷清利头目以利咽喉；使以甘草调和诸药。

【性状与剂型】黄色至黄褐色的水丸，味苦。

【用法与用量】内服，1次9克，1日1次。
【贮藏】密闭，置阴凉干燥处，防潮防晒。
【宜忌】孕妇忌服。

## 706. 柳条膏

《全国医药产品大全》

【药物组成】马钱子、白铅粉各2500克，柳条1000克，川乌、地龙、大葱各500克，蜈蚣100条，食用植物油5000克。
【功效】解毒散痛。
【主治】外科疮疡，无名肿毒，一切毒症。
【方药分析】柳条，味苦性寒，解毒止痛为主药；辅以蜈蚣、马钱子、大葱、地龙可解毒散结，通络止痛；佐以川乌温经散寒，以助上述药物通络之功；用白铅粉意在取解毒，收敛生肌之功。
【性状与剂型】棕黄色膏，手捻即软，每张净重5克。
【用法与用量】外用，温热化开贴于患处。
【贮藏】密闭，贮于阴凉干燥处，防潮防晒。
【宜忌】忌食辛辣食物。

## 707. 胡氏六神丸

《黑龙江省药品标准》（1980年版）

【药物组成】雄黄20克，朱砂10克，蟾酥8克，麝香7克，牛黄、冰片、薄荷、板蓝根、熊胆、甘草、金银花各5克。
【功效】消肿解毒，止痛退热。
【主治】喉风，喉痹，喉痛，双单乳蛾等咽喉诸证，疗毒，痈疮，小儿急热惊风及一般红肿热痛等症。
【方药分析】方中牛黄、朱砂、熊胆、金银花等清热解毒；蟾酥解毒消肿止痛；薄荷、板蓝根疏风凉血，清利咽喉；麝香、冰片活血散瘀，清热止痛；甘草泻火解毒。
【性状与剂型】为黑色小水丸，味苦麻辣，每100粒重0.26克，每管60粒，每盒10管。
【用法与用量】内服：咽喉病患者口内含化。成人1次10~15粒；5岁儿童1次5粒，婴儿1次1~2粒，以温开水化开灌服，1日2次。外用：以30粒研碎，用水调敷患处。
【贮藏】密闭，贮于阴凉干燥处，防潮防晒。
【宜忌】本品疗效显著，但雄黄、蟾酥等药性峻烈，应严格掌握用量，不可多服；脾胃虚寒者，不宜多服久服；孕妇忌服。

# 708. 封髓丸（封髓丹）

《上海市药品标准》（1980 年版）

【药物组成】肉苁蓉 400 克，黄柏（酒炒）300 克，天门冬、熟地黄各 200 克，砂仁 150 克，党参 100 克，甘草（蜜炙）75 克。

【功效】益肾固精。

【主治】肾气衰弱，精关不固，夜梦遗泄，精神疲倦。

【方药分析】方用熟地黄、肉苁蓉阴阳互补，生精补髓；黄柏泻相火，坚肾阴，共为主药。辅以天门冬滋肺阴，清肺火；党参补中气，益肺气，养血生津；砂仁行气和中，开胃消食以益气血之源；佐以甘草制黄柏之苦燥，调和诸药。共收滋阴、养血、固精之功。

【性状与剂型】为棕黑色蜜丸，具砂仁特异香气，入口味甜，嚼之带辛，每丸重 9 克。

【用法与用量】内服，1 次 1 丸，1 日 2 次，淡盐汤或温开水送服。

【贮藏】密闭，置阴凉干燥处保存，防潮防蛀。

【宜忌】忌食辛辣助火之品。

# 709. 荆防败毒丸

《湖南省药品标准》（1982 年版）

【药物组成】防风 150 克，荆芥、金银花、连翘、羌活、独活、前胡、柴胡、枳壳（麸炒）、桔梗、茯苓、川芎、薄荷各 100 克，党参、甘草各 50 克。

【功效】祛风散湿，发表解毒。

【主治】外感风寒湿邪，头痛项强，发热恶寒，鼻塞咽痛，疮毒初起。

【方药分析】外感风寒湿邪，客于肌表郁遏表阳，遂有化热之势。证见发热恶寒，头项强痛，鼻塞咽痛。治宜解表散寒，疏风祛湿，并透其邪热。方中荆芥、防风表散风寒为主药；金银花、连翘清热解毒；羌活、独活除湿止痛，且助荆防解表；川芎辛散，能祛血中之风而宣痹止痛，增强解表之力；柴胡、薄荷辛凉透表，可疏泄肌表郁热；茯苓淡渗利湿；前胡、桔梗、枳壳宣肺化痰，宽胸利气；党参加入解表药中能鼓舞正气，托邪外出，并使其邪祛而正不伤，故为佐药；甘草为使，调和诸药。合而用之，有解表散寒、疏风祛湿、透达郁热之效，对于外感风寒湿邪之后，病情缠绵且有郁热见证者尤宜。

【性状与剂型】为淡黄色水丸，气微香，味略苦，每包重 9 克。

【用法与用量】内服，1 次 9 克，1 日 2 次。

【贮藏】密闭，置阴凉干燥处保存，防潮防晒。

【宜忌】忌食生冷饮食。谨避风寒。

## 710. 荆茴散

《全国医药产品大全》

【**药物组成**】荆芥、甘草各 1000 克，茴香子、硼砂各 500 克，冰片 100 克。

【**功效**】清热解毒。

【**主治**】咽喉肿痛，口腔炎，牙痛，牙根肿痛等。

【**方药分析**】荆芥解表祛邪，冰片散热止痛，硼砂解毒消痰，茴香子理气止痛，甘草泻火解毒，且可缓急定痛。

【**性状与剂型**】本品为棕色粉末。

【**用法与用量**】口含或内服，1 次 0.5~1.5 克，1 日 3~6 次。

【**贮藏**】密封，置阴凉干燥处，防潮防晒。

【**宜忌**】忌食鱼腥、香燥食物。

## 711. 郝氏养肺丸

《北京市药品标准》（1883 年版）

【**药物组成**】麻黄 12 克，石膏（煅）60 克，甘草 120 克，桔梗 480 克，陈皮 120 克，木香 84 克，五味子（炒炭）240 克。

【**功效**】润肺止嗽，化痰定喘。

【**主治**】肺虚咳嗽痰盛，气促作喘，胸膈不畅，口苦咽干，喉痛音哑，久嗽失眠。

【**方药分析**】方中重用桔梗，宣利肺气化痰止咳；配五味子敛肺止咳；麻黄宣肺平喘；石膏清肺平喘；陈皮、木香理气化痰，气顺则痰消；甘草润肺并调和诸药。诸药合用，总以止咳化痰平喘为主，补肺润肺之功较弱。

【**性状与剂型**】褐色大蜜丸，气香，味甜而苦，每丸重 6 克。

【**用法与用量**】内服，1 次 2 丸，1 日 3 次。

【**贮藏**】密闭，置室内阴凉干燥处，防潮防蛀。

【**宜忌**】忌食鱼腥、辛辣香燥食物。

## 712. 茵陈五苓丸

《北京市药品标准》（1983 年版）

【**药物组成**】茵陈 240 克，赤茯苓、猪苓、泽泻、白术（麸炒）、苍术（米泔炙）、厚朴（姜炙）、枳椇子、黄芩、山楂（炒）各 120 克，陈皮、六神曲（麸炒）各 60 克。

【**功效**】清热利湿，健脾消胀，退黄疸。

【**主治**】肝胆湿热引起的黄疸，面目身黄，脘腹胀满，恶心食少，小便短赤。

【方药分析】湿热互结，蕴积于里，热不得外越，湿不得渗泄，湿热熏蒸而成黄疸。方中以茵陈清肝胆湿热为主药，以白术、苍术健脾燥湿为辅药；配黄芩协助茵陈清湿热；配茯苓、猪苓、泽泻渗湿利尿，以使湿热从小便排出；用陈皮疏通气滞，使水湿得以运转；厚朴除湿消胀；枳椇子清热止渴，利二便；山楂、神曲健胃消食。综合本方，可清热利湿，健脾消胀，使邪有出路，黄疸自退。

【性状与剂型】为白色光亮的水丸，除去滑石衣显黄褐色，味苦、辛，每100粒重6克。

【用法与用量】内服，1次6~9克，1日2~3次。小儿酌减。

【贮藏】密闭，置室内阴凉干燥处，防潮防晒。

【宜忌】适宜阳黄湿重于热证。阴黄证忌用。

# 713. 茴香橘核丸

《中药成药学》（1984年版）

【药物组成】茴香（盐制）、橘核（盐制）、乌药、荔枝核、川楝子、桃仁、海藻、昆布各400克，木香、枳壳（麸炒）、厚朴（姜制）、延胡索（醋制）、肉桂、吴茱萸（制）、木通各100克，荜茇50克。

【功效】散寒行气，消肿止痛。

【主治】寒湿下注，小肠疝气，睾丸肿大，坚硬疼痛。

【方药分析】本方所治之证，皆由寒湿内侵，气血凝滞所引起，因足厥阴肝脉循少腹，环阴器，虽然其病位在肾而病变在肝。故治宜行气疏肝，散寒止痛，消肿散结。方用茴香、橘核理气散结，止痛为主药；乌药、荔枝核、木香、川楝子、枳壳、厚朴行气止痛；桃仁、延胡索活血散结；肉桂、荜茇、吴茱萸散寒止痛，同为辅药；海藻、昆布软坚散结；木通通利下焦。

【性状与剂型】为黄褐色至棕褐色的水丸，气香，味微酸，辛、苦，每50粒重3克，每袋装9克。

【用法与用量】内服，1次9克，1日1~2次。

【贮藏】密闭，置室内阴凉干燥处，防潮防晒。

【宜忌】忌食生冷寒凉食物。若阴囊已溃烂，须配合外科治疗。

# 714. 茯苓导水丸

《吉林省药品标准》（1977年版）

【药物组成】茯苓、麦门冬、白术、泽泻各300克，桑白皮、车前子、苏梗、猪苓、木瓜、大腹皮、槟榔、砂仁、陈皮各200克，灯心草、桂枝各150克。

【功效】导水，利尿，消肿。

【主治】肺气壅热，脾不运化所致的腹胀尿少，浮肿。

【方药分析】茯苓、猪苓、泽泻、车前子、大腹皮等淡渗利水；桑皮泻肺消肿；白术补脾益气，燥湿和中；砂仁、陈皮理气调中，和胃醒脾；麦门冬养阴润肺，益气生津；木瓜、槟榔下气行水，祛湿舒筋；桂枝发汗解肌，温经通阳；灯心草清心降火，利尿通淋。诸药合用有行气健脾、利水消肿之功。

【性状与剂型】为类圆球形棕褐色的蜜丸，味甘，微辛，每丸重 10 克。

【用法与用量】内服，1 次 1 丸，1 日 2 次，温开水送下。

【贮藏】密闭，置阴凉干燥处，防潮防蛀。

【宜忌】忌食辛辣油腻食物。

## 715. 茯苓祛痰丸

《全国医药产品大全》

【药物组成】姜半夏 200 克，茯苓 100 克，枳壳（麸炒）50 克，芒硝 25 克。

【功效】利湿和中，化痰通络。

【主治】痰饮留伏，筋络挛急，臂痛难举。

【方药分析】茯苓淡渗利湿，益脾和胃；姜半夏燥湿化痰，消痞散结；枳壳破气消积，泻痰除痞；芒硝泻热导滞。

【性状与剂型】为类圆球形棕褐色的蜜丸，味甘，微辛，每丸重 9 克。

【用法与用量】内服，1 次 1 丸，1 日 2~3 次，饭前服。

【贮藏】密闭，置室内阴凉干燥处，防潮防蛀。

【宜忌】便溏者勿服。

## 716. 茯菟丸

《浙江省药品标准》（1983 年版）

【药物组成】菟丝子（酒炒）500 克，五味子、山药各 300 克，茯苓、莲子肉各 150 克。

【功效】健脾益肾，固精止带。

【主治】脾肾两虚，遗精滑精，白带。

【方药分析】脾肾不足所致遗精、白带等症，治宜健脾止遗补肾。方中茯苓、山药、莲子健脾；菟丝子补肾益精；五味子补肾固涩。诸药配伍具有补益脾肾功效。

【性状与剂型】棕褐色水丸，气微香，味酸，微甘，每 50 粒重约 3 克。

【用法与用量】内服，1 次 9 克，1 日 2 次。

【贮藏】密闭，置室内阴凉干燥处，防潮防晒。

【宜忌】忌食生冷寒凉食物。

## 717. 砒红鸡眼膏

《全国医药产品大全》

【药物组成】地骨皮 63 克，红花 31.25 克，桃仁 15.6 克，砒霜 9.4 克，蓖麻油适量，淀粉适量。

【功效】软坚散结。

【主治】鸡眼。

【方药分析】红花、桃仁意在活血化瘀，使气血得行，化积软坚；砒石有蚀疮去腐之功；地骨皮取治疗金疮之效。

【性状与剂型】棕红色软膏。

【用法与用量】外用，用胶布固定于鸡眼处，2~3 天换药 1 次。

【贮藏】密闭，置室内阴凉干燥处，避光防晒。

【宜忌】不要涂于健康皮肤组织上。

## 718. 砒枣散（赤霜散）

《江苏省药品标准》（1977 年版）

【药物组成】大枣（去核）100 克，冰片、红砒各 10 克。

【功效】去腐生肌。

【主治】牙龈腐烂重证。

【方药分析】砒石有蚀疮去腐之功；冰片能防腐止痛；用大枣，一则缓和砒石之峻烈，二则可补益营血，以防峻烈之药伤正。

【性状与剂型】黑色粉末，具有冰片特异香气，每瓶装 1.5 克。

【用法与用量】外用，先用冷开水洗净患处，每次少许药粉擦患处，1 日 6~7 次。

【贮藏】密闭，置室内阴凉干燥处，防潮防晒。

【宜忌】本品有毒，含口内 5 分钟后将唾液吐出，切勿咽下。

## 719. 砂仁祛风油

《全国中成药产品集》

【药物组成】砂仁叶油、薄荷油各等份。

【功效】祛风行气，辟秽止痛，和胃止呕。

【主治】食滞不化，腹胀腹痛，恶心呕吐，头晕头痛，中暑晕厥，晕船晕车。

【方药分析】砂仁叶油、薄荷油芳香走窜，砂仁叶油化湿行气，和胃止呕；薄荷油疏风辟秽，清利头目。故本方可收祛风行气、辟秽止痛、和胃止呕之效。凡湿浊困脾、脾胃气滞之食入不化，腹胀腹痛，恶心呕吐等证及外感风热头晕头痛、暑热晕厥、晕船晕车等，皆可用之。

【性状与剂型】液状油剂，有芳香气味，每小瓶装 3 毫升。

【用法与用量】外用，涂于鼻孔处。头痛头晕，涂于太阳穴、印堂穴。

【贮藏】密闭，置室内阴凉干燥处，防潮防晒，防止挥发。

【宜忌】切勿误入眼中。不可内服。

## 720. 牵正散
《全国中成药处方集》

【药物组成】天麻、白附子（制）各 30 克，全蝎、僵蚕（麸炒）各 20 克。

【主治】口眼歪斜。

【方药分析】白附子辛散，祛风化痰，并长于祛头面之风；僵蚕、天麻、全蝎均能祛风止痉，其中僵蚕并有化痰作用，全蝎善于通络。

【性状与剂型】灰白色粉末，散剂，气微腥，味辛，每包重 7 克。

【用法与用量】内服，1 次 1 包，1 日 2 次。

【贮藏】密闭，贮于阴凉干燥处，防潮防晒。

【宜忌】孕妇忌服。

【各家论述】《成方便读》："此方治口眼㖞斜无他证者，其为风邪在经而无表里之证可知。故以全蝎色青善走者，独入肝经，风气通于肝，为搜风之主药；白附子之辛散，能治头面之风；僵蚕之清虚，能解络中之风。三者皆治风之专药，用酒调服，以行其经，所谓同气相求，衰之以属也。"

## 721. 厚朴温中丸
《内外伤辨惑论》

【药物组成】厚朴（制）、橘红、干姜各 200 克，草豆蔻、茯苓、甘草、木香各 100 克。

【功效】温中燥湿，化痰理气。

【主治】胃寒脾湿，痰腻气阻，胸闷腹胀。

【方药分析】厚朴行气消胀，燥湿除满为主药；草豆蔻温中散寒，燥湿除痰，为辅药；陈皮、木香行气宽中；干姜温脾暖胃以散寒；茯苓、甘草渗湿健脾以和中，共为佐使药。

【性状与剂型】棕黄色的小丸，气香，味辛辣，每 18 粒重 1 克。

【用法与用量】内服，1 次 6 克，1 日 2 次。

【贮藏】密闭，置室内阴凉干燥处，防潮防晒。

【宜忌】忌食生冷黏腻不易消化的食物。

【各家论述】《医方集解》："厚朴温中汤，治脾胃虚寒，心腹胀满及秋冬客寒犯胃时作疼痛。"

# 722. 威喜丸

《上海市药品标准》（1974 年版）

【**药物组成**】茯苓 400 克，猪苓 25 克。

【**功效**】化湿固虚。

【**主治**】湿热下注，男子遗精，妇女白带。

【**方药分析**】茯苓利水渗湿，又可健脾补虚，扶正以固下元；又用猪苓加强利水渗湿之效。二者合用使湿从小便排出，湿热随尿而泄，收化湿固虚之效。

【**性状与剂型**】暗黄色有光泽的小粒蜡丸，味淡。

【**用法与用量**】内服，1 次 4.5~9 克，1 日 2 次，饭前服用。

【**贮藏**】密闭，置室内阴凉干燥处，防潮防晒。

【**各家论述**】《太平惠民和剂局方》："威喜圆，治丈夫元阳虚惫，精气不固，余沥常流，小便白浊，梦寐频泄，及妇人血海久冷，白带，白漏，白淫，下部常湿，小便如米泔，或无子息。"

# 723. 咳嗽丸

《全国医药产品大全》

【**药物组成**】半夏（制）、南沙参、茯苓各 300 克，枳壳（麸炒）、苦杏仁（去皮炒）、桔梗、海蛤壳、六曲各 200 克，荆芥、前胡各 150 克，陈皮、麻黄、白前、紫菀、紫苏叶各 100 克，甘草 80 克，紫苏子 50 克。

【**功效**】散寒化痰，止咳平喘。

【**主治**】感冒风寒，咳嗽痰多，气逆喘促。

【**方药分析**】半夏（制）、南沙参、陈皮理气燥湿，化痰止咳；茯苓、六曲能健脾和胃化湿，加强半夏等药的化痰之效；枳壳、前胡、白前、苏子、紫菀五味药有行气祛痰止咳之功；用桔梗、海蛤壳能宣肺化痰，海蛤壳又可清肺，以防肺气不宣郁而化热之弊；用麻黄、苏叶能发散风寒，开宣肺气；用荆芥意在助麻黄、苏叶外散风寒之力，以解风寒客表；使以甘草调和诸药。

【**性状与剂型**】淡黄色的水丸，味微苦，每包重 9 克。

【**用法与用量**】内服，1 次 9 丸，1 日 2 次。

【**贮藏**】密闭，阴凉干燥处保存，防潮防晒。

【**宜忌**】忌食生冷食物。谨避风寒。

# 724. 胃可安散

《广东省药品标准》

【**药物组成**】海螵蛸（去硬壳）100 克，川楝子（去皮酒炒）、浙贝母各 50 克，延胡索（醋制）、杏仁、黄连、柿霜各 25 克，吴茱萸（盐水泡）13 克，沉香 8 克。

【**功效**】制酸，止痛。

【**主治**】<u>胃痛</u>，<u>胃酸过多</u>，<u>消化不良</u>，<u>胃及十二指肠溃疡</u>。

【**方药分析**】海螵蛸、浙贝母制酸止痛；延胡索、沉香、川楝子、吴茱萸、杏仁行气调中，止痛；黄连燥湿，以防胃气虚弱湿邪阻遏中焦；用柿霜，意在取其益脾开胃之效。

【**性状与剂型**】灰黄色粉末，每瓶 4.5 克。

【**用法与用量**】内服，1 次 1 瓶，1 日 3 次。

【**贮藏**】密闭，置室内阴凉干燥处，防潮防晒。

【**宜忌**】忌食生冷黏腻不易消化的食物。

## 725. 胃药

《江苏省药品标准》（1977 年版）

【**药物组成**】延胡索、鸡蛋壳（炒）、珍珠母（飞）各 200 克，枯矾 150 克，海螵蛸（漂）、青木香各 100 克。

【**功效**】制酸，止痛。

【**主治**】<u>胃酸过多</u>，<u>胃痛</u>，<u>胃及十二指肠球部溃疡</u>。

【**方药分析**】海螵蛸、鸡蛋壳收敛止血，生肌祛湿，制酸固精；延胡索活血，利气止痛；青木香行气止痛，解毒消肿；枯矾收敛止血，燥湿祛痰；珍珠母清热解毒，平肝定惊。

【**性状与剂型**】为淡灰黄色颗粒，胶囊剂，味苦，每粒重 0.3 克。

【**用法与用量**】内服，1 次 3~4 粒，1 日 3 次。

【**贮藏**】密闭，置室内阴凉干燥处，防潮防晒。

【**宜忌**】忌食生冷黏腻不易消化的食物。

## 726. 胃痛灵

《全国医药产品大全》（1988 年版）

【**药物组成**】鸡蛋壳（炒黄）400 克，灵脂 300 克，枯矾 200 克。

【**功效**】制酸止痛。

【**主治**】<u>胃痛</u>，<u>胃酸过多</u>，<u>胃及十二指肠球部溃疡</u>。

【**方药分析**】鸡蛋壳收敛制酸；五灵脂活血止痛；枯矾清热解毒，收敛止血，燥湿止痛。

【**性状与剂型**】为白色的水丸，味微甘，涩，苦，有沙砾感，除去外衣，呈灰色，每袋装 3 克。

【**用法与用量**】内服，1 次 3~5 克，1 日 2~3 次。

【**贮藏**】密闭，置阴凉干燥处，防潮防晒。

【宜忌】忌食生冷黏腻不易消化的食物。

## 727. 骨筋丹胶囊

《黑龙江省药品标准》（1986 年版）

【药物组成】独活 183 克，白芍、郁金各 91 克，三七、红花、没药、牛膝、桂枝各 46 克，乳香、秦艽、马钱子（制）、延胡索（醋制）、木香、血竭各 27 克。

【功效】活血化瘀，舒筋通络，祛风止痛。

【主治】肥大性脊椎炎，颈椎病，脚跟骨刺，增生性关节炎，大骨节病等。

【方药分析】乳香、三七、红花、没药、延胡索、郁金、牛膝、血竭活血化瘀止痛；桂枝、马钱子、白芍舒筋通络；独活、秦艽祛风通络；气行则血亦行，故用木香，行气止痛。

【性状与剂型】为胶囊剂，内容物呈棕色，气香，味苦涩，每粒装 0.3 克。

【用法与用量】内服，1 次 3~4 粒，1 日 3 次。

【贮藏】密封，置阴凉干燥处，防潮防晒。

【宜忌】妊娠妇女忌服，月经期停用。本品含马钱子，应严格掌握用量，不可过量服用。

## 728. 骨碎补丸

《全国医药产品大全》

【药物组成】鲜骨碎补 240 克，自然铜（煅）、没药（制）、肉苁蓉、川牛膝、威灵仙、地龙各 90 克，草乌（制）、砂仁、法半夏、荆芥各 60 克，白附子（制）30 克。

【功效】补肾接骨，活血止痛。

【主治】骨折损伤，筋骨酸痛。

【方药分析】自然铜、没药、牛膝、威灵仙、荆芥、地龙活血散瘀，通络止痛；骨碎补、砂仁、肉苁蓉补肾壮骨，骨碎补尚有活血续伤之功；白附子、草乌能祛风止痛，法半夏亦有止痛消肿之功。

【性状与剂型】灰褐色的糊丸，气微香，味苦，每 10 粒重 0.75 克。

【用法与用量】内服，1 次 4.5~9 克，1 日 2 次。

【贮藏】密闭，置室内阴凉干燥处，防潮防晒。

【宜忌】孕妇忌服。

## 729. 骨髓炎膏

《全国医药产品大全》

【药物组成】草乌（生）100 克，当归、冰片各 60 克，乳香、川芎、没药各

20 克，石蜡 160 克，菜油 800 克。

【功效】消炎止痛，排脓生肌。

【主治】骨髓炎，各种溃疡等。

【方药分析】草乌为主药，能消肿止痛；辅以当归、乳香、没药、川芎四味活血止痛，消肿排脓，且当归尚有补血之效，故又可透脓生肌；用冰片能清热止痛，防腐止痒。

【性状与剂型】淡黄色的油膏，具芳香味。

【用法与用量】外用，用油纱布敷于患处。

【贮藏】密闭，置阴凉干燥处，防潮防晒。

【宜忌】骨髓炎用油纱布放入瘘道内，1 日 1 换。

## 730. 复方马钱子丸

《山东省药品标准》（1986 年版）

【药物组成】黄精 31.25 克，菟丝子、熟地黄、地黄、蒺藜（炒）各 25 克，金礞石（煅）、甘草各 15.625 克，槟榔 12.5 克，女贞子、韭菜子（炒）、茯苓、朱砂、何首乌、白芍、木瓜、桔梗、玄参、地龙、金精石（煅）、银精石（煅）、木香各 6.25 克，马钱子（沙烫）适量。

【功效】补益肝肾，养心安神。

【主治】肝肾亏损引起的牙齿松动，毛发脱落，失眠多梦，筋骨无力，饮食减少。

【方药分析】菟丝子、韭菜子、蒺藜补肝肾，壮阳；女贞子、黄精、玄参、地黄滋阴；熟地黄、何首乌、白芍补血；木瓜、地龙、马钱子通经络；金精石、银精石、朱砂、金礞石镇静安神；茯苓、甘草益心气；槟榔、木香、桔梗行气。

【性状与剂型】朱红色大蜜丸，气微，味苦，每丸重 1.5 克。

【用法与用量】内服，1 次 1 丸，1 日 1 次，早饭后服。

【贮藏】密闭，置阴凉干燥处，防潮防蛀。

【宜忌】本品含马钱子，切勿超量服用，以免中毒。马钱子的用量，每次不超过 0.6 克。

## 731. 复方木鳖子散

《全国医药产品大全》

【药物组成】木鳖子仁 15 克，桃仁 10 克，杏仁、糯米各 5 克，白胡椒 7 粒。

【功效】祛痰，止咳，平喘。

【主治】慢性气管炎。

【方药分析】木鳖子为主药，清热祛痰；桃仁、杏仁、白胡椒为辅药，降气止咳，祛痰平喘；糯米补脾。

【用法与用量】外用，将粉碎的药粉用 1 个鸡蛋清调匀，外敷于足底（涌泉穴），临睡时敷 8~12 小时。

【宜忌】临睡前新配，敷药期间忌烟酒。

## 732. 复方贝母片

《吉林省药品标准》（1977 年版）

【药物组成】硼砂 300 克，石膏、百合各 200 克，麻黄 140 克，贝母、橘红、炒苦杏仁、百部、甘草各 100 克。

【功效】清热化痰，止咳平喘。

【主治】肺热咳嗽，气逆喘息。

【方药分析】硼砂、石膏、百合清肺热为主药；贝母、橘红、百部、甘草祛痰止咳为辅药；麻黄宣肺气，杏仁降肺气而平喘共为佐药。诸药配合，使热清痰化，咳逆自止，故用治痰热壅滞、咳嗽气逆喘息之证。

【性状与剂型】糖衣片，片芯呈黄棕色，味咸，微苦，片芯重 0.3 克。

【用法与用量】内服，1 次 3~6 片，1 日 2~3 次。

【贮藏】密闭，放阴凉干燥处，防潮防晒。

【宜忌】忌食辛辣油腻食物。

## 733. 复方丹茵膏

《山东省药品标准》（1986 年版）

【药物组成】茵陈、丹参各 240 克，柴胡、白茅根、板蓝根各 120 克，甘草、大枣各 60 克。

【功效】清热利湿，解毒退黄。

【主治】急性传染性肝炎。

【方药分析】茵陈清利湿热退黄疸，丹参活血祛瘀共为主药；柴胡疏肝解郁，白茅根清热利尿去湿热，板蓝根清热解毒共为辅药；甘草、大枣补益中气，调和脾胃为佐药。

【性状与剂型】棕褐色稠厚的半流体膏剂，味甘，微苦，每瓶装 480 克。

【用法与用量】内服，1 次 3 克，1 日 2 次。小儿酌减，或遵医嘱。

【贮藏】密闭，置干燥阴凉处保存，防潮防晒。

【宜忌】注意隔离，谨防传染。

## 734. 复方苍术膏

《全国医药产品大全》

【药物组成】苍术、吴茱萸各 30 克，丁香 5 克，白胡椒 30 粒，凡士林适量。

【功效】温脾，健胃，降气，止泻。

【主治】寒泻，单纯性消化不良。

【方药分析】苍术燥湿健脾；吴茱萸、丁香、白胡椒散寒降气。

【性状与剂型】褐色软膏剂，具特异香气。

【用法与用量】外用敷肚脐，1 日换药 1 次。

【贮藏】密闭，置阴凉干燥处，防潮防晒。

【宜忌】湿热湿泄泻者忌用。

## 735. 复方茜草止血散

《全国医药产品大全》

【药物组成】茜草 600 克，重楼、三七各 200 克。

【功效】消炎止血。

【主治】各种外伤性出血。

【方药分析】茜草、三七均有较强的止血之功，兼可化瘀，使血止而不留瘀；重楼清热解毒，消肿止痛。

【性状与剂型】棕红色粉末，散剂。

【用法与用量】外用，取适量药粉撒敷于创面，纱布包扎。

【贮藏】密闭，置阴凉干燥处，防潮防晒。

【宜忌】药粉用前应高温消毒，以防感染。

## 736. 复方胃散胶囊

《黑龙江省药品标准》(1986 年版)

【药物组成】黄芪（制）、白芷、白及、白芍、海螵蛸各 42 克，延胡索（醋制）25 克，甘草（制）16 克。

【功效】补气健脾，制酸止痛，止血生肌。

【主治】胃及十二指肠溃疡，胃酸过多，吐血便血，食减形瘦等证。

【方药分析】黄芪补气健脾，鼓舞生机；海螵蛸、白芷、白及收敛止血，制酸，止痛生肌；延胡索、白芍行气止痛，养血敛阴，柔肝缓急止痛；甘草调和诸药。

【性状与剂型】浅棕黄色粉末，味甘，每粒装 0.25 克。

【用法与用量】内服，饭前服用，1 次 4~6 粒，1 日 3 次。伴吐血、便血者 1 次 12 粒，1 日 3 次，或遵医嘱。

【贮藏】密封，置阴凉干燥处，防潮防晒。

【宜忌】忌食生冷黏腻不易消化的食物。

## 737. 复方莪术散

《全国医药产品大全》

【药物组成】莪术、三棱各 47 克，冰片 5 克，呋喃西林 1 克。

【功效】行血破瘀，消炎消肿。

【主治】慢性宫颈炎。

【方药分析】莪术、三棱破血祛瘀；冰片凉血消肿；呋喃西林消炎。

【性状与剂型】黄色粉末，散剂。

【用法与用量】外用，取少量药粉涂撒于宫颈处，隔日 1 次，7~10 次为 1 疗程。

【贮藏】密闭，阴凉干燥处保存，防潮防晒。

【宜忌】经期停用。

## 738. 复方黄芩丸

《全国医药产品大全》

【药物组成】百部 115 克，黄芩 107 克，丹参 86 克，甘草 50 克，蜂蜜 642 克。

【功效】清热化痰，润肺止咳。

【主治】肺痨及肺热咳嗽。

【方药分析】黄芩清肺热，百部润肺止咳，丹参清血热，甘草、蜂蜜益气和中，培土生金，扶正祛邪。

【性状与剂型】黑色药丸，味苦微甘，每丸重 10 克。

【用法与用量】内服，1 次 1~2 丸，1 日 2 次。

【贮藏】密闭，置阴凉干燥处，防潮防蛀。

【宜忌】忌食辛辣香燥食物。

## 739. 复方紫桉软膏

《全国医药产品大全》

【药物组成】紫草 100 克，桉叶油 40 毫升，石蜡 60 克，凡士林适量。

【功效】清热解毒，止痛止痒。

【主治】脓疱疮，湿疹，皮肤过敏，蚊虫叮咬等。

【方药分析】紫草和桉叶油有清热解毒之效用。

【性状与剂型】紫红色软膏。

【用法与用量】取适量外涂患处，1 日 1 次。

【贮藏】密闭，置阴凉干燥处，防潮防晒。

【宜忌】皮肤过敏者忌用。

## 740. 复合地黄丸

《江苏省药品标准》( 1977 年版 )

【**药物组成**】生地黄、熟地黄、枸杞子、山药（炒）、玉竹各 200 克，菊花、柏子仁、泽泻（炒）、首乌（制）、薏苡仁各 150 克。

【**功效**】养阴补虚。

【**主治**】身体虚弱，头目眩晕，腰腿酸软，慢性肾炎等。

【**方药分析**】熟地、生地、枸杞子、首乌、玉竹养血滋阴，补益肝肾；山药补脾固肾；柏子仁养心安神；菊花、泽泻、薏苡仁清热利湿。全方补泻同施，而以滋补阴血为主。

【**性状与剂型**】黑褐色蜜丸，微甜后苦，每丸重 10 克。

【**用法与用量**】内服，1 次 1 丸，1 日 2 次。

【**贮藏**】密闭，贮于阴凉干燥处，防潮防蛀。

【**宜忌**】忌烟酒，节房事。

## 741. 香苏正胃丸

《全国医药产品大全》

【**药物组成**】紫苏叶 160 克，广藿香、香薷、厚朴（姜制）各 80 克，滑石 66 克，陈皮、白扁豆（炒）各 40 克，枳壳（炒）、砂仁、山楂（炒）、六曲（炒）、麦芽（炒）、茯苓各 20 克，甘草 11 克，朱砂 3.3 克。

【**功效**】解表和中，消食行滞。

【**主治**】小儿暑湿感冒，头痛发热；或停乳停食，呕吐泄泻，腹痛腹胀，小便不利。

【**方药分析**】藿香、香薷解暑化湿和中；紫苏叶既可配滑石以助主药解暑湿，又可配厚朴以行气宽中，消胀满；陈皮、砂仁、扁豆、茯苓健脾化湿；枳壳行气滞，除腹胀；山楂、六曲、麦芽健脾消乳食；朱砂安神定惊；甘草调和诸药。

【**性状与剂型**】黑褐色的大蜜丸，味微甜，略苦，每丸重 3 克。

【**用法与用量**】内服，1 次 1 丸，1 日 1~2 次。周岁以内小儿酌减。

【**贮藏**】密闭，贮于阴凉干燥处，防潮防蛀。

【**宜忌**】忌食生冷，谨避风寒。

## 742. 香连丸

《全国医药产品大全》

【**药物组成**】黄连（酒炙）、苍术（炒）、白芍（酒炙）各 80 克，枳壳（炒）、厚朴（姜炙）茯苓各获 60 克，木香、吴茱萸（盐炙）、槟榔、陈皮、泽泻、甘草各 40 克。

【功效】清热利湿，行气止痛。

【主治】赤白痢疾，里急后重，胸膈满闷，宿食停滞。

【方药分析】黄连清热燥湿解毒，木香行气止痛，两药共为主药。槟榔、枳壳、厚朴导滞调气，调气则后重自除；苍术、陈皮、茯苓、泽泻健脾祛湿，加白芍调和气血，止下痢腹痛后重；吴茱萸制主药黄连寒凉太过；使以甘草调和诸药，且与芍药相伍，善缓急止痛。总观全方，既可清热解毒，利湿浊，又可行气止痛。

【性状与剂型】灰黄色的水丸，味苦，微涩，每包重 10 克。

【用法与用量】内服，1 次 1 包，1 日 1~2 次。

【贮藏】密闭，贮于阴凉干燥处，防潮防蛀。

【宜忌】胃弱脾虚泄泻者忌用。

# 743. 香附丸

《河北省药品标准》(1985 年版)

【药物组成】香附(醋制)300 克，当归 200 克，白芍(炒)、熟地黄、白术(炒)各 100 克，川芎、陈皮、黄芩各 50 克，砂仁 25 克。

【功效】活血养血，行气止痛。

【主治】血虚气滞，胸闷胁痛，痛经。

【方药分析】重用香附，其善于疏肝解郁，调理气机，且具有行气止痛之功，故为主药；辅以当归、川芎、白芍、熟地补血调血，四药相合，则补中有通，补而不滞，使营血恢复，而周流无阻；另加砂仁、陈皮以行气，气行则血行；用黄芩以制肝郁过久化火，为佐使药。

【性状与剂型】暗黄色至深褐色的蜜丸，气芳香，味苦，每丸重 9 克。

【用法与用量】内服，黄酒或温开水送服，1 次 1 丸，1 日 2 次。

【贮藏】密闭，贮于阴凉干燥处，防潮防蛀。

【宜忌】忌食生冷寒凉的食物。

# 744. 香砂平胃丸

《上海市药品标准》(1980 年版)

【药物组成】苍术(麸炒)500 克，陈皮、厚朴(制)、香附(制)各 40 克，砂仁、甘草(蜜炙)各 200 克。

【功效】理气解郁，健胃祛湿。

【主治】湿阻脾胃，呕吐反胃，胸膈胀满，饮食减少。

【方药分析】厚朴、香附理气导滞；陈皮、苍术燥湿化痰；砂仁、甘草补脾和胃；诸药相合，健中理气，除湿消胀。

【性状与剂型】棕黄色小粒水丸，具有砂仁特异香气。

【用法与用量】内服，1次9克，1日2次，饭后服用。

【贮藏】密闭，贮于阴凉干燥处，防潮防晒。

【宜忌】忌生冷肥腻等不易消化的食物。

## 745. 香砂养胃丸

《浙江省药品标准》（1983 年版）

【药物组成】白术（麸炒）、陈皮、茯苓、半夏（制）各100克，香附（制）、砂仁、木香、枳实（麸炒）、白豆蔻仁、厚朴（制）、土藿香各70克，甘草30克。

【功效】温中和胃。

【主治】<u>消化不良</u>，<u>胃痛发胀</u>，胸口饱闷，<u>呕吐酸水</u>，<u>纳食减少</u>等症。

【方药分析】白术、茯苓、甘草健脾益气，以助健运之功；半夏（制）、陈皮和中祛湿；砂仁、土藿香芳香化浊，醒脾开胃；木香、香附、枳实、白豆蔻仁、厚朴宽中散满，行气止痛。诸药配伍，具有补脾胃、消食积之效。

【性状与剂型】灰褐色小粒水丸，具有砂仁特异香气，味苦带辛，每50粒重3克。

【用法与用量】内服，1次9克，早晚各1次。

【贮藏】密闭，贮于阴凉干燥处，防潮防晒。

【宜忌】忌生冷黏腻等不易消化的食物。

## 746. 香砂健胃丸

《四川省药品标准》（1983 年版）

【药物组成】陈皮160克，白术（麸炒）120克，香附（醋制）、山楂、厚朴（姜制）、广藿香、麦芽（炒）、茯苓、枳壳（炒）、苍术（麸炒）、六神曲（麸炒）各80克，党参、莱菔子（炒）、砂仁、半夏曲（炒）各40克，木香、甘草（蜜炙）各20克。

【功效】和胃止呕，宽胸理气。

【主治】脾胃虚弱，消化不良引起的<u>两肋胀满</u>，<u>胃脘疼痛</u>，<u>倒饱嘈杂</u>，<u>呕吐酸水</u>，<u>面色萎黄</u>，<u>四肢倦怠</u>。

【方药分析】党参、茯苓、甘草、二术健脾补气，以助后天之本；莱菔子、山楂、麦芽、神曲消食导滞，开胃和中；木香、香附、枳壳行气止痛，宽中散满；砂仁、藿香、半夏、陈皮和中化湿。诸药相合，健脾开胃，消食除湿，行气止痛。

【性状与剂型】棕褐色水丸，气香，味微苦，略辛，每20粒重1克。

【用法与用量】内服，1次6克，1日2次。

【贮藏】密封，置阴凉干燥处，防潮防晒。

【宜忌】感冒忌用。忌生冷黏腻等不易消化的食物。

# 747. 香蔻丸

*《山东省药品标准》*（1986 年版）

【**药物组成**】陈皮、青皮（醋炒）、大黄各 150 克，沉香、豆蔻、木香、草果（去皮）、砂仁、香附（酒炒）、枳壳（麸炒）、六神曲（麸炒）各 100 克，紫苏梗、乌药各 50 克，甘草（蜜炙）30 克。

【**功效**】开胃制酸，调气止痛。

【**主治**】挟食，脘腹胀痛，吞酸嘈杂，食欲不振，消化不良。

【**方药分析**】木香、沉香、青皮、枳壳行肠胃之气滞；香附、砂仁、陈皮、苏梗、豆蔻、草果疏理肝脾之气而破积滞；乌药行下焦之气滞；神曲消食和胃；大黄荡涤积滞，逐瘀通经；甘草益脾调和诸药。

【**性状与剂型**】棕褐色蜜丸，气微香，味微甜，苦，每丸重 6.25 克。

【**用法与用量**】内服，姜汤或温开水送服，1 次 1 丸，1 日 2 次。

【**贮藏**】密封，置阴凉干燥处，防潮防蛀。

【**宜忌**】忌生冷黏腻食物。

# 748. 香橘丸

*《山东省药品标准》*（1986 年版）

【**药物组成**】茯苓、苍术（米泔水炒）、白术（麸炒）、陈皮、香附（醋炒）各 90 克，山药、法半夏、白扁豆（炒）、莲子、薏苡仁（麸炒）、山楂（炒）、枳实（麸炒）、麦芽（炒）、厚朴（姜制）、六神曲（麸炒）各 60 克，砂仁、泽泻、甘草各 30 克，木香 15 克。

【**功效**】健脾开胃，燥湿止泻。

【**主治**】小儿脾胃虚弱，脘腹胀满，消化不良，呕吐泄泻等症。

【**方药分析**】白术、山药、茯苓、扁豆、莲子、薏苡仁、苍术、厚朴、陈皮、半夏健脾益气，燥湿开胃；砂仁、香附理气和胃，醒脾；枳实、木香下气导滞；山楂、麦芽、神曲消食和中；甘草调和诸药。

【**性状与剂型**】棕色或棕黄色蜜丸，臭微，味甜，微苦，每丸重 3 克。

【**用法与用量**】内服，1 次 1 丸，1 日 3 次。3 岁以下小儿酌减。

【**贮藏**】密封，置阴凉干燥处，防潮防蛀。

【**宜忌**】忌食生冷油腻之物。

# 749. 保儿散

*《广东省药品标准》*（1982 年版）

【**药物组成**】钩藤 148 克，清宁、南星（胆汁制）、川贝母各 99 克，木香、枳壳、竹黄、陈皮、甘草（炒）、草豆蔻、沉香、半夏（制）、全蝎（炒）、檀香、天麻（炒）各 49 克，冰片 15 克。

【功效】镇惊，定喘，行气，消滞。

【主治】小儿惊风，感冒发热，伤风流涕，咳嗽气促，痰涎壅盛，消化不良，呕吐腹泻。

【方药分析】清宁为大黄用多种药材炮制而成，泻热攻下；胆南星、竹黄、川贝母清热化痰，止咳定喘；全蝎、钩藤、天麻息风定惊；木香、枳壳、陈皮、沉香、檀香行气导滞；草豆蔻、半夏和中降逆，化痰；冰片开窍醒神；甘草调和诸药。

【性状与剂型】黄色粉末散剂，味辛，每支重 0.6 克。

【用法与用量】内服，小儿 1 次 1 支，1 日 4 次。婴儿酌减。

【贮藏】密封，置阴凉干燥处，防潮防晒。

【宜忌】忌食生冷油腻之物。谨防风寒。

## 750. 保元丸

《北京市药品标准》（1983 年版）

【药物组成】全蝎 120 克，胆南星、羌活、防风各 105 克，天麻 90 克，钩藤、薄荷、猪牙皂、麻黄各 75 克，僵蚕、天竺黄、陈皮、甘草、茯苓、琥珀粉各 60 克，朱砂粉 48 克，麝香、人工牛黄各 12 克，冰片 6 克。

【功效】祛风化痰，解热镇惊。

【主治】痰热内闭，外感风寒，身热面赤，咳嗽痰盛，气促作喘，急热惊风。

【方药分析】麻黄、羌活、防风外散风寒；薄荷、僵蚕疏风，解散表邪；胆南星、天竺黄、牛黄、冰片清热化痰；天麻、钩藤、猪牙皂、全蝎平息痰热所致之内风；陈皮、茯苓理气健脾，以杜生痰之源；琥珀、朱砂重镇安神以治惊；麝香开窍祛痰以醒神；使以甘草调药和中。

【性状与剂型】深黄色的大蜜丸，气香，味甜，微苦，每丸重 1.5 克。

【用法与用量】内服，1 次 1 丸，1 日 2~3 次。周岁以内小儿酌减。

【贮藏】密封，置室内阴凉干燥处，防潮防蛀。

【宜忌】忌食生冷油腻之物。谨防风寒。

## 751. 保幼化风丸（丹）

《河北省药品标准》（1985 年版）

【药物组成】胆南星、薄荷各 200 克，羌活、独活、天麻、荆芥穗、防风、川芎、全蝎、人参、甘草各 100 克，朱砂 49 克。

【功效】散风化痰。

【主治】外感内热，痰涎壅盛，咳嗽发热，头疼身痛，四肢抽动，睡卧不安。

【**方药分析**】胆南星清热化痰，祛风解痉；天麻、全蝎息风镇痉；朱砂安神；羌活、独活、防风、芥穗、薄荷、川芎祛风解表；人参、甘草扶正气，和药安中。

【**性状与剂型**】棕红色的蜜丸，味苦，每丸重 3 克。

【**用法与用量**】内服，1 次 1 丸，1 日 2 次。周岁以内小儿酌减。

【**贮藏**】密封，置室内阴凉干燥处，防潮防晒。

【**宜忌**】忌食生冷油腻之物。谨防风寒。

## 752. 保产丸（达生丸）

《全国医药产品大全》

【**药物组成**】黄芪（炙）98 克，杜仲、熟地黄、当归、党参、白术、桑寄生各 61 克，阿胶（蛤粉炒）49 克，茯苓 48 克，黄芩（酒炙）45 克，龙眼肉、白芍（酒炙）、菟丝子（盐炙）各 37 克，炙艾绒 36 克，续断（酒炙）30 克，川芎、荆芥（醋炙）、莲须、甘草、砂仁（盐炙）各 25 克，香附（盐醋炙）19 克，紫苏叶、紫苏梗各 10 克。

【**功效**】补气养血，安胎和胃。

【**主治**】孕妇气血两亏，屡经小产，胎动不安，腰酸腿痛，四肢酸软，头昏足肿，恶心呕吐，胎痛下血。

【**方药分析**】黄芪为君，配伍四君子汤（党参、白术、茯苓、甘草）补气；胶艾四物汤（熟地、当归、白芍、川芎、阿胶、艾叶）养血止血，安胎；黄芩止血安胎；荆芥醋炙，通利血脉；杜仲、川断、寄生、丝子、莲须补肾涩精。以上用药，可使气旺血生，肾充胎固；苏叶、苏梗醒脾化痰，利气和中；香附行气解郁；砂仁和中化湿，使脾胃和运，气血化生有源。全方和力，补气养血，安胎和胃，用于气血双亏，屡经小产，胎动不安者，可收良效。

【**性状与剂型**】黑褐色蜜丸，味甜，苦，麻，微涩，每丸重 10 克。

【**用法与用量**】内服，1 次 1 丸，1 日 2 次。

【**贮藏**】密封，置阴凉干燥处，防潮防蛀。

【**宜忌**】忌劳累。忌房事。

## 753. 保产无忧丸

《古今名方》

【**药物组成**】当归（酒炒）、白芍各 200 克，川芎、菟丝子（炒）、川贝母、黄芪各 100 克，荆芥 80 克，厚朴（姜制）、艾叶（醋炒）各 70 克，枳壳（麸炒）60 克，羌活、甘草各 50 克。

【**功效**】调气养血，和胃安胎。

【**主治**】气血两亏，屡经小产，胎动不安，腰肢酸痛，恶心呕吐，不思饮食。

【**方药分析**】当归、白芍、川芎、黄芪双补气血；艾叶、荆芥、羌活温通血脉；

菟丝子补肾安胎；厚朴、枳壳行气除满，以和胃气；川贝母祛痰；甘草调和诸药。

【性状与剂型】棕褐色小蜜丸，味甜微苦，每瓶重 120 克。

【用法与用量】内服，1 次 9 克，1 日 2 次。

【贮藏】密封，阴凉干燥处保存，防潮防蛀。

【宜忌】忌服生冷黏腻等不易消化的食物。忌房事。

## 754. 保安万灵丸（丹）

《辽宁省药品标准》( 1980 年版 )

【药物组成】苍术( 麸炒 )400 克，川乌( 制 )、羌活、当归、石斛、细辛、甘草、荆芥、防风、首乌、川芎、天麻、麻黄、草乌（制）、全蝎各 50 克，雄黄 30 克。

【功效】散风，除湿，解毒，活血。

【主治】痈疽发背，风湿疙瘩，风湿痹证，筋骨疼痛等。

【方药分析】苍术用量独重，散风寒，化湿浊；麻黄、羌活、细辛、防风、荆芥辛散风寒；川乌、草乌祛风寒湿邪，止痛；全蝎息风解表；雄黄解毒化痰；天麻息风，主风湿痹证；当归、首乌、石斛、川芎补血滋阴，行气活血，扶正祛邪；甘草调和诸药。

【性状与剂型】棕黄色蜜丸，质柔软，味辛，每丸重 9 克。

【用法与用量】内服，1 次 1 丸，黄酒或温开水送服。

【贮藏】密闭，贮于阴凉干燥处，防潮防蛀。

【宜忌】孕妇忌服。

## 755. 保赤散

《中药成药学》( 1984 年版 )

【药物组成】天南星（制）400 克，炒六曲、朱砂各 250 克，巴豆霜 150 克。

【功效】消食导滞，化痰镇惊。

【主治】小儿冷积，停乳停食，腹部胀满，大便秘结，痰多，惊悸不安。

【方药分析】六曲消食健脾；巴豆霜泻下去积；天南星祛痰；朱砂镇惊。

【性状与剂型】粉红色至橙红色的粉末散剂，味淡微辛，每瓶装 0.09 克。

【用法与用量】内服，小儿 6 个月至 1 岁 1 次 0.09 克，2~4 岁 1 次 0.18 克。

【贮藏】密闭，贮于阴凉干燥处，防潮防晒。

【宜忌】泄泻者忌服。

## 756. 保坤丹（妇科通经丸）

《山东省药品标准》( 1986 年版 )

【药物组成】木香、红花各 225 克，香附 200 克，大黄、三棱、黄芩、鳖甲、穿山甲、干漆、沉香、莪术、郁金各163克，硇砂100克，巴豆80克，艾叶75克。

**【功效】**破瘀通经，解郁止痛。

**【主治】**痛经，经闭，胸脘痞闷，腰腹胀痛。

**【方药分析】**巴豆与大黄相配，去大黄之苦寒而用其泻下之功，二者泻下寒积；三棱、穿山甲、干漆、红花、莪术、硇砂、郁金破血逐瘀，通经止痛；艾叶温经散寒；香附、木香、沉香行气通经，止痛散寒，且可助活血之功；鳖甲养阴血，以防破瘀伤血；黄芩苦寒，以防辛热太过而动血。

**【性状与剂型】**朱红色的蜡丸，丸芯显黄褐色，气微，味微咸，每10粒重1克。

**【用法与用量】**内服，每早空腹，小米汤或黄酒送服，1次30粒，1日1次。

**【贮藏】**密闭，贮于阴凉干燥处，防潮防晒。

**【宜忌】**气血虚弱引起的经闭腹痛、便溏及孕妇均忌服。服药期间，忌食生冷、辛辣、荞麦面等。

## 757. 保和丸
### 《丹溪心法》

**【药物组成】**焦山楂300克，炒六曲、制半夏、茯苓各100克，陈皮、莱菔子（炒）、麦芽（炒）、连翘各50克。

**【功效】**消食，导滞，和胃。

**【主治】**食滞，脘腹胀满，嗳腐吞酸，厌食腹泻。

**【方药分析】**山楂、麦芽、六曲、莱菔子消食导滞；半夏、茯苓、陈皮理气燥湿，健脾和胃；加入连翘清食郁之热，散积滞之结。

**【性状与剂型】**灰棕色至褐色水丸，气微香，味微酸，涩。

**【用法与用量】**内服，1次6克，1日2次，小儿酌减。

**【贮藏】**密闭，贮于阴凉干燥处，防潮防晒。

**【各家论述】**《成方便读》："此为食积痰滞，内瘀脾胃，正气未虚者而设也。山楂酸温性紧，善消腥膻油腻之积，行瘀破滞，为克化之药，故以为君。神曲系蒸窨而成，其辛温之性，能消酒食陈腐之积。莱菔子辛甘下气而化面积，麦芽咸温消谷而行瘀积，二味以之为辅。然痞坚之处，必有伏阳，故以连翘之苦寒，散结而清热；积郁之凝，必多痰滞，故以二陈化痰而行气。此方虽纯用消导，毕竟是平和之剂，故特谓之保和耳。"

《医方考》："饮食内伤，令人恶食者，此丸主之。伤于饮食，故令恶食，诸方以厉药攻之，是伤而复伤也。是方药味平良，补剂之例也，故曰保和。"

## 758. 保肺养阴丸
### 《内蒙古药品标准》（1983年版）

**【药物组成】**菊花、桑叶各120克，天冬、地黄、山药、川贝母、麦冬、熟地黄、北沙参、百部、阿胶各 60 克，茯苓、五味子、燕窝、三七各 30 克。

【功效】滋阴润肺，平肝杀虫。

【主治】虚痨咳嗽，痰中带血，潮热羸瘦，咽痛音哑。

【方药分析】天冬、生地、熟地、五味子、燕窝、麦冬、北沙参、阿胶滋养肺阴，清虚火；百部润肺抗痨；菊花、桑叶平肝养肺；川贝母润肺化痰止咳；三七止血以治痰中带血；山药、茯苓益气健脾，补土生金。

【性状与剂型】黑褐色蜜丸，味甘，每丸重 9 克。

【用法与用量】内服，1 次 1 丸，1 日 2 次，嚼化或温开水送服。

【贮藏】密闭，置阴凉干燥处，防潮防蛀。

【宜忌】戒房事，慎风寒。

## 759. 保胎丸

*《全国医药产品大全》*

【药物组成】当归、白芍、贝母各 200 克，川芎、地黄、菟丝子、白术（麸炒）、枳壳（麸炒）各 160 克，元芪、元芩、荆芥穗、甘草各 120 克，砂仁、艾叶（炙）、厚朴（姜制）各 100 克，羌活 60 克。

【功效】补气养血，和胃安胎。

【主治】孕妇气血两亏，屡经小产，胎动不安，腰酸腿痛，四肢乏力，心悸气短，咳嗽头昏，呕吐恶心，不思饮食。

【方药分析】以四物汤（当归、白芍、地黄、川芎），配伍元芪补血益气；菟丝子补肝肾，益精髓；白术和元芩同用，清热健脾安胎；艾叶止腹痛安胎；砂仁和中行气，止痛安胎；枳壳、厚朴行气除痞满；羌活、荆芥与白术相伍，有升发脾胃清阳之气的作用；贝母清热化痰；甘草调药和中。

【性状与剂型】黑褐色蜜丸，质柔软，味苦，气香，每丸重 6 克。

【用法与用量】内服，1 次 1 丸，1 日 2 次。

【贮藏】密封，贮藏于阴凉干燥处，防潮防蛀。

【宜忌】忌过劳，慎风寒。忌房事。

## 760. 保童化痰丸

*《北京市药品标准》*（1983 年版）

【药物组成】黄芩、桔梗、橘红、前胡、杏仁、法半夏、紫苏叶、葛根、陈皮、茯苓、枳壳各 15 克，党参、甘草、胆南星、浙贝母、木香、羌活、朱砂粉各 12 克，黄连、天竺黄各 9 克，冰片 2.4 克。

【功效】清热化痰，止嗽定喘。

【主治】小儿肺胃痰热，感受风寒，头痛身热，咳嗽痰盛，气促喘急，烦躁不安。

【方药分析】羌活、紫苏叶外散风寒；配葛根以助解表；天竺黄、前胡、杏仁、半夏、胆南星、浙贝母、桔梗、橘红、陈皮清化痰热，止咳平喘；黄芩、黄连清肺胃之热；冰片、朱砂镇惊安神；党参、茯苓补气健脾，既可杜生痰之源，又可防祛邪伤正之弊；枳壳、木香理肺胃之气，且防党参等补益恋邪；甘草调和药性。

【性状与剂型】深黄色的蜜丸，味苦，微甜，每丸重 3 克。

【用法与用量】内服，1 次 1 丸，1 日 2 次。周岁以内小儿酌减。

【贮藏】密闭，置室内冷阴凉干燥处，防潮防蛀。

【宜忌】忌食生冷，外慎风寒。

## 761. 泉州茶饼
*《福建省药品标准》（1977 年版）*

【药物组成】茶叶末 680 克，藿香 108 克，使君子 85 克，紫苏、麦芽（炒）、槟榔、厚朴（姜制）、香附（炒）、白扁豆（炒）、木瓜各 59.5 克，柴胡（酒制）、山楂（炒）、枳壳（麸炒）、香薷各 51 克，陈皮 42.5 克，苍术（麸炒）、姜半夏各 34 克，木香、泽泻（盐炒）各 29.7 克，白芷、甘草（蜜炙）各 25.5 克，茯苓、茯苓皮、羌活各 17 克。

【功效】散寒理气，健脾开胃，祛痰利湿，消积止痛。

【主治】<u>伤寒感冒</u>，<u>畏寒发热</u>，<u>脾胃失调</u>，<u>食积腹痛</u>，<u>湿热腹泻</u>。

【方药分析】木香、枳壳、香附、陈皮行气止痛，消痞散结；紫苏、白芷、香薷、羌活、柴胡解表散寒；苍术、厚朴、藿香行气化湿，芳香醒脾；半夏燥湿化痰，降逆止呕；使君子、麦芽、山楂、槟榔行气消积；茯苓、茯苓皮、泽泻、扁豆、木瓜健脾和胃，利湿；茶叶末化食消痰利尿；甘草调药和中。

【性状与剂型】呈棕黑色的小块，气微香，味苦微甘，每块重 7.5 克。

【用法与用量】内服，泡服或煎服，1 次 15 克，1 日 1~2 次。

【贮藏】密封，置阴凉干燥处，防潮防晒。

【宜忌】忌服生冷黏腻等不易消化的食物。

## 762. 追风丸
*《广东省药品标准》（1982 年版）*

【药物组成】防风、当归、川芎、白芍、僵蚕、天麻、荆芥各 100 克，半夏（制）75 克，川乌（制）、草乌（制）、白芷、地龙、石膏各 50 克，桂枝 40 克，胆南星 30 克，白附子、雄黄粉、甘草各 25 克，橘络 7.5 克。

【功效】散风胜湿，化痰通络。

【主治】<u>手足麻木</u>，<u>筋骨软弱</u>，<u>腰背疼痛</u>，<u>行步艰难</u>。

【方药分析】桂枝、荆芥、防风、白芷辛散祛风；川乌、草乌祛风湿，止痹痛；胆星、半夏（制）、白附子、天麻、僵蚕、雄黄祛痰息风；当归、川芎、白芍、地龙补血活血，通经络；橘络理气化痰；石膏清热泻火。

【性状与剂型】黄棕色大蜜丸，味甜，微苦带辛。

【用法与用量】内服，1 次 1 丸，1 日 2 次，温开水送下。

【贮藏】密封，置阴凉干燥处，防潮防蛀。

【宜忌】孕妇忌服。忌受风寒。

# 763. 追风止痒丸

《辽宁省药品标准》（1980 年版）

【药物组成】苦参 300 克，荆芥 125 克，麻黄、黄芩各 100 克，防风、羌活、川芎、党参、白芍（酒炒）、僵蚕（炒）、蝉蜕、蒺藜（炒）各 50 克，当归、白术（炒）各 25 克。

【功效】疏风，除湿，清热，凉血。

【主治】风湿疙瘩，皮肤刺痒。

【方药分析】重用苦参，配伍黄芩清热燥湿；麻黄、荆芥、防风、羌活、蝉蜕、蒺藜、僵蚕祛风止痒；川芎活血祛风；当归、白芍、党参、白术补气养血。

【性状与剂型】深黄色水泛丸，味苦，每丸重 10 克。

【用法与用量】内服，1 次 1 丸，1 日 2 次。

【贮藏】密封，置阴凉干燥处，防潮防晒。

【宜忌】忌食海鲜。忌受风寒。

# 764. 追风化痞膏

《全国医药产品大全》

【药物组成】秦艽、槐树条、三棱、龟板、大黄、黄柏、莪术各 180 克，川牛膝、当归、全蝎、蓖麻子、白术、附子、川乌、木鳖子、草乌、马钱子、穿山甲、阿魏、土鳖虫、没药各 120 克，乳香 105 克，巴豆 75 克，人发 60 克，麝香 36 克，蜈蚣 100 条，蛤蚧 1 对。

【功效】散寒活血，消积化痞。

【主治】风寒湿痹，四肢麻木，腰腿酸痛，积聚痞块。

【方药分析】附子、川乌、草乌、秦艽助阳散寒，祛风止痛；乳香、没药、三棱、莪术、山甲、土鳖虫、蓖麻子、马钱子、木鳖子活血化瘀血，消肿散结，止痛；巴豆、大黄攻逐瘀滞；阿魏消痞去积，散癥消痕；全蝎、蜈蚣祛风，通经络，解毒；麝香活血散结；黄柏、槐树条清热；蛤蚧、龟板、牛膝补肾坚骨；当归、人参、白术养血，健脾，固本祛邪。

【性状与剂型】薄圆形棕褐色膏药，光亮，气清香，每张净重 4.6~18 克。

【用法与用量】外用，将膏药暖开贴于患处。

【贮藏】密封，置阴凉干燥处，防潮防晒。

【宜忌】孕妇忌贴腹部。

# 765. 追风苏合丸

《全国医药产品大全》

【药物组成】朱砂50克，柴胡、紫苏叶各30克，砂仁、薄荷、川芎、香附（制）、苏合香油、桂枝、黄芩、半夏（制）、乌药、厚朴、藿香各20克，陈皮、胆南星、独活、枳壳、天麻、白芷、细辛、草果、防风、樟脑、荜茇、干姜、甘草、羌活各15克，猪牙皂、白附片、前胡、升麻、木香各10克，丁香8克，豆蔻、沉香各5克，麝香、冰片各1克。

【功效】疏风化痰，开窍醒神。

【主治】<u>猝然晕倒</u>，<u>牙关紧闭</u>，<u>不省人事</u>，<u>风寒腹痛</u>，<u>呕吐腹泻</u>。

【方药分析】柴胡、升麻、薄荷、细辛、桂枝、白芷、防风、紫苏、羌活、独活辛散外风；白附子、前胡、半夏、天麻、胆南星祛痰下气；麝香、冰片、苏合香、樟脑开窍辟秽，涤痰醒神；干姜、丁香、砂仁、厚朴、豆蔻、藿香、草果温中降逆，醒脾化湿；香附、木香、乌药、陈皮、枳壳、沉香、川芎行滞气，除胀满；黄芩清热；朱砂安神；甘草调和诸药。

【性状与剂型】褐色大蜜丸，具有苏合香味，味苦微甜，每丸重3克。

【用法与用量】内服，1次1丸，1日2次。

【贮藏】密封，置阴凉干燥处，防潮防蛀。

【宜忌】孕妇忌服。忌受风寒。

# 766. 追风虎骨酒

《吉林省药品标准》（1977年版）

【药物组成】牛膝、白花蛇、老鹤草各50克，木瓜、红花、蚕沙各40克，苏木、地枫、松节油、千年健、狗脊（烫去毛）各30克，海风藤、桂枝、肉桂、当归、续断、没药（炒）各20克，虎骨胶10克，50度白酒适量。

【功效】祛风湿，强筋骨，活血止痛。

【主治】<u>筋骨疼痛</u>，<u>四肢麻木</u>等。

【方药分析】虎骨、白花蛇、海风藤、木瓜、千年健、地枫、松节油、蚕沙祛风湿，通经络，壮筋骨；苏木、红花、没药活血化瘀；桂枝、肉桂、当归祛寒养血，温通血脉；牛膝、川断、狗脊补肝肾，强腰膝，祛风湿；老鹤草祛风活血，清热解毒，对大队辛温之品有制约作用。

【性状与剂型】棕色澄明液体，酒剂，气芳香，味辛微甘，每瓶250毫升。

【用法与用量】内服，1次15毫升，1日2次，早晚服。

【贮藏】密封，贮于阴凉干燥处，避光防晒。

【宜忌】对酒精过敏者忌服。孕妇忌服。

## 767. 追风活络酒

《黑龙江省药品标准》（1986年版）

【药物组成】防风、当归、麻黄各120克，独活、续断、秦艽、骨碎补、红花、羌活、天麻、川芎、血竭、乳香（制）、没药（制）、红曲各80克，怀牛膝、木瓜、阴行草、杜仲、土鳖虫、白芷、草乌（制）各40克，紫草32克。

【功效】追风散寒，舒筋活络。

【主治】受风寒而致四肢麻木，关节疼痛，风湿麻痹，伤筋动骨。

【方药分析】麻黄、防风、独活、羌活、秦艽、白芷、草乌、天麻、木瓜祛风散寒，温燥除湿；红花、川芎、乳香、没药、血竭、土鳖虫、紫草、阴行草、当归、红曲养血活血，逐瘀通经；怀牛膝、杜仲、续断、骨碎补益肝肾，强腰膝，壮筋骨。治病之本，邪祛正复，诸证自愈。

【性状与剂型】红色透明液体，酒剂，气芳香，味甘微苦，每瓶装500毫升。

【用法与用量】内服，1次15毫升，1日2次，温开水送服。

【贮藏】密封，放于阴凉干燥处，避光防晒。

【宜忌】孕妇忌服。忌受风寒。

## 768. 追风透骨丸（丹）

《辽宁省药品标准》（1980年版）

【药物组成】茯苓200克，川乌（制）、白芷、香附（制）、甘草、川芎、麻黄、草乌（制）、地龙、红小豆、羌活、赤芍、细辛、天南星各100克，白术（炒）、乳香、秦艽、当归、桂枝、天麻、甘松、防风各50克，没药（炒）20克。

【功效】驱风寒，除湿化痰，活血通络。

【主治】风寒湿痹，四肢疼痛，神经麻痹，手足麻木。

【方药分析】川乌、草乌、麻黄、桂枝、羌活、细辛、防风、白芷、秦艽祛风寒湿邪，止痹痛；乳香、没药、川芎、赤芍、当归、地龙活血化瘀，养血通经络；南星、天麻息风化痰；白术、茯苓、红小豆、甘草健脾渗湿，扶正祛邪。

【性状与剂型】棕黄色蜜丸，味苦，每丸重10克。

【用法与用量】内服，1次1丸，1日2次。

【贮藏】密封，置阴凉干燥处，防潮防蛀。

【宜忌】孕妇忌服。忌受风寒。

## 769. 追风舒经活血丸

《全国医药产品大全》

【药物组成】麻黄180克，千年健、炒乳香、炒没药、杜仲炭、地枫皮、独活、煅自然铜、羌活、桂枝、木瓜、防风各 69 克，牛膝、甘草各 46 克，制马钱子粉适量。

【功效】散风祛寒，活血舒筋。

【主治】风寒串入经络所引起的腰腿疼痛，四肢麻木。

【方药分析】麻黄、桂枝、羌活、防风、独活、地枫、千年健发散风寒湿邪止痛；乳香、没药、自然铜、马钱子活血化瘀血止痛；木瓜舒筋；杜仲、牛膝补肝肾，强腰膝；甘草调和诸药，缓解马钱子的毒性。

【性状与剂型】黑褐色蜜丸，气微香，味苦辛，每丸重 3 克。

【用法与用量】内服，1 次 1 丸，1 日 2 次。

【贮藏】密闭，放阴凉干燥处，防潮防晒。

【宜忌】制马钱子粉的用量每次不能超过 0.6 克，否则会出现中毒症状。

## 770. 追风舒络丸

《全国医药产品大全》（1986 年版）

【药物组成】防风、当归（酒浸）、木瓜、麻黄各 90 克，独活、续断、天麻、秦艽、骨碎补（炒去毛）、血竭、红花、羌活、乳香（制）、没药（制）、川芎各 60 克，怀牛膝（酒蒸）、杜仲（盐炒炭）、土鳖虫、草乌（制）、白芷、刘寄奴各 30 克。

【功效】追风散寒，舒筋活络，宣痹止痛。

【主治】风寒湿痹，四肢关节疼痛，甚或麻木，腰背酸痛，阴雨天加重，行步艰难，跌打损伤。

【方药分析】草乌、羌活、独活散寒祛风，除湿通络止痛；防风、麻黄、白芷以助其祛风通络之力；天麻、秦艽以增其疏风宣痹止痛之效；木瓜舒筋活络；续断、牛膝、杜仲、骨碎补强筋骨，壮腰膝；血竭、红花、土鳖虫、刘寄奴、乳没活血通络止痛。

【性状与剂型】黑褐色丸，味微苦，每丸重 9 克。

【用法与用量】内服，1 次 1 丸，1 日 2 次，温开水送下。

【贮藏】密闭，置阴凉干燥处，防潮防蛀。

【宜忌】孕妇忌服。谨避风寒。

## 771. 追风膏

《山西省药品标准》（1983 年版）

【药物组成】牛膝、桃仁、麻黄、当归、生草乌、红大戟、天麻、羌活、穿山甲、细辛、乌药、白芷、高良姜、独活、赤芍、海风藤、红花、威灵仙、肉桂各 50 克，苏木、地黄、熟地黄、续断各 24 克，蜈蚣 15 克，蛇蜕、五加皮、生川乌各 12 克，没药、雄黄、血竭、乳香、檀香各 7.4 克，冰片、麝香、丁香各

2.4 克。

【**功效**】祛风散寒，活血止痛。

【**主治**】风寒湿痹，四肢关节疼痛，腰背酸痛，四肢麻木。

【**性状与剂型**】摊于布或纸上的黑色膏药，每张净重 12 克。

【**用法与用量**】外用，加温软化，贴于患处，2 日 1 换。

【**贮藏**】密封，置阴凉干燥处，防潮防晒。

【**宜忌**】孕妇忌贴腰腹部。皮肤对膏药过敏者忌用。

## 772. 追风熊油膏

《吉林省药品标准》（1977 年版）

【**药物组成**】熊油 100 克，制附子、麻黄、红花、木瓜、防风、防己、生川乌、独活、生草乌、老鹤草、苍术、萆薢、威灵仙、鲜姜、川椒各 500 克，葛根、牛膝各 400 克，丹参、黄芪、白芷、肉桂、生马钱子各 250 克，没药、乳香各 125 克，豆油 40000 克，章丹 20000 克。

【**功效**】散寒疏风，活血通络，舒筋止痛。

【**主治**】手足麻木，半身不遂，腰腿疼痛，或风寒湿痹，关节疼痛重着，阴雨天或气候变化时加重。

【**方药分析**】生川乌、生草乌为散寒宣痹之峻药；附子、肉桂、生马钱子、川椒散寒通痹；麻黄、白芷、防风疏风蠲痹；防己、苍术、萆薢祛湿除痹；黄芪益气通阳；葛根、木瓜舒筋活络；丹参、红花、乳香、没药活血通络止痛；老鹤草、牛膝、威灵仙、熊油祛风湿，止痹痛，舒筋活络。

【**性状与剂型**】摊于布背的半圆形黑褐色的膏药，每张净重 17.5 克。

【**用法与用量**】外用，1 次 1 张，温热化开，贴于患处。

【**贮藏**】密封，放阴凉干燥处，防潮防晒。

【**宜忌**】孕妇忌用。谨避风寒。

## 773. 独角凤仙膏

《全国医药产品大全》（1986 年版）

【**药物组成**】独角莲、凤仙花根各 20 克，当归、赤芍、附子、肉桂、白芷、桃仁各 15 克，红花、阿魏、乳香、没药、血余炭各 10 克，章丹 550 克，豆油 1200 克。

【**功效**】化毒消肿，活血止痛。

【**主治**】阳痈阴疽，恶疮瘰疬。

【**方药分析**】独角莲、凤仙花根、阿魏解毒活血，消肿散结；当归、赤芍、桃仁、红花、乳香、没药活血化瘀，散结消肿；白芷消肿排脓；血余炭止血活血；附子、肉桂温阳而散寒结；合而用之，寒温并施，故阳痈阴疽皆可用之。

【性状与剂型】黑色长方形的固体膏药，每块重 5 克。

【用法与用量】外用，1 次 1 块，温热化开，摊于布或纸上，贴于患处。

【贮藏】密封，放阴凉干燥处，防潮防晒。

【宜忌】孕妇忌用。忌食辛辣厚味。

# 774. 独角膏
### 《黑龙江省药品标准》（1986 年版）

【药物组成】章丹 2500 克，独角莲 250 克，黄蜡 150 克，附子、木鳖子、穿山甲（烫制）各 100 克，红花、白及各 75 克，乳香、没药、阿魏、五倍子、樟脑、血竭、紫草、当归各 50 克，食用植物油 5000 克。

【功效】化毒消肿，活血止痛。

【主治】疔毒恶疮，瘰疬鼠疮等。

【方药分析】独角莲、木鳖子解毒散结，消肿止痛；白及、五倍子解毒消肿；乳香、没药、红花、阿魏、血竭、紫草、山甲、当归活血化瘀，消散疮肿；樟脑、章丹外用散结止痛，消肿。

【性状与剂型】乌黑色的膏药，有腥臭味，每张净重 5 克。

【用法与用量】外用，温开水化开，贴敷患处，2 日 1 换。

【贮藏】密封，放阴凉干燥处，防潮防晒。

【宜忌】孕妇忌用。忌食辛辣厚味。

# 775. 独活寄生丸
### 《千金要方》

【药物组成】独活、桑寄生、杜仲（盐水炒）、牛膝、秦艽、茯苓、肉桂、防风、党参、川芎、北细辛各 300 克，当归、白芍、熟地黄、甘草各 200 克。

【功效】祛风除湿，宣痹止痛，益气养血。

【主治】肝肾两亏，气血不足，痹证日久，腰膝冷痛，关节不利等症。

【方药分析】独活、细辛、秦艽、防风散寒祛风，除湿通络；寄生、杜仲、牛膝益肝肾，强筋骨；当归、白芍、熟地、川芎养血活血；肉桂、党参、茯苓、甘草益气助阳。本方既扶正，又有驱邪之功，故对风寒湿邪留恋，正气虚羸的痹证尤为适宜。

【性状与剂型】灰黑色水丸，气香，味微苦，每包重 9 克。

【用法与用量】内服，1 次 9 克，1 日 2 次。

【贮藏】密闭，置阴凉干燥处，防潮防晒。

【宜忌】谨避风寒。

【各家论述】《济生方》："独活寄生汤治肝肾虚弱，或久履湿冷之地，或足汗脱履，或洗足当风，为湿毒内攻，两胫缓纵，挛痛痹弱，或皮肉紫破有疮，足膝挛重。"

《名方类证医书大全》："独活寄生汤治白虎历节甚痛及风寒暑湿之毒。"

## 776. 胆矾散

《全国医药产品大全》（1986 年版）

【**药物组成**】猪胆汁 60 克，明矾 20 克。

【**功效**】解毒，收敛，抑菌。

【**主治**】宫颈糜烂。

【**方药分析**】猪胆汁苦寒，有解毒以抑菌之功；明矾伍之，则收敛疮痍。二药合用消毒敛疮，治疗宫颈糜烂效果良好。

【**性状与剂型**】黄绿色粉末，味苦，酸涩。

【**用法与用量**】外用，宫颈上药，每次适量，间隔 2~3 日上药 1 次。

【**贮藏**】密闭，置阴凉干燥处，防潮防晒。

【**宜忌**】孕妇忌用。

## 777. 胆黄片

《四川省药品标准》（1983 年版）

【**药物组成**】猪胆膏 250 克，黄柏、青黛各 25 克。

【**功效**】清热解毒。

【**主治**】淋巴结结核，骨结核，肠结核。亦可治疗胆道炎，乳腺炎，骨髓炎等。

【**方药分析**】猪胆清热解毒；黄柏助解毒之力且有清热燥湿之功；伍青黛解毒而清肝凉血。三药合用，清热解毒之力大增。

【**性状与剂型**】片心呈黑绿色的糖衣片，味苦，微有腥臭，每片相当于原生药 1.5 克。

【**用法与用量**】内服，1 次 3 片，1 日 3 次。小儿遵医嘱。

【**贮藏**】密闭，置阴凉干燥处，防潮防晒。

【**宜忌**】胃寒，饮食不振者忌服。

## 778. 胖臌散

《辽宁省药品标准》（1980 年版）

【**药物组成**】木香、槟榔各 25 克，商陆（黑豆水制）20 克，大腹皮、香加皮、姜皮、茯苓皮各 15 克，陈皮、泽泻、荜茇各 10 克，沉香 5 克。

【**功效**】消胀利水。

【**主治**】膀胱膨胀，尿短少，胃寒胀满，气滞水停等。

【方药分析】本方由五皮饮加味而成。方中用姜皮、茯苓皮、香加皮、泽泻、商陆利水祛湿；大腹皮、槟榔利水行气导滞；陈皮、木香、沉香行气除胀；荜茇散寒温阳，行水除胀。诸药合用，适于寒凝水停气阻之证。

【性状与剂型】浅黄色粉末，散剂，味辛微苦，每剂重5克。

【用法与用量】内服，1次1付，1日3次，每剂加白酒25克与水200克，煎成药汁100克，于饭后1小时服用。

【贮藏】密闭，置阴凉干燥处，防潮防晒。

【宜忌】忌食盐。孕妇忌服。

## 779. 脉络通片

《黑龙江省药品标准》（1986年版）

【药物组成】丹参、麦冬各800克，郁金720克，三七560克，钩藤、黄芩、夏枯草各384克，木香352克，降香320克，槐米256克，人参、甘松、琥珀、赭石各160克，安息香128克，黄连96克，石菖蒲80克，牛黄64克，檀香、甘草各48克，冰片、朱砂各32克，珍珠5克。

【功效】行气活血，通脉活络，宁神开窍。

【主治】胸痹，真心痛，冠心病、心肌梗死、动脉粥样硬化性心脏病所引起的心绞痛，并可防治高血压及脑血管栓塞。

【方药分析】郁金、安息香、檀香、降香、甘松、木香行气止痛；三七、琥珀、丹参活血化瘀通络止痛；人参、麦冬益心之气；黄连清心安神；石菖蒲、冰片、牛黄通心窍；珍珠、朱砂、赭石重镇安神定志；钩藤、黄芩、夏枯草清热息风。

【性状与剂型】赭石衣片剂，除去衣呈棕褐色，气芳香，味微苦，1片芯重0.4克。

【用法与用量】内服，1次4片，1日3次。

【贮藏】密封，置阴凉干燥处，防潮防晒。

【宜忌】孕妇忌服。

## 780. 疮疖膏药

《广东省药品标准》（1982年版）

【药物组成】乳香、没药、马钱子各1750克，半夏、象皮、赤石脂、天南星、儿茶、明矾（煅）各876克，甘草、红花、黄柏各438克，松香适量，蜂蜡适量，密陀僧适量。

【功效】清热解毒，软坚散结，收温止痒，敛疮生肌。

【主治】疮疡溃后脓水淋漓，久不收口及疮疖烂肉。

【方药分析】乳香、红花、赤石脂、没药、马钱子活血化瘀，消肿定痛；半夏、黄柏、天南星燥湿拔毒，去腐；枯矾、松香收湿止痒，生肌止痛；儿茶、象皮敛疮生肌；甘草和药解毒。

【**性状与剂型**】为黑色膏剂，每张含药膏 0.5~1 克。

【**用法与用量**】外用，温热化开，贴于患处。

【**贮藏**】密闭，置阴凉干燥处，防潮防晒。

【**宜忌**】忌食辛辣肥腻食物。

## 781. 疮疡膏

《湖北省药品标准》（1986 年版）

【**药物组成**】升麻、血竭、土鳖虫各 120 克，白芷 96 克，川芎、当归、红花、大黄各 48 克。

【**功效**】消肿散结，活血化瘀，拔脓生肌。

【**主治**】慢性下肢溃疡，乳腺炎及疖痈。

【**方药分析**】血竭、红花、土鳖虫、大黄活血祛瘀，消肿止痛；川芎、当归行气活血，补血生肌；升麻、白芷散结止痛，解毒排脓。

【**性状与剂型**】为摊于布或纸上的黑膏药，每张净重 3 克。

【**用法与用量**】外用，加温软化，贴于患处。

【**贮藏**】密封，置阴凉干燥处，防潮防晒。

【**宜忌**】忌食辛辣肥腻食物。

## 782. 烂积丸

《黑龙江省药品标准》（1986 年版）

【**药物组成**】牵牛子（炒）、三棱（醋制）、莪术（醋制）、大黄、槟榔各 200 克。

【**功效**】消积散结。

【**主治**】积聚，坚硬拒按，脘腹胀痛，二便秘结，饮食不下。

【**方药分析**】牵牛子、大黄攻逐积聚，通利二便，导气血痰湿，饮食积滞从下而去；三棱、莪术破血消积，行气散结，止脘腹胀痛；槟榔辛散苦泄，破积散聚，行气通便，《药性论》谓："宣利五脏六腑壅滞，破坚满气，下水肿，治心痛，风血积聚。"五药合用，药效专一，力大峻猛，适宜癥瘕积聚病证属实，正气未伤者。

【**性状与剂型**】黄褐色水丸，味苦，每袋重 6 克。

【**用法与用量**】内服，1 次 6 克，1 日 1 次。小儿酌减。

【**贮藏**】密闭，贮于阴凉干燥处，防潮防晒。

【**宜忌**】孕妇忌服。

## 783. 活血止痛散

《北京市药品标准》（1983 年版）

【**药物组成**】当归 400 克，土鳖虫 200 克，自然铜（煅）120 克，三七、乳香

（制）各 80 克，冰片 20 克。

【功效】活血散瘀，消肿止痛。

【主治】跌打损伤，瘀血肿痛。

【方药分析】当归养血活血，祛瘀血，生新血；土鳖虫破坚逐瘀，疗伤止痛；三七、乳香、自然铜活血化瘀，消肿止痛；冰片辛香走窜，消肿止痛。本方药力专一，能破瘀血，定疼痛。故适于治疗跌打损伤、瘀血肿痛，亦可用于跌打骨折、瘀滞疼痛，以其自然铜有续筋接骨之效故也。

【性状与剂型】呈灰褐色粉末，气清凉，味辛、苦。

【用法与用量】内服，用温黄酒或温开水送服，1 次 1.5 克，1 日 2 次。

【贮藏】密闭，贮于阴凉干燥处，防潮防晒。

【宜忌】孕妇忌服。

## 784. 活血应痛丸

《内蒙古药品标准》（1980 年版）

【药物组成】香附（醋制）150 克，苍术（麸炒）120 克，陈皮 110 克，狗脊（烫去毛）80 克，威灵仙 40 克，草乌（制）30 克，没药（醋制）15 克。

【功效】壮筋骨，活血脉，祛风湿。

【主治】血脉凝滞，腰腿疼痛，风湿麻木，关节酸痛，步履艰难。

【方药分析】狗脊补肝肾，壮筋骨，祛风湿；苍术、威灵仙祛风湿，通经络，止痹痛；草乌祛风散寒而止痛；没药活血化瘀而止痛；香附、陈皮辛散行气，解郁止痛；诸药相合使风湿去，经络通，瘀血化，诸证解。对于血瘀气滞、经络阻滞之身痛麻木，风寒湿痹证均可选用。

【性状与剂型】呈黑褐色的丸剂，味甜，微苦，每丸重 6 克。

【用法与用量】内服，1 次 1 丸，1 日 2 次。

【贮藏】密封，贮于阴凉干燥处，防潮防蛀。

【宜忌】孕妇须遵医嘱服用。谨避风寒。

## 785. 活血药酒

《吉林省药品标准》（1977 年版）

【药物组成】当归 600 克，老鹳草、续断各 500 克，川芎、地龙、赤芍、牛膝各 300 克，炒苍术、红花、陈皮、桂枝、烫狗脊各 250 克，独活、羌活、乌梢蛇、海风藤、松节各 200 克，制川乌、甘草、盐骨碎补、制附子、荆芥、炒桃仁、麻黄各 150 克，木香、制马钱子、杜仲炭各 100 克，白糖 5000 克，50 度白酒 100 千克。

【功效】活血止痛，祛寒散风。

【主治】腰腿疼痛，肢体麻木，风寒湿痹。

【**方药分析**】当归、老鹤草、续断祛风湿，行血脉，通经络，续筋骨，止痹痛；川芎、赤芍、红花、桃仁活血祛瘀；地龙、独活、苍术、羌活、桂枝、乌梢蛇、海风藤、松节、荆芥、麻黄、马钱子祛风湿，通经络，止痹痛；牛膝、狗脊、骨碎补、杜仲增强补肝肾，壮筋骨之效；川乌、附子散寒止痛；甘草、白糖调和诸药；白酒辛散温通，行气血，更助诸药之势；陈皮、木香行气通滞，使气行血行，气化湿亦化。群药相合使风寒湿得祛，经络得通，血脉得和，筋骨得健而诸证自解。

【**性状与剂型**】橙红色的澄明液体，气芳香，味辛甘，每瓶装450毫升。

【**用法与用量**】内服，1次10~15毫升，1日2~3次温服。

【**贮藏**】密闭，放阴凉处保存，避光防晒。

【**宜忌**】孕妇忌服。本品含具有一定毒性的马钱子，勿过量饮用。

## 786. 活血筋骨膏

《全国医药产品大全》

【**药物组成**】柳枝18000克，蕲蛇9000克，当归1695克，三棱、莪术、木鳖子（打碎）、生川乌、蓖麻子（打碎）、地黄、生草乌各1125克，独活、猪牙皂、黄柏、肉桂、麻黄、枳壳、巴豆（打碎）、生红大戟各900克，大黄、槟榔、五倍子、香附、全蝎、穿山甲、羌活、防风、生芫花、细辛、土鳖虫、苦杏仁、厚朴、生甘遂、牵牛子各795克，蜈蚣550克，黄连450克，玄参225克。

【**功效**】散风活血，舒筋通络，破坚止痛。

【**主治**】风寒骨痛，腰酸腿软，筋脉拘挛，足膝无力，行步艰难，跌扑损伤，痞满腹胀。

【**方药分析**】羌活、防风、细辛、麻黄发散风寒，宣痹止痛；全蝎、独活、蜈蚣、蕲蛇祛风通经，活络止拘挛；穿山甲、土鳖虫、三棱、莪术活血破瘀血而止痛；生草乌、生川乌散寒止痛；肉桂温经通阳；香附、杏仁、厚朴、枳壳疏畅气机，消胀满；五倍子、猪牙皂、柳枝、木鳖子除痰湿，下气，消肿毒；大黄、槟榔、芫花、甘遂、大戟、巴豆、牵牛子破坚消积逐瘀；黄柏、黄连清热燥湿；以上药多破滞，辛散苦泄，故用当归、生地、玄参养血滋阴以缓和之。

【**性状与剂型**】外用膏剂，每张净重15.625克。

【**用法与用量**】外用，温热化开，贴穴位或患处。

【**贮藏**】密封，置阴凉干燥处，防潮防晒。

【**宜忌**】孕妇忌用。

## 787. 活络镇痛丸

《北京市药品标准》（1983年版）

【**药物组成**】木瓜、卷柏各30克，制马钱子粉、乌梢蛇各15克，川芎、地黄、当归、白芍各 9 克。

【**功效**】养血祛风，活血镇痛。

【**主治**】<u>风湿痹证</u>，肢体酸痛，<u>手足麻木</u>，<u>筋脉拘挛</u>，<u>活动困难</u>。

【**方药分析**】乌梢蛇、木瓜通经络，止痹痛；卷柏祛湿蠲痹；马钱子止痹痛；地黄、当归、白芍、川芎养血活血，取四物汤养血之意，而助祛风。

【**性状与剂型**】黑色蜜丸，味苦，每丸重 3 克。

【**用法与用量**】内服，温黄酒或温开水送服，1 次 1 丸，1 日 2~3 次。

【**贮藏**】密闭，置室内阴凉干燥处，防潮防蛀。

【**宜忌**】本品含马钱子，按量服用，不宜多服。孕妇忌服，体弱者慎服。

# 788. 济生肾气丸

《全国医药产品大全》(1988 年版)

【**药物组成**】熟地黄 160 克，茯苓 120 克，山茱萸（制）、山药各 80 克，牡丹皮、泽泻各 60 克，牛膝、车前子各 40 克，肉桂、附子（制）各 20 克。

【**功效**】温补肾阳，化气行水。

【**主治**】<u>肾虚水肿</u>，<u>腰酸腿软</u>，<u>尿频量少</u>，<u>痰饮喘咳</u>，<u>慢性肾炎</u>。

【**方药分析**】本方以六味地黄丸壮水之主；加附子、肉桂补水中之火，取少火生气之意，以鼓舞肾气；加车前子、牛膝利水祛瘀，且牛膝可引诸药下行直达下焦。

【**性状与剂型**】棕褐色至黑褐色的大蜜丸，味酸而微甘，苦，每丸重 9 克。

【**用法与用量**】内服，1 次 1 丸，1 日 2~3 次。

【**贮藏**】密闭，贮于阴凉干燥处，防潮防蛀。

【**各家论述**】《景岳全书》："地黄、山药、丹皮以养阴中之水；山萸、桂附以壮阴中之真气；茯苓、泽泻、车前、牛膝以利阴中之滞，能使气化于精，即所以治肺也；补火生土，即所以治脾也；壮水利窍，即所以治肾也。补而不滞，利而不伐，治虚水方，更无有出其右者。"

《名医方论》："……此肾气丸纳桂附于滋阴剂中，是藏心于渊，美厥灵根也。命门有火，则肾有生气矣，故不曰温肾而名肾气，斯知肾以气为主，肾得气而土自生也。"

# 789. 济生橘核丸

《江苏省药品标准》(1977 年版)

【**药物组成**】昆布 600 克，橘核（炒）、川楝子（炒）、桃仁（炒）、海藻各 300 克，延胡索（制）、肉桂、木香、厚朴（制）、枳实（炒）、木通各 150 克。

【**功效**】理气软坚。

【**主治**】<u>七种疝气</u>（<u>气疝</u>、<u>血疝</u>、<u>寒疝</u>、<u>水疝</u>、<u>筋疝</u>、<u>狐疝</u>、<u>癫疝</u>）。

【**方药分析**】对于七种疝气治应行气活血，祛寒湿止痛，软坚散结。橘核、木香、川楝子入厥阴气分行气止痛；延胡索、桃仁入厥阴血分活血；肉桂温煦肝肾以祛寒，与木通合善祛下焦之寒湿；昆布、海藻软坚散结；厚朴、枳实行气破滞。

【**性状与剂型**】深褐色小水丸，味微苦，每 10 粒重 1 克。

【**用法与用量**】口服，1 次 6 克，1 日 2 次。

【**贮藏**】密闭，贮于阴凉干燥处，防潮防晒。

【**宜忌**】据现代研究，木通过量应用可引起肾损伤，肾功能不正常者忌用。

## 790. 济幼丸

《山西省药品标准》（1983 年版）

【**药物组成**】胆南星 420 可，天麻、防风、天竺黄各 300 克，茯苓、陈皮各 240 克，羌活 180 克，使君子（去壳）、鸡内金各 150 克，独活 120 克，全蝎（去钩）、僵蚕（麸炒）、山楂（去核清炒）、麦芽（炒）、神曲（麸炒）、朱砂各 60 克，青礞石（煅）30 克，蜈蚣 14 克。

【**功效**】解热镇惊，消食化滞，祛痰息风。

【**主治**】小儿停食停乳，腹胀腹泻，肺热痰实，惊风抽搐。

【**方药分析**】方用全蝎、天麻、蜈蚣息风平肝以镇惊；朱砂、青礞石重镇安神以定志；羌活、独活、防风疏风以解表邪；僵蚕息内风，祛外风，且可化痰镇惊；茯苓、陈皮健脾益气；胆南星、天竺黄化痰浊；内金、神曲、麦芽、山楂消食导滞；使君子消疳积。合而用之，共奏解表安神、消食导滞之效。

【**性状与剂型**】棕褐色小蜜丸，味苦，每丸重 1.5 克。

【**用法与用量**】内服，6 个月小儿 1 次 1/2 丸，1~2 岁小儿 1 次 1 丸，3 岁以上小儿 1 次 2 丸。每日 2~3 次。6 个月以下小儿酌减。

【**贮藏**】密闭，贮于阴凉干燥处，防潮防晒。

【**宜忌**】忌服生冷黏腻等不易消化的食物。谨避风寒。

## 791. 洋参保肺丸

《北京市药品标准》（1983 年版）

【**药物组成**】罂粟壳 120 克，甘草、陈皮、杏仁、玄参、川贝母、枳实各 60 克，西洋参粉 45 克，五味子、麻黄、砂仁、石膏各 30 克。

【**功效**】滋阴补肺，止嗽定喘。

【**主治**】阴虚肺弱，咳嗽痰喘，胸闷气短，口燥咽干，睡卧不安。

【**方药分析**】西洋参补肺之气阴；阴虚则内热，遂以玄参配石膏，清其内热，而不伤阴；麻黄、杏仁宣利肺气，止咳平喘；川贝母润肺止咳化痰；枳实行气以助宣利肺气；五味子、罂粟壳敛肺止咳，以益久嗽伤肺；陈皮、砂仁理脾气以杜生痰之源，即所谓"补土生金"之法；甘草调药和中。

【**性状与剂型**】黑褐色的大蜜丸，味甜，微苦，每丸重9克。

【**用法与用量**】内服，1次1丸，1日2~3次。

【**贮藏**】密闭，置阴凉干燥处，防潮防蛀。

【**宜忌**】感冒咳嗽者忌服。

## 792. 养心宁神丸
《全国医药产品大全》

【**药物组成**】党参(米泔制)1440克，莲子(炒)、山药(炒)、龙眼肉各614克，丹参、大枣（去核）各608克，茯苓（炒）529克，白术（米泔制）287克，酸枣仁(炒)281克，朱砂（飞）180克，远志（泡）55克，陈皮45克，石菖蒲20克。

【**功效**】养心益脾，镇静安神。

【**主治**】心脾两虚，心肾不交之心悸，失眠，头晕，耳鸣及神经衰弱。

【**方药分析**】党参补脾益气，化生气血；龙眼肉补心脾，益气血而安神；莲子养心益脾，交通心肾；君臣相伍使脾气得补，心血得充，肾气强，心肾相交，神志安宁，则心悸，失眠证解；佐以酸枣仁养心血以助龙眼肉之力；茯苓、白术健脾助运化；远志、朱砂养心安神，且能交通心肾；山药补脾益肾；石菖蒲开心窍，宁心神，聪耳明目；丹参、陈皮活血行气，舒解心郁，并使以上益气补血之品补而不滞；大枣调和药性，益脾气，养心血。

【**性状与剂型**】为棕红色的大蜜丸，气香，味甘甜，每丸重9.4克。

【**用法与用量**】内服，1次1丸，1日2次。

【**贮藏**】密闭，置阴凉干燥处，防潮防蛀。

【**宜忌**】感冒发烧忌服。

## 793. 养血归脾丸
《全国医药产品大全》

【**药物组成**】党参（炒）、白术（炒）、茯苓、黄芪（制）、当归、酸枣仁（炒）、大枣、龙眼肉各100克，远志（制）、生姜各50克，甘草、木香各25克。

【**功效**】补气养血，健脾安神。

【**主治**】心脾两虚之心悸怔忡，健忘不寐，体倦食少，妇女月经不调及崩中漏下。

【**方药分析**】本方系《济生方》之归脾汤。党参、白术、黄芪甘温补脾益气，补脾气以利生血，脾气旺以统血；当归、酸枣仁、龙眼肉补肝血，使魂藏于肝而夜能寐，补心血，使神有所养而心悸除；茯苓、远志养心安神，交通心肾；木香理气醒脾，以防益气补血药滋腻滞气，有碍脾胃运化功能；甘草、生姜、大枣调和药性，益脾和胃，更资生化之源。

【**性状与剂型**】为棕黑色水蜜丸，气微香，味微甜，每9粒重1克。

【**用法与用量**】内服，1次6克，1日2次，温开水送服。

【**贮藏**】密闭，贮阴凉干燥处，防潮防晒。

【**宜忌**】忌食辛辣食物。忌饮酒。

【**各家论述**】《名医方论》："方中龙眼、当归、枣仁所以补心也；参、芪、术、苓、草所以补脾也。立斋加入远志，又以肾药之通乎心者补之，是两经兼肾合治矣。而特名归脾何也？夫心藏神，其用为思，脾藏智，其出为意，是神智思意，火土合德者也。"

《医方集解》："此手少阴、足太阴药也。血不归脾则妄行，参、术、黄芪、甘草之甘温，所以补脾；茯苓、远志、枣仁、龙眼肉之甘温酸苦，所以补心。心者脾之母也。当归滋阴而养血，木香行气而舒脾，既以行血中之滞，又以助参芪而补气。气壮则能摄血，血自归经，而诸证悉除矣。"

# 794. 养血退热丸

《山东省药品标准》（1986年版）

【**药物组成**】鳖甲、熟地黄各80克，地骨皮、党参、山楂、牡蛎、谷芽、山药、牡丹皮、酸枣仁、麦冬各60克，六神曲、茯苓、丹参、陈皮各40克。

【**功效**】滋阴清热，养血益气。

【**主治**】阴血不足，骨蒸潮热，自汗盗汗，头目眩晕，咳嗽痰少，月经不调。

【**方药分析**】熟地、鳖甲、麦冬滋阴养血；地骨皮、牡丹皮养阴凉血，退虚热；丹参补血活血，使补而不滞；牡蛎潜镇，以防阴虚阳亢；党参、茯苓、山药益气补脾，以益气血生化之源；酸枣仁养血宁心，以安虚火所扰之心神；六神曲、山楂、谷芽、陈皮理气消食导滞，既可助党参等补益脾胃气血生化之源，又可使诸补益之品补而不滞。

【**性状与剂型**】黑色的大蜜丸，气微腥，味微甘，苦，每丸重9克。

【**用法与用量**】内服，1次1丸，1日2~3次。

【**贮藏**】密闭，贮阴凉干燥处，防潮防蛀。

【**宜忌**】忌食辛辣之物。

# 795. 养阴清肺丸

《山东省药品标准》（1986年版）

【**药物组成**】地黄250克，玄参200克，麦冬150克，浙贝母、牡丹皮、白芍各100克，薄荷65克，甘草50克。

【**功效**】清热润肺，止咳化痰。

【**主治**】阴虚咳嗽，口渴咽干，失音声哑，痰中带血，咽喉肿痛。

【**方药分析**】地黄为君，滋阴润燥，凉血清热；臣以玄参善清血中伏火，解毒散结，止咽喉肿痛；麦冬养阴润肺，清热增音；浙贝母苦寒，开泄力大，止咳化痰，清热散结；佐以薄荷辛凉清热，清利咽喉；芍药敛阴，缓急止痛；牡丹皮助地黄、玄参凉血止血，且活血散瘀，止血而无留瘀之弊；使以甘草调和药性。

**【性状与剂型】** 为黑色蜜丸，味甜，微苦，每丸重9克。

**【用法与用量】** 内服，1次1丸，1日2~3次。

**【贮藏】** 密封，贮于阴凉干燥处，防潮防蛀。

**【宜忌】** 忌食辛辣、油腻之物。

## 796. 养肺丸

《甘肃省药品标准》（1988年版）

**【药物组成】** 熟地黄（酒制）、川贝母、百部（蜜制）、地黄、款冬花（蜜制）、诃子（去核）、天冬、阿胶、麦门冬、当归、苦杏仁（去皮炒）各100克，桔梗（去皮）、蒲黄（炒）、京墨各50克，冰片20克，麝香2克。

**【功效】** 养阴润肺，化痰止血。

**【主治】** 肺肾阴虚所致之哮喘，咳嗽，肺痿，咳痰带血。

**【方药分析】** 二地、天冬滋阴补肾，生地又凉血止血；川贝母、百部、麦门冬养阴润肺，化痰止咳；款冬花、苦杏仁祛痰平喘止咳；诃子敛肺止咳，清肺利咽；冰片、麝香宣利肺气，清利咽喉，祛痰止咳；当归养血润燥，且引血归经；阿胶滋阴润肺，养血止血；蒲黄收敛止血且活血，使止血而不留瘀；京墨止血，合而用之，可使阴液渐充，虚火自清，肺肾得养，诸证自痊。

**【性状与剂型】** 为黑色蜜丸，气香，味甘，微苦，有凉舌感，每丸重6克。

**【用法与用量】** 内服，1次1丸，1日2次。小儿酌减。

**【贮藏】** 密闭，置阴凉干燥处，防潮防蛀。

**【宜忌】** 孕妇慎用。忌食辛辣厚味。

## 797. 养肺片

《吉林省药品标准》（1977年版）

**【药物组成】** 北沙参1000克，白果仁、百部各500克，白及、当归、炒白术各300克。

**【功效】** 养肺阴，止咳血。

**【主治】** 肺阴虚之燥咳，劳嗽咯血，发热，虚烦，食少。近代用于治疗肺结核。

**【药物分析】** 重用沙参为君，以其甘寒之性，清肺热，补肺阴；臣以白果仁敛肺平喘，百部润肺止咳，并对结核杆菌有抑制作用；佐以白及入肺止血生肌，当归养血润燥，且能引血归经，炒白术健脾益气，助脾运化以能食，且能培土生金。

【性状与剂型】为灰白色的片剂，气微香，味苦，每片重 0.5 克。

【用法与用量】内服，1 次 5 片，1 日 3 次。

【贮藏】密闭，放阴凉干燥处，防潮防晒。

【宜忌】忌食辛辣、油腻之物。

## 798. 养肺定喘片

《内蒙古药品标准》（1982 年版）

【药物组成】麻黄 400 克，米壳 300 克，沙参、五味子各 200 克，杏仁霜 120 克，炒葶苈子、枸杞子各 100 克，阿胶 25 克。

【功效】宣肺敛气，止咳平喘。

【主治】肺肾两虚之寒喘，久咳。

【方药分析】重用麻黄宣肺散寒，平喘止咳；米壳敛肺止咳；炒葶苈子泻肺气，平喘咳，消痰涎；沙参、枸杞子、阿胶滋补肺肾，以疗其虚；五味子敛肺益肾而止咳；杏仁降肺气以平喘。综观本方用药，既宣又敛，以利肺之开合；既泻又补，使邪去正复，诸症得解。

【性状与剂型】呈黄褐色片或糖衣片，味微苦，每片重 0.5 克。

【用法与用量】内服，1 次 3 片，1 日 2 次。

【贮藏】密闭，放阴凉干燥处，防潮防晒。

【宜忌】感冒发烧忌服。

## 799. 养容祛斑膏

《全国中成药产品集》

【药物组成】柿子叶、甘油、珍珠粉。

【功效】消斑，润肤。

【主治】皮肤干燥，雀斑。

【方药分析】本品以柿子叶润肺滋燥；珍珠养阴清热，解毒祛斑；甘油亦有润燥之作用。本品外用重在养阴润燥，滑润皮肤，兼有祛斑之作用。

【性状与剂型】膏剂，每盒装 30 克。

【用法与用量】外用，取适量涂患部，1 日 2~3 次。

【贮藏】密闭，放阴凉干燥处，防潮防晒。

【宜忌】忌食辛辣、油腻之物。

## 800. 宫颈炎粉

《全国医药产品大全》

【药物组成】白及 93 克，乌贼骨、牡蛎、地榆、磺胺嘧啶各 31 克，枯矾、蛤粉各 15.5 克，冰片 9.3 克。

【功效】消炎止血，去腐生肌。

【主治】慢性宫颈炎。

【方药分析】白及寒凉苦泄，凉血止血而消肿，收敛生肌；蛤粉、牡蛎、乌贼骨软坚散结，收湿敛疮；地榆凉血止血，解毒敛疮；冰片、枯矾清热消炎，解毒燥湿而止痒；更入磺胺嘧啶以增强消炎作用。

【性状与剂型】呈黄色粉末，散剂。

【用法与用量】外用，用少量粉涂撒宫颈患处，隔日 1 次，7~10 次为 1 个疗程。

【贮藏】密塞，置阴凉干燥处，防潮防晒。

【宜忌】经期停用。

# 801. 姜桂清凉油

《全国医药产品大全》

【药物组成】干姜、肉桂各 25 克，辣椒 15 克，桉叶油 25 毫升，香樟油 15 毫升，凡士林 250 克，石蜡 50 克。

【功效】温经止痛，祛风止痒。

【主治】伤风头痛，蚊虫叮咬等。

【方药分析】干姜、肉桂温经散寒而止痛；薄荷、桉叶疏散风邪，解毒，且清利头目；辣椒、香樟散结化滞，消肿止痛。本方药性偏温，故对风寒头痛最宜，亦可用于风热头痛。因能解毒散结，消肿止痛，治疗蚊虫叮咬可获良效。

【性状与剂型】膏剂，气芳香，呈淡黄色。

【用法与用量】外用，擦于太阳穴或患处。

【贮藏】密闭，置阴凉处保存，防潮防晒。

【宜忌】皮肤溃烂处忌用。

# 802. 涌泉散

《江苏省药品标准》（1977 年版）

【药物组成】当归、穿山甲（制）、王不留、黄芪各 640 克，川芎 380 克。

【功效】养血活血，补气催乳。

【主治】妇女乳汁不通。

【方药分析】当归补血和血；黄芪补气升阳；穿山甲、王不留通络下乳；川芎活血化瘀。五药合方，补气养血，活血通乳。

【性状与剂型】灰色粉末，散剂，味苦微涩，每袋装 3 克。

【用法与用量】内服，1 次 3 克，1 日 3 次，温黄酒或温水冲服。

【贮藏】密闭，置阴凉处保存，防潮防晒。

【宜忌】忌食炒麦芽、花椒。

## 803. 祛风活血丸

*《上海市药品标准》*（1980 年版）

【**药物组成**】威灵仙(酒炒)、巴戟天各 50 克，肉桂、麻黄、熟地、大黄(制)、玄参（酒炒）、甘草、防风、独活、片姜黄（炒）、草豆蔻、白芷、乌梢蛇、赤芍（炒）、苍术、川萆薢、狗脊（制）、葛根、苦参、鸡血藤、仙鹤草、丹参、桑寄生各 40 克，香附(制)30 克，红人参、青皮(炒)、僵蚕、乌药(酒炒)、乳香(制)、没药（制）、骨碎补（酒炒）、穿山甲、白附子、红花、厚朴、地龙(炒)各 20 克，冰片 0.5 克。

【**功效**】祛风活血，舒筋活络。

【**主治**】腰背酸痛，四肢麻木，疲劳无力，风寒湿痹。

【**方药分析**】防风、独活、麻黄、白芷、苍术祛风除湿，散寒止痛；乌梢蛇、川萆薢、鸡血藤、地龙、威灵仙、僵蚕、白附子祛风通经，舒筋活络；片姜黄、赤芍、乳香、没药、红花、丹参活血化瘀而止痛；草豆蔻、青皮、乌药、香附、厚朴、冰片解郁化滞，理气止痛；肉桂、骨碎补、狗脊、巴戟天温经壮阳，祛寒湿；大黄、苦参清热除湿；人参、熟地、玄参、甘草、桑寄生益气血，补肝肾，且防以上辛散苦泄之品伤正。

【**性状与剂型**】黄褐色或褐色的蜜丸，气微，味甘，微苦，每 3 克约 20 粒。

【**用法与用量**】内服，1 次 3 克，1 日 2 次。

【**贮藏**】密闭，置阴凉处保存，防潮防蛀。

【**宜忌**】孕妇忌服。

## 804. 祛风活血酒

*《江苏省药品标准》*（1977 年版）

【**药物组成**】玉竹 1000 克，红曲 375 克，红花、当归、川牛膝、木瓜、桑枝各 250 克，独活、油松节各 125 克，桑寄生、川芎、鸡血藤、续断各 62.5 克，枸杞子、官桂、乳香（制）、没药（制）各 31.25 克。

【**功效**】祛风活血，强筋健骨。

【**主治**】风寒湿痹，腰腿疼痛，手足拘挛。

【**方药分析**】独活、油松节、川芎、木瓜、桑枝祛风湿，通经络，止痹痛；红花、鸡血藤、乳香、没药行血祛瘀，舒筋活络；桑寄生、牛膝、续断、枸杞子祛风湿，补肝肾，壮腰膝，强筋骨；官桂温经散寒而止痛；红曲、玉竹健脾养胃以资生化之源，并防辛散温燥之品耗阴伤胃。

【**性状与剂型**】酒剂，具酒香味，淡紫红色澄清液体，每瓶装 500 克。

【**用法与用量**】内服，1 次 15~20 毫升，1 日 2 次。

【**贮藏**】密闭，置阴凉处保存，避光防晒。

【宜忌】孕妇忌服。

# 805. 祛暑丸

《全国医药产品大全》

【药物组成】藿香、苍术（麸炒）、荷叶各 2400 克，茯苓 2100 克，苏叶、白扁豆（土炒）、甘草 2000 克，香薷、陈皮各 1600 克，木瓜 1300 克，厚朴（姜制）800 克，檀香 600 克。

【功效】祛暑散寒，化湿和胃。

【主治】暑季中寒，饮冷，憎寒发热，头痛身倦，呕吐恶心，胸闷，腹痛泄泻，不思饮食。

【方药分析】香薷、藿香、苍术散寒解暑，醒脾和中，化湿止呕；木瓜、茯苓、白扁豆、荷叶祛暑利湿，健脾止泻；苏叶、檀香、陈皮、厚朴理气宽胸，化湿温中；甘草益脾和中，调和诸药。

【性状与剂型】棕褐色蜜丸，味微苦，气芳香，每丸重 9 克。

【用法与用量】内服，1 次 1~2 丸，1 日 2 次。

【贮藏】密闭，置阴凉处保存，防潮防蛀。

【宜忌】中暑有汗者忌用。忌食寒凉食物。

# 806. 祛湿护肤散

《吉林省药品标准》（1977 年版）

【药物组成】防风 100 克，炒蒺藜、黄芪、制白附子、独活各 50 克，薄荷 10 克。

【功效】祛风，除湿，止痒。

【主治】湿疹。

【方药分析】防风祛风胜湿而止痒，本品为风中润剂，《本草汇言》谓"用防风辛温轻散，润泽不燥，能发邪从毛窍出"，故为本方之主要用药；炒蒺藜、薄荷祛风止痒；白附子、独活祛风，除湿，通经络；黄芪益气固表，护肤。

【性状与剂型】灰黄色粉末，散剂，味苦，每袋重 10 克。

【用法与用量】内服，1 次 5 克，1 日 2 次，温开水送下。

【贮藏】密闭，置阴凉处保存，防潮防晒。

【宜忌】忌食虚赢、鱼腥等食物。

# 807. 神经性皮炎药水

《上海市药品标准》（1974 年版）

【药物组成】土槿皮酊 320 毫升，羊蹄根、生草乌、生天南星、生半夏、生川乌各 100 克，蟾酥、闹羊花、荜茇各 80 克，细辛 50 克，50% 乙醇适量。

【功效】祛风，止痒，杀虫。

【主治】神经性皮炎，顽癣，厚皮癣，牛皮癣及各种癣疮。

【方药分析】羊蹄根、土槿皮、蟾酥解毒杀虫，止痒疗癣；闹羊花、细辛、生半夏、生天南星祛风除湿；荜茇、生川乌、生草乌祛风，除湿，散寒；酒辛散温通以助药势。

【性状与剂型】棕色透明的醇溶液，酒剂。

【用法与用量】外用，取适量搽患处，1 日 2~3 次。

【贮藏】密闭，置阴凉处保存，避光防晒。

【宜忌】专供外用，切勿入口。尽量避免涂破损的皮肤上。阴部及肛门周围不宜涂用。

# 808. 神经衰弱丸

*《山东省药品标准》*（1986 年版）

【药物组成】磁石、首乌藤、丹参、酸枣仁（炒）各 160 克，合欢花、知母、当归各 80 克，黄精（酒蒸）64 克，远志（甘草水制）、五味子（醋蒸）各 48 克。

【功效】补肾益智，养心安神。

【主治】心肾不交所致之头晕失眠，心悸，体倦，耳鸣。

【方药分析】首乌藤、五味子、黄精补肾填精，益智安神；酸枣仁、当归补血养心而安神；合欢花、丹参舒解心郁，并使以上滋补之品补而不滞；知母清热除烦；磁石补肾益阴，镇静安神；远志益肾强志，宁心安神。以上用药，补肾填精使肾水上济于心，养心清热，镇心解郁，使心气下交于肾。如此配伍则水火相济，水火交融，神志安宁，则诸证得解。

【性状与剂型】呈褐色的水丸，臭微，味苦，每 20 粒重 1 克。

【用法与用量】内服，1 次 6.25 克，1 日 2 次。

【贮藏】密闭，置阴凉干燥处，防潮防晒。

【宜忌】忌恼怒，忌饮酒。

# 809. 冠心片

*《北京市药品标准》*（1983 年版）

【药物组成】丹参 18750 克，赤芍、川芎、红花各 9375 克，降香 6250 克。

【功效】活血化瘀，通络止痛。

【主治】冠心病，心绞痛。

【方药分析】重用丹参活血化瘀，行血止痛为君，药理实验本品能扩张冠状动脉，增加血流量，降压镇静；赤芍、红花为臣，以助君药活血化瘀之力；佐以川芎、降香，活血化瘀，行气止痛，取其气行则血亦行之意。凡瘀血停滞之胸痛均可选用。

【**性状与剂型**】红褐色片剂，味辛，微苦，每片重 0.5 克。

【**用法与用量**】内服，1 次 6~8 片，1 日 3 次。

【**贮藏**】密闭，放阴凉干燥处，防潮防晒。

【**宜忌**】孕妇忌服。忌食辛辣。

## 810. 冠心苏合片

《甘肃省药品标准》(1978 年版)

【**药物组成**】黄芪 100 克，香附（醋制）80 克，石菖蒲、郁金、红花各 60 克，降香 40 克，木香、甘草各 200 克，延胡索（酒制）、三七、冰片、檀香、朱砂各 20 克，苏合香油 5 克。

【**功效**】补气开窍，活血化瘀，镇静止痛。

【**主治**】<u>冠心病</u>，<u>心绞痛</u>，<u>气虚血瘀之胸痹</u>。

【**方药分析**】黄芪甘温益气，气旺以行血；红花活血散瘀；郁金活血行气解郁；石菖蒲开窍醒神；檀香、苏合香、降香、木香、冰片芳香开窍，行气解郁，醒神化浊；三七、延胡索活血祛瘀，行气止痛；朱砂镇心安神。

【**性状与剂型**】片芯呈深棕色，糖衣片，气芳香，味凉，每片相当于原生药 1.5 克。

【**用法与用量**】内服，1 次 3~5 片，1 日 3 次。

【**贮藏**】密闭，置阴凉处保存，防潮防晒。

【**宜忌**】忌情绪波动，过劳。

## 811. 除湿止痒油

《全国医药产品大全》(1986 年版)

【**药物组成**】大枫子 100 克，大黄 50 克，白鲜皮、苍术、独活、甘松、白芷、吴茱萸、黄柏各 40 克，防己、升麻、胡椒各 30 克，花椒 20 克。

【**功效**】除湿止痒，解毒。

【**主治**】<u>疥癣</u>，<u>湿疹及脓疱疮</u>，<u>坐板疮</u>，<u>黄水疮</u>。

【**方药分析**】大风子、白鲜皮祛风除湿解毒；独活、甘松、白芷、升麻祛风止痒；苍术、黄柏、防己除湿；吴茱萸、胡椒、花椒散寒除湿；大黄清湿热。

【**性状与剂型**】棕黑色油质液体，每瓶装 20 毫升。

【**用法与用量**】外用，用棉签蘸药适量涂患处，1 日 3 次。

【**贮藏**】密封，置阴凉干燥处保存，防潮防晒。

【**宜忌**】皮肤溃烂处忌用。

## 812. 除湿白带丸

《四川省药品标准》（1983 年版）

【药物组成】白术、山药各 100 克，党参 80 克，白芍、芡实、车前子（炒）、白果仁各 50 克，海螵蛸（去壳）、牡蛎（煅）各 40 克，苍术、陈皮、当归各 30 克，荆芥（炭）15 克，柴胡、黄柏（炭）、茜草各 12 克。

【功效】除湿健脾，止带。

【主治】脾虚湿盛之带下病，带下清稀量多，周身倦怠乏力等症。

【方药分析】本方由《傅青主女科》中完带汤加味而成。方中用党参、白术、山药补脾益气以助脾之运化；苍术、陈皮、车前、黄柏除湿祛邪；柴胡、白芍疏肝健脾；荆芥疏风胜湿；当归养血活血；茜草止血化瘀，使补而不滞；芡实、白果仁、海螵蛸、牡蛎收敛固涩止带。合而用之，脾气健运，湿邪得祛，则带下自愈。

【性状与剂型】灰褐色水丸，气微，味淡，每 20 粒重 1 克。

【用法与用量】内服，1 次 6~9 克，1 日 3 次。

【贮藏】密闭，置阴凉处保存，防潮防晒。

【宜忌】下焦湿热引起的黄带忌用。

## 813. 除痰止嗽丸

《北京市药品标准》（1983 年版）

【药物组成】法半夏、前胡、黄芩、桔梗、天花粉各 60 克，枳实、熟大黄、甘草、白术（麸炒）、六神曲（麸炒）、栀子（姜炙）、知母、陈皮、浮海石（煅）、防风、黄柏各 30 克，冰片 3 克，薄荷冰 1.2 克。

【功效】清肺降火，除痰止嗽。

【主治】肺热痰盛引起的咳嗽气逆，痰黄黏稠，咽喉疼痛，大便干燥。

【方药分析】半夏、前胡、桔梗、海浮石燥湿化痰，止咳平喘；大黄、黄芩、栀子、知母、黄柏、天花粉清热泻火而燥湿；白术、六神曲健脾益气；防风、薄荷祛风解表；枳实、陈皮理气消痰；冰片解毒止痛；甘草止咳，调和诸药。

【性状与剂型】呈棕褐色的大蜜丸，气清凉，味甜，微苦，每丸重 5 克。

【用法与用量】内服，1 次 2 丸，1 日 2 次。

【贮藏】密闭，置室内阴凉干燥处，防潮防蛀。

【宜忌】风寒引起的咳嗽忌用。

## 814. 珠黄八宝散

《江苏省药品标准》（1977 年版）

【药物组成】炉甘石（制）、石膏（煅）各 200 克，龙骨（煅）150 克，琥珀（飞）

25 克，冰片 15 克，珍珠（飞）、牛黄、朱砂（飞）各 10 克。

【功效】清热解毒，收湿去腐，生肌收口。

【主治】疗毒，痈疽，疮疡溃烂，久不收口。

【方药分析】本品主要以珍珠解毒清热，生肌收口；牛黄清热解毒；又用炉甘石、石膏、龙骨收湿敛疮，生肌收口；朱砂、琥珀、冰片解毒止血生肌。

【性状与剂型】为淡红色粉末，散剂，气清香，味涩，每瓶装 1.6 克。

【用法与用量】外用，视患处大小，适量掺敷，用清凉膏或纱布盖贴。

【贮藏】密闭，置阴凉干燥处保存，防潮防晒。

【宜忌】忌食辛辣和膏粱厚味。

## 815. 珠黄吹喉散

《中华人民共和国药典》（1985 年版）

【药物组成】硼砂（炒）250 克，黄柏 150 克，儿茶、黄连各 100 克，西瓜霜 80 克，珍珠、冰片各 50 克，雄黄 40 克，牛黄 30 克。

【功效】解毒化腐生肌。

【主治】咽喉口舌肿痛，糜烂。

【方药分析】牛黄、硼砂清热解毒，利咽消肿；黄连、黄柏、冰片、西瓜霜、雄黄解毒清热，消肿化腐，止痛；珍珠化腐生肌；儿茶收敛生肌，除湿止痛。

【性状与剂型】为淡黄色的粉末，散剂，具冰片香气，味苦，有清凉感。

【用法与用量】外用，取适量吹于患处，1 日 3~5 次。

【贮藏】密闭，置阴凉干燥处保存，防潮防晒。

【宜忌】药粉吹入口中产生的唾液不宜咽下。

## 816. 桂灵丸

《黑龙江省药品标准》（1986 年版）

【药物组成】罂粟壳、胡桃仁各 400 克，苦杏仁（炒）、桑白皮、麻黄、紫菀、五味子（炒）各 200 克，豆蔻 50 克。

【功效】润肺止咳。

【主治】咳嗽胸闷，卧寐不安。

【方药分析】罂粟壳酸涩，敛肺止咳为主；辅以杏仁、桑白皮泻利肺气，止咳平喘；麻黄宣肺平喘；又加豆蔻味辛性温之品，行气宽胸，则胸闷卧寐不安之症可缓；紫菀温肺下气，消痰止嗽，痰去肺则清；又用胡桃仁温肺益肾而平喘；五味子助罂粟壳，增强敛肺之力。故本品非初起咳嗽所宜之剂，当用于咳久之人。

【性状与剂型】为棕褐色蜜丸，味微苦，每丸重 10 克。

【用法与用量】内服，1 次 1 丸，1 日 3 次。

【贮藏】密封，贮于阴凉干燥处，防潮防蛀。

【宜忌】咳嗽初起慎用。忌食辛辣食物。

## 817. 桃花散

《北京市药品标准》（1983 年版）

【药物组成】黄柏、枯矾、松香、红丹各 120 克，轻粉 30 克。

【功效】祛湿消肿，生肌止痛。

【主治】湿毒成疮，溃流黄水，浸淫不已，红肿痛痒。

【方药分析】黄柏清热燥湿，泻火解毒；白矾燥湿却水，生肌止血，解毒杀虫，酸涩收敛；松香祛风燥湿，排脓拔毒，生肌止痛；红丹为解毒生肌之品；轻粉杀虫攻毒，善治诸毒疮皮肤溃疡。全方清热燥湿，解毒消肿之力尤强。

【性状与剂型】为黄红色的粉末，散剂，气微香，每袋装 12 克。

【用法与用量】外用，取适量，香油调敷或干撒患处。

【贮藏】密闭，置室内阴凉干燥处，防潮防晒。

【宜忌】外用药，有毒，切勿入口眼。

## 818. 荷叶丸

《北京市药品标准》（1983 年版）

【药物组成】荷叶（一半炒炭、一半酒蒸）320 克，地黄炭、棕榈炭、白茅根炭、玄参各 96 克，藕节、知母、黄芩炭、栀子（焦）、白芍各 64 克，大、小蓟炭各 48 克，当归 32 克，香墨 8 克。

【功效】清热凉血，祛瘀止血。

【主治】阴虚血热的咯血，衄血，尿血，便血，崩漏。

【方药分析】以荷叶为主药，荷叶本具清热凉血、散瘀止血之功，又一半炒炭以止血，一半酒蒸以祛瘀，其力更专；藕节、二蓟炭、焦栀子、地黄炭、黄芩炭、茅根炭等清热凉血止血；玄参、知母、白芍清热益阴，配伍当归养血活血，以香墨及棕榈等炒炭，取其收涩，收敛止血；再加泻火凉血药物作用，可以遏止血热妄行。

【性状与剂型】为棕色的大蜜丸，气微，味甘，微苦，每丸重 6 克。

【用法与用量】内服，1 次 2 丸，1 日 2~3 次。

【贮藏】密闭，置阴凉干燥处保存，防潮防蛀。

【宜忌】忌食辛辣油腻。切忌气恼。

## 819. 唇齿清胃丸

《吉林省药品标准》（1977 年版）

【药物组成】大黄 500 克，黄芩、黄柏、栀子、龙胆、生地黄、石膏各 300 克，知母、陈皮、防风各 200 克，升麻、白芷各 100 克，冰片、薄荷冰各 10 克。

**【功效】**清胃降火。

**【主治】**胃火引起的牙龈肿痛，口干唇裂，咽痛。

**【方药分析】**石膏、龙胆、黄芩、黄连、栀子清泻胃经之郁火；生地、知母凉血滋阴；防风、白芷、升麻疏风解热止痛；大黄泻火毒而下行；陈皮行气解郁；冰片、薄荷冰清热解毒消肿。

**【性状与剂型】**类圆球形棕褐色的蜜丸，味苦，每丸重 10 克。

**【用法与用量】**内服，1 次 1 丸，1 日 1~2 次，温开水送下。

**【贮藏】**密闭，置阴凉干燥处，防潮防蛀。

**【宜忌】**孕妇忌服。忌食辛辣。

# 820. 夏枯草膏

《上海市药品标准》（1980 年版）

**【药物组成】**夏枯草 2400 克，香附（制）100 克，当归、白芍（麸炒）、玄参、浙贝母、僵蛹（炒）、乌药各 50 克，甘草、桔梗、陈皮、昆布（漂）、川芎各 30 克，红花 20 克。

**【功效】**清热化痰，软坚散结。

**【主治】**瘿瘤瘰疬，结核作痛，属阴血不足者。腮腺炎亦可应用。

**【方药分析】**夏枯草、玄参清热泻火，散郁消瘿；贝母、僵蚕、昆布软坚化痰散结；当归、白芍、红花、川芎补血活血，化瘀散结；陈皮、香附、乌药行气，理气散结；桔梗与甘草相合，祛痰排脓解毒；白芍、玄参、当归有益血养阴之作用。诸药合用，可清火化痰散结而不耗伤阴液。

**【性状与剂型】**为棕褐色稠膏，味甜而微咸，每瓶装 500 克。

**【用法与用量】**内服，1 次 9~15 克，1 日 2 次，空腹用开水冲服。

**【贮藏】**密闭，置阴凉干燥处保存，防潮防晒。

**【宜忌】**感冒时暂停服用。忌情绪怒急。

**【各家论述】**《医宗金鉴》："夏枯草膏治男妇小儿忧思气郁，瘰疬坚硬，肝旺血燥，骤用迅烈之剂，恐伤脾气，以此膏常服消之。"

《外科正宗》："夏枯草汤治瘰疬、马刀已溃或未溃，或日久成漏，形体消瘦，饮食不甘，寒热如疟，渐成痨瘵。"

# 821. 换骨丸（丹）

《黑龙江省药品标准》（1986 年版）

**【药物组成】**麻黄 100 克，槐角、川芎、威灵仙、防风、蔓荆子（微炒）、五味子（醋制）、桑白皮、苍术（麸炒）、人参、首乌（酒制）、白芷、苦参、木香各 50 克。

【功效】散风祛湿，活络止痛。

【主治】风寒湿痹，四肢麻木，遍身疼痛，筋骨无力，步履艰难。

【方药分析】麻黄祛风散寒宣痹；槐角既润肝益肾，养血坚筋，又能散结以止痛，两药为主，适用于治疗风寒湿痹较久，已出现虚弱证者；辅以防风、白芷、威灵仙、蔓荆子、桑白皮散风祛湿活络；人参、五味子、首乌扶正气，补肝肾，益筋骨；川芎佐槐角入血分而行气，增强活络止痛之效；木香则行散气分之郁；又以苍术、苦参清热燥湿，散解湿郁之热。

【性状与剂型】为黑棕色大蜜丸，质柔软，味微甜，酸而苦，每丸重 9 克。

【用法与用量】内服，1 次 1 丸，1 日 2 次，温黄酒或温开水送服。病在上部临睡时服，病在下部空腹服，服药后出汗为宜。

【贮藏】密封，贮于阴凉干燥处，防潮防蛀。

【宜忌】忌食生冷、寒凉食物。谨避风寒。

## 822. 哮喘丸（哮喘金丹）

《辽宁省药品标准》(1980 年版)

【药物组成】白果仁 50 克，枳壳（炒）、瓜蒌、麦冬各 40 克，松花粉、竹茹、橘红、知母、石膏、苦杏仁（炒）、诃子肉、罂粟壳、海浮石各 25 克，槟榔、川贝丹、前胡、乌梅肉各 20 克，麻黄（制）、五味子、紫苏叶各 15 克。

【功效】定喘，镇咳。

【主治】年久咳嗽与年久痰喘。

【方药分析】白果仁为主药，化痰定喘止嗽，又敛肺气；久患咳喘，每多宿痰难化，用海浮石、川贝、前胡、橘红等开化痰结；杏仁利肺止咳；制麻黄定喘；枳壳与瓜蒌理气化痰宽胸；松花粉、麦冬、知母润心肺，益气，松花粉且能与紫苏叶祛风散寒，以防外邪新感；痰嗽日久多碍胃，郁结化热，以竹茹、石膏、槟榔和胃消食，兼清郁热；老年痰喘日久，肺气消耗，用诃子肉、罂粟壳、乌梅、五味子收敛肺气，且定喘止嗽。

【性状与剂型】为黑棕色圆形蜜丸，味酸苦，每丸重 10 克。

【用法与用量】内服，1 次 1 丸，1 日 2 次。

【贮藏】密闭，置阴凉干燥处保存，防潮防蛀。

【宜忌】孕妇忌服。忌食生冷、寒凉食物。谨避风寒。

## 823. 眠安宁

《全国医药产品大全》

【药物组成】丹参、大枣各 800 克，熟地黄、夜交藤各 400 克，白术（炒）300 克，陈皮 200 克，远志（炒）150 克。

【功效】养血安神。

【主治】血虚失眠多梦，心神不宁，头昏目眩。现代用治神经衰弱。

【方药分析】熟地黄、大枣均有补血之效，加用丹参化瘀养血，使之补而不滞；白术为补脾气之要药，陈皮健脾理气，二者益中焦生化之源，使血有所生，血虚得补，心得所养，心神自安；夜交藤、远志均为安神药，有宁心安神之效。所以此方适宜于血虚不足，心失所养之心神不宁，证见头晕目眩，失眠健忘，心悸怔忡，夜寐多梦，神疲乏力等。

【性状与剂型】棕褐色黏稠液体，膏剂，味甜微涩。

【用法与用量】内服，每次 20 毫升，1 日 2 次。

【贮藏】密闭，置阴凉干燥处保存，防潮防晒。

【宜忌】忌情绪波动。忌食辛辣厚味。

# 824. 铁娃散

《内蒙古药品标准》（1982 年版）

【药物组成】朱砂 600 克，当归 300 克，枳实、六曲（炒）、山楂（炒）、全蝎、麦芽（炒）各 150 克，牛黄 60 克，巴豆霜 7.5 克。

【功效】清热息风，化滞通便。

【主治】停食停乳，胸满腹胀，咳嗽身热，呕吐痰涎，四肢抽搐，大便秘结。

【方药分析】六曲、山楂、麦芽健脾胃，消食化积；枳实行气消胀除满；当归养血和血；牛黄清热解毒，豁痰定惊；朱砂镇静定神；全蝎息风止痉；巴豆霜荡涤积滞。

【性状与剂型】棕红色粉末，味苦，微辛，散剂，每袋重 0.15 克。

【用法与用量】内服，1 次 1 袋。周岁以内小儿酌减。

【贮藏】密闭，置阴凉干燥处，防潮防晒。

【宜忌】按定量服用，中病即止，不宜多服。

# 825. 铁笛丸

《北京市药品标准》（1983 年版）

【药物组成】川贝母、桔梗、甘草各 60 克，玄参、麦门冬、凤凰衣（去壳）、诃子（肉）、瓜蒌皮、茯苓各克，青果 12 克。

【功效】清热润肺，利咽开音。

【主治】咽喉肿痛，失音声哑。

【方药分析】川贝母清肺热，润燥滋阴；玄参、麦门冬、凤凰衣、诃子润肺祛热，生津开音；瓜蒌皮、青果清肺利咽，兼化痰浊；桔梗开宣肺气，利咽喉；茯苓健脾益气，培土生金；甘草甘缓润肺，调和诸药。

【性状与剂型】棕褐色大蜜丸，味甜微苦，每丸重 3 克。

【用法与用量】内服，1 次 1 丸，1 日 2 次。

【贮藏】密闭，阴凉干燥处保存，防潮防蛀。

【宜忌】忌食辛辣厚味。

## 826. 铁箍散

《北京市药品标准》（1983年版）

【药物组成】生川乌、生草乌、生半夏、赤小豆、芙蓉叶、五倍子、白及各30克。

【功效】消肿解毒，化坚止痛。

【主治】无名肿痛，红肿坚硬，未溃诸疮，风热疼痛。

【方药分析】芙蓉叶清热解毒，消肿止痛；赤小豆解毒排脓，利水消肿；川乌、草乌止痛散结；生半夏化痰散滞；白及消肿生肌，收敛止血；五倍子解毒消肿，敛疮止血。

【性状与剂型】灰黄色的粉末，味微甘辛，散剂，每袋装12克。

【用法与用量】外用，醋或蜂蜜调敷患处，1日1换。

【贮藏】密闭，置室内阴凉干燥处，防潮防晒。

【宜忌】外用药，切勿入口。已溃破处勿用。

## 827. 透表回春丸

《河北省药品标准》（1985年版）

【药物组成】连翘、大青叶、栀子（姜制）、黄芩、荆芥、玄参、滑石、甘草各20克，防风、天花粉、羌活、当归、黄连、牛蒡子(炒)、赤芍、雄黄各10克，山豆根、薄荷、川芎、赤小豆、升麻、柴胡各5克。

【功效】清热透表。

【主治】小儿内热伤风，头痛发热，乍寒乍热，鼻流清涕，咽痛腮肿，烦躁身倦，隐疹瘙痒，麻疹不透。

【方药分析】防风、连翘、牛蒡子、升麻、柴胡解肌透疹，祛风解表；山豆根、大青叶、黄连、黄芩清热解毒；天花粉、玄参滋阴清热，生津止渴；川芎、当归、赤芍凉血活血；栀子、赤小豆、滑石泻火利水；甘草益气和中，调和诸药。

【性状与剂型】黑褐色蜜丸，味苦，每丸重3克。

【用法与用量】内服，1次1丸，1日2次，鲜芦根煎汤或温开水送服。

【贮藏】密封，贮阴凉干燥处，防潮防蛀。

【宜忌】忌食寒凉食物。

## 828. 健母安胎丸

《广东省药品标准》

**【药物组成】**熟地黄 5630 克，党参（炙）、菟丝子（盐制）、杜仲（盐制）各 422 克，香附（酒制）、桑寄生各 281 克，白芍（酒炒）、怀山药、茯苓各 211 克，白术（炮）、补骨脂、阿胶（炒）、当归（酒制）、首乌（盐制）各 141 克，川芎（酒炒）、黄芩（酒制）、陈皮、甘草（炙）各 70 克。

**【功效】**补肾健脾，养血安胎。

**【主治】**胎动不安，腰酸腹痛，先兆流产。

**【方药分析】**党参、白术、茯苓、甘草益气扶脾；熟地黄、白芍、当归、川芎补血养血；首乌、阿胶、桑寄生、杜仲、菟丝子、补骨脂补血益肾，固冲任而安胎元；陈皮开胃理气；山药健脾益气，以资后天生化之源；香附行气，使其补而不滞；黄芩清热，使温而不燥，更可安胎。

**【性状与剂型】**黑褐色的大蜜丸，味甘辛，微苦，每丸重 7 克。

**【用法与用量】**内服，1 次 1 丸，1 日 1~2 次。

**【贮藏】**密封，放阴凉干燥处保存，防潮防蛀。

**【宜忌】**感冒发热者勿服。

## 829. 健步丸

《湖北省药品标准》（1981 年版）

**【药物组成】**羊肉 320 克，黄柏（盐炒）、龟板（制）各 40 克，牛膝 35 克，知母（盐炒）、熟地黄各 20 克，白芍（酒炒）15 克，当归、豹骨（制）、锁阳各 10 克，陈皮（盐炒）7.5 克，干姜 5 克。

**【功效】**补肝肾，强筋骨。

**【主治】**肝肾不足，下肢痿软，行走乏力。

**【方药分析】**本方药即《丹溪心法》中的"健步虎潜丸"。方用羊肉、锁阳补肾阳；熟地、白芍、龟板、当归滋阴养血；豹骨、牛膝补肝肾，强筋骨；知母、黄柏滋肾降火；陈皮、干姜温中健脾，理气和胃。

**【性状与剂型】**棕褐色至深褐色的糊丸，气微腥，味微苦。

**【用法与用量】**内服，1 次 9 克，1 日 2 次。

**【贮藏】**密闭，置阴凉干燥处保存，防潮防晒。

**【宜忌】**忌食寒凉食物。

**【各家论述】**《冯氏锦囊秘录杂症》："人之一身，阴气在下，阴不足则肾虚。肾主骨，故艰于步履。龟居北方，得天地之阴气最厚，故以为君；虎居西方，得天地之阴气最强，故以为臣。独取胫骨，从类之义也。草木之药，性偏难效，气血之属，异类有情也。黄柏、知母去骨中之热；地黄、归芍滋下部之阴；阴虚则阳气泄越而上，用锁阳以禁其上行；加陈皮以导其下降；精不足者，补之以味，故用羊肉为丸，命曰虎潜者，虎阴也，潜藏也，欲其封闭气血而退藏于密也。"

《医方集解》："此足少阴药也。黄柏、知母、熟地，所以壮肾水而滋阴；当归、芍药、牛膝，所以补肝虚而养血；牛膝又能引诸药下行，以壮筋骨，盖肝肾同一治也。龟得阴气最厚，故以补阴而为君；虎得阴气最强，故似健骨而为佐；用胫骨者，其气力皆在前胫，故用以入足，从其类也。锁阳益精壮阳，养筋润燥；然数者皆血药，故又加陈皮以利气，加干姜以通阳。羊肉甘热属火而大补，亦以味补精，以形补形之义，使气血交通，阴阳相济也。"

## 830. 健身酒
《全国医药产品大全》

【药物组成】黄芪 60 克，熟地黄 50 克，淫羊藿、远志、巴戟天各 40 克，熟附子 30 克，肉苁蓉（酒蒸）、菟丝子（盐水制）、金樱子（盐蒸）各 20 克，当归、甘草（炙）各 10 克，蚕蛾（炒去翅）4 克，白酒（60 度）880 克。

【功效】益神补气，强腰固肾。

【主治】病后虚损，精血不足，阳痿遗精，遗尿，腰膝冷痛。

【方药分析】巴戟天、肉苁蓉、淫羊藿、蚕蛾补肾壮阳，涩精止遗；熟地、当归、女贞子、菟丝子、金樱子滋肾益阴，固精养血，取培补肾中元阳，阴中求阳之意；熟附子温肾散寒，除下焦痼冷；黄芪、黄精补气健脾；甘草益气调中，调和诸药。

【性状与剂型】为棕红色的澄清液，酒剂，每瓶 500 克。

【用法与用量】内服，每次 20~30 毫升，1 日 2 次，饭前服。

【贮藏】密封，置阴凉干燥处，避光防晒。

【宜忌】不可过量饮用。

## 831. 健肺丸（1）
《全国医药产品大全》

【药物组成】葎草 500 克，穿心莲 250 克，百部、玉竹、黄精、白及各 125 克。

【功效】清热止血，生津止咳。

【主治】各型肺结核。

【方药分析】穿心莲清热解毒，凉血止血；百部润肺止咳；白及敛肺止血；黄精、玉竹滋阴润肺，生津兼养胃气；葎草清热解毒。近代研究本方有较好的抗结核作用。

【性状与剂型】水丸剂，每 10 粒重 1 克。

【用法与用量】内服，1 次 3 克，1 日 3 次。

【贮藏】密闭，置阴凉干燥处保存，防潮防晒。

【宜忌】忌饮酒。忌食辛辣食物。

## 832. 健肺丸（2）

《四川省药品标准》（1983 年版）

【药物组成】法半夏、陈皮各 80 克，红参 48 克，瓜蒌仁、枳壳（麸炒）、白芥子（炒）、苦杏仁（炒）、枇杷叶（蜜炙）、紫苏子（炒）、麦冬、川贝母、百合、茯苓、紫苏叶、桑白皮各 40 克，白术、青皮（麸炒）、甘草各 30 克，天冬、五味子各 20 克。

【功效】补气润肺，止咳化痰，定喘安神。

【主治】体弱气虚咳嗽，肺热咳嗽，阴虚久咳，痰多痰黏，喘急干咳。

【方药分析】红参、白术、茯苓、甘草补脾益气，以生肺金；瓜蒌仁、杏仁、枇杷叶清肺热，化痰止咳；川贝母、百合、麦冬、天冬养肺阴，止咳润燥；半夏、陈皮、青皮理气宽中，兼化痰浊；桑白皮、苏子、白芥子下气消痰定喘；百合、五味子安神定志。

【性状与剂型】黄褐色水丸，味微苦。

【用法与用量】内服，1 次 3~5 克，1 日 3 次。

【贮藏】密闭，置阴凉干燥处保存，防潮防晒。

【宜忌】风寒感冒忌服。1 岁以下小儿忌服。

## 833. 健肾生发丸

《全国医药产品大全》

【药物组成】首乌（制）200 克，当归 120 克，熟地黄 80 克，柏子仁、茺胜子各 50 克，枸杞子 45 克，菟丝子 35 克，茯苓（去皮）、泽泻（盐水炒）各 32 克，女贞子（酒制）、桑椹、牛膝（去头）各 30 克，黄精、杜仲（盐水炒）、甘草各 25 克，山药、山茱萸（去核酒蒸）、续断、木瓜、羌活各 20 克，五味子、川芎、白芍各 15 克，大枣（去核）、黄连、黄柏各 10 克。

【功效】补肾益肝，健肾生发。

【主治】肾虚脱发，肾虚腰痛，慢性肾炎，神经衰弱。

【方药分析】首乌补肝肾，益精血，乌须生发；枸杞子、女贞子、桑椹子、菟丝子补肝肾，益精血；山药、黄精、茯苓、山茱萸健脾益气补中；熟地、当归、白芍、川芎补血养血；牛膝、川断补肝肾，强筋骨；杜仲、五味子温肾涩精；黄连、黄柏滋阴降火；木瓜、羌活散风舒筋和络。

【性状与剂型】棕黑色的大蜜丸，气香，味甘，酸，苦，每丸重 9 克。

【用法与用量】内服，1 次 1 丸，1 日 1~2 次。

【贮藏】密闭，置阴凉干燥处保存，防潮防蛀。

【宜忌】服药期间，节制房事。

## 834. 健肾地黄丸

《江苏省药品标准》(1977 年版)

【药物组成】菟丝子 1000 克，生地黄、熟地黄各 500 克，茯苓、山药、覆盆子、枸杞子各 400 克，泽泻、五味子、沙苑子（盐水炒）各 300 克。

【功效】滋补肾水，添精益髓。

【主治】精髓亏损，阴虚气亏，性神经衰弱，阳痿倦怠，腰膝酸软，气短头晕，须发早白。

【方药分析】地黄滋肾以填真阴；枸杞子、菟丝子、沙苑子、覆盆子益肾固精；山药、茯苓健脾益肾，助后天生化之源；五味子强阴涩精，收敛真气；泽泻降阴亏上炎之火，使虚火消退而肾阴可复。

【性状与剂型】黑褐色小丸，味甘，每 5~6 粒重 1 克。

【用法与用量】内服，1 次 9 克，1 日 2~3 次。

【贮藏】密闭，置阴凉干燥处保存，防潮防晒。

【宜忌】服药期间，节制房事。

## 835. 健肤药膏

《全国医药产品大全》

【药物组成】松香 140 克，白矾、氧化锌各 125 克，章丹 110 克，凡士林 500 克。

【功效】收湿，解毒，止痒，生肌。

【主治】湿疹，黄水疮等症。

【方药分析】松香化湿；白矾、章丹燥湿解毒；另配氧化锌、凡士林以助燥湿之功。中西药合用，相得益彰，起效甚捷。

【性状与剂型】橘红色软膏。

【用法与用量】外用，取适量，敷于患处，1 日 2 次。

【贮藏】密闭，置阴凉干燥处保存，防潮防晒。

【宜忌】只可外用，不能内服。

## 836. 健脑安神丸

《全国医药产品大全》

【药物组成】酸枣仁（炒）300 克，玉竹、牡蛎（煅）、龙骨（煅）各 200 克，丹参、五味子、琥珀、九节菖蒲、桂枝、麦冬、远志（制）各 150 克，朱砂 50 克。

【功效】养心安神，固精敛汗。

【主治】惊悸怔忡，失眠健忘，头眩耳鸣，梦遗滑精。

【方药分析】麦冬、玉竹、酸枣仁、远志、丹参养心安神，滋养阴血；五味子收敛心气；九节菖蒲安神定志；朱砂、琥珀、龙骨、牡蛎重镇安神；甘草益气和中，调和诸药。

【性状与剂型】棕色圆形蜜丸，味微酸甘，每丸重10克。

【用法与用量】内服，1次1丸，1日2次。

【贮藏】密闭，置阴凉干燥处保存，防潮防蛀。

【宜忌】忌食辛辣刺激物。忌酒。

# 837. 健脾丸
《医方集解》

【药物组成】白术（炒）300克，党参、陈皮、枳实（炒）、麦芽（炒）各200克，山楂（炒）150克。

【功效】补气健脾，理气消食。

【主治】脾胃虚弱，饮食不消，脘腹胀满，食少便溏。

【方药分析】人参、白术补中气，健脾胃；山楂、麦芽助消化，消食积：陈皮、枳实理气宽中，导除积滞。

【性状与剂型】棕褐色至黑褐色的大蜜丸，味甜，微苦，每丸重9克。

【用法与用量】内服，1次1丸，1日3次。小儿酌减。

【贮藏】密闭，置阴凉干燥处保存，防潮防蛀。

【宜忌】忌食辛辣刺激物及生冷黏腻不易消化的食物。

【各家论述】《医方集解》："此足太阴、阳明药也。脾胃者，仓廪之官，胃虚则不能容受，故不嗜食，脾虚则不能运化，故有积滞。所以然者，由气虚也。参术补气，陈皮利气，气运则脾健而胃强矣。山楂消肉食，麦芽消谷食，戊己不足，故以二药助之使化。枳实力猛，能消积化痞，佐以参术则为功更捷，而又不致伤气也。夫脾胃受伤则须补益，饮食难化则宜消导，合斯二者，所以健脾也。"

# 838. 健脾开胃药酒
《全国医药产品大全》

【药物组成】砂仁、陈皮、红曲各50克，当归、青皮各25克，藿香15克，丁香、豆蔻、栀子、麦芽（炒）、枳壳（麸炒）、厚朴（姜制）各10克，木香5克。

【功效】健脾胃，化寒滞，增进饮食，顺气止痛。

【主治】肝郁胃寒，饮食减少，气滞不舒，胸膈胀满。

【方药分析】青皮、陈皮、枳壳疏肝健脾，理气宽中；丁香、厚朴、砂仁、木香温中散寒，行气降逆止痛；藿香、豆蔻醒脾化浊；红曲、麦芽健胃消食；当归活血和血，散瘀止痛。

【性状与剂型】橙红色澄明液体，气香，味甘，每瓶装量 500 毫升。

【用法与用量】内服，1 次 20 毫升，1 日 2 次，温服。

【贮藏】密封，贮于阴凉干燥处，避光防晒。

【宜忌】孕妇忌服。忌食生冷寒凉食物。

## 839. 健脾止泻丸

《山东省药品标准》（1986 年版）

【药物组成】党参、白术（土炒）、茯苓各 150 克，山药、砂仁、丁香、肉豆蔻（煨）、甘草各 30 克，豆蔻 9 克。

【功效】温中，健脾，止泻。

【主治】小儿脾胃受寒，水泻不止。

【方药分析】党参、山药、白术、茯苓健脾补中益气；砂仁、豆蔻醒脾化浊；丁香温中散寒降逆；肉豆蔻涩肠止泻，温中行气；甘草补中益气，调和诸药。

【性状与剂型】棕褐色至黑褐色的蜜丸，味甜，微苦，每丸重 3.125 克。

【用法与用量】内服，1 次 1 丸，1 日 2 次，或遵医嘱。

【贮藏】密封，置阴凉干燥处，防潮防蛀。

【宜忌】忌食生冷黏腻不易消化的食物。

## 840. 健脾资生丸

《浙江省药品标准》（1983 年版）

【药物组成】党参、白术各 150 克，茯苓、麦芽（炒）、橘红、六神曲（炒）、山药、莲子肉（炒）各 100 克，薏苡仁（炒）、山楂（炒）、砂仁、芡实（炒）、白扁豆(炒)各 75 克，甘草(炙)、广藿香、桔梗各 50 克，豆蔻 40 克，黄连（姜汁炒）20 克。

【功效】补益脾胃，消食止泻。

【主治】脾胃虚弱，消化不良，脘腹胀闷，慢性腹泻。

【方药分析】党参、白术、山药、甘草健脾补气，以固其本；薏苡仁、茯苓健脾祛湿；砂仁、豆蔻、藿香、扁豆化湿散满，行气宽中；陈皮、桔梗利气和胃；山楂、麦芽、神曲消食化积；黄连姜炒以厚肠胃。

【性状与剂型】灰褐色至棕褐色的水丸，气微香，味甘，微苦，每 50 粒重约 3 克。

【用法与用量】内服，1 次 9 克，1 日 2~3 次。

【贮藏】密封，置阴凉干燥处，防潮防晒。

【宜忌】忌食生冷黏腻不易消化的食物。

## 841. 健脾糕片

*《全国医药产品大全》*

【**药物组成**】白扁豆（炒）、茯苓、山药、莲子（去心）、薏苡仁（炒）、芡实（炒）各 15 克，冬瓜仁（炒）10 克，党参、鸡内金各 7.5 克，白术（炒）、甘草（炙）各 5 克，陈皮 3.75 克，白糖 350 克，糯米（炒）200 克，大米（炒）100 克。

【**功效**】健脾开胃。

【**主治**】脾胃虚弱，身体羸瘦，食欲不振，大便稀溏。

【**方药分析**】党参、山药、莲子健脾益气；白术、茯苓、薏苡仁、芡实、白扁豆渗湿健脾；陈皮理气醒脾和胃；山楂、冬瓜仁益胃气，消食化积；甘草和中益气，调和诸药。

【**性状与剂型**】白色片剂，气香，味甘，每片重 0.5 克。

【**用法与用量**】内服，1 次 8~12 片。小儿酌减。

【**贮藏**】密封，置阴凉干燥处，防潮防蛀。

【**宜忌**】忌食生冷黏腻不易消化的食物。

## 842. 脏连丸

*《外科正宗》*

【**药物组成**】黄芩 150 克，槐角 100 克，地黄、槐花、地榆（炭）各 75 克，赤芍、当归、荆芥穗、阿胶各 50 克，黄连 25 克。

【**功效**】清肠止血。

【**主治**】便血，肛门灼热，痔疮出血肿痛。

【**方药分析**】槐角清热解毒，祛肠风化痔，凉血止血为主药；黄芩、黄连清泻湿热；地黄、赤芍、槐花、地榆清热凉血止血；荆芥穗祛肠风；当归、阿胶补血调血，以疗失血之亏。

【**性状与剂型**】棕褐色至黑褐色大蜜丸，味苦，每丸重 9 克。

【**用法与用量**】内服，1 次 1 丸，1 日 2 次。

【**贮藏**】密封，置阴凉干燥处，防潮防蛀。

【**宜忌**】忌食辛辣刺激物。忌酒。

## 843. 脐风散

*《全国医药产品大全》*

【**药物组成**】朱砂（飞）1100 克，大黄 400 克，猪牙皂、全蝎（漂净）各 200 克，当归 60 克，巴豆霜 20 克，人工牛黄 10 克。

【**功效**】镇惊祛风，导痰通便。

【主治】小儿惊风，脐风，喘咳，痰壅，呕吐宿乳。

【方药分析】牛黄解毒止痉；猪牙皂祛风劫痰，开窍醒脑；全蝎祛风解痉；朱砂解毒安神；大黄、巴豆霜清泻热毒积滞；当归凉血通经，扶正养血。

【性状与剂型】红色粉末，散剂，气微，味微苦，每袋装 0.06 克。

【用法与用量】内服，新生小儿 1 次服 0.03 克，1 日 1~2 次，乳汁化服。

【贮藏】密封，置阴凉干燥处，防潮防晒。

【宜忌】严格按照用量服用，不可过量。

## 844. 脑灵素

《四川省药品标准》（1983 年版）

【药物组成】黄精（蒸）150 克，淫羊藿叶 125 克，五味子、苍耳子（炒）各 100 克，枸杞子、远志（制）、大枣（去核）各 50 克，茯苓、熟地黄、麦冬、酸枣仁各 25 克，鹿角霜 15 克，龟板 12.5 克，人参、鹿胶各 5 克，鹿茸（去毛）2.5 克。

【功效】补气血，养心肾，健脑增智。

【主治】神经衰弱，健忘失眠，头晕心悸，身倦无力，体虚自汗，阳痿遗精。

【方药分析】人参、黄精、大枣、茯苓补中健脾益气；熟地黄、龟板、麦冬、枸杞子补肾滋阴养血；鹿茸、鹿胶、鹿角霜、淫羊藿叶益肾助阳，强筋骨，填精髓；远志、五味子、酸枣仁敛心气，健脑宁神；苍耳子祛风补益。

【性状与剂型】浅棕色片剂，味微苦，甘，每片重 0.5 克。

【用法与用量】内服，1 次 2~3 片，早饭前、晚饭后各服 1 次。

【贮藏】密封，置阴凉干燥处，防潮防晒。

【宜忌】高血压患者忌服。

## 845. 脑得生丸

《黑龙江省药品标准》（1986 年版）

【药物组成】葛根 500 克，山楂（去核）300 克，红花 175 克，三七、川芎各 150 克。

【功效】活血化瘀，疏通经络。

【主治】脑动脉硬化，缺血性脑中风及脑出血后遗症等。

【方药分析】三七、山楂、红花、川芎化瘀血，通经络；葛根现代研究能扩张脑血管及心血管。

【性状与剂型】褐色蜜丸，质柔软，气微香，味微甜酸，每丸重 9 克。

【用法与用量】内服，1 次 1 丸，1 日 3 次。

【贮藏】密封，贮于阴凉干燥处，防潮防蛀。

【宜忌】高血压患者慎服。

# 846. 烧伤药

《全国医药产品大全》

【药物组成】地榆、白及、虎杖、忍冬藤各160克，黄连32克，冰片5克。

【功效】可在创面上形成保护膜，减少创面水分蒸发，防止感染，减少疼痛。

【主治】中、小面积Ⅰ度以下烧烫伤。

【方药分析】忍冬藤、黄连清热解毒；冰片清热止痛；地榆凉血止血，泻火敛疮；白及收敛止血，消肿生肌；虎杖清热解毒，活血止痛。

【性状与剂型】深棕色液体，具冰片香气，每毫升相当于原方生药0.7克。

【用法与用量】外用，将本品摇匀，用消毒棉球蘸取，轻轻涂于清洁后的创面上，1日3次，1至3日后即不再涂，任其愈后或遵医嘱。

【贮藏】密封，置阴凉干燥处，防潮防晒。

【宜忌】使用后立即盖好，防止细菌感染。

# 847. 凉膈丸

《全国医药产品大全》（1988年版）

【药物组成】连翘、黄芩、芒硝各500克，大黄、石膏各100克，栀子（姜制）40克，薄荷35克，甘草30克，淡竹叶15克。

【功效】清热解毒，泻火凉膈。

【主治】上焦热盛，咽喉不利，牙齿疼痛，大便秘结，小便赤黄。

【方药分析】石膏、黄芩、栀子、连翘清热解毒，泻火；薄荷疏风散热；淡竹叶清热利尿；大黄、芒硝泻火通便；甘草调和诸药。

【性状与剂型】棕黄色水丸，味咸苦，每袋重6克。

【用法与用量】内服，1次6克，1日1次。

【贮藏】密闭，置阴凉干燥处，防潮防晒。

【宜忌】孕妇忌服。忌食辛辣食物。

# 848. 凉膈散

《上海市药品标准》（1980年版）

【药物组成】连翘400克，大黄、甘草（蜜炙）、芒硝各200克，栀子仁（炒）、薄荷各100克。

【功效】清热泻火。

【主治】胸膈烦热，口舌生疮，咽痛衄血，大便秘结。

【方药分析】重用连翘，以清热解毒为主；黄芩清心胸郁热；山栀通泻三焦之火，引火下行；薄荷外疏内清；芒硝、大黄荡涤胸膈积热，导泻下行；甘草既可缓硝、黄峻泻，又可助硝、黄推导之力，所谓"以泻代清"，此其意也。

【性状与剂型】土黄色粉末，味咸带苦，散剂，每袋9克。

【用法与用量】内服，1次9克，1日2次，空腹温开水送服，或用布袋包煎汤服。

【贮藏】密闭，置阴凉干燥处，防潮防晒。

【宜忌】孕妇忌服。忌食辛辣食物。

【各家论述】《世医得效方》："凉膈散治大人小儿脏腑积热，口舌生疮，痰实不利，烦躁多渴，肠胃秘涩，便溺不利，一切风热，兼能治之。"

《医方集解》："此上中二焦泻火药也。热淫于内，治以咸寒，佐以苦甘。故以连翘、黄芩、竹叶、薄荷升散于上，而以大黄、芒硝之猛利推荡其中。使上升下行，而膈自清矣。用甘草、生蜜者，病在膈，甘以缓之也。"

《成方便读》："故以大黄、芒硝之荡涤下者，去其结而遂其热。然恐结邪虽去，尚有浮游之火，散漫上中，故以黄芩、薄荷、竹叶清撤上中之火。连翘解散经络中之余火，栀子自上而下，引火屈曲下行，如是则有形无形上下表里诸邪，悉从解散。用生甘草，病在膈，甘以缓之也。"

# 849. 消水导滞丸

《全国医药产品大全》

【药物组成】牵牛子400克，大黄250克，焦山楂200克，猪牙皂150克。

【功效】通腑利水，消食化滞。

【主治】肠胃积滞，宿食难消，蓄水腹胀。

【方药分析】山楂消食化积；大黄攻积导滞，泻下；牵牛子泻下去积，逐水消肿；猪牙皂化痰理气；合而用之，通腑泻下以利水，消食化滞而去积。

【性状与剂型】棕黄色丸剂，气微，味苦，微酸，有麻舌感，每10粒重0.5克。

【用法与用量】内服，1次6克，1日2次。

【贮藏】密闭，置阴凉干燥处，防潮防蛀。

【宜忌】孕妇忌服。忌食生冷黏腻及膏粱厚味食物。

# 850. 消郁丸

《上海市药品标准》(1974年版)

【药物组成】白芍（酒炒）150克，鲜生姜（煨）、当归、茯苓、白术（麸炒）各100克，甘草（蜜炙）80克，柴胡70克，薄荷50克。

【功效】疏肝健脾，理气调经。

【主治】肝郁不舒，月经不调，胸腹胀痛，午后烦热。

【方药分析】柴胡疏肝理气；当归、白芍养血柔肝；薄荷疏风散热；茯苓、白术、鲜生姜、甘草和中健脾。诸药相合使肝气得疏，脾气益健。

【性状与剂型】灰褐色小粒水丸剂，味微甘。

【用法与用量】内服，1 次 10 克，1 日 1~2 次，饭前服用。

【贮藏】密闭，置阴凉干燥处，防潮防晒。

【宜忌】忌食酸冷黏腻不易消化的食物。

## 851. 消肿止痛药水

《全国医药产品大全》

【药物组成】草乌、南星、半夏、白花曼陀罗籽、两面针籽、重楼、细辛各 20 克，雪上一枝蒿 10 克，冰片适量，75% 乙醇适量。

【功效】消肿止痛。

【主治】关节扭伤疼痛，风湿痹证，关节疼痛，疖肿。

【方药分析】草乌、细辛温经散寒，通络止痛；雪上一枝蒿、南星散结消肿，止痛；白花曼陀罗止痛；冰片清热止痛以助宣痹之力；用两面针、重楼清热解毒以消肿散结。寒温并用，故对外伤闪挫、疖肿以及痹证等均有疗效。

【性状与剂型】棕褐色液体，酊剂。

【用法与用量】外用，取适量涂擦患部，1 日 3~4 次。

【贮藏】密闭，置阴凉干燥处，避光防晒。

【宜忌】本品有毒，严禁内服。

## 852. 消肿止痛膏

《全国医药产品大全》

【药物组成】黄连、大黄粉、黄柏、黄芩各 50 克，乳香、没药各 20 克，冰片 5 克，凡士林 2000 克。

【功效】清热解毒，消肿止痛，止血。

【主治】痔疮术后局部发炎及疮疡，无名肿毒等。

【方药分析】黄连、黄芩、黄柏清热燥湿解毒；大黄清热泻下通便，且有止血之功；乳香、没药化瘀止痛；冰片清热消肿止痛。

【性状与剂型】棕黑色软膏。

【用法与用量】外用，取适量搽患处，1 日 1~2 次。

【贮藏】密闭，置阴凉干燥处，防潮防晒。

【宜忌】不可内服。忌食辛辣。忌酒。

## 853. 消肿片

《上海市药品标准》（1980 年版）

【药物组成】枫香脂（制）、草乌（制）、地龙（炙）、马钱子（炒去毛）、五灵脂各 1500 克，没药（制）、当归、乳香（制）各 750 克，香墨 12 克。

【功效】消肿拔毒。

【主治】瘰疬痰核，流注，乳房肿块，阴疽肿毒。

【方药分析】枫香脂消肿解毒，配草乌、马钱子、地龙以增其散结消肿之力；伍乳香、没药、五灵脂、当归活血化瘀以消瘀散结。

【性状与剂型】黑褐色，味苦，片剂，每片 0.5 克。

【用法与用量】内服，1 次 2~4 片，1 日 3 次，饭前用温黄酒或温开水化服。

【贮藏】密闭，置阴凉干燥处，防潮防晒。

【宜忌】孕妇忌服。含马钱子，有毒，不可过量服用。

## 854. 消肿化结膏
*《福建省药品标准》（1977 年版）*

【药物组成】没药、乳香各 90 克，生草乌、木瓜、桂子各 60 克，桂枝 45 克，荜茇、穿山甲、麻黄、生半夏、槟榔、石菖蒲、生天南星、赤芍、甘松、丁香各 30 克，花椒 25 克。

【功效】活血散瘀，消肿化结，止痛。

【主治】新久伤痛，阴疽，结核。

【方药分析】桂枝、麻黄、花椒、桂枝、荜茇、丁香、生草乌温经散寒；木瓜、生半夏、石菖蒲、天南星祛痰除湿；没药、穿山甲、乳香、赤芍、槟榔、甘松活血通络，理气止痛。

【性状与剂型】黑色臭焦味，膏剂，每张硬膏重 10 克。

【用法与用量】外用，温热展开，贴患处，每隔 5 天换药 1 次。

【贮藏】密闭，置阴凉干燥处，防潮防晒。

【宜忌】患处溃烂者忌用。

## 855. 消炎生肌散
*《广东省药品标准》*

【药物组成】龙骨（漂洗）、海螵蛸（漂洗）、炉甘石（煅飞）、花蕊石（煅制）、象皮（炮）、珍珠母各 250 克，海浮石 175 克，红粉 50 克。

【功效】消炎生肌。

【主治】皮肤溃疡，烂肉。

【方药分析】象皮、炉甘石、龙骨、珍珠母、海螵蛸收湿敛疮；红粉祛腐溃疮；花蕊石化瘀止血；海浮石消散疮肿。诸药合用，有解毒散结、去腐敛疮生肌之功。

【性状与剂型】黄白色粉末，散剂，有龙骨臭气。

【用法与用量】外用，根据伤口大小取适量敷于患处，1 日 1 次。

【贮藏】密闭，置阴凉干燥处，防潮防晒。
【宜忌】换药前，先清洗创面，然后敷药。忌食辛辣食物。

## 856. 消炎解毒丸
《中药制剂手册》（1975 年版）

【药物组成】蒲公英 800 克，金银花、连翘各 20 克，防风 10 克，甘草 2 克。
【功效】清热解毒，凉血消炎。
【主治】热毒引起的疮疡疖肿，红肿疼痛，妇女乳疮，小儿疖疮等。
【方药分析】蒲公英为主药，清热解毒，消瘀散结；配双花、连翘以增其解毒散结之力；加防风祛风散表邪；甘草调和诸药。
【性状与剂型】糖衣丸，丸芯呈棕色，味微苦，每丸重 0.2 克。
【用法与用量】内服，1 次 20 粒，1 日 2 次。小儿酌减。
【贮藏】密闭，置阴凉干燥处，防潮防晒。
【宜忌】忌食辛辣食物。

## 857. 消食化痰丸
《安徽省药品标准》（1982 年版）

【药物组成】半夏（制）、南星（制）各 800 克，杏仁（炒）、橘红、山楂（炒）、葛根、莱菔子（炒）、青皮（炒）、紫苏子（炒）、六神曲（炒）、麦芽（炒）、香附（制）各 50 克。
【功效】顺气降逆，消食化痰。
【主治】食积不化，胸膈胀闷，咳嗽痰多，饮食减少。
【方药分析】半夏、橘红化痰，和胃降逆；紫苏子、杏仁、莱菔子顺气降逆；南星化痰；神曲、麦芽、山楂消食化积；香附疏肝理气；青皮理脾胃之滞；葛根升阳生津。
【性状与剂型】棕黄色蜜丸，气微，味苦，微酸，每丸重 9 克。
【用法与用量】内服，1 次 9 克，1 日 2 次，饭前服。
【贮藏】密闭，置阴凉干燥处，防潮防蛀。
【宜忌】忌食生冷黏腻酸辣等不易消化的食物。

## 858. 消食和中丸
《全国医药产品大全》

【药物组成】白术（土炒）75 克，山楂、麦芽（炒）、厚朴（姜制）、六曲（炒）各 60 克，陈皮 48 克，香附（醋制）、青皮（醋炒）各 45 克，法半夏 30 克，砂仁、槟榔、枳实（麸炒）各 15 克，甘草 12 克，木香 6 克。

【功效】消食化痰，行气导滞，调和脾胃。

【主治】脾胃失和，痰食停滞，纳呆，胸胁胀满等。

【方药分析】木香、枳实、厚朴行脾胃之滞气；香附、青皮疏肝以助脾之运化；砂仁醒脾；槟榔、山楂、麦芽、六曲消食导滞；法半夏、陈皮和胃化痰；白术、甘草补脾益气，调和诸药。

【性状与剂型】小圆珠样棕红色水丸剂，味微苦，每袋内装 6 克。

【用法与用量】内服，1 次 3 克，1 日 2 次，生姜汤或温开水送下。小儿酌减。

【贮藏】密闭，置阴凉干燥处，防潮防晒。

【宜忌】忌食生冷黏腻酸辣等不易消化的食物。

## 859. 消食散

*《山东省药品标准》*（1986 年版）

【药物组成】山楂、山药、炒白术、茯苓、甘草、炒鸡内金各 100 克。

【功效】健脾益气，消食化积。

【主治】食积、疳积以及由脾胃虚弱引起的纳呆、消化不良、泄泻等病症。

【方药分析】本方是以四君子汤去人参加山药为基础，即以茯苓、白术、甘草、山药相合，旨在健脾益气，助脾之运化。加山楂、内金消食导滞化积。对于脾胃虚弱、饮食积滞等症有较好疗效。

【性状与剂型】黄白色粉末，散剂，味甘，每包重 2.5 克。

【用法与用量】内服，1 次 1 包，1 日 2~3 次，温开水送下。周岁以下小儿酌减。

【贮藏】密闭，置阴凉干燥处，防潮防晒。

【宜忌】忌食生冷黏腻等不易消化的食物。

## 860. 消核膏

*《山东省药品标准》*（1986 年版）

【药物组成】铅丹 800 克，生马钱子、苦杏仁各 150 克，穿山甲 100 克，玄参 75 克，人发（洗净）50 克，蓖麻子、五倍子、木鳖子、蜂房各 40 克，樟脑 25 克，蛇蜕 15 看，巴豆 7.5 克，植物油 1600 克。

【功效】消肿解毒，软坚化核。

【主治】无名肿毒，痈疽发背，结核疮疡等。

【方药分析】以马钱子为主，解毒散结，活络止痛；配玄参、巴豆、蓖麻子、蛇蜕、杏仁以增其消肿散结之力；伍木鳖子、穿山甲化瘀消肿；樟脑、铅丹、人发以解毒止痛，生肌止血；五倍子止血解毒；蜂房攻毒杀虫。

【性状与剂型】黑色折叠呈半圆形外贴膏，每张净重 3.125 克、6.25 克、9.375 克。

【用法与用量】外用，根据患处大小取适量的膏药，温热化开，贴于患处，2日1换。

【贮藏】密闭，置阴凉干燥处，防潮防晒。

【宜忌】忌食辛辣食物。

# 861. 消积丸

《全国医药产品大全》

【药物组成】牵牛子（炒）、山楂、六曲（炒）各180克，麦芽（炒）120克，大黄60克，五灵脂（醋炒）、青皮（醋炒）、陈皮、三棱（醋制）、莪术（醋制）、香附（醋制）各30克。

【功效】消积行滞。

【主治】食积，肉积，水积，气积等。

【方药分析】牵牛、大黄泻下，导滞去积；神曲、麦芽、山楂消食积；青皮、陈皮理脾胃之滞气；香附疏肝理气；三棱、莪术、灵脂行气活血祛瘀。诸药合用，泻下逐水，消食导滞，理气化滞，则诸积自除。

【性状与剂型】小圆球形黑褐色丸剂，味微酸，每袋内装6克。

【用法与用量】内服，1次6克，1日2次，温开水送下。

【贮藏】密闭，置阴凉干燥处，防潮防晒。

【宜忌】孕妇忌服。忌食生冷黏腻等不易消化的食物。

# 862. 消积杀虫丸

《全国医药产品大全》

【药物组成】鹤虱60克，芜荑、玄明粉、牵牛子（炒）、使君子（炒）、雷丸、槟榔、苦楝皮、大黄各30克。

【功效】消积杀虫。

【主治】食积不化，虫积。

【方药分析】鹤虱、芜荑、使君子、雷丸、苦楝皮、槟榔杀虫为主药；牵牛子、大黄寒热并用，泄下去积为辅；玄阴粉软坚润燥，合诸药共用疏导里实，排出虫积。

【性状与剂型】小圆球形蛋黄色水丸，气微臭，味酸苦，每包重3克。

【用法与用量】内服，3~5岁小儿，1次半包，6~12岁小儿1次1包，1日2次，空腹时温开水送下。成人加倍。

【贮藏】密闭，置阴凉干燥处，防潮防晒。

【宜忌】忌饮茶。忌食生冷黏腻等不易消化的食物。

## 863. 消积皂矾丸

《全国医药产品大全》

【药物组成】六曲（炒）、白术（土炒）、山楂、皂矾各 120 克，陈皮、厚朴、甘草（炙）、黄芪（炙）各 90 克，鸡内金（炒）、麦芽（炒）、苍术（米泔水制）、山药（炒）、扁豆（炒）、茯苓各 60 克，雷丸 15 克。

【功效】健脾补血，消积杀虫。

【主治】小儿脾虚胃弱，食积不化，脘腹胀满，面黄肌瘦，嗜食异物，虫积等。

【方药分析】黄芪、山药、扁豆、甘草补益脾气；白术、茯苓、陈皮、厚朴、苍术健脾行气，除湿健脾；鸡内金、山楂、六曲、麦芽消食导滞；雷丸、皂矾消积杀虫。

【性状与剂型】黑褐色圆球形丸剂，味甘，微酸涩，每粒重 0.3 克，每袋重 30 克。

【用法与用量】内服，小儿 1~5 岁 1 次服 2~5 粒；5~8 岁 1 次服 5~10 粒；8~12 岁 1 次服 10~15 粒；12~16 岁，1 次服 15~20 粒。1 日 2 次，空腹时用温开水送下。

【贮藏】密闭，置阴凉干燥处，防潮防晒。

【宜忌】忌饮茶。忌食生冷黏腻等不易消化的食物。

## 864. 消积肥儿丸

《山东省药品标准》（1986 年版）

【药物组成】茯苓、白术（麸炒）、白芍、陈皮、香附（醋炒）、麦芽（炒）、六神曲（炒）各 80 克，白扁豆（炒）70 克，山楂 50 克，山药、甘草、砂仁各 40 克，使君子（去壳）20 克，木香 15 克，芦荟 12 克，党参、五谷虫（炒）、鸡内金各 10 克，胡黄连 5.3 克。

【功效】化积驱虫。

【主治】脾胃虚弱，食积虫积，发热腹胀，二便不利。

【方药分析】党参、白术、茯苓、甘草、山药、白扁豆补气健脾以扶正，脾胃健运则饮食得化；辅以山楂、神曲、麦芽、鸡内金、五谷虫削坚化积，则饮食益进，正气益充。一补一消，攻补兼施，寓有祛邪不伤正，扶正不敛邪之意；佐以砂仁、香附、陈皮、木香醒脾行气宽中；因疳久生热，或挟虫积，使以胡黄连、芦荟、使君子以泄热杀虫；少用白芍柔肝敛阴。药味虽繁，配伍得当，扶正祛邪，驱虫固本。

【性状与剂型】土黄色水丸剂，微臭，味微苦，每 80 粒重 1 克。

【用法与用量】内服，小儿 1 次 80 粒，1 日 2~3 次，温开水或米汤送服。周岁以上酌增。

【贮藏】密闭，置阴凉干燥处，防潮防晒。

【宜忌】忌食生冷油腻之物。

## 865. 消积保中丸

《全国医药产品大全》

【药物组成】白术（土炒）、香附（醋制）各60克，陈皮、砂仁、半夏（姜制）、六曲（炒）、茯苓（去皮）、麦芽（炒）、黄连、栀子（炒）、白芥子（炒）、莱菔子（炒）各30克，三棱（醋制）、莪术（醋制）各24克，广木香、槟榔各20克，阿魏、干漆炭各15克，青皮（醋炒）12克。

【功效】消积化痞。

【主治】饮食停滞，腹内痞积。

【方药分析】砂仁、陈皮、茯苓、白术健脾和胃；半夏（姜制）、白芥子燥湿祛痰；六曲、麦芽、莱菔子消食导滞；广木香、青皮、香附解郁理气；阿魏、槟榔消积杀虫；干漆、三棱，莪术活血祛瘀；黄连、栀子清其郁热。

【性状与剂型】棕色蜜丸，味苦，每丸重6克。

【用法与用量】内服，1次1丸，1日2次，温开水送下。小儿酌减。

【贮藏】密闭，置阴凉干燥处，防潮防蛀。

【宜忌】忌食生冷。孕妇忌服。体弱者慎服。

## 866. 消痔散

《吉林省药品标准》（1977年版）

【药物组成】轻粉20克，煅龙骨、冰片各10克，制珍珠5克。

【功效】收敛，消肿，止痛。

【主治】内外痔疮。

【方药分析】轻粉，消腐生肌；冰片、制珍珠芳香走窜，泄热散结；煅龙骨敛疮固脱，止血消肿。

【性状与剂型】灰白色粉末，散剂，气清凉，每袋5克。

【用法与用量】外用，大便后将肛门洗净，用脱脂棉蘸满药粉，敷在患处，用橡皮膏加固。内痔可将药棉探入肛门患处，1日1次。

【贮藏】密闭，置阴凉干燥处，防潮防晒。

【宜忌】忌食辛辣食物。

## 867. 消痞阿魏丸

《江苏省药品标准》（1977年版）

【药物组成】麦芽（炒）、六神曲（焦）各200克，厚朴（制）、山楂（炒）

各 100 克，阿魏、连翘、莪术、青皮、三棱、半夏（姜制）、甘草、胡黄连、莱菔子（炒）各 60 克。

【主治】癥瘕积聚，痞块疟母。

【方药分析】阿魏、半夏（姜制）消积散结，消磨积聚；厚朴、陈皮、青皮宣通气机；三棱、莪术活血祛瘀；山楂、六神曲、莱菔子、麦芽消食导滞；连翘、胡黄连清热化湿；甘草调和诸药。

【性状与剂型】褐色水丸，气微臭，味微苦，每 15 粒重 1 克。

【用法与用量】内服，1 次 4.5 克，1 日 2 次。

【贮藏】密闭，置阴凉干燥处，防潮防晒。

【宜忌】孕妇忌服。服药后以胡桃肉解臭气。

## 868. 消渴平片

《山东省药品标准》（1986 年版）

【药物组成】天花粉、黄芪各 375 克，葛根、丹参、沙苑子各 112.5 克，枸杞子 90 克，知母 75 克，天冬、五味子、五倍子各 37.5 克，人参、黄连各 15 克。

【功效】益肾养阴，清热泻火，益肾缩尿。

【主治】消渴，糖尿病。

【方药分析】天花粉、葛根、沙苑子、枸杞子、天冬、五味子、五倍子滋阴生津；黄芪、人参补中益气；丹参活血通络；知母、黄连清热泻火。

【性状与剂型】除去包衣后显棕黄色片剂，气香，味苦，每片重约 0.28 克。

【用法与用量】内服，1 次 6~8 片，1 日 3 次。或遵医嘱。

【贮藏】密闭，置阴凉干燥处，防潮防晒。

【宜忌】忌吃甜食。忌食膏粱厚味。忌饮酒。

## 869. 消痞退黄丸

《全国医药产品大全》

【药物组成】党参（去芦）、当归（酒浸）、皂矾、杏仁（去皮尖）、红花、大枣（去核）各 120 克，川芎、胡桃仁、桃仁（去皮）各 60 克。

【主治】贫血，月经不调，精神萎靡，消化不良，带下腹痛。

【方药分析】党参、大枣补中益气；当归滋阴补血；川芎、皂矾、杏仁、桃仁、红花活血止痛；胡桃仁补肾益精。

【性状与剂型】深黑色蜜丸，味微涩，每丸重 6 克。

【用法与用量】内服，1 次 1 丸，1 日 2 次，温开水送下。

【贮藏】密闭，置阴凉干燥处，防潮防蛀。

【宜忌】服药后，有欲呕反应时，即将药量酌减。忌饮茶。

## 870. 消瘤丸

《全国医药产品大全》

【药物组成】夏枯草 30 克，鳖甲（制）15 克，茯苓、丹皮、莪术、桃仁、海藻、昆布、香附、红花、蒲公英各 9 克，桂枝 6 克。

【功效】活血化瘀，攻坚消瘤。

【主治】子宫肌瘤。

【方药分析】桂枝温通经络；茯苓、海藻、昆布、夏枯草祛痰除湿，消瘤；丹皮、蒲公英清热活血；莪术、桃仁、鳖甲、香附、红花活血化瘀，攻坚消积。诸药相合使气血得通，癥积得消。

【性状与剂型】棕黑色蜜丸，味微苦，咸，每丸重 9 克。

【用法与用量】内服，1 次 1 丸，1 日 2 次。

【贮藏】密闭，置阴凉干燥处，防潮防蛀。

【宜忌】孕妇忌服。经期忌服。

## 871. 消瘿丸（五海丸）

《河北省药品标准》（1985 年版）

【药物组成】昆布 300 克，海藻 200 克，桔梗、陈皮、槟榔各 100 克，蛤粉、浙贝母、夏枯草各 50 克。

【功效】散结消瘿。

【主治】颈部瘿瘤，瘰疬。

【方药分析】海藻、昆布消痰软坚；蛤粉软坚散结；浙贝母苦寒，清热散结；桔梗、陈皮、夏枯草理气祛痰；槟榔消积化滞。

【性状与剂型】褐色蜜丸，味咸涩，每丸重 3 克。

【用法与用量】内服，1 次 1 丸，1 日 3 次，饭前服用。小儿酌减。

【贮藏】密封，置阴凉干燥处保存，防潮防蛀。

【宜忌】孕妇忌服。忌与甘草同服。

## 872. 消瘿五海丸

《辽宁省药品标准》（1980 年版）

【药物组成】夏枯草 500 克，海藻、海带、海螺（煅）、昆布、海蛤（煅）各 150 克，木香、川芎各 25 克。

【功效】消瘿软坚，破瘀散滞。

【主治】瘿瘤，瘰疬。

【方药分析】昆布、海藻、煅海螺、煅海蛤、海带五味海产药物为主药，化痰软坚，消肿散结；木香、川芎疏肝理气，活血止痛；夏枯草散瘀结，养肝血，清肝火，有防郁久化火之效。诸药合用，软坚散结，理气祛瘀，化痰消瘿。

【性状与剂型】黑褐色蜜丸，味腥苦，每丸重 10 克。

【用法与用量】内服，1 次 1 丸，1 日 2 次。小儿酌减。

【贮藏】密闭，置阴凉干燥处，防潮防蛀。

【宜忌】孕妇忌服。忌与甘草同服。

# 873. 海马万应膏

《黑龙江省药品标准》（1986 年版）

【药物组成】肉桂、羌活、附子、莪术、独活、麻黄各 150 克，桃仁、木香、白芷、防风、当归各 100 克，血竭 75 克，海马 50 克，食用植物油 5000 克，章丹 2500 克。

【功效】祛风通络，活血止痛。

【主治】一切风寒湿痹，腰腿疼痛，四肢麻木，跌打损伤。

【方药分析】海马、肉桂、附子补肾壮阳，强筋壮骨，散寒除湿；羌活、独活、麻黄、防风、白芷祛风散寒，止痛；当归、血竭、桃仁、木香、莪术养血活血，行气止痛；章丹解毒消肿。取食用植物油有润泽滋补之效，诸药协力，共奏祛风除湿、舒筋活络之功。

【性状与剂型】黑色膏药，气香，每大张净重 40 克，中张净重 20 克，小张净重 10 克。

【用法与用量】外用，温热化开，贴于患处，2 天 1 换。

【贮藏】密封，贮于阴凉干燥处，防潮防晒。

【宜忌】孕妇忌贴腹部。

# 874. 海马种玉丸

《内蒙古药品标准》（1982 年版）

【药物组成】大海米 64 克，熟地黄、肉苁蓉、附子（制）、巴戟天各 40 克，狗脊（蛤粉烫）、鹿肾（蛤粉烫）各 30 克，母丁香 20 克，人参（去芦）、驴肾（蛤粉烫）各 15 克，海马 12 克，补骨脂(盐制)、蒺藜（去刺、盐炒）、菟丝子（酒制）、胡桃仁、小茴香（盐制）各 10 克，当归 8 克，山茱萸、杜仲（炭）、白术（麸炒）、川牛膝、山药(炒)、鹿茸(去毛，酒制)、枸杞子、五味子、茯苓各 6 克，黄芪（蜜制）5 克，肉桂（去皮）、甘草（蜜制）、虎骨（制）、龙骨（煅）各 3 克。

【功效】养血生精，补肾壮阳。

【主治】肾气虚衰，气血两亏，腰酸腿痛，气喘咳嗽，阳痿遗精。

【方药分析】熟地黄、山茱萸、枸杞子、五味子、鹿肾、狗肾、驴肾、海马、龙骨、海米滋阴补肾；杜仲、川牛膝、鹿茸、小茴香、肉桂、补骨脂、肉苁蓉、母丁香、蒺藜、附子、巴戟天、虎骨、菟丝子、胡桃仁温肾壮阳；当归、黄芪、人参、茯苓、白术、甘草、山药益气补血。

**【性状与剂型】**黑色蜜丸，味咸，每丸重9克。

**【用法与用量】**内服，1次1丸，1日2次，淡盐水或温开水送服。

**【贮藏】**密闭，置阴凉干燥处，防潮防蛀。

**【宜忌】**服药期间节制房事。

## 875. 海马追风膏
*《辽宁省药品标准》（1980年版）*

**【药物组成】**马钱子600克，当归120克，防风、没药、乳香各90克，川芎、木瓜、怀牛膝、杜仲、赤芍、防己、荆芥、甘草、红花、天麻各60克，肉桂30克，海马12克，章丹2700克，豆油600克。

**【功效】**祛风散寒，活血止痛。

**【主治】**风寒麻木，腰腿疼痛，积聚疝气。

**【性状与剂型】**黑色硬膏药，大张净重20克，小张净重15克。

**【用法与用量】**外用，温热化软，贴穴位或患处。

**【贮藏】**密封，置阴凉干燥处保存，防潮防晒。

**【宜忌】**孕妇忌贴肚腹。

## 876. 海龙酒
*《山东省药品标准》（1986年版）*

**【药物组成】**狗脊（去毛）、大枣各200克，桑寄生、黄芪各100克，海龙、丹参、菟丝子、羊肾（砂烫）各50克，熟地黄40克，人参（去芦）30克，豆蔻、甘草、玉竹各20克，小茴香(盐炒)、鹿茸(去毛)各10克，海马、丁香各20克。高粱白酒（40度）12800克，景芝白干（40度）3200克。

**【功效】**补肾益精。

**【主治】**腰膝酸软，倦怠无力，健忘失眠，阳痿。

**【方药分析】**海龙、羊肾、海马、狗脊、鹿茸、菟丝子、桑寄生补肾益精；丁香、豆蔻、小茴香温中散寒；黄芪、人参、大枣、甘草补中益气；当归、白芍、熟地黄、石斛、玉竹滋阴补血；丹参、牡丹皮、泽泻活血凉血，清热利湿，使补中寓泻，补而不滞。诸药入高粱白酒、景芝白干，共奏补肾益精、扶正固本之功。

**【性状与剂型】**棕红色澄清液体酒剂。

**【用法与用量】**内服，1次20~30毫升，早晚各服1次。

**【贮藏】**密闭，置阴凉干燥处，避光防晒。

**【宜忌】**服药期间节制房事。忌酒。

## 877. 海呋龙散

《江苏省药品标准》（1977 年版）

【药物组成】海螵蛸粉 97 克，呋喃西林 2 克，冰片 1 克。

【功效】清热解毒，收敛止痛。

【主治】鼻炎，急性中耳炎，外耳道炎及创伤出血。

【方药分析】海螵蛸粉收敛除湿；呋喃西林消炎；冰片清热解毒。

【性状与剂型】淡黄白色散剂，有清凉感，每袋 5 克。

【用法与用量】外用，将患部洗净，取适量撒于患处，1 日 1 次。

【贮藏】密闭，置阴凉干燥处，防潮防晒。

【宜忌】外用药，不可内服。

## 878. 海洋胃药

《黑龙江省药品标准》（1986 年版）

【药物组成】海星 67 克，陈皮（炭）、牡蛎（煅）、瓦楞子（煅）、黄芪、白术（炒）、干姜各 33 克，枯矾、胡椒各 17 克。

【功效】健胃止痛。

【主治】脾气虚弱，胃寒作痛，胃酸过多，胃及十二指肠溃疡。

【方药分析】黄芪、白术、陈皮健脾益气；干姜、胡椒暖胃散寒；海星、牡蛎、瓦楞子、枯矾和胃止痛，收敛止酸。

【性状与剂型】除去糖衣片呈棕褐色，片剂，片芯重 0.3 克。

【用法与用量】内服，1 次 4~6 片，1 日 3 次。小儿酌减。

【贮藏】密闭，置阴凉干燥处，防潮防晒。

【宜忌】忌生冷黏腻酸辣食物。孕妇忌服。

## 879. 海蛤散

《上海市药品标准》（1980 年版）

【药物组成】蛤壳 200 克，海浮石 100 克。

【功效】顺气化痰，清肺平肝。

【主治】肺虚咳嗽，气急痰黏。

【方药分析】蛤壳清热化痰；海浮石涤痰软坚。

【性状与剂型】灰白色粉末，散剂，味淡。

【用法与用量】内服，1 次 9 克，1 日 1~2 次，布袋包煎。

【贮藏】密闭，置阴凉干燥处，防潮防晒。

【宜忌】宜久煎，以增加疗效。忌食辛辣食物。

## 880. 海墨止血片

*《浙江省药品标准》（1983 年版）*

【**药物组成**】乌贼墨囊粉。

【**功效**】收敛止血。

【**主治**】功能性子宫出血，月经过多。

【**方药分析**】乌贼墨囊粉收敛止血。

【**性状与剂型**】去糖衣片芯呈黑色，片剂，气腥，味微咸，每片相当于乌贼墨囊粉 0.25 克。

【**用法与用量**】内服，1 次 4~6 片，1 日 3 次。

【**贮藏**】密闭，置阴凉干燥处，防潮防晒。

【**宜忌**】忌情绪过激。忌过度操劳。

## 881. 润肠丸

*《江苏省药品标准》（1977 年版）*

【**药物组成**】桃仁、火麻仁各 100 克，羌活、大黄、当归各 50 克。

【**功效**】润肠通便。

【**主治**】风热血结所致肠燥便秘。

【**方药分析**】当归、桃仁、麻仁活血润肠；大黄泻下通便；羌活散邪疏风。合而用之，有润燥和血，疏风通便之功。

【**性状与剂型**】棕褐色丸剂，气特异，味微辛，每 12 粒重 1 克。

【**用法与用量**】内服，1 次 6~9 克，1 日 1~2 次。

【**贮藏**】密闭，置阴凉干燥处，防潮防晒。

【**宜忌**】孕妇及体虚者忌服。

【**各家论述**】《脾胃论》："润肠丸治饮食劳倦，大便秘涩，或干燥密塞不通，全不思食，乃风结血结，皆能闭塞也。润燥和血疏风，自然通利也。"

《成方切用》："润肠丸治肠胃有伏火，大便秘涩，全不思食，风结血结。风结即风秘，由风搏肺脏，传于大肠，或素有风病者，亦多秘。……血秘，由亡血血虚，津液不足。"

## 882. 润肺止嗽丸

*《北京市药品标准》（1983 年版）*

【**药物组成**】天冬、天花粉、瓜蒌子（蜜炙）、桑白皮（蜜炙）、紫菀、款冬花、五味子（醋炙）、青皮（醋炙）、黄芩各 15 克，地黄、紫苏子（炒）、浙贝母、陈皮、知母、淡竹叶、甘草（蜜炙）各 9 克，苦杏仁（去皮炒）、桔梗、前胡各 6 克。

【功效】润肺定喘，止嗽化痰。

【主治】<u>肺气阴两虚</u>所致咳嗽，喘促，<u>痰涎壅盛</u>，<u>久嗽声哑</u>。

【方药分析】天冬、地黄、知母润肺滋阴；黄芪、甘草益肺气；瓜蒌、贝母润肺化痰止咳；天花粉、桑皮、黄芩、竹叶清肺热；杏仁、紫菀、冬花止嗽平喘；桔梗宣肺；苏子降气定喘；前胡化痰止嗽；青皮、陈皮理气，气顺痰自除；五味子调肺宁心以助止嗽之力。

【性状与剂型】黄褐色丸剂，味甜，微苦，每丸重 6 克。

【用法与用量】内服，1 次 2 丸，1 日 2 次。

【贮藏】密闭，置阴凉干燥处，防潮防蛀。

【宜忌】忌辛辣油腻食物。

# 883. 益元散

《上海市药品标准》（1974 年版）

【药物组成】滑石 600 克，甘草 100 克，朱砂 30 克。

【功效】清暑，利湿，除烦。

【主治】<u>暑湿证兼心神不宁之症</u>。

【方药分析】本品为六一散加味而成。方中滑石甘淡性寒，质重而滑，既能清热解毒，又能利水通淋，是以为君；辅以甘草，既清热和中，又缓滑石太凉之性；朱砂重镇安神，可增强除烦定惊安神之效。

【性状与剂型】浅粉红色粉末，散剂，甜味，手捻有润滑感，每袋装 6 克。

【用法与用量】内服，1 次 6 克，1 日 1~2 次。

【贮藏】密闭，置阴凉干燥处，防潮防晒。

【宜忌】内含朱砂，不宜煎服。孕妇忌服。

【各家论述】《世医得效方》："益元散治中暑身热呕吐，热泻赤痢，癃闭涩痛，利小便，益精气，通九窍六府，消蓄水，止渴除烦热心躁，百药酒食等毒。解疫疠及两感伤寒及妇人下乳催生，兼吹乳，乳痛。孕妇莫服。"

《医方考》："中暑身热烦渴，小便不利者，此方主之。身热口渴，阳明证也；小便不利，膀胱证也。暑为热邪，阳受之则入六腑，故见证若此。滑石性寒而淡，寒则能清六腑，淡则能利膀胱。入甘草者，恐滑石性太寒，损坏中气，用以和中耳。"

《医方集解》："此足太阳、手太阴药也。滑石气能解肌，质重能清降，寒能泻热，滑能通窍，淡能行水，使肺气降而下通膀胱，故能祛暑住泻止烦而行小便也。加甘草和其中气，又以缓滑石之寒滑也。加辰砂者，以镇心神，而泻丙丁之邪热。"

## 884. 益气养血丸

《全国医药产品大全》

【药物组成】黄芪（炙）80克，党参、酸枣仁（盐炙）、熟地黄、当归、白术、茯苓各60克，补骨脂（盐炙）、杜仲（盐炙）、阿胶（蛤粉炒）、白芍（酒炙）各50克，莲须、海螵蛸、鹿胶（蛤粉炒）各40克，艾叶（醋炙）、附子（砂炒）各30克，川芎25克，甘草（炙）15克，茜草10克。

【功效】益气养血，调经。

【主治】气血亏虚，腰膝酸软，面黄肌瘦，周身浮肿，午后发热，心悸失眠，经血不调，崩漏不止，赤白带下，瘀血腹痛。

【方药分析】党参、黄芪、白术、茯苓、莲须、甘草补中益气，健运中州；熟地、当归、阿胶、酸枣仁滋阴补血；川芎养血活血；补骨脂、杜仲、附片温肾壮阳；鹿胶、白芍、海螵蛸、茜草、艾叶滋阴，收涩固涩。诸药相合健脾养肝，补肾，益气养血，大补元气。

【性状与剂型】黑褐色蜜丸，味甜，微苦麻，每丸重10克。

【用法与用量】内服，1次1丸，1日2次。

【贮藏】密闭，置阴凉干燥处，防潮防蛀。

【宜忌】风寒感冒及热证忌用。

## 885. 益气聪明丸

《江苏省药品标准》（1977年版）

【药物组成】党参、黄芪、甘草（炙）各100克，升麻、葛根各60克，蔓荆子30克，黄柏（炒）、白芍各20克。

【功效】益气升阳，聪耳明目。

【主治】视物昏花，耳聋耳鸣，失眠健忘。

【方药分析】党参、黄芪甘温以补脾胃之气为君；葛根、蔓荆子、升麻升发清阳，鼓舞胃气，上行头目为臣，使五官通利，耳聪目明；白芍敛阴和血，黄柏滋阴清热为佐，甘草甘缓以和诸药为使。诸药相合治疗中气不足、清阳不升之目弱目花、耳鸣耳聋等症最为适宜。

【性状与剂型】棕黑色小水丸，气微，味甜，每12粒重1克。

【用法与用量】内服，1次9克，1日2次，温开水送下。

【贮藏】密闭，置阴凉干燥处，防潮防晒。

【宜忌】忌油腻、生冷及其他不易消化之食物。肝胆湿热证禁用。

【各家论述】《祖剂》："治饮食不节，劳役形体，脾胃不足，内障耳鸣，耳聋之患，又多年目昏暗，视物不能。此药令人目光大增，久服无内障，耳鸣，耳聋之患，又令精神过倦，元气自益，身轻体健，耳目聪明。"

## 886. 益母膏

《辽宁省药品标准》(1980 年版)

【药物组成】鲜益母草 25000 克，当归、白芍（酒炒）川芎、熟地黄各 200 克，红糖 1500 克。

【功效】调经养血，逐瘀生新。

【主治】产后恶露不尽，小腹疼痛，经血不调，腰腿酸软。

【方药分析】益母草逐瘀生新，调经止痛为主药；当归、白芍、熟地黄、红糖滋阴养血；川芎活血祛瘀。

【性状与剂型】紫黑色稠膏，味苦，膏剂，每瓶重 100 克。

【用法与用量】内服，1 次 20 克，1 日 2 次，黄酒或温开水冲服。

【贮藏】密闭，贮于阴凉干燥处，防潮防晒。

【宜忌】孕妇及月经过多者忌服。

## 887. 益胆丸

《安徽省药品标准》(1987 年版)

【药物组成】滑石粉 360 克，火硝 210 克，郁金 120 克，金银花、明矾、玄参各 100 克，甘草 60 克。

【功效】行气散坚，清热通淋。

【主治】胆结石，肾结石及膀胱结石，阻塞性黄疸及肾炎，胆囊炎。

【方药分析】郁金活血行气；明矾、火硝软坚散结利尿；金银花、滑石粉、玄参清热利尿；甘草调中。全方共奏活血行气、软坚散结、清热利尿之功。

【性状与剂型】灰白色包衣水丸，味苦涩甜。

【用法与用量】内服，1 次 1.5 克，1 日 2 次。

【贮藏】密闭，置阴凉干燥处，防潮防晒。

【宜忌】忌食辛辣食物。

## 888. 宽中老蔻丸

《辽宁省药品标准》(1980 年版)

【药物组成】肉桂、牵牛子（炒）各 300 克，白豆蔻、莱菔子（炒）、厚朴（姜制）、莪术（醋制）、三棱（醋制）、槟榔（炒）、六曲（炒）、白术（炒）、大黄（酒炒）各 200 克，当归、山楂（炒）、陈皮、姜半夏、草果仁（炒）、枳壳（炒）、乌药、青皮（炒）各 150 壳，公丁香、木香、砂仁、川芎、甘草各 100 壳。

【功效】舒气开胃，化瘀止痛，宽胸和胃。

【主治】胸脘胀闷，胃寒腹痛。

【方药分析】白术、陈皮、甘草健脾和胃；木香、厚朴、砂仁、枳壳、草果仁、槟榔、青皮宽中理气；白豆蔻、肉桂、公丁香、姜半夏、乌药暖胃散寒；山楂、莱菔子、六曲消食导滞；三棱、当归、莪术、川芎活血祛瘀；牵牛子、大黄通下导滞。

【性状与剂型】棕黑色蜜丸，味甘苦而微辛，每丸重 10 克。

【用法与用量】内服，1 次 1 丸，1 日 2 次。

【贮藏】密闭，置阴凉干燥处，防潮防蛀。

【宜忌】忌食生冷酸辣油腻等不易消化的食物。

## 889. 宽胸利膈丸

《山东省药品标准》（1981 年版）

【药物组成】香附（醋炒）、枳壳（麸炒）、槟榔各 135 克，青皮（醋炒）、枳壳、苍术（麸炒）、苦杏仁（炒）、乌药、大黄、郁金、莪术各 120 壳，木香、藿香各 60 壳。

【功效】消痞除胀，开郁顺气。

【主治】胸膈痞闷，宿食不消，气滞作痛。

【方药分析】木香、槟榔、枳壳疏肝解郁，宽胸利膈，通调三焦；郁金、青皮、香附、莪术、乌药理气宽胸，消痞散结，行气止痛；杏仁、大黄润肠通下，导滞除满；苍术、藿香化浊燥湿，醒脾健胃，止呕和中。

【性状与剂型】土黄色水丸，微臭，每袋重 6 克。

【用法与用量】内服，1 次 6 克，1 日 2 次。

【贮藏】密闭，贮于阴凉干燥处，防潮防晒。

【宜忌】忌食生冷酸辣油腻等不易消化的食物。

## 890. 宽胸舒气化滞丸

《北京市药品标准》（1988 年版）

【药物组成】牵牛子（炒）120 克，青皮（醋炙）、陈皮各 12 克，沉香、木香各 6 克。

【功效】舒气宽中，消积化滞。

【主治】肝胃不和，气郁结滞，两肋胀满，呃逆积滞，胃脘刺痛，积聚痞块，大便秘结。

【方药分析】沉香、木香、青皮、陈皮理气止痛；牵牛子泻下消积，共奏理气消积之功。

【性状与剂型】褐色的蜜丸，气香，味甜，微苦辛，每丸重 6 克。

【用法与用量】内服，1 次 1~2 丸，1 日 2 次。

【贮藏】密闭，置室内阴凉干燥处，防潮防蛀。

【宜忌】孕妇忌服。忌食生冷酸辣油腻等不易消化的食物。

## 891. 资生丸

《江苏省药品标准》（1977年版）

【药物组成】党参（炒）、白术（炒）、薏苡仁各600克，六神曲、陈皮、山楂（炭）各400克、茯苓、山药、芡实、麦芽（焦）各300克，白扁豆（炒）、莲心各200克，甘草（制）、藿香、桔梗各100克，黄连、泽泻、豆蔻各70克。

【功效】健脾开胃，消食止泻。

【主治】脾虚不适，胃虚不纳，神疲乏力，腹满泄泻。

【方药分析】党参、山药、莲心、薏苡仁益气健脾，和中止泻；白术、芡实、茯苓、扁豆、陈皮、泽泻、甘草渗湿调中；藿香、豆蔻芳香醒脾，理气和胃；神曲、麦芽、山楂健胃消食导滞；桔梗载药上行，开胸升清，借肺气布精全身；黄连清除湿热。诸药相配，积食消，胃气和，湿热清，脾健运，使阳明平衡，气血资生，故名资生丸。

【性状与剂型】黑色丸剂，味微苦，每20粒重1克。

【用法与用量】内服，1次6克，1日2次。

【贮藏】密闭，置室内阴凉干燥处，防潮防晒。

【各家论述】《古今名医方论》：“此方始于缪仲醇，以治妊娠脾虚及滑胎。盖胎资始于足少阴，资生于足阳明，故阳明为胎生之本。一有不足，则元气不足以养胎，又不足以自养，故当润正阳明养胎之候，而见呕逆。又其甚者，或三月，或五月而堕，此阳明气虚不能固耳。古方安胎，类用芎、归，不知此正不免于滑。是方以参、术、草、莲、芡、山药、扁豆、薏苡之甘平，以补脾气；陈皮、曲、蘗、砂、蔻、藿、桔之香辛，以调胃气；其有湿热，以黄连清之燥之。既无参苓白术散之滞，又无香砂枳术丸之燥，能补能运，臻于至和。于以固胎，永无滑堕。丈夫服之，调中养胃。名之资生，信不虚矣。”

## 892. 烫火软膏

《湖南省药品标准》（1982年版）

【药物组成】大黄500克，黄连、黄柏、生地榆、石膏各300克，乳香（制）200克，冰片30克，薄荷脑、黄丹各400克。

【功效】清热解毒，敛疮生肌。

【主治】水烫火伤，皮肤创伤。

【方药分析】石膏、大黄、黄连、黄柏清热解毒燥湿；生地榆清热凉血，止血收敛；黄丹拔毒生肌敛疮；乳香消肿生肌；冰片、樟脑清热散火，消肿止痛。

【性状与剂型】淡黄色膏剂，有薄荷脑、冰片的香气，每管重20克。

【用法与用量】外用，取适量涂敷患处，1日2次。

【贮藏】密闭，阴凉干燥处保存，防潮防晒。

【宜忌】切勿入口眼。

## 893. 烫火药

*《内蒙古药品标准》（1982 年版）*

【药物组成】红药子 200 克，大黄、蛤壳（煅）、黄柏、石膏、地榆、寒水石各 100 克，冰片 20 克。

【主治】皮肤被火烧伤，热水、蒸气或油类烫伤，局部红肿起水疱，疼痛不止。

【方药分析】大黄、黄柏、石膏泻火解毒；红药子清热解毒，止血止痛；地榆、蛤壳清热凉血，止血收敛；寒水石、冰片清热散火。

【性状与剂型】浅黄色散剂，气微凉，每瓶重 9 克。

【用法与用量】外用，取适量，香油或食用植物油调敷患处。

【贮藏】密闭，置阴凉干燥处，防潮防晒。

【宜忌】外用药，不可内服。

## 894. 烫火散

*《湖南省药品标准》（1982 年版）*

【药物组成】地榆（炭）800 克，黄柏、生石膏各 400 克，大黄、寒水石各 200 克。

【功效】清热解毒，去腐生肌。

【主治】烫伤火灼。

【方药分析】黄柏、生石膏、大黄清热解毒燥湿，以清肌肤郁结之火毒；地榆炭凉血解毒，收敛消肿；寒水石去腐生肌。

【性状与剂型】棕褐色粉末，味苦，散剂，每包（瓶）重 8 克。

【用法与用量】外用，取适量麻油调敷患处。

【贮藏】密闭，干燥处保存。

【宜忌】外用药，不可内服。

## 895. 烫伤油

*《山东省药品标准》（1986 年版）*

【药物组成】马尾连、黄芩各 93 克，地榆、紫草、大黄各 62.4 克，冰片 5 克，香油 1320 克，蜂蜡 20 克，苯酚 4.5 毫升。

【功效】解毒止痛，祛腐生肌。

【主治】Ⅰ度、Ⅱ度烧烫伤和酸碱灼伤。

【方药分析】马尾连、黄芩、大黄清热燥湿，泻火解毒；地榆、紫草凉血解毒，敛疮止血；蜂蜡收涩生肌止痛；冰片散热止痛。

【性状与剂型】为棕红色油状液体，每瓶 30~100 克。

【用法与用量】外用，伤面经常规处理后，用棉签将药涂于患处，1 日 3~4 次，一般采取暴露疗法。特殊部位，必要时可用该药浸过的纱布盖好伤面，再包扎，但一定要保持伤面有药。如有水疱，可先将水疱剪去，然后再涂该药。

【贮藏】密闭，置室内阴凉干燥处，防潮防晒。

【宜忌】外用药，不可内服。

## 896. 调元补肾丸

《全国医药产品大全》

【药物组成】熟地黄 753 克，山药、红枣肉各 563 克，党参（炙）470 克，茯苓、莲子、百合、巴戟各 376 克，丹参 282 克，龙眼肉、枸杞子各 235 克，芡实、麦冬各 188 克，甘草（炙）、白术各 74 克，当归 71 克，石菖蒲、陈皮、砂仁各 47 克。

【功效】调元固肾。

【主治】神经衰弱，夜多小便，盗汗遗精，头晕目眩。

【方药分析】党参、茯苓、白术、山药、红枣肉、甘草健脾益气；莲子、芡实、龙眼肉、熟地黄、枸杞子、巴戟调补肾之阴阳；百合、麦冬养阴；丹参、当归活血补血；陈皮、砂仁、石菖蒲和中理气，并使补药补而不滞。

【性状与剂型】褐色大蜜丸，气芳香，味甜而辛，每丸重 9 克。

【用法与用量】内服，1 次 1 丸，1 日 1~2 次。

【贮藏】密封，置阴凉干燥处保存，防潮防蛀。

【宜忌】感冒发热勿服。

## 897. 调中四消丸

《黑龙江省药品标准》（1986 年版）

【药物组成】牵牛子 80 克，大黄 30 克，香附、五灵脂各 20 克，猪牙皂、槟榔各 10 克。

【功效】消食顺气。

【主治】食积不化，脘腹胀痛，泛呕吞酸，大便秘结。

【方药分析】牵牛子、大黄泻实下气；槟榔、猪牙皂消积破气；香附、五灵脂理气活血止痛。

【性状与剂型】为黄褐色水丸，味咸，每袋重 10 克。

【用法与用量】内服，1 次 10 克，1 日 2~3 次。

【贮藏】密闭，置阴凉干燥处，防潮防晒。

【宜忌】孕妇忌服。忌食生冷黏腻等不易消化的食物。年老体弱者勿服。

## 898. 调气丸

《山东省药品标准》（1986年版）

【药物组成】山楂（炒）400克，山楂（炭）、茯苓、砂仁、厚朴（姜制）、白术（麸炒）各100克，苍术（米泔水炒）、木香、香附（醋炒）、陈皮、枳实（麸炒）、甘草、槟榔各50克，莱菔子（炒）20克。

【功效】调气止痛，健胃消食。

【主治】气逆不顺，停食停水，胃口疼痛，嗳气吞酸，膨闷胀饱，便泻痢疾。

【方药分析】苍术、白术、陈皮、砂仁、茯苓健脾除湿；木香、香附、枳实、厚朴行气止痛；槟榔、莱菔子、山楂健胃消食；甘草和中调药。

【性状与剂型】褐色小水丸，微臭，味微苦，每20粒重1克。

【用法与用量】内服，1次4.7克，1日2次。

【贮藏】密闭，置阴凉干燥处，防潮防晒。

【宜忌】忌食生冷黏腻等不易消化的食物。孕妇忌服。

## 899. 调经丸

《河北省药品标准》（1985年版）

【药物组成】①香附200克，阿胶、益母草、熟地各100克，当归、炒白术、酒炒白芍各75克，茯苓59克，川芎、艾叶炭、陈皮、制半夏、丹皮、续断、酒炒黄芩、麦冬各50克，制吴茱萸、炒小茴香、醋炒延胡索、制没药各25克，甘草15克。②醋制香附、炒杜仲炭各60克，川芎、酒炒白芍、酒浸当归、生地、陈皮、盐炒小茴香、醋炒延胡索、酒蒸肉苁蓉、醋炒青皮、乌药、酒炒黄芩、海螵蛸（去硬壳）各30克。

【功效】理气和血，调经止痛。

【主治】气郁血滞，月经不调，经期腹痛，崩漏白带。

【方药分析】①当归、白芍、川芎、熟地、麦冬、阿胶补血；白术、茯苓、甘草补气；香附、陈皮、制半夏理气化痰；艾叶、茴香、吴茱萸温中散寒；续断补肝肾；延胡索、没药、益母草、丹皮活血止痛；黄芩清热。②白芍、川芎、当归、生地补血；杜仲、肉苁蓉温补肾阳；香附、青皮、乌药、陈皮理气；延胡索行气止痛；黄芩清热；海螵蛸固精止带。全方共奏温阳补血、理气止痛、固涩止带之效。

【性状与剂型】深褐色至黑色大蜜丸，气微，味苦微甘辛，每丸重9克。

【用法与用量】内服，1次1丸，1日2~3次。

【贮藏】密闭，置阴凉干燥处，防潮防蛀。

【宜忌】经期忌服。

## 900. 调经止带丸

《福建省药品标准》(1977 年版)

【**药物组成**】熟地、香附(酒制)各 120 克,牡蛎(煅)、赤石脂(煅)各 90 克,远志(甘草制)、川芎(酒炒)、海螵蛸、当归、白芍(酒炒)、椿皮、黄柏(盐炒)各 60 克。

【**功效**】补血调经,清热利湿。

【**主治**】妇女血虚,月经不调,湿热下注,赤白带下,腰酸。

【**方药分析**】熟地、白芍、当归补血;远志、海螵蛸、赤石脂、椿皮除湿固涩;香附、川芎行气调经;牡蛎安神;黄柏清热利湿。

【**性状与剂型**】为棕黑色水蜜丸,气微,味苦,微甜。

【**用法与用量**】内服,1 次 9~12 克,1 日 1~2 次。

【**贮藏**】密闭,置阴凉干燥处,防潮防晒。

【**宜忌**】忌生冷辛辣食物。感冒发热忌服。

## 901. 调经至宝丸

《山东省药品标准》(1986 年版)

【**药物组成**】大黄 180 克,木香 100 克,山楂 80 克,香附(醋炒)70 克,牵牛子(炒)、枳实(麸炒)、苍术(米泔水炒)、五灵脂(醋炒)、陈皮、黄芩、槟榔各 50 克,三棱(醋炒)、当归、莪术(醋煮)、鳖甲(醋制)25 克。

【**功效**】破瘀,调经。

【**主治**】妇女血瘀积聚,月经闭止,赶前错后,行经腹痛。

【**方药分析**】重用大黄配牵牛子泻下攻积逐瘀;五灵脂、山楂、三棱、当归、莪术、鳖甲活血破瘀;枳实、陈皮、香附、槟榔、木香行气;苍术除湿;黄芩清热。

【**性状与剂型**】栗色光亮小水丸,微臭,味苦,每 20 粒重 1 克。

【**用法与用量**】内服,1 次 12.5 克,1 日 1 次。每晚用藕节水或红糖水送服。

【**贮藏**】密闭,置阴凉干燥处,防潮防晒。

【**宜忌**】体质衰弱,血虚经闭,大便溏薄无瘀滞者及孕妇忌服。

## 902. 调经安胎丸

《山东省药品标准》(1986 年版)

【**药物组成**】地黄、阿胶(蛤粉烫)、醋炒香附、菟丝子(饼)各 40 克,续断 30 克,当归、茯苓、白术(麸炒)、白薇、白芍(酒炒)、杜仲炭、艾叶炭、藁本、人参、煅赤石脂、川芎、黄柏各 20 克,黄芩 15 克,醋炒没药 12 克,五味子

（酒蒸）、朱砂、紫河车、甘草各 10 克，沉香 6 克。

【功效】益气养血，调经安胎。

【主治】月经不调，赤白带下，脐腹作痛，腰酸无力及习惯性流产或难于受孕等证。

【方药分析】当归、白芍、地黄、阿胶、紫河车、川芎补血；茯苓、白术、人参、续断、杜仲、菟丝子、甘草温阳补气；五味子敛气养阴；黄芩、白薇、黄柏清热安胎；赤石脂固涩；艾叶炭温暖胞宫，且能止血；香附、沉香、没药行气活血；朱砂重镇安神；藁本散寒止痛。

【性状与剂型】黑色大蜜丸，微臭，味苦，每丸重 6.25 克。

【用法与用量】内服，1 次 1~2 丸，1 日 2 次。

【贮藏】密封，置阴凉干燥处，防潮防蛀。

【宜忌】忌食辛辣、油腻食物。

## 903. 调经补血丸

《全国医药产品大全》

【药物组成】当归（酒浸）250 克，熟地（酒制）200 克，炙黄芪、土炒白术各 150 克，炒芦巴子 124 克，陈皮、茯苓（去皮）、麦冬、炒枣仁、杜仲（炒炭）、龙眼肉、山茱萸（酒蒸）各 100 克，胡桃仁 62 克，北沙参、川芎、酒炒白芍、艾叶（醋炒）各 50 克，炙甘草、五味子（酒蒸）各 25 克，砂仁 27 克，远志（甘草水制）、酥油各 12 克。

【功效】补气血，滋肝肾。

【主治】妇女血亏，消化不良，月经不调，赤白带下，小腹冷痛，气血衰弱，久不受孕。

【方药分析】黄芪、白术、茯苓、甘草健脾益气；砂仁、远志、陈皮化湿醒脾；沙参、麦冬、五味子、熟地、龙眼肉、酥油、山茱萸、白芍、酸枣仁滋阴补血，养肝益肾；川芎、当归活血理气；杜仲、胡桃仁、芦巴子、艾叶补肾壮阳，温经散寒。

【性状与剂型】黑色小圆球形丸剂，气微香，味甘，每丸重 0.2 克，每盒内装240 粒。

【用法与用量】内服，1 次 45 粒，1 日 2 次，用黄酒或温开水送下。

【贮藏】密闭，置阴凉干燥处，防潮防晒。

【宜忌】忌生冷黏腻等不易消化的食物。

## 904. 调经姊妹丸

《河北省药品标准》（1985 年版）

【药物组成】红花、桃仁霜、青皮、莪术各 95 克，大黄 83 克，五灵脂 71 克，肉桂 69 克，当归 59 克，香附（醋制）48 克，丹参 5 克。

【功效】活血调经，逐瘀生新。

【主治】瘀滞性经血不调，行经腹痛。

【方药分析】五灵脂、桃仁霜、当归、莪术、丹参、红花活血化瘀；香附、青皮行气止痛；肉桂温经暖宫；大黄泻下逐瘀。全方既能活血行气止痛，又能调理肝脾肾以济胞宫。

【性状与剂型】棕色压制成片，具当归特异香气，味苦，每片重 0.35 克。

【用法与用量】内服，1 次 5 片，1 日 3 次。

【贮藏】密闭，置阴凉干燥处，防潮防晒。

【宜忌】孕妇忌服。

## 905. 调经养血丸

《辽宁省药品标准》（1980 年版）

【药物组成】香附 720 克，熟地黄、益母草、阿胶各 360 克，当归 270 克，丹皮、麦冬、清半夏、川芎、艾炭、陈皮、茯苓、川续断、黄芩各 180 克，白芍、白术各 150 克，没药、小茴香、吴茱萸、延胡索各 90 克，甘草 60 克。

【功效】调经养血。

【主治】血虚血寒，月经不调，经来腹痛，经闭经少。

【方药分析】熟地、阿胶、白芍、当归补血；茴香、吴萸、艾炭温暖胞宫；川续断温肾阳；香附、延胡索、川芎调理气机，止痛；没药、益母草活血通经；清半夏、陈皮、茯苓、白术健脾理气；麦冬益阴；黄芩清热；白芍配甘草缓急止痛。

【性状与剂型】为黑色圆形蜜丸，味微酸辛，每丸重 10 克。

【用法与用量】内服，1 次 1 丸，1 日 2 次。

【贮藏】密团，置阴凉干燥处，防潮防蛀。

【宜忌】孕妇忌服。忌食生冷黏腻等不易消化的食物。

## 906. 调经益母丸

《上海市药品标准》（1974 年版）

【药物组成】熟地、益母草膏各 400 克，当归 300 克，香附（制）、白芍（麸炒）各 200 克，延胡索、桃仁、川芎、干姜、蒲黄（炒）各 100 克。

【功效】养血理气，温经止痛。

【主治】月经不准，经来腹痛，血色暗淡，经闭经少。

【方药分析】白芍、当归、益母草膏、熟地养血；香附、延胡索、干姜理气温经止痛；桃仁、川芎、蒲黄活血化瘀。

【性状与剂型】黑色小粒蜜丸，具当归特异香气，微甜，嚼之酸而带苦。

【用法与用量】内服，1次9克，1日1~2次，饭后服用。

【贮藏】密闭，置阴凉干燥处，防潮防晒。

【宜忌】忌食酸辣生冷食物。

## 907. 调经理气丸

*《全国医药产品大全》*

【药物组成】益母草180克，橘红、当归（酒浸）、乌药、香附（醋制）、茯苓（去皮）、熟地（酒制）、白术（土炒）、生地、白芍（酒炒）、川芎各30克，黄芩（酒炒）、紫苏叶、广木香、琥珀、砂仁（盐炒）、阿胶（蛤粉炒）各15克，党参（去芦）、川牛膝（酒蒸）各12克，炙甘草9克，沉香3克。

【功效】理气和血，调经止痛。

【主治】月经不调，经期腹痛，腰酸痛，身困乏力。

【方药分析】党参、炙甘草、茯苓、白术、砂仁、橘红健脾化湿；沉香、苏叶、乌药、木香、香附理气止痛；当归、白芍、阿胶、生地、熟地养血益阴；益母草、琥珀、川芎、牛膝活血祛瘀；黄芩清热。

【性状与剂型】圆球形黑褐色蜜丸，气微香，味微苦，每丸重6克。

【用法与用量】内服，1次1丸，1日2次，温开水送下。

【贮藏】密闭，置阴凉干燥处，防潮防蛀。

【宜忌】孕妇忌服。

## 908. 调胃消滞丸

*《广东省药品标准》*（1982年版）

【药物组成】厚朴（姜汁蒸）、苍术（泡）、白芷、乌药（醋制）、砂仁、药曲、紫苏叶、防风、羌活、茯苓、薄荷、半夏(制)、前胡、陈皮(蒸)、豆蔻各76.7克，甘草、草果各38.4克，枳壳38.3克，川芎、广藿香各7.7克，香附（制）、木香各7.6克。

【功效】健胃消食，解表化湿。

【主治】感冒风寒，发热头痛，消化不良，腹痛肚泻。

【方药分析】紫苏叶、藿香、白芷、羌活、前胡、防风、薄荷疏散风邪，温解表寒，芳香化浊，使邪从表去；陈皮、厚朴、香附、乌药、木香、草果、枳壳、蔻仁温胃理气，燥湿除秽，使邪从气化；陈皮、苍术、砂仁、半夏（制）、茯苓、药曲、甘草健脾去湿，消食导滞，平胃安中；茯苓淡渗利湿，可使邪从小便解；川芎以行药势。诸药相合，使气机通畅，食滞得消，脾胃调和，抵抗力复，而风寒散解，湿浊化利，各症得平。

【性状与剂型】黑色小水丸，气香，味微苦辛，每瓶2.2克。

【用法与用量】内服，1次1瓶，1日2~3次。

【贮藏】密闭，置阴凉干燥处，防潮防晒。

【宜忌】斑疹，麻痘等热证勿服。

# 909. 桑姜感冒片

*《山西省药品标准》（1983 年版）*

【药物组成】桑叶 150 克，紫苏、连翘、杏仁各 80 克，菊花 60 克，干姜 50 克。

【功效】散风清热，祛寒止咳。

【主治】感冒，咳嗽，头痛，咽喉肿痛。

【方药分析】桑叶为主，疏风清热解表；紫苏散风寒而解表邪；菊花、连翘清热解毒，宣透肌表；杏仁宣肺降气止咳；干姜温中散寒。

【性状与剂型】红色糖衣片，片芯呈褐色，味苦，每片重 0.3 克。

【用法与用量】内服，1 次 3~4 片，1 日 3 次。

【贮藏】密闭，置阴凉干燥处保存，防潮防晒。

【宜忌】谨避风寒。

# 910. 桑菊丸

*《温病条辨》*

【药物组成】桑叶 250 克，苦杏仁、桔梗、芦根各 200 克，连翘 150 克，菊花 100 克，薄荷、甘草各 80 克。

【功效】疏风清热，宣肺止咳。

【主治】风热感冒，咳嗽，喉痛，微热头痛，口渴。

【方药分析】桑叶、菊花、连翘、薄荷疏风清热；杏仁、桔梗宣肺化痰止咳；芦根润肺清热；甘草清热和药；诸药配合为治疗风热感冒咳嗽之名方。

【性状与剂型】黄黑色水丸，气香，味微苦，每 20 粒重 1 克。

【用法与用量】内服，1 次 6 克，1 日 2 次。

【贮藏】密闭，置阴凉干燥处保存，防潮防晒。

【宜忌】风寒感冒忌服。

【各家论述】《温病条辨》："此辛甘化风、辛凉微苦之方也。盖肺为清虚之脏，微苦则降，辛凉则平，立此方所以避辛温也。"

《古今名方发微》："观本方药物多属辛凉苦甘之类，且俱为轻清之品，既符合《内经》'风淫于内，治以辛凉，佐以苦甘'之原则，又符合鞠通所谓'治上焦如羽'之药理，故吴氏称其为辛凉轻剂。吴氏在《温病条辨》中说'感燥而咳者，桑菊饮主之'，可见本方又可治疗秋燥之证。因温自上受，燥自上伤，均为肺金受病，桑菊饮辛凉宣通，可疏风清热，生津润肺，故用之亦甚贴切。"

## 911. 桑菊银翘丸

《全国医药产品大全》

【药物组成】桑叶、菊花、金银花、连翘、芦根、蝉蜕、滑石、绿豆各 60 克，川贝母、薄荷、淡竹叶、荆芥、牛蒡子、苦杏仁、甘草各 40 克，桔梗、僵蚕各 30 克，淡豆豉 20 克。

【功效】清热解毒。

【主治】伤风感冒，咽喉肿痛，肺热咳嗽，麻疹初起。

【方药分析】桑叶、薄荷、荆芥、牛蒡子、淡豆豉疏风解表；菊花、银花、连翘、竹叶、滑石、绿豆、甘草清热解毒，并能引热从小便出；川贝母、桔梗、杏仁宣肺化痰止咳；芦根润肺生津；蝉蜕、僵蚕疏风热而化痰散结。诸药合用，则能疏风解表，清热解毒，润肺止咳。

【性状与剂型】棕色的大蜜丸，味苦、略甜，每丸重 10 克。

【用法与用量】内服，1 次 1 丸，1 日 2 次。

【贮藏】密闭，置阴凉干燥处保存，防潮防蛀。

【宜忌】谨避风寒。

## 912. 桑椹子膏

《上海市药品标准》(1980 年版)

【药物组成】桑椹子 1000 克，砂糖 400 克。

【功效】养血润燥。

【主治】血虚生风，血痹风痹，肝肾两亏，腰膝酸软，老年肠枯，大便秘结。

【方药分析】桑椹子能滋补肝肾，养血祛风；加上砂糖之甘润，故可治疗肝肾两亏、血虚生燥之证。

【性状与剂型】为棕褐色稠膏，味甜，每瓶装 500 克。

【用法与用量】内服，1 次 9~15 克（约 1 汤匙），1 日 1~2 次，用开水冲服。

【贮藏】密闭，置阴凉干燥处保存，防潮防晒。

【宜忌】感冒时暂停服用。

【各家论述】《本草经疏》："桑椹甘寒益血而除热，为凉血补血益阴之药。消渴由于内热，津液不足，生津故止渴。五脏皆属阴，益阴故利五脏。阴不足则关节之血气不通，血生津满，阴气长盛，则不饥而血气自通矣。热退阴生，则肝心无火，故魂安而神自清宁，神清则聪阴内发，阴复则变白不老。甘寒除热，故解中酒毒，性寒而下行利水，故利水气而消肿。"

《本草述》："乌椹益阴气便益阴血，血乃水所化，故益阴血，还以行水，风与血同脏，阴血益则风自息。"

## 913. 通关散（1）

《北京市药品标准》（1983 年版）

【药物组成】猪牙皂 500 克，细辛、鹅不食草各 250 克。

【功效】通关，开窍，取嚏。

【主治】中风痰厥，牙关紧闭，昏迷不醒，关窍不通。

【方药分析】猪牙皂涤痰开窍；鹅不食草通窍祛风散寒；细辛温肺化饮宣窍。三味合用有较强刺激作用，故可用于取嚏开窍。

【性状与剂型】为黄褐色粉末状散剂，气香，味辛，有刺鼻感，每瓶装 1.5 克。

【用法与用量】每取少许，吹鼻取嚏。

【贮藏】密封，置室内阴凉干燥处，防潮防晒。

【宜忌】脑实质性病变和孕妇忌用。

【各家论述】《时方歌括》："卒中者，用此吹鼻，有嚏者可治，无嚏者为肺气已绝。"

《中药成药学》："本药临证适用于中风闭证的急救，中病即止，苏醒后辨证治疗。对脱证禁用，癫痫、脑血管意外及颅脑外伤之昏厥皆忌用。昏厥者使用本品急救时，依得嚏与否，常可以预测病情。"

## 914. 通关散（2）

《广东省药品标准》（1982 年版）

【药物组成】猪牙皂 107 克，蟾酥 85 克，朱砂、细辛各 53 克，金礞石（煅）、灯心（炭）各 43 克，龙脑 42.5 克，天南星 37 克，雄黄（水飞）、黄连（炭）各 27 克，大黄 22 克，硼砂（煅）、白矾（煨）各 21 克，菖蒲、僵蚕各 16 克，麝香 13.44 克。

【功效】通关，开窍。

【主治】猝然晕倒，口噤抽搐。

【方药分析】朱砂、猪牙皂、麝香、菖蒲、细辛、龙脑、灯心清心醒神，辛香开窍；金礞石、硼砂、天南星、白矾、僵蚕化痰开窍；大黄、黄连清热解毒；雄黄、蟾酥解毒通窍。全方合用能取嚏，通关，开窍。

【性状与剂型】为黑色粉末状散剂，有强烈的催嚏性和浓厚的麝香气，每瓶装 0.54 克。

【用法与用量】取药末适量，连续数次吹入患者鼻孔。

【贮藏】密闭，置阴凉干燥处保存，防潮防晒。

【宜忌】脑实质性病变和孕妇忌用。

## 915. 通经甘露丸（1）

《山东省药品标准》（1986 年版）

【药物组成】大黄（酒蒸）400 克，川芎、当归、红花各 100 克，木香 60 克，百草霜 20 克。

【功效】化瘀通经。

【主治】<u>血瘀经闭</u>，<u>胸胁胀满</u>，<u>癥瘕痞块</u>，<u>小腹疼痛</u>。

【方药分析】大黄、川芎、当归、红花活血化瘀；木香行气，气行则血行；百草霜祛瘀止血。共奏活血化瘀、行气通经之功。

【性状与剂型】为褐色的水丸剂，味苦，每 20 粒重 1 克。

【用法与用量】内服，1 次 4.5 克，1 日 2 次。

【贮藏】密闭，置阴凉干燥处保存，防潮防晒。

【宜忌】孕妇忌服。

## 916. 通经甘露丸（2）

《江苏省药品标准》（1977 年版）

【药物组成】当归、桃仁、牡丹皮、大黄（酒制）、干漆（煨）、肉桂、牛膝、红花各 400 克，莪术（醋炒）100 克，三棱（醋炒）50 克。

【功效】化瘀通经。

【主治】<u>妇女经闭</u>，<u>少腹胀满</u>。

【方药分析】当归、红花、牡丹皮、大黄、牛膝活血化瘀，且大黄、牛膝能引瘀血下行；桃仁、干漆、三棱、莪术能破瘀散结；更加肉桂温阳通脉，使瘀血得去，新血得生，则月经自来。

【性状与剂型】为深棕色小水丸，味苦，每 20 粒重 1 克。

【用法与用量】内服，1 次 6~9 克，1 日 1~2 次。

【贮藏】密闭，置阴凉干燥处保存，防潮防晒。

【宜忌】孕妇忌服。

## 917. 通幽润燥丸

《北京市药品标准》（1983 年版）

【药物组成】枳壳（去瓤麸炒）、厚朴（姜炙）、黄芩、熟大黄各 800 克，大黄 400 克，桃仁（去皮）、红花、当归、苦杏仁（去皮炒）、火麻仁、郁李仁、熟地黄、地黄、槟榔各 200 克，木香、甘草各 100 克。

【功效】清热导滞，润肠通便。

【主治】胃肠积热引起的<u>脘腹胀满</u>，<u>大便不通</u>。

【方药分析】枳壳、木香、厚朴、槟榔行气宽中，助大便下行；桃仁、苦杏仁、火麻仁、郁李仁润肠通便；当归、熟地黄、地黄养血滋阴润肠；熟大黄、大黄、黄芩清热泻下；红花活血通络；甘草调和诸药。综合全方，重在润肠通便，行气导滞，兼以清热泻下。

【性状与剂型】为黑色的大蜜丸，气微，味苦，每丸重6克。

【用法与用量】内服，1次1~2丸，1日2次。

【贮藏】密闭，置室内阴凉干燥处，防潮防蛀。

【宜忌】孕妇忌服。年老体弱者慎服。

## 918. 通宣理肺丸

*《北京市药品标准》（1983年版）*

【药物组成】紫苏叶432克，前胡、黄芩、桔梗、枳壳（去瓤麸炒）、陈皮、葛根、麻黄、茯苓各288克，甘草、法半夏、苦杏仁（去皮炒）各216克。

【功效】解表散寒，宣肺止嗽。

【主治】风寒闭肺引起的咳嗽气促，鼻塞声重，鼻流清涕，恶寒发热，头痛无汗，四肢酸懒。

【方药分析】紫苏叶、麻黄、前胡、葛根解表散寒，宣肺止咳；桔梗、杏仁宣肺降气化痰；陈皮、法半夏、茯苓健脾燥湿化痰；枳壳行气化痰；黄芩清热燥湿。诸药合用能解表散寒，宣肺化痰止咳。

【性状与剂型】为棕黑色至黑褐色的大蜜丸，气微香，味微甜，略苦，每丸重9克。

【用法与用量】内服，1次1丸，1日3次。

【贮藏】密闭，置室内阴凉干燥处，防潮防蛀。

【宜忌】孕妇慎服。阴虚久咳忌用。

【各家论述】《中药成药学》："本药临证适用于风寒表证咳嗽明显的患者。风寒咳嗽的鉴别要点是：恶寒明显，头痛鼻塞，无汗，脉浮紧，咳嗽，无痰或有白痰。凡风热咳嗽，阴虚久咳等不适用。"

## 919. 通络健步丸

*《广东省药品标准》（1982年版）*

【药物组成】羊肉1072克，千斤拔760克，丹参618克，党参、黄芪、地黄（熟）、肉苁蓉、当归、羊骨、黄柏、半枫荷各335克，续断200.9克，鸡血藤、知母（酒炒）、锁阳、牛膝、补骨脂（炒）各168克，龟板（炒）118克，陈皮、干姜各67克。

【功效】强筋健骨，通经活络。

【主治】小儿麻痹后遗症之手足瘫痪无力，步履艰难；或虚性贫血疾患之关节痹痛；或跌打后遗症之<u>筋骨酸软</u>，<u>四肢酸痛</u>以及<u>中风后遗症之手足瘫痪</u>，<u>软弱无力</u>。

【方药分析】党参、黄芪、陈皮、干姜健脾益气温中，壮后天之本；地黄、肉苁蓉、锁阳、续断、牛膝、补骨脂、羊骨、千斤拔补益肾阴肾阳，强筋壮骨；当归、羊肉补血；知母、黄柏、龟板滋阴清热；鸡血藤、丹参、半枫荷活血通络。诸药配合则补脾益肾，强筋健骨，活血通络。

【性状与剂型】为褐色大蜜丸，气微香，味微甜，每丸重 6.3 克。

【用法与用量】内服，1 次 1~2 丸，1 日 2 次。

【贮藏】密闭，置阴凉干燥处保存，防潮防蛀。

【宜忌】忌食生冷黏腻等不易消化的食物。

# 920. 通窍耳聋丸

《河北省药品标准》（1985 年版）

【药物组成】黄芩 200 克，当归、青皮（醋炙）各 150 克，木香、柴胡、栀子（姜汁炙）各 100 克，青黛、陈皮、龙胆草、芦荟、天南星（制）、熟大黄各 80 克。

【功效】清肝，通窍，润便。

【主治】<u>肝经热盛</u>，<u>头目眩晕</u>，<u>耳聋耳鸣</u>，<u>耳底肿痛</u>，<u>目赤口苦</u>，<u>胸膈满闷</u>，<u>大便燥结</u>。

【方药分析】柴胡、木香、陈皮、青皮疏肝理气；龙胆草、青黛、芦荟清肝泻火；当归补血润燥；黄芩、栀子、大黄清热泻火而通便；天南星（制）疏风涤痰开窍。诸药合用则有清肝泻火、理气通便、通窍聪耳之功效。

【性状与剂型】为白色的水丸，丸芯呈黑褐色，味苦，每袋重 12 克，约 100 粒。

【用法与用量】内服，1 次 6 克，1 日 2 次。

【贮藏】密闭，置阴凉干燥处保存，防潮防晒。

【宜忌】忌食辛辣及膏粱厚味。孕妇忌服。

# 921. 通窍散

《全国医药产品大全》

【药物组成】灯心草（炭）100 克，荆芥（炭）、硼砂（煅）各 25 克，闹羊花 20 克，猪牙皂 15 克，细辛 12.5 克，蟾酥 12 克，冰片 8 克，麝香 5 克，牛黄 4 克。

【功效】通关开窍，排秽避瘟。

【主治】<u>中暑晕倒</u>，<u>不省人事</u>，<u>头昏眼花</u>，<u>鼻塞腹痛</u>，<u>呕吐泄泻</u>。

【方药分析】本品以灯心草为主药，能清心醒神，祛湿排秽；辅以冰片、牛黄、麝香清心醒神，芳香开窍；又佐以硼砂、猪牙皂、蟾酥化痰开窍；荆芥、细辛、闹羊花疏风祛湿宣窍。诸药相合，刺激性较大，通过鼻吸取嚏而达通关开窍排秽之目的。

【**性状与剂型**】为黑色粉末状散剂，具麝香、冰片等特殊香气。

【**用法与用量**】外用，取少许吸鼻取嚏。重症用 0.3 克调服。小儿酌减。

【**贮藏**】密闭，置阴凉干燥处保存，防潮防晒。

【**宜忌**】孕妇忌用。中病即止，不可多用。

# 922. 理气舒肝丸
《全国医药产品大全》

【**药物组成**】香附（醋制）150 克，山楂（炒焦）、槟榔、六曲（微炒）各 100 克，茯苓、陈皮各 75 克，枳壳（麸炒）、青皮、乌药、厚朴（制）、延胡索（醋制）、白术（麸炒）各 50 克，沉香、砂仁、甘草各 25 克。

【**功效**】理气导滞，和胃止痛。

【**主治**】胸脘痞闷，胁痛胀满，肝胃气痛，呕吐呃逆，饮食不佳。

【**方药分析**】香附为血中气药，善解十二经之郁，调肝经之血而理肝经之气；合青皮、乌药以疏肝；配延胡索、砂仁而止痛；茯苓、白术、甘草和中养胃，涵'见肝之病，当先实脾'之义；山楂、六曲、槟榔消积导滞；枳壳、陈皮、厚朴宽中除胀；沉香降逆止呕。

【**性状与剂型**】为棕黑色大蜜丸，味甜微苦，每丸重 6 克。

【**用法与用量**】内服，1 次 1 丸，1 日 2 次。

【**贮藏**】密闭，置阴凉干燥处保存，防潮防蛀。

【**宜忌**】孕妇忌服。忌食生冷、黏腻、辛辣等不易消化和有刺激性的食物。

# 923. 梅苏丸
《全国医药产品大全》

【**药物组成**】薄荷 50 克，紫苏叶、乌梅肉各 60 克，葛根 30 克，薄荷冰 6 克，白糖 500 克。

【**功效**】清解暑热，生津止渴。

【**主治**】感受暑热，口渴恶心，烦闷眩晕。

【**方药分析**】薄荷清凉解暑，疏风清热；薄荷冰、紫苏叶加强清热解暑之效；乌梅肉、葛根生津止渴。

【**性状与剂型**】气清香，味苦，小圆球形的水丸，每袋装 3 克。

【**用法与用量**】内服，1 次 2~4 粒，含化。

【**贮藏**】密闭，置阴凉干燥处保存，防潮防晒。

【**宜忌**】多饮水，谨防暑热。

## 924. 梅花丸

《江苏省药品标准》(1977 年版)

【药物组成】牡丹皮 800 克，滑石 700 克，梅花 300 克，香附（制）200 克，莪术、甘松各 50 克，砂仁、益智仁、党参、茯苓各 30 克，远志（炒）25 克，木香、黄芪（制）、山药各 15 克，桔梗 10 克，甘草 7 克。

【功效】疏肝健脾，理气和中。

【主治】中虚气滞，肝胃不和，脘腹胀痛，呕恶便泄。

【方药分析】梅花、香附疏肝解郁，调中止痛；牡丹皮、滑石其性寒凉以清肝郁太过，血中伏热；木香、砂仁、莪术、甘松行气止痛；益智仁、远志、党参、黄芪、山药、茯苓健脾调中；桔梗与甘草同行，为舟楫之品，引诸药以达胸脘。

【性状与剂型】褐色大蜜丸，味甜，微苦，每粒重 4.5 克。

【用法与用量】内服，1 次 1~2 粒，1 日 2 次。

【贮藏】密闭，置阴凉干燥处保存，防潮防蛀。

【宜忌】忌食生冷、黏腻等不易消化的食物。

## 925. 梅花点舌丸

《外科全生集》

【药物组成】珍珠 90 克，麝香、牛黄、蟾酥（制）各 60 克，熊胆、雄黄、朱砂、硼砂、葶苈子、乳香（制）、没药（制）、血竭、沉香、冰片各 30 克。

【功效】清热解毒，消肿止痛。

【主治】疔疮痈肿初起，咽喉、龈舌肿痛。

【方药分析】牛黄、珍珠、蟾酥、熊胆、雄黄、朱砂、硼砂、冰片清热解毒；麝香、乳香、没药、血竭活血散瘀；沉香以加强行气止痛之功。

【性状与剂型】为朱红色的水丸，除去外衣显棕黄色至棕色，气香，味苦，麻舌，每 10 粒重 1 克。

【用法与用量】内服，1 次 3 粒，1 日 1~2 次。外用时用醋化开敷于患处。

【贮藏】密闭，置阴凉干燥处保存，防潮防晒。

【宜忌】忌食辛辣肥腻食物。

## 926. 乾元丸（乾元丹）

《北京市药品标准》(1983 年版)

【药物组成】全蝎、天花粉各 45 克，橘红、赤芍各 30 克，天竺黄、白术（麸炒）、牛蒡子（炒）、连翘、大黄各 24 克，天麻、羌活、桔梗各 6 克，胆南星（酒炙）、薄荷各 3 克。每 294 克细粉兑研人工牛黄 12 克，琥珀粉、冰片各 9 克，麝香 3 克。

【功效】清热化痰，息风止痉。

【主治】小儿内蓄痰热，外感风邪引起身热恶风，咳嗽多痰，烦躁口渴，大便秘结。

【方药分析】牛黄、琥珀、麝香、冰片清热定惊，开窍醒神；全蝎、天麻息风止痉，解毒散结；胆南星、天竺黄清化热痰，息风；橘红、桔梗化痰止咳；羌活、薄荷祛风解表；牛蒡子、连翘、大黄清热解毒，其中大黄有泻下攻积之效；白术健脾燥湿；赤芍、天花粉清热凉血，其中花粉有止渴生津之效。诸药相合共奏清热化痰、息风止痉之功。

【性状与剂型】为黑褐色大蜜丸，有浓郁沉香气，味甜，微苦，每丸重 1.5 克。

【用法与用量】内服，1 次 1 丸，1 日 2 次，薄荷汤或温开水送服。周岁以内小儿酌减。

【贮藏】密闭，置室内阴凉干燥处，防潮防蛀。

【宜忌】忌食生冷。谨防风寒。

## 927. 萆薢分清丸
*《丹溪心法》*

【药物组成】川萆薢、石菖蒲（盐水炒）、茯苓、益智仁（盐水炒）、乌药各 100 克，甘草 50 克。

【功效】渗湿利尿。

【主治】湿浊下注引起的小便淋漓涩痛，混浊不清等症。

【方药分析】川萆薢利湿，分清化浊；益智仁温肾阳，缩小便；乌药温下焦而化气；石菖蒲化浊利窍；茯苓、甘草增强利湿分清之力，其中加盐水炒，咸以入肾。各药合用，有温肾渗湿利尿、分清化浊之效。

【性状与剂型】灰棕色的小粒水丸，味辛。

【用法与用量】内服，1 次 9 克，1 日 2 次，饭前服用。

【贮藏】密闭，置阴凉干燥处保存，防潮防晒。

【各家论述】《医方集解》："此手足少阴、足厥阴、阳明药也。萆薢能泄阳明、厥阴湿热，去浊而分清。乌药能疏邪逆诸气，逐寒而温肾。益智脾药，兼入心肾，固肾气而散结。石菖蒲开九窍而通心。甘草梢达茎中而止痛。使温热去而心肾通，则气化行而淋浊止矣。此以疏泄而为禁止者也。"

## 928. 菊花冲剂
*《全国医药产品大全》*

【药物组成】菊花。

【功效】散风清热，平肝明目。

【主治】风热感冒，头痛，或肝阳上亢的眩晕，目赤肿痛。临床上可用于高血压病。

【方药分析】菊花具有散风清热，平肝明目之功，故可用于风热感冒或肝阳上亢的头痛，眩晕，目赤肿痛。

【性状与剂型】淡黄色颗粒，味甜，气香，每包10克，相当于原药材3克。

【用法与用量】内服，1次1包，1日2~3次，冲开水服。

【贮藏】密封，贮阴凉干燥处，防潮防晒。

【各家论述】《神农本草经》："主诸风头眩，肿痛，目欲脱，泪出，皮肤死肌，恶风湿痹，利血气。"

《药性论》："治头目风热，风眩倒地，脑骨疼痛，身上一切游风，令消散，利血脉。"

## 929. 菊花茶调散

《黑龙江省药品标准》（1986年版）

【药物组成】川芎、荆芥各200克，薄荷150克，羌活、白芷、僵蚕（麸炒）、甘草（炙）、菊花各100克，防风75克，细辛50克。

【功效】清头明目，解表退热。

【主治】伤风感冒，偏正头痛，鼻塞音哑。

【方药分析】川芎、菊花均秉性上升，能上行头目，有祛风止头痛明目之效；薄荷、荆芥、防风、细辛、羌活、白芷等均可疏风解表退热，其中薄荷善于清利头目，利咽喉；细辛、白芷、白僵蚕善止头痛；使以甘草以调和诸药。

【性状与剂型】为暗黄色粉末，气香，味辛，微苦，每包重5克。

【用法与用量】内服，1次1包，1日2次，茶水送服，取汗。小儿酌减。

【贮藏】密闭，置阴凉干燥处，防潮防晒。

【宜忌】谨避风寒。

## 930. 菊明降压片

《江苏省药品标准》（1977年版）

【药物组成】野菊花240克，草决明60克。

【功效】平肝潜阳。

【主治】头晕目眩。现代临床用于原发性高血压，慢性肾炎性高血压病。

【方药分析】野菊花、草决明都有清头目、平肝阳的作用。现代药理亦证明两者都有降压作用，故可用来治疗高血压病。

【性状与剂型】棕褐色片，味苦而涩，每片重0.5克，相当于野菊花2.4克，草决明0.6克。

【**用法与用量**】内服，1 次 10 片，1 日 2 次。

【**贮藏**】密闭，贮阴凉干燥处，防潮防晒。

【**宜忌**】忌情绪波动，生气恼怒。忌饮酒。

# 931. 黄水疮药
*《全国医药产品大全》*

【**药物组成**】五倍子、白芷、槐米、白矾（煅枯）、铅丹各 100 克。

【**功效**】解毒燥湿，敛疮止痒生肌。

【**主治**】黄水疮。

【**方药分析**】五倍子解毒，收湿敛疮；白芷燥湿排脓；槐米凉血止血；白矾解毒杀虫，燥湿止痒；铅丹解毒止痒，收敛生肌。

【**性状与剂型**】为橙黄色粉末，气味微臭，每瓶重 3.125 克。

【**用法与用量**】外用，取适量药粉撒布患处，或茶水调涂患处。

【**贮藏**】密闭，置阴凉干燥处，防潮防晒。

【**宜忌**】外用药，切勿内服。

# 932. 黄水疮药膏
*《全国医药产品大全》*

【**药物组成**】青黛 15 克，松香、黄柏各 9 克，黄连、黄丹、枯矾、樟脑、炉甘石（煅）、铅粉各 6 克，红升丹 3 克，冰片 1.5 克。

【**功效**】清热，燥湿，解毒。

【**主治**】黄水疮疼痒浸淫，长久不愈。

【**方药分析**】黄连、黄柏清热燥湿，泻火解毒；青黛清热凉血，解毒散肿；枯矾、樟脑、冰片、炉甘石解毒杀虫，收湿止痒；铅粉、黄丹、松香、红升丹蚀疮拔毒，去腐生肌。

【**性状与剂型**】为黑褐色软膏，每盒内装 30 克。

【**用法与用量**】外用，先将消毒药棉用温开水湿润，洗净患处，然后涂药膏，每日涂 2~3 次。

【**贮藏**】密闭，置阴凉干燥处，防潮防晒。

【**宜忌**】忌食辛辣厚味食物。

# 933. 黄丹康肤膏
*《全国医药产品大全》*

【**药物组成**】猪油 500 克，章丹 25 克，雄黄 15 克。

【**功效**】除湿杀虫，解毒生肌。

【主治】疔癣，湿疹及各种恶疮。

【方药分析】猪油滋阴泻火，解毒；章丹祛腐生肌；雄黄燥湿杀虫。

【性状与剂型】为橙黄色膏剂，气微腥，每瓶重 20 克。

【用法与用量】外用，洗净患处后用本品涂患处，1 日 1~2 次。

【贮藏】密闭，置阴凉干燥处，防潮防晒。

【宜忌】忌食辛辣厚味食物。

## 934. 黄柏止血散

《全国医药产品大全》

【药物组成】黄柏 25 克，香墨 20 克，栀子、甘草、红花各 15 克，荜茇、牛胆粉、白胶香各 10 克。

【功效】清热凉血，收敛止血。

【主治】血热吐衄，尿血，子宫出血，小便淋沥，尿涩。

【性状与剂型】为棕黄色的粉末，气芳香，味苦，每袋重 10 克。

【用法与用量】内服，1 次半袋，1 日 2 次，温开水送服。

【贮藏】密闭，放阴凉干燥处，防潮防晒。

【宜忌】忌食辛辣厚味食物。

## 935. 黄柏消止散

《全国医药产品大全》

【药物组成】黄柏 250 克，栀子、诃子（去核）、五灵脂各 200 克，冰片 10 克。

【功效】开窍，清热，止痛，解毒。

【主治】血热性体外肿块，疮疖，腮腺炎，急性乳腺炎，毛囊炎。

【用法与用量】外用，尚未化脓时将药粉用蛋清或冷开水化为糊状，敷患处，保持湿度，30 分钟为宜；已化脓者，用热水将药粉化为糊状，敷在患处，30 分钟可促使脓肿成熟，用量根据患者病灶大小酌情掌握，如鸡蛋大肿块 1 次 5~10 克，1 日 2~3 次。

【贮藏】密闭，放阴凉干燥处，防潮防晒。

【宜忌】忌食辛辣厚味食物。

## 936. 黄胆丸

《全国医药产品大全》

【药物组成】红枣（表面炒至黑褐色）400 克，麦芽（焦）、薏苡仁各 200 克，当归、陈皮、茵陈、白扁豆、皂矾（制）、苍术（焦）各 100 克，泽泻 50 克，糯米（炒）400 克。

【功效】渗湿健脾，消积退黄。

【主治】黄疸病，两目、周身、肌肤皮色发黄。

【方药分析】茵陈、苍术清热燥湿，利胆退黄；薏苡仁、泽泻、白扁豆健脾渗湿；陈皮、厚朴理气宽中；皂矾解毒燥湿；当归、大枣、麦芽养血补中，开胃消积。诸药相合，有渗湿健脾，清热退黄之效。

【性状与剂型】为浅红色的粉末，气芳香，每包重 30 克。

【用法与用量】内服，1 次 6~9 克，1 日 2~3 次。

【贮藏】密闭，放阴凉干燥处，防潮防晒。

【宜忌】忌食辛辣厚味食物。谨防传染。

## 937. 黄病补血丸
《全国医药产品大全》

【药物组成】皂矾 800 克，法半夏、山药、茯苓各 160 克。

【功效】补血。

【主治】因钩虫病引起的贫血。

【方药分析】法半夏燥湿化痰，降逆止呕；山药、茯苓健脾益肾；皂矾解毒燥湿杀虫。全方共为补虚扶正祛邪之剂。

【性状与剂型】为白色小丸，味涩，每 7 粒重 1.25 克。

【用法与用量】内服，1 次 7 粒，1 日 2 次，陈酒或温开水吞服，小儿酌减。

【贮藏】密闭，放阴凉干燥处，防潮防晒。

【宜忌】忌食生冷等难以消化的食物。

## 938. 黄疸肝炎丸
《全国医药产品大全》

【药物组成】茵陈、白芍（酒炙）各 64 克，柴胡、栀子（炒）、延胡索（醋炙）、枳壳（麸炒）、槟榔、香附（醋炙）各 48 克，青皮、佛手各 32 克，青叶胆、甘草各 16 克。

【功效】舒肝利胆，除湿理气。

【主治】湿热熏蒸，皮肤黄染，胸胁胀痛，小便短赤，急性肝炎，胆囊炎。

【方药分析】柴胡、茵陈、青叶胆、栀子清热利湿，舒肝利胆；白芍、甘草敛阴缓急；枳壳、香附、郁金、青皮、佛手、延胡索理气活血止痛。

【性状与剂型】为黄棕色的蜜丸，味苦，微甜，每丸重 10 克。

【用法与用量】内服，1 次 1~2 丸，1 日 3 次。

【贮藏】密闭，放阴凉干燥处，防潮防蛀。

【宜忌】忌食辛辣食品。谨防传染。

## 939. 黄连上清丸

《内蒙古药品标准》（1982 年版）

【药物组成】大黄（酒制）256 克，菊花 128 克，连翘、荆芥穗、黄芩、栀子、白芷、蔓荆子、桔梗各 64 克，川芎、黄柏、防风、甘草、薄荷、石膏各 32 克，旋覆花 16 克，黄连 8 克。

【功效】消炎解热，清火散风。

【主治】头痛耳鸣，牙龈肿痛，口舌生疮，咽喉肿痛，暴发火眼，大便燥结，小便赤黄。

【方药分析】黄连、黄芩、黄柏、石膏清热泻火；栀子、大黄引热从二便出；连翘清热解毒；菊花、荆芥穗、白芷、蔓荆子、川芎、防风、薄荷疏散风热；旋覆花降逆和中；桔梗宣肺利咽，引药上行；甘草调和诸药。

【性状与剂型】为棕褐色蜜丸，气香，味苦，每丸重 9 克。

【用法与用量】内服，1 次 1 丸，1 日 2 次。

【贮藏】密闭，置阴凉干燥处，防潮防蛀。

【宜忌】孕妇忌服。忌食辛辣及膏粱厚味。

## 940. 黄连解毒丸（1）

《外台秘要》

【药物组成】栀子、黄连、黄柏各 50 克，黄芩 25 克。

【功效】清热降火解毒。

【主治】上焦火盛，心烦干呕，口燥咽干。

【方药分析】黄连为主药，大泻心火且泻中焦之火；黄芩泻上焦之火，黄柏泻下焦之火，栀子通泻三焦之火，导热下行从膀胱而出。

【性状与剂型】为黄色圆形蜜丸，味苦，每丸重 10 克。

【用法与用量】内服，1 次 1 付，1 日 2 次。

【贮藏】密闭，放阴凉干燥处，防潮防蛀。

【宜忌】非火热实症者忌用。

【各家论述】《医方集解》："三焦积热，邪火妄行，故用黄芩泻肺火于上焦，黄连泻脾火于中焦，黄柏泻肾火于下焦，栀子通泻三焦之火从膀胱出。盖阳盛则阴衰，火盛则水衰，故用大苦大寒之药抑阳而扶阴，泻其亢甚之火，而救其欲绝之水也。然非实热，不可轻投。"

《成方便读》："治一切火邪，表里俱盛，狂躁烦心，口燥咽干，大热干呕，错语不眠，吐血衄血，热盛发斑等症。……此皆六淫火邪，充斥上下表里，有实无虚之证，故治法非缓剂可以了事者。"

## 941. 黄连解毒丸（2）

《全国医药产品大全》

【药物组成】黄柏（酒炒）、黄芩（酒蒸）、大黄（酒炒）、栀子（炒）、滑石（飞）、川木通各 160 克，黄连（酒浸）40 克。

【功效】清热泻火，解毒利咽。

【主治】三焦积热，口舌生疮，目赤头痛，便秘溲赤，胃热心烦，热痢泄泻，咽痛衄血，疮疖痔血。

【方药分析】黄连、黄芩、黄柏、栀子清热解毒，燥湿泻火；大黄通腑泄热；滑石、木通清热利湿。

【性状与剂型】为黄褐色水丸，味苦，每 20 粒重 1 克。

【用法与用量】内服，1 次 3 克，1 日 1~3 次，小儿酌减。

【贮藏】密闭，放阴凉干燥处，防潮防晒。

【宜忌】孕妇忌服。非火热实证者忌用。

## 942. 黄明胶

《河北省药品标准》（1984 年版）

【药物组成】黄牛皮 500 克。

【功效】滋阴润肺，止血。

【主治】肾水不足，肺热上升，引起的咳嗽气短、吐血衄血、肠胃下血、遗精盗汗、妇女妊娠下血等症。

【性状与剂型】为黄牛皮经煎煮浓缩制成的棕褐色长方块固体胶，易溶于热水，微臭，味微甜，胶块对光透视呈黄色半透明状，质脆易碎，断面有光泽，每块 12.5 克。

【用法与用量】内服，1 次 6~12.5 克，1 日 1~2 次，用温开水加糖炖化服或遵医嘱。

【贮藏】密闭，置阴凉干燥处，防潮防蛀。

【宜忌】忌食辛辣及膏粱厚味。

## 943. 黄连清胃丸

《辽宁省药品标准》（1980 年版）

【药物组成】栀子、连翘、大黄、知母、石膏、薄荷、黄芩、牡丹皮各 100 克，防风、生地黄、甘草、荆芥、赤芍、黄连、升麻、白芷、芒硝、当归、玄参、天花粉各 50 克。

【功效】清胃通便。

【**主治**】口舌生疮，牙龈肿痛，胃热牙痛，暴发火眼。

【**方药分析**】石膏、知母清胃泻火；黄连、黄芩、栀子、玄参、生地清热凉血解毒；连翘、天花粉、白芷、当归、甘草清热解毒，消肿止痛；丹皮、赤芍凉血散瘀；薄荷、荆芥、防风、升麻引药上行，解毒凉血；大黄、芒硝导热下行，使邪有出路。

【**性状与剂型**】为浅黄色圆形大蜜丸，味苦，微辛，每丸重 10 克。

【**用法与用量**】内服，1 次 1 丸，1 日 2 次。

【**贮藏**】密闭，置阴凉干燥处，防潮防蛀。

【**宜忌**】忌食辛辣及膏粱厚味。

# 944. 黄灵粉
《全国医药产品大全》

【**药物组成**】火硝、枯矾各 150 克，水银 100 克，升华硫黄适量。

【**主治**】白癜风。

【**性状与剂型**】淡黄色的粉剂。

【**用法与用量**】外用，春、夏、秋三季用醋润湿棉球蘸药粉涂擦患处 20 分钟，每天擦 2 次。

【**贮藏**】密闭，置阴凉干燥处，防潮防晒。

【**宜忌**】本品有毒，只供外用。擦时要轻，以免擦破皮肤，影响再次涂搽。

# 945. 黄金丸
《全国医药产品大全》

【**药物组成**】黄连、干姜、黄芩各 800 克，川贝母、荜茇、车前子各 200 克，丁香、麦芽（炒）、砂仁、陈皮、荆芥各 100 克。

【**功效**】燥湿行气，调理胃肠。

【**主治**】腹痛泄泻，赤白痢疾，时疫痧症。

【**方药分析**】黄连、黄芩清热燥湿，厚肠止泻；干姜、荜茇、丁香、砂仁、陈皮温中和胃，理气止痛；川贝母、车前子、荆芥清热利湿，祛风止血；麦芽消食和中。诸药相伍，具燥湿行气，调理胃肠之功。

【**性状与剂型**】为黄棕色的水丸，气香，味苦，每包重 6 克。

【**用法与用量**】内服，1 次 6 克，1 日 2 次。

【**贮藏**】密闭，阴凉干燥处保存，防潮防晒。

【**宜忌**】忌食生冷黏腻食物。

## 946. 黄连油
《全国医药产品大全》

【**药物组成**】黄连 30 克，香油适量。

【**功效**】消炎解毒，除湿止痒。

【**主治**】湿疹，小面积烫伤，子宫颈糜烂等。

【**性状与剂型**】棕黄色油剂，每毫升相当原生药 0.3 克。

【**用法与用量**】外用，棉签蘸油涂患处，1 日 3 次。

【**贮藏**】密闭，置阴凉处，避光保存，防晒。

【**宜忌**】忌食辛辣食物。

## 947. 黄连青黛粉
《全国医药产品大全》

【**药物组成**】滑石粉 30 克，氧化锌粉 30 克，黄连粉、青黛粉各 20 克。

【**功效**】清热解毒，收敛止痒。

【**主治**】湿疹、脚癣。

【**性状与剂型**】淡黄色粉末散剂。

【**用法与用量**】外用，适量撒于患处。

【**贮藏**】密闭，置阴凉干燥处。

【**宜忌**】忌食辛辣食物。

## 948. 黄连羊肝丸
《和剂局方》

【**药物组成**】鲜羊肝 160 克，胡黄连、黄芩、青皮（醋炒）、柴胡、木贼、密蒙花、茺蔚子、决明子（炒）、石决明（煅）、夜明砂各 40 克，黄连、黄柏、龙胆各 20 克。

【**功效**】清肝明目。

【**主治**】肝火旺盛，目暗羞明，胬肉攀睛，云翳内障等症。

【**方药分析**】黄连、胡黄连、龙胆、黄芩、黄柏清肝泻火；石决明、决明子、夜明砂、密蒙花、木贼草清肝明目退翳；茺蔚子凉血活血；柴胡、青皮疏肝解郁；羊肝补肝血，养肝阴。

【**性状与剂型**】黑褐色大蜜丸，味苦，每丸重 9 克。

【**用法与用量**】内服，1 次 1 丸，1 日 1~2 次。

【**贮藏**】密闭，置阴凉干燥处，防潮防蛀防腐。

【**宜忌**】忌食辛辣食物。忌饮酒。

## 949. 黄芪丸（1）

《太平圣惠方》

【**药物组成**】鳖甲（制）100 克，黄芪、麦门冬（去心）、茯神、北柴胡、甘草、生干地黄各 50 克，酸枣仁（炒）、郁李仁、杏仁（去皮尖双仁，麸炒黄）、枸杞子、人参（去芦）、黄芩各 37.5 克，百合、枳壳（去瓤麸炒）、赤芍药、知母、秦艽各 25 克。

【**功效**】补虚退热，润燥。

【**主治**】妇人骨蒸烦热，四肢羸瘦疼痛，口干心烦不得眠。

【**方药分析**】人参、黄芪、茯神、甘草补气健脾，宁心益肺；枸杞、百合、酸枣仁滋补肝肾，养心安神；生地、赤芍清热凉血；郁李仁、杏仁生津润燥；黄芩、麦冬、知母清热除烦，滋阴降火；秦艽、鳖甲除骨蒸劳热；枳壳、柴胡行气解郁。

【**性状与剂型**】小蜜丸，如梧桐子大。

【**用法与用量**】内服，1 次 30 丸，不拘时清粥送下。

【**贮藏**】密封，置阴凉干燥处，防潮防蛀。

【**宜忌**】忌食辛辣食物。

## 950. 黄芪丸（2）

《太平圣惠方》

【**药物组成**】麦门冬（去心焙），鳖甲（涂醋炙微黄，去裙襕）各 50 克，黄芪（锉）、赤芍药、人参（去芦头）、甘草（炙微赤，锉）、胡黄连各 25 克，柴胡（去苗）1.5 克。

【**功效**】益气养阴，清虚热。

【**主治**】小儿羸瘦体热，面色萎黄，不欲乳食。

【**方药分析**】人参、黄芪、甘草大补元气，健脾益肺；麦门冬、胡黄连、炙鳖甲养阴清热，软坚散结；赤芍、柴胡清热行郁。

【**性状与剂型**】蜜丸，如麻子大。

【**用法与用量**】内服，1 次 5 丸，不拘时粥饮送下，量儿大小以意加减。

【**贮藏**】密封，置阴凉干燥处，防潮防蛀。

【**宜忌**】忌食生冷寒凉黏腻等不易消化的食物。

## 951. 黄芪丸（3）

《沈氏尊生书》

【**药物组成**】黄芪、乌药、地龙、茴香、川楝肉、川椒、防风、赤小豆、白蒺藜、海桐皮、威灵仙、陈皮各等份。

【功效】温肾散寒，祛风止痛。

【主治】肾脏虚风攻注，手足头面麻痹痛痒，或生疮疥，臁疮燉肿。

【方药分析】茴香、川椒、乌药温肾散寒，行气止痛；赤小豆、川楝肉、防风消肿止痛，祛风散寒；地龙、海桐皮、威灵仙祛风通络；黄芪、陈皮补气升阳，利水调中；白蒺藜补肾祛风。

【性状与剂型】蜜丸，如梧桐子大。

【用法与用量】内服，1次30丸，空腹温酒送下。

【贮藏】密封，置阴凉干燥处，防潮防晒。

【宜忌】忌食辛辣食物。

## 952. 黄芪丸（4）

《证治准绳》

【药物组成】黄芪、鳖甲、当归（炒）各50克，桂心、白芍药、续断、川芎、牛膝、肉苁蓉、沉香、柏子仁、枳壳各32.5克，五味子、熟地黄各25克。

【功效】补气养血，滋阴助阳。

【主治】产后虚劳，寒热进退，头目眩痛，骨节酸疼，气力虚乏。

【方药分析】黄芪、鳖甲、四物补气滋阴，养血调经；桂心、肉苁蓉补肾助阳；续断、牛膝补肝肾，行血脉，强筋骨；柏子仁、五味子补虚强阴；沉香、枳壳温肾纳气，行气宽中。

【性状与剂型】蜜丸，如梧桐子大。

【用法与用量】内服，1次40~50丸，食后粥饮送下。

【贮藏】密封，置阴凉干燥处，防潮防晒。

【宜忌】忌食辛辣食物。

## 953. 黄芪建中丸

《黑龙江省药品标准》（1986年版）

【药物组成】白芍320克，黄芪、肉桂各160克，甘草70克，大枣（去核）30克。

【功效】补气散寒，健胃止痛。

【主治】中气不足，胃脘疼痛，畏寒腹痛，身体衰弱。

【方药分析】黄芪温中补虚，益气固表；白芍缓急止痛；肉桂、甘草、大枣温中散寒。

【性状与剂型】为黄棕色蜜丸，味甜、微辛，每丸重9克。

【用法与用量】内服，1次1丸，1日2次。

【贮藏】密封，贮于阴凉干燥处，防潮防蛀。

【宜忌】忌食生冷寒凉黏腻等不易消化的食物。

【各家论述】《成方切用》："准绳曰：血不足而用黄芪。黄芪味甘，加以甘草，大能生血，此仲景之妙法。盖稼穑作甘，甘能补胃，胃为气血之海，气血所从生也。经曰：无阳则阴无以生。以甘益胃而生血旨哉。今人但知参芪为气药，故特表而出之。按补血汤黄芪五倍于当归而云补血，即此义。"

## 954. 菠白散

《全国医药产品大全》

【药物组成】菠菜子450克，白及300克，百部150克。
【功效】润肺，祛痰。
【主治】痰中带血，午后发热，咳嗽。
【方药分析】菠菜子养血止血；白及收敛止血；百部润肺止咳。
【性状与剂型】为灰白色粉末，每包重10克。
【用法与用量】内服，1次1包，1日3次。
【贮藏】密闭，贮于阴凉干燥处，防潮防晒。
【宜忌】忌食辛辣食物。

## 955. 培坤丸

《全国医药产品大全》

【药物组成】黄芪、甘草、北沙参、当归、川芎、白芍、杜仲、芦巴子、龙眼肉、远志、五味子、陈皮、白术、茯苓、麦门冬、酸枣仁、砂仁、胡桃仁、艾叶各等份。
【功效】补气血，滋肝肾。
【主治】妇女血亏，月经不调，赤白带下，小腹冷痛，气血衰弱，久不受孕等症。
【方药分析】黄芪、茯苓、白术、甘草健脾益气；当归、川芎、白芍养血敛阴；沙参、麦冬、陈皮、砂仁养阴和胃；龙眼肉、远志补心脾，益气血；杜仲、芦巴子、胡桃仁、酸枣仁滋补肝肾；艾叶暖宫散寒。
【性状与剂型】为黑色小圆球形水丸剂，气微香，味甘，每袋装125克。
【用法与用量】内服，1次45粒，1日2次，用黄酒或温开水送服。
【I贮藏】密闭，置阴凉干燥处，防潮防蛀。
【宜忌】抑郁气滞、内有湿邪者忌服。

## 956. 硇砂膏（红膏药）（1）

《上海市药品标准》（1974年版）

【药物组成】红硇砂187.5克，没药（制）、乳香（制）、血竭、儿茶、轻粉、红升各 15.625 克，樟脑 25 克，硇砂膏（红膏药）药肉 7500 克。

【功效】解毒消肿，活血止痛。

【主治】疮疖红肿，溃烂。

【方药分析】以硇砂为主药，其可破积血，止痛，去恶肉，生好肌；乳香、没药、血竭活血化瘀；儿茶、轻粉、红升拔毒消肿止痛。

【性状与剂型】纸质黑色圆形药肉的小膏药，每张净重 0.45 克。

【用法与用量】外用，烘热软化，贴患处。

【贮藏】密闭，避热避光保存，防潮防晒。

【宜忌】忌食辛辣食物。

【附录】硇砂膏（红膏药）药肉处方：金银花、连翘、地黄、大黄、桔梗、赤芍各 400 克，马钱子、蓖麻子、玄参、当归、白蔹、川芎、苍术、穿山甲、白芷各 300 克，蜈蚣 25 克，棉籽油 24000 克。

## 957. 硇砂膏（2）

《上海市药品标准》（1974 年版）

【药物组成】麝香、冰片各 75 克，硇砂粉 600 克，血竭粉 450 克，儿茶粉、沉香粉各 300 克，炒象皮粉、琥珀粉各 150 克，硇砂膏药肉 24000 克。

【功效】散瘀软坚，消肿止痛。

【主治】痈疽疮疖，坚硬红肿及无名肿毒。

【方药分析】硇砂破积血，去腐肉，生好肌，止痛；麝香、琥珀、血竭活血化瘀，去血滞而消肿；沉香行气止痛；儿茶、冰片清热解毒；象皮去腐生新，生肌长肉。

【性状与剂型】布质黑色圆形药肉小膏药，每张净重 7.5 克。

【用法与用量】外用，烘热软化，贴患处。

【贮藏】密闭，避热避光保存，防潮防晒。

【宜忌】忌食辛辣食物。

【附录】硇砂膏药肉处方：栀子 1200 克，槐枝、桑枝、杏枝、柳枝、穿山甲（炙）各 900 克，血余炭 600 克，棉籽油 24000 克。

## 958. 爽口托疮膜

《黑龙江省药品标准》（1986 年版）

【药物组成】黄柏、甘草、冰片、青黛各等份。

【功效】清湿解热，泻火毒，收敛生肌。

【主治】口疮。

【方药分析】黄柏清热燥湿，泻火解毒；青黛清热解毒；冰片清热止痛；甘草清热解毒，调和诸药。四药相伍，奏效颇奇。

【性状与剂型】为橙绿色柔软薄膜剂，味甜，微苦，有凉爽感，厚 0.2 毫米，宽 1.5 厘米，长 1.5 厘米的薄膜。

【用法与用量】取膜贴于疮面，1 日 2~3 次。

【贮藏】密闭，阴凉处保存，防潮防晒。

【宜忌】忌食辛辣食物。

# 959. 排石汤

《江苏省药品标准》（1977 年版）

【药物组成】连钱草 6250 克，忍冬藤、滑石、甘草各 1563 克，车前子、木通、徐长卿、石韦、瞿麦、冬葵子各 938 克。

【功效】利水，通淋，排石。

【主治】热淋，砂淋，石淋。现代临床用于尿路结石。

【方药分析】连钱草能利水通淋，排除结石，为治疗泌尿结石要药；车前子、木通、石韦、瞿麦、滑石、冬葵子利水通淋；徐长卿、忍冬藤止痛；甘草调和诸药。

【性状与剂型】煎成汤剂，每袋装 250 克。

【用法与用量】内服，1 次 1 袋，1 日 3 次，开水冲服或遵医嘱。

【贮藏】密闭，置阴凉干燥处，防潮防晒。

【宜忌】宜多饮水。

# 960. 推云散

《全国医药产品大全》

【药物组成】炉甘石（煅水飞）450 克，冰片 180 克，荸荠粉 150 克，朱砂 135 克，海螵蛸（去甲）、硇砂各 60 克，麝香 12 克，熊胆 9 克。

【功效】明目退翳，消肿止痛。

【主治】羞明畏光，迎风流泪，赤涩肿痛，眼边红烂。

【方药分析】炉甘石明目退翳，且可收湿；硇砂、熊胆、朱砂清热解毒；荸荠粉、冰片清热止痛；麝香活血消肿止痛；海螵蛸收湿敛疮。

【性状与剂型】粉红色粉末，气清香，每瓶装 0.66 克。

【用法与用量】外用，用玻璃棒蘸凉开水调药少许，点于大小眼角内，每日 3 次，点后闭目静养数分钟。

【贮藏】密闭，置阴凉干燥处，防潮防晒。

【宜忌】忌辛辣香燥等刺激性食物。

## 961. 接骨七厘散

《黑龙江省药品标准》（1986年版）

【药物组成】（1）土鳖虫250克，当归、申姜（制）、血竭各150克，乳香（炒）、大黄（酒制）、没药（炒）、硼砂、自然铜（煅）各100克。（2）土鳖虫250克，骨碎补（制）、血竭各150克，乳香（炒）、没药（炒）、熟大黄（酒蒸）、当归、自然铜（醋淬）、硼砂各100克。

【功效】活血化瘀，接骨止痛。

【主治】跌打损伤，筋断骨折，血瘀疼痛。

【方药分析】本方为伤科常用方。方中乳香、没药祛瘀行气，消肿止痛；血竭、大黄活血化瘀；申姜、土鳖虫、自然铜活血化瘀，续筋接骨；当归补血活血；硼砂清热解毒而消肿。

【性状与剂型】棕色粉末，味苦，每袋重5克。

【用法与用量】内服，1次1袋，1日2次，黄酒送下。小儿酌减。

【贮藏】密闭，置阴凉干燥处，防潮防晒。

【宜忌】孕妇忌服。

## 962. 接骨丸（丹）

《全国医药产品大全》

【药物组成】乳香（炒）、没药（炒）、自然铜（醋淬）、降香、血竭、地龙（去土）、川乌（制）各200克，龙骨100克。

【功效】续筋接骨，消肿止痛。

【主治】跌打损伤，筋断骨折，以及闪腰岔气等。

【方药分析】乳香、没药、降香活血化瘀，消肿止痛；血竭增强活血祛瘀之功；自然铜散瘀止痛，接骨疗伤；地龙通经络，川乌止痛，龙骨镇惊安神。

【性状与剂型】褐色蜜丸，气微腥，味苦，每丸重6克。

【用法与用量】内服，1次1丸，1日2次，空腹黄酒送服。

【贮藏】密封，贮于阴凉干燥处，防潮防蛀。

【宜忌】孕妇忌服。

## 963. 救急丸

《全国医药产品大全》

【药物组成】橘红、法半夏（砂炒）、甘草各100克，茯神80克，僵蚕、蝉蜕、全蝎、白芍（酒炙）、白术各60克，天麻、竹黄、白附子（炙）、山药（炒）、防风、谷芽（炒）、猪牙皂各50克，黑芝麻、朱砂（水飞）各40克，桑叶、厚朴（姜汁炙）、巴豆霜、竹茹各 30 克，麻黄 20 克，胆南星 10 克，人参 4 克，牛黄 0.4 克。

【功效】清热镇惊，祛风化痰。

【主治】小儿急惊风或痰涎壅盛引起的颈项强直，手足抽搐，神志不清，呕吐咳嗽，夜啼不安，或感冒发热。

【方药分析】僵蚕、天麻、牛黄、蝉蜕、全蝎、白附子、朱砂、茯神清热镇惊，息风止痉；其中牛黄、白附子尚可清热化痰，并加胆星、竹黄、橘红、法半夏、竹茹、巴豆霜、猪牙皂等药共奏祛痰之效；人参、白芍、山药、白术、谷芽、黑芝麻、厚朴、甘草等补益脾胃，脾胃运化，则痰无由生，实为治本之意；麻黄、桑叶开宣肺气，以利祛痰；防风入肝经，助僵蚕诸药以祛风解痉；另用甘草以调和诸药。本方为攻补兼施之剂，故临床上对虚实兼杂之证尤为有效。

【性状与剂型】为红色的小水丸，丸心呈绿黄色味甜，微麻，每 50 粒重 1 克。

【用法与用量】内服，初生 3 日婴儿服 3 粒，初生 7 日婴儿服 5 粒，7 日至满月服 6 粒，半岁 ~1 岁服 8 粒，1 岁以上服 10 粒。

【贮藏】密闭，置阴凉干燥处，防潮防晒。

【宜忌】小儿慢惊风忌用。

## 964. 救急散
*《全国医药产品大全》*

【药物组成】朱砂（飞）、雄黄（飞）各 60 克，火硝（煅）40 克，明矾（煅）10 克，冰片、麝香各 2.5 克，荜茇 2.3 克。

【功效】祛暑开窍，升清降浊。

【主治】中暑昏晕，胸闷气郁，绞肠腹痛，吐泻交作。

【方药分析】朱砂清心热而安神；明矾、雄黄、火硝解暑热之毒；冰片、麝香开窍醒神；少量的荜茇以其温热之性制约他药寒凉太过，以免伤及脾胃，还可起到升清降浊之效。

【性状与剂型】散剂，每包重 0.3 克。

【用法与用量】内服，1 次 0.3~0.6 克，或取少许点眼角外。

【贮藏】密闭，置阴凉干燥处，防潮防晒。

【宜忌】孕妇忌用。

## 965. 蛇油痔疮膏
*《全国医药产品大全》*

【药物组成】蓖麻仁 33 克，苦杏仁 16 克，枯矾 10 克，松香、青黛各 7 克，蛇油适量。

【功效】清热解毒，止血生肌。

【主治】各种痔疮，尤以内痔为佳。

【**方药分析**】蓖麻仁、苦杏仁润肠通便；枯矾、松香燥湿，解毒生肌；青黛与蛇油清热解毒，其中青黛还有凉血生肌之效。

【**性状与剂型**】黑色软膏。

【**用法与用量**】外用时先用温水将肛门周围洗净，将本品涂于患处，再用纱布敷在痔核上，每晚睡前使用 1 次，连用 5 天为 1 个疗程。一般 3 日后不舒服感渐减，痔核也慢慢消失。

【**贮藏**】密闭，置阴凉处，防潮防晒。

【**宜忌**】忌食辛辣食物。忌饮酒。

## 966. 崩带丸
《全国医药产品大全》

【**药物组成**】牛、羊蹄甲（煅）1000 克，白及粉 50 克。

【**功效**】收敛止血。

【**主治**】妇女崩漏，赤白带下。

【**方药分析**】牛、羊蹄甲和白及均可收敛止血，以治崩漏，带下之症。

【**性状与剂型**】水泛丸。

【**用法与用量**】内服，1 次 6~10 克，1 日 1 次。

【**贮藏**】密闭，置阴凉干燥处，防潮防晒。

【**宜忌**】忌情绪波动。忌食辛辣之品。

## 967. 婴儿平
《全国医药产品大全》

【**药物组成**】甘草 200 克，苦杏仁（炒）、天南星（制）、天花粉各 100 克，薄荷 50 克，黄芩 40 克，茯苓、麦芽（炒）、山楂、神曲（麸炒）、陈皮、琥珀各 30 克，藿香、猪苓、槟榔、防风、厚朴（姜制）、朱砂、竹黄各 20 克，巴豆霜 4 克。

【**功效**】消食化积，健脾止泻，清热化痰。

【**主治**】消化不良，食积乳积，腹胀腹痛，呕吐泄泻，或口疮便秘，发热咳嗽。

【**方药分析**】麦芽、山楂、神曲消食化积；厚朴、槟榔以助消积之功；藿香、茯苓、猪苓祛湿和中；茯苓、陈皮健脾止泻；琥珀、朱砂重镇安神；天南星、竹黄化痰清热；天花粉生津止渴；巴豆霜，重药轻投，可助他药消积、化痰之功；黄芩清肺热止咳；杏仁开宣肺气止喘嗽；薄荷、防风散热；甘草一则以健脾胃，二则解南星之毒，三则调和诸药。

【**性状与剂型**】浅灰色粉末，气香，味辣，每包重 0.22 克。

【**用法与用量**】内服，1~2 岁小儿 1 次 1 包，3~5 岁 1 次 2 包，1 日 1 次。周岁以下小儿酌减。

【贮藏】密闭，贮于阴凉干燥处，防潮防晒。

【宜忌】忌食生冷寒凉黏腻等不易消化的食物。

## 968. 婴儿安嗽散

《内蒙古药品标准》（1982 年版）

【药物组成】人参（去芦）、茯苓、桔梗、前胡、法半夏、黄芩、橘红各 100 克，桑白皮、苦杏仁（去皮炒）、紫苏叶、葛根、枳壳（麸炒）各 75 克，川贝母、薄荷叶各 50 克，胆南星 40 克，朱砂、甘草各 25 克。

【功效】清肺热，化痰涎。

【主治】风热咳嗽，痰涎壅盛。

【方药分析】半夏、胆南星、橘红、前胡燥湿祛痰涎；桔梗、杏仁开宣肺气，止咳嗽；桑白皮、黄芩、川贝母清泄肺热；人参、茯苓健脾祛湿而堵痰之源；葛根、薄荷疏散在表之风热；另用枳壳破壅滞；朱砂既可安神，又可解毒；甘草调和诸药。

【规格】散剂，每袋重 1.5 克。

【用法与用量】内服，1 岁以下小儿 1 次 1/2 袋，3 岁以上小儿 1 次 1 袋，1 日 2 次。

【贮藏】密闭，置阴凉干燥处，防潮防晒。

【宜忌】风寒咳嗽忌服。

## 969. 婴儿消食散

《辽宁省药品标准》（1980 年版）

【药物组成】红参、大黄、槟榔、牵牛子（炒）各 250 克，使君子仁 150 克，榧子、麦芽（炒）、三棱（醋制）、枳实（炒）、莪术（醋制）、山楂、鸡内金（炒）各 100 克，胡黄连、芦荟各 50 克，朱砂 35 克，冰片 10 克。

【功效】消食健脾，驱虫。

【主治】小儿停食伤乳，消化不良，腹胀腹痛，泄泻，食火疳积。

【方药分析】红参补益脾胃，大补气血；大黄、槟榔消食导滞；使君子仁、榧子、芦荟杀虫去积；麦芽、山楂消食化积；三棱、莪术、枳实行气消积；牵牛子去积滞；鸡内金运脾消食；胡黄连消疳积，退虚热；朱砂、冰片清热解毒，以消食火。

【性状与剂型】淡棕黄色粉末，味苦，每包重 2 克。

【用法与用量】内服，1~2 岁 1 次 1/4 包，2~4 岁 1 次 1/2 包，5~7 岁 1 次 1 包，1 日 2 次。

【贮藏】密闭，置阴凉干燥处，防潮防晒。

【宜忌】感冒发烧者忌服。忌食生冷寒凉黏腻等不易消化的食物。

## 970. 婴中独立散（丹）

《山西省药品标准》（1983 年版）

【药物组成】朱砂 60 克，连翘、柴胡各 50 克，天麻、黄连各 40 克，全蝎（去钩）、僵蚕（麸炒）各 30 克，胆南星、甘草各 20 克，牛黄、冰片各 5 克。

【功效】解热祛风，定惊安神。

【主治】内热惊风，四肢抽搐，牙关紧闭，烦躁不安，或外感发热。

【方药分析】牛黄、冰片、朱砂、黄连清热解毒；全蝎、僵蚕、胆南星息风止痉；连翘、柴胡、升麻疏散表邪，祛在表之风；甘草一则调和诸药，二则可解南星之毒。

【性状与剂型】为红棕色细粉，味凉而稍苦，每包重 0.6 克。

【用法与用量】周岁以下小儿 1 次 1/2 包，周岁小儿 1 次 1 包，每日 1~3 次，温开水送下。

【贮藏】密闭，置阴凉干燥处，防潮防晒。

【宜忌】谨避风寒。

## 971. 银屑丸

《上海市药品标准》（1980 年版）

【药物组成】穿山甲 90 克，乳香（制）、没药（制）、红花、大黄（制）、莪术、秦艽、土鳖虫、石菖蒲各 25 克，桃仁霜 12.5 克，雄黄（飞）7.5 克。

【功效】活血疏风，清热祛湿，解毒杀虫。

【主治】银屑病（牛皮癣）。

【方药分析】乳香、没药、红花、桃仁、大黄、莪术、穿山甲、土鳖虫活血化瘀；其中大黄配雄黄可解毒杀虫；秦艽祛风湿，石菖蒲亦可去湿除风。

【性状与剂型】棕黄色小粒水丸，味苦。

【用法与用量】内服，1 次 3~6 克，1 日 2~3 次。或在医生指导下使用。

【宜忌】肝肾功能不良，体质虚弱及孕妇慎用或忌用。服用期间应定期做血常规、尿常规、尿砷量及肝功能检查，发现不良反应须减量或停药。

## 972. 银翘散

《温病条辨》

【药物组成】金银花、薄荷、淡豆豉、桔梗、连翘、荆芥各 150 克，牛蒡子 100 克，淡竹叶、甘草各 50 克。

【功效】辛凉解表，清热解毒。

【主治】风热感冒，发热头痛，咳嗽口干，咽喉疼痛。

【方药分析】金银花、连翘清热解毒，轻宣透表；荆芥、薄荷、淡豆豉辛散表邪，透热外出；其中荆芥虽属辛温之品，但温而不燥，且与金银花、连翘、竹叶配伍，温性被制，可增强本方辛散解表之功；牛蒡子、桔梗、甘草合用，能解毒利咽散结，宣肺祛痰；淡竹叶甘凉轻清，清热生津以止渴；甘草能调和诸药，以为使。

【性状与剂型】红棕色的粉末，味甜，微苦，每袋重10克。

【用法与用量】内服，开水冲服，1次10克，1日2~4次。

【贮藏】密闭，置阴凉干燥处，防潮防晒。

【各家论述】《温病条辨》："本方谨遵《内经》'风淫于内，治以辛凉，佐以苦甘；热淫于内，治以咸寒，佐以甘苦'之训；又宗喻嘉言芳香逐秽之说，用东垣清心凉膈散，辛凉苦甘。病初起，且去入里之黄芩，勿犯中焦；加银花辛凉，芥穗芳香，散热解毒；牛蒡子辛平润肺，解热散结，除风利咽，皆手太阴药也。……此方之妙，预护其虚，纯然清肃上焦，不犯中下，无开门揖盗之弊，有轻以去实之能，用之得法，自然奏效。"

## 973. 得生丸（丹）

《全国医药产品大全》

【药物组成】益母草600克，当归（酒炒）、白芍各200克，柴胡100克，川芎（酒炒）、木香各50克。

【功效】活血通经，行气止痛。

【主治】血瘀气滞引起的月经不调，痛经，产后瘀阻腹痛及癥瘕痞块。

【方药分析】益母草善活血祛瘀，且药性平和，祛瘀而不伤正，为妇人经产的要药；当归、白芍补血活血，养血调经；木香、柴胡行气导郁滞；川芎活血祛瘀，行气止痛；诸药协同共奏活血行气、调经止痛之功，是治疗妇人经产的常用方。

【性状与剂型】黄褐色蜜丸，味微甜苦，每丸重9克。

【用法与用量】内服，1次1丸，1日1~2次。

【贮藏】密封，贮于阴凉干燥处，防潮防蛀。

【宜忌】孕妇忌服。

## 974. 脚气粉

【药物组成】陈石灰62克，乌贼骨31克，白芷22克，煅炉甘石、煅硼砂各19克，冰片9克。

【功效】燥湿，杀虫。

【主治】脚癣。

【**方药分析**】乌贼骨、煅甘石、白芷、陈石灰均可燥湿；煅硼砂、冰片清热解毒杀虫。

【**性状与剂型**】灰白色粉末，味芳香。

【**用法与用量**】先用生理盐水洗净患处，再将药粉撒布于患处，每日换药1次。

【**贮藏**】密闭，置阴凉干燥处，防潮防晒。

【**宜忌**】外用药，不可内服。

## 975. 象油膏

《全国医药产品大全》

【**药物组成**】银朱50克，地黄、生姜、葱各17克，黄柏、铅粉、血余炭各10克，当归、紫草、蓖麻子各9克，防风、白芷、桃仁、苍术、羌活、五倍子各7克，全蝎、炉甘石（煅）、乳香、没药、松香（制）、象皮（沙烫）、血竭、黄丹、朱砂各5克，红花3.5克，猪油800克，花生油52克，麻油16克，黄蜡136克，白蜡34~68克，蜡红0.3克。

【**功效**】拔毒止痛，去腐生肌。

【**主治**】疮毒破烂，肉赤无皮，浓血淋漓，久不生肌，疼痛不止及冻疮。

【**方药分析**】黄柏清热泻火解毒；紫草凉血解毒，使气血热毒双清；蓖麻子、松香、五倍子、黄丹、铅粉、银朱燥湿解毒，消肿生肌；乳香、没药、象皮活血祛瘀，消肿生肌；红花、桃仁、血竭加强活血祛瘀之力；防风、白芷、苍术、羌活、生姜葱畅行营卫，疏风散结，消肿止痛；生地、当归滋阴养血；全蝎活络止痛。

【**性状与剂型**】紫红色外敷膏。

【**用法与用量**】外用，取适量涂于清洗后的患处。

【**贮藏**】密闭，置阴凉干燥处，防潮防晒。

【**宜忌**】忌食辛辣食物。

## 976. 康福补

《上海市药品标准》（1980年版）

【**药物组成**】白术（麸炒）、首乌（制）、墨旱莲、续断（炒）各150克，生晒人参、黄芪（蜜炙）、熟地黄、当归（炒）、白芍（麸炒）、山药（麸炒）、白扁豆、枸杞子、牛膝（盐炒）、玉竹、菟丝子、茯苓、半夏（制）、陈皮（麸炒）、女贞子（制）、金樱子、木香、胡桃肉各90克，川芎（炒）、甘草（蜜炙）、远志（制）各40克。

【**功效**】补气血，益脏腑，壮筋骨。

【**主治**】气血虚弱，病后体衰，头晕眼花，腰膝酸软。

【方药分析】人参、黄芪、扁豆、白术补气；熟地、当归、白芍、首乌补血；枸杞、玉竹、女贞子、金樱子、墨旱莲益阴；菟丝子、胡桃肉、续断补阳；陈皮、木香行气；川芎活血，半夏散结，使补而不滞；茯苓利脾，炙甘草、远志宁心，使阴阳气血并补，心脾肝肾并调。

【性状与剂型】棕褐色稠膏，味甜而带苦。

【用法与用量】内服，1次9~15克（约1汤匙），1日2次，开水冲服。

【贮藏】密闭，阴凉干燥处保存，防晒防腐。

【宜忌】感冒时停止服用。

## 977. 鹿角霜

《全国医药产品大全》

【药物组成】本品为鹿角去胶质的角块。

【功效】活血，消肿，益肾。

【主治】乳房胀痛，乳腺炎，关节肿胀，尿频，遗尿。

【性状与剂型】长圆柱形或不规则的块状，大小不一，表面灰白色，显粉性，常具纵棱，体轻，质酥，断面外层较致密，白色或灰白色，内层有蜂窝状小孔，灰黄色或灰黑色，有吸湿性，气微，味淡，嚼之有粘牙感。以色白、体轻、质酥者为佳。

【用法与用量】内服，每次温开水冲服细末9~15克。

【贮藏】密闭。置阴凉干燥处，防潮防晒。

【宜忌】阴虚阳亢者忌服。

【各家论述】《本草便读》："鹿角胶、鹿角霜，性味功用与鹿茸相近，但少壮衰老不同，然总不外乎血肉有情之品，能温补督脉，添精益血。如精血不足，而可受腻补，则用胶；而仅阳虚而不受滋腻者，则用霜可也。"

## 978. 鹿胎丸

《吉林省药品标准》（1977年版）

【药物组成】鹿胎1具，制何首乌600克，仙茅、枸杞子、茯苓、黄精、人参（去芦）各300克，山茱萸、山药、熟地黄、生地黄、天门冬、麦门冬、盐茴香、盐补骨脂、覆盆子、五味子、杜仲炭、牛膝、鹿角胶、大青盐、柏子仁霜、制远志、当归、巴戟天、锁阳、肉苁蓉、草薢、川椒、巨胜子、菟丝子饼、酒黄柏、酒知母各150克。

【功效】补气养血，益阴助阳，暖宫调经。

【主治】气血两亏，子宫寒冷，月经不调，久不受孕，男子肾亏阳痿。

【方药分析】胎盘、鹿角胶为血肉有情之品，益肾壮阳，补虚生精；仙茅、巴戟天、锁阳、肉苁蓉、菟丝子饼、盐补骨脂温肾壮阳；盐茴香、川椒暖胞宫；

首乌、牛膝、杜仲、巨胜子、覆盆子、熟地、山萸肉补肝肾，益精血；当归、枸杞子补血和血以调经；天冬、麦冬滋阴；知母、生地凉血清热；萆薢、黄柏利湿浊；人参、茯苓、黄精、山药补气健脾；柏子仁、远志养心安神。为重剂滋补药，适用于气血双虚、肾寒宫冷之证。

【性状与剂型】类圆球形黑褐色蜜丸，味甘，每丸重 10 克。

【用法与用量】内服，1 次 1 丸，1 日 2~3 次，温黄酒或温开水送下。

【贮藏】密闭，放阴凉干燥处，防潮防蛀。

【宜忌】孕妇忌服。忌食生冷。

## 979. 鹿胎膏
《全国中药成药处方集》

【药物组成】鹿胎 1 具（干的 500 克，鲜的 7500 克），熟地黄 4000 克，鹿角胶 2000 克，茯苓 1500 克，白术（麸炒）、当归、人参、甘草、川芎、白芍（酒炒）各 500 克。

【功效】益气养血，祛寒调经。

【主治】冲任虚损，腰腿酸痛，经血不调，脘腹冷痛，气血虚弱，心悸头眩，气短乏力，身体瘦弱。

【方药分析】鹿胎、鹿角胶血肉有情之品，为益肾壮阳，补虚生精之良药；熟地、茯苓、白术、当归、人参、甘草、川芎、白芍八珍之剂，气血并补，共达温暖胞宫、温补冲任之效。

【性状与剂型】棕黑色浓缩膏，味微甘，每瓶装 50 克。

【用法与用量】内服，1 次 5 克，1 日 2 次，黄酒或温开水送服。

【贮藏】密闭，置阴凉干燥处，防潮防晒。

【宜忌】忌食生冷食物。

## 980. 鹿茸三鞭酒
《广东省药品标准》（1982 年版）

【药物组成】当归、肉苁蓉、茯苓、黄精、首乌各 5000 克，川加皮、红杞子各 2500 克，淫羊藿叶 1875 克，土地骨、白术、白芍、怀牛膝、补骨脂各 1250 克，杜仲、天冬各 625 克，鹿茸 312 克，川椒 250 克，羊鞭、狗鞭各 100 克，牛鞭 40 克。

【功效】固腰健肾，提神补精。

【主治】男子阳痿滑精，畏寒肢冷，腰膝痿软无力，女子宫寒崩漏。

【方药分析】鹿茸、羊鞭、牛鞭、狗鞭、淫羊藿、补骨脂补肾壮阳，生精益髓；首乌、肉苁蓉、怀牛膝、杜仲补肝肾，强筋骨；枸杞、天冬、土地骨、白芍、当归、黄精补血养阴以滋化源；白术健脾，茯苓安神，川椒温中，川五加祛风湿。和而建温肾壮阳，强壮腰膝之功。

【性状与剂型】金黄带茶红色酒剂。

【用法与用量】内服，1次10~20毫升，1日2次。

【贮藏】密闭，置阴凉干燥处，避光防晒。

【宜忌】适量常服，不可过量。

## 981. 鹿茸归芪丸
### 《广东省药品标准》（1982年版）

【药物组成】甘草(炙)85克，茯苓45克，熟地黄28.1克，党参22.5克，远志、补骨脂、白术、枸杞子各16.9克，巴戟、黄芪（炙）、鹿胶、当归、狗鞭、锁阳各11.3克，阳起石（煅）8.5克，鹿茸5.6克，陈皮3克。

【功效】滋肾益气，补血强筋。

【主治】体质虚弱，病后欠补，夜多小便，营养不良。

【方药分析】鹿茸、巴戟、鹿胶、补骨脂、阳起石、狗鞭、锁阳补肾壮阳，生精益髓；熟地、当归、枸杞滋补阴血；党参、黄芪、白术、茯苓、甘草补脾益气，运化精微；远志宁心安神，陈皮理气解郁，合而为阴阳气血双补之良剂。

【性状与剂型】红色小丸，除去糖衣呈黑褐色，每丸重0.25克。

【用法与用量】内服，1次10丸，1日2次。

【贮藏】密闭，置阴凉干燥处，防潮防晒。

【宜忌】感冒发热勿服。忌食生冷黏腻等不易消化的食物。

## 982. 鹿茸膏
### 《辽宁省药品标准》（1980年版）

【药物组成】当归、熟地黄各600克，红参、白术（炒）、茯苓、川芎、白芍（酒炒）、香附(醋制)、枸杞子各300克，甘草150克，鹿茸125克，鹿角胶75克，益母草膏7500克。

【功效】调经养血，补肾益精。

【主治】妇女气血两亏，体弱无力，腰腹疼痛，月经不调，男子遗精，形体瘦弱，腰酸膝软，头昏耳鸣。近代用于神经衰弱，性神经衰弱，糖尿病，慢性肾炎等病。

【方药分析】鹿茸、鹿角胶补肾益精；红参、白术、茯苓、甘草、当归、川芎、白芍、熟地黄八珍调补气血；香附、益母草膏、枸杞子养血调经。合为补元阳、益精血、调经止痛之剂。

【性状与剂型】黑褐色长方形固体膏，有香气，味微甜而后苦，每块重50克。

【用法与用量】内服，1次10克，1日2次，黄酒炖服或温开水送下。

【贮藏】密闭，置干燥阴凉处，防潮防蛀。

【宜忌】忌食生冷黏腻等不易消化的食物。

# 983. 麻仁丸

《伤寒论》

【药物组成】火麻仁 200 克，苦杏仁 100 克，大黄 200 克，枳实（炒）200 克，厚朴（姜制）100 克，白芍（炒）200 克。

【功效】润肠通便。

【主治】肠燥便秘。

【方药分析】麻子仁甘润滋脾，润肠通便；杏仁降气润肠，芍药养阴和营；枳实消痞，厚朴除满，大黄泻积。诸药同用，则为润肠导滞、下积通便之利剂。

【性状与剂型】黄褐色的大蜜丸，味苦，每丸重 9 克。

【用法与用量】内服，1 次 1 丸，1 日 1~2 次。

【贮藏】密闭，置干燥阴凉处，防潮防蛀。

【宜忌】忌食辛辣及膏粱厚味。

【各家论述】《伤寒论》："跌阳脉浮而涩，浮则胃气强，涩则小便数，浮涩相搏，大便则鞕，其脾为约，麻子仁丸主之。"

《注解伤寒论》："《内经》曰'脾欲缓，急食甘以缓之'，麻仁、杏仁之甘，缓脾而润燥。津液不足，以酸收之，芍药之酸，以敛津液。肠燥胃强，以苦泄之，枳实、厚朴、大黄之苦，下燥结而泄胃强也。"

《绛雪园古方选注》："下法不曰承气而曰麻仁者，明指脾约为脾土过燥，胃液日亡，故以麻、杏润脾燥，白芍安脾阴，而后以枳、朴、大黄承气法胜之，则下不亡阴。而法中用丸渐加者，脾燥宜用丸法，以遂脾欲，非比胃实当急下也。"

《伤寒论本旨》："腑之传化，实由脏气鼓运，是故饥则气馁伤胃，饱则气滞伤脾。胃受邪气，脾反受其约制，不得为胃行其津液而致燥，燥则浊结不行，无力输化。既非大实满痛，故以酸甘化阴润燥为主，佐以破结导滞而用缓法治之。但取中焦得以输化，不取下焦阴气上承，故又名脾约丸。"

# 984. 麻仁滋脾丸

《北京市药品标准》（1983 年版）

【药物组成】大黄（酒炒）400 克，当归、黑芝麻、火麻仁、肉苁蓉（制）、陈皮各 200 克，枳实（炒）、白芍（酒炒）、厚朴、郁李仁（炒）各 100 克。

【功效】润燥通便。

【主治】肠液枯燥，大便秘结，习惯性便秘。

【方药分析】黑芝麻、火麻仁、郁李仁滋阴润燥而滑肠；当归、肉苁蓉和血润燥，滑而不泻；大黄、厚朴、枳实泻热行滞；陈皮理气，芍药敛阴。共具润肠、通便、缓下之功。

**【性状与剂型】**黑褐色蜜丸，味苦，微甜，每丸重 10 克。

**【用法与用量】**内服，1 次 1 丸，1 日 2 次。

**【贮藏】**密闭，置阴凉干燥处，防潮防蛀。

**【宜忌】**孕妇忌服。忌食辛辣香燥食物。

# 985. 痔疮丸

《江苏省药品标准》（1977 年版）

**【药物组成】**地榆（炭）、槐花（炭）、火麻仁各 400 克，地黄、黄芩（炒）各 300 克，紫草 200 克，陈皮 100 克，玄明粉 50 克。

**【功效】**清热，润肠，止血。

**【主治】**痔疮出血，肛门肿痛。

**【方药分析】**地榆炭、槐花炭止血；紫草凉血活血，使血止而不留瘀；陈皮理气；火麻仁润肠；地黄、玄明粉、黄芩清热解毒，消肿；甘草和胃，共成清热，润肠，止血之剂。

**【性状与剂型】**褐色水蜜丸，味苦微甜，每 11 粒重 1 克。

**【用法与用量】**内服，1 次 9 克，1 日 3 次。

**【贮藏】**密闭，置干燥阴凉处，防潮防蛀。

**【宜忌】**忌食辛辣食物。忌饮酒。

# 986. 清心丸

《吉林省药品标准》（1977 年版）

**【药物组成】**山药 3500 克，大枣肉、甘草各 2500 克，人参（去芦）1250 克，炒神曲、蒲黄炭各 1250 克，苦杏仁、肉桂、大豆黄卷、阿胶各 875 克，麦门冬、防风、黄芩、炒白术、当归、白芍各 750 克，川芎、茯苓、柴胡、桔梗各 625 克，冰片、炒栀子各 500 克，雄黄、炒黄柏各 400 克，白薇、炮干姜、水牛角、朱砂各 375 克。

**【功效】**清心，化痰，祛风。

**【主治】**心宫内热，痰火壅盛，神志昏乱，言语不清，烦躁不安。

**【方药分析】**本品系经验方。黄芩、桔梗、大豆黄卷、栀子、黄柏、麦冬、杏仁清热化痰；人参、茯苓、神曲、干姜、山药、白术、大枣健脾化痰；冰片、朱砂、水牛角清心醒神开窍；心主血，火郁心经易致血行不畅，故用当归、白芍、阿胶、川芎养血活血；火郁经脉易迫血妄行，故加白薇、蒲黄炭收敛止血；防风、柴胡疏风透解；甘草调和诸药。

**【性状与剂型】**为棕褐色的蜜丸，气微香，味辛凉，每丸重 3.5 克。

**【用法与用量】**内服，1 次 1 丸，1 日 2 次，温开水送下。

【贮藏】密闭，置阴凉干燥处，防潮防蛀。

【宜忌】孕妇慎用。

# 987. 清心牛黄丸
《证治准绳》

【药物组成】胆南星（酒蒸）、黄连（姜制）各500克，甘草、当归、朱砂各250克，牛黄100克。

【功效】清心宁神，镇惊祛痰。

【主治】心火内盛，痰热壅塞引起的神志昏迷，谵语，心胸闷热不安。

【方药分析】胆南星、牛黄清心火，化痰镇惊；黄连清心火；朱砂镇惊安神；当归补血活血；甘草清热而调和诸药。

【性状与剂型】为赤褐色蜜丸，质柔软，味苦，每丸重1.9克。

【用法与用量】内服，1次1~2丸，1日2~3次。

【贮藏】密封，贮于阴凉干燥处，防潮防蛀。

【宜忌】孕妇慎服。

# 988. 清心明目上清丸
《北京市药品标准》（1983年版）

【药物组成】黄连、黄芩、栀子（姜炙）、熟大黄、连翘、石膏、菊花、天花粉、薄荷、荆芥、蒺藜（去刺，盐炙）、桔梗、赤芍、当归、麦冬、玄参（去芦）、车前子（盐炙）、蝉蜕、陈皮、枳壳（去瓤，麸炒）、甘草各150克。

【功效】清热散风，明目止痛。

【主治】上焦火盛引起的暴发火眼，红肿痛痒，热泪昏花，云翳遮睛，头痛目眩，烦躁口渴，大便燥结。

【方药分析】黄连、黄芩、栀子、连翘清热解毒，配大黄清热泻下，引火下行；菊花、蒺藜清热明目；石膏清热泻火；热能伤津，而且需五脏六腑之阴津濡养，故用天花粉、麦冬、玄参滋阴清热；薄荷、荆芥、蝉蜕疏风清热；桔梗化痰开结，又能引诸药上行；热郁日久则气滞血瘀，故用陈皮、枳壳、当归、赤芍理气活血，祛瘀止痛；车前子能清心火而利小便；甘草清热解毒，调和诸药。

【性状与剂型】为黄褐色的水丸，味苦，每100粒重6克。

【用法与用量】内服，1次6克，1日2次。

【贮藏】密闭，置室内阴凉干燥处，防潮防晒。

【宜忌】孕妇忌服。忌食辛辣食物。

## 989. 清心滚痰丸（1）

《杂病源流犀烛》

【药物组成】大黄（酒制）、黄芩各 120 克，青礞石（煅）、牙皂、朱砂各 15 克，沉香 7.5 克，犀角 6 克，麝香 1.5 克。

【功效】开窍化痰，镇惊安神。

【主治】癫狂五痫，惊悸怔忡，痰火壅盛，小儿急热惊风，痰涎壅盛。

【方药分析】本品以滚痰丸（青礞石、大黄、黄芩、沉香）清热涤痰开窍；牙皂、麝香化痰开窍；犀角、朱砂清心镇惊安神。

【性状与剂型】为朱红色圆球形蜜丸，气香，味苦，每丸重 3 克。

【用法与用量】内服，成人 1 次 2 丸，1 日 2 次，温开水送下。小儿酌减。

【贮藏】密闭，置阴凉干燥处，防潮防蛀。

【宜忌】孕妇忌服。忌食辛辣食物。

## 990. 清心滚痰丸（2）

《北京市药品标准》（1983 年版）

【药物组成】大黄、黄芩各 180 克，甘遂（醋炙）120 克，牵牛子（炒）、猪牙皂各 60 克，金礞石（煅）30 克，马舌子、人参（去芦）、肉桂（去粗皮）各 15 克，金钱白花蛇（去头酒炙）6 克（约 4 具）。每 741 克细粉兑研朱砂粉 150 克，水牛角浓缩粉 96 克，冰片 36 克，羚羊角粉 24 克，人工牛黄 21 克，珍珠粉 15 克。

【功效】清心涤痰，镇惊安神，泻火通便。

【主治】顽痰蒙蔽心窍引起的神志错乱，语无伦次，哭笑无常，疯狂打闹，羊痫风症。

【方药分析】本品以滚痰丸（青礞石、大黄、黄芩、沉香）清热涤痰开窍；甘遂、牵牛子清心泻下；猪牙皂、马舌子涤痰开窍；人参、肉桂益气温阳；金钱白花蛇搜风活络；朱砂粉、人工牛黄、冰片、羚羊角粉、水牛角粉、珍珠粉清心开窍。

【性状与剂型】为棕红色的大蜜丸，气微香，味微苦，凉，每丸重 3 克。

【用法与用量】内服，1 次 1~2 丸，1 日 1 次。

【贮藏】密封，置室内阴凉干燥处，防潮防蛀。

【宜忌】孕妇忌服。忌食辛辣食物。

## 991. 清火丸

《全国医药产品大全》

【药物组成】桔梗、连翘各 160 克，栀子、甘草各 80 克，薄荷 60 克，黄芩

（炒）、淡竹叶各 40 克。

【功效】清热解毒。

【主治】咽喉肿痛，瘟毒发颐，两腮红肿，口舌生疮，肺热咳嗽，小便赤黄。

【方药分析】连翘、栀子、黄芩、甘草清热解毒；薄荷疏风清热，解毒消肿；淡竹叶清热泻火，引热从小便出；桔梗化痰散结，载药上行。

【性状与剂型】为黑黄色的蜜丸，味甜苦，略麻，每丸重 10 克。

【用法与用量】内服，1 次 1 丸，1 日 2 次。

【贮藏】密闭，置室内阴凉干燥处，防潮防蛀。

【宜忌】体弱感冒及脾胃虚弱者忌用。

## 992. 清火眼丸

《广东省药品标准》（1982 年版）

【药物组成】黄藤 1050 克，黄连 105 克，龙胆草、大黄各 45 克，梅片 5.263 克。

【功效】清热解毒，消肿止痛。

【主治】眼眶红肿，火眼热痛，赤痛流泪。

【方药分析】以黄藤为主药，清热解毒；龙胆草、黄连清热解毒；大黄泻火解毒；冰片清热止痛。局部外用，使药效集中，直接作用于患处。

【性状与剂型】为黑色小丸，有浓郁的冰片香气，每丸重 0.18 克。

【用法与用量】外用，溶化涂于眼角内及眼皮四周，1 日 3 次。

【贮藏】密闭，置室内阴凉干燥处，防潮防晒。

【宜忌】忌食辛辣食物。

## 993. 清头止痛丸

《吉林省药品标准》（1977 年版）

【药物组成】诃子、木香、红花各 25 克，地丁、安息香各 15 克，瞿麦 10 克。

【功效】清热，活血，通络，镇痛。

【主治】气血瘀结，鼻渊鼻塞，偏正头痛。

【方药分析】木香、红花行气活血；安息香通络散浊以止痛；地丁清热解毒；瞿麦清利湿浊之毒邪；诃子止痛，化涎。

【性状与剂型】圆球形黄褐色蜜丸，气芳香味苦，微酸，每袋重 10 克。

【用法与用量】内服，1 次 2.5~3.5 克，1 日 2 次，饭后服，温开水送下。

【贮藏】密闭，置阴凉干燥处，防潮防蛀。

【宜忌】谨避风寒。

## 994. 清气化痰丸（1）

《医方考》

【药物组成】姜半夏、胆南星各 150 克，黄芩（酒炒）、茯苓、枳实（麸炒）、苦杏仁、瓜蒌仁霜、橘皮各 100 克，鲜生姜 200 克。

【功效】清肺化痰，止嗽定喘。

【主治】痰热上壅，咳嗽气喘，胸膈痞闷或痰多黄稠。

【方药分析】以胆南星为君，清热化痰；黄芩、瓜蒌仁清肺热化痰，以助胆星之力；枳实、陈皮下气消痰；茯苓健脾渗湿；杏仁宣肺下气；半夏燥湿化痰；鲜生姜和胃下气消痰。

【性状与剂型】为浅灰褐色小粒水丸，味苦，每 100 粒重 6 克。

【用法与用量】内服，1 次 3~6 克，1 日 2 次。小儿酌减。

【贮藏】密闭，置室内阴凉干燥处，防潮防晒。

【宜忌】忌食辛辣食物。

【各家论述】《医方考》：“此痰火通用之方也。气之不清，痰之故也，能治其痰则气清矣。”

《成方切用》：“水湿火热，皆生痰之本也。气之亢而为火，犹民之反而为盗，盗平则还为良民而复其业矣。火退则还为正气，而安其位矣。故化痰必以清气为先也。”

《成方便读》：“方中半夏、胆星为治痰之君药。痰由于火，故以黄芩之苦寒降之，瓜蒌之甘寒润之。火因于气，即以陈皮顺之，枳实破之。然脾为生痰之源，肺为贮痰之器，故以杏仁之苦温疏肺而降气，茯苓之甘淡渗湿以宣脾，肺脾肃清，则痰不存留矣。”

## 995. 清气化痰丸（2）

《北京市药品标准》（1983 年版）

【药物组成】黄芩、陈皮各 288 克，枳实、法半夏、香附（醋炙）、南山楂各 192 克，熟大黄、天南星（矾炙）各 144 克，白术、茯苓、瓜蒌子（蜜炙）、莱菔子(炒)、百部各 96 克，黄连、浙贝母、海浮石(煅)、青黛、玄参(去芦)各 48 克，紫苏子（炒）28.8 克。

【功效】清肺降逆，化痰止嗽。

【主治】肺热痰盛引起的咳嗽不止，烦躁气喘，痰黄黏稠，胸膈满闷，口干咽痛，大便干燥。

【方药分析】黄芩、黄连清热燥湿；大黄清热导滞；枳实、陈皮、香附理气化痰解郁；白术、半夏、茯苓、天南星、百部燥湿化痰；浙贝母、海浮石、瓜蒌子、青黛清热化痰止咳；紫苏子、莱菔子降气消痰；玄参滋阴清热；南山楂开胃消食祛痰。

【**性状与剂型**】为灰黄色或灰黑色的水丸，味微苦，每 100 粒重 6 克。

【**用法与用量**】内服，1 次 6 克，1 日 2~3 次。

【**贮藏**】密闭，置室内阴凉干燥处，防潮防晒。

【**宜忌**】孕妇忌服。忌食辛辣油腻食物。

## 996. 清宁丸

《北京市药品标准》（1983 年版）

【**药物组成**】大黄 576 克，车前草、绿豆、法半夏、白术（麸炒）、香附（醋炙）、桑叶、厚朴（姜炙）、麦芽（炒）、陈皮、侧柏叶、黑豆各 24 克，桃枝 4.8 克，牛乳 48 克。

【**功效**】泻热，润燥，通便。

【**主治**】胃肠积热引起的大便燥结，腹部胀满，咽喉肿痛，口舌生疮，头痛牙痛，老年便秘。

【**方药分析**】以大黄为君，泻热导滞通便；陈皮、白术、半夏、厚朴、香附、麦芽、牛乳健脾消食，行气宽中；桑叶、黑豆疏风清热；侧柏叶清热凉血以消气分之热；桃枝、车前草、绿豆清热利水。诸药配伍，则泻热消食，导滞通便。

【**性状与剂型**】为黑色的大蜜丸，苦味，每丸重 6 克。

【**用法与用量**】内服，1 次 1 丸，1 日 2 次。

【**贮藏**】密闭，置室内阴凉干燥处，防潮防蛀。

【**宜忌**】孕妇忌服。忌食辛辣油腻食物。

## 997. 清血归参丸

《山西省药品标准》（1983 年版）

【**药物组成**】苦参 500 克，当归 250 克，知母 125 克。

【**功效**】清热凉血。

【**主治**】口舌糜烂，头面生疮。

【**方药分析**】当归养血活血，又能引苦参、知母入血分而清血热；苦参重在清热燥湿解毒；知母清热养阴，以防苦参伤阴；全方药味虽少，但药力专著，能清热养阴，凉血活血。

【**性状与剂型**】为褐色水丸，味苦，每 10 粒重 0.52 克，每袋重 9 克。

【**用法与用量**】内服，1 次 9 克，1 日 2 次，温开水送下。

【**贮藏**】密闭，置室内阴凉干燥处，防潮防晒。

【**宜忌**】忌食辛辣油腻食物。

## 998. 清血散

《甘肃省药品标准》(1978 年版)

【**药物组成**】寒水石（牛黄水制）、紫草各 85 克，栀子 35 克，瞿麦 15 克，土木香、甘草、生石膏各 13 克，牛黄 10 克。

【**功效**】清热凉血。

【**主治**】血热头痛，暴发火眼，咽喉肿痛，鼻窍出血。

【**方药分析**】寒水石、紫草、栀子、生石膏、牛黄、瞿麦清热泻火凉血；土木香健脾和胃，行气止痛；甘草清热解毒而调和诸药。

【**性状与剂型**】为蓝紫色的散剂，气微香，味苦，微甘，每包重 3 克。

【**用法与用量**】内服，1 次 2~3 克，1 日 1 次，中午白糖凉开水送服。

【**贮藏**】密闭，置阴凉干燥处，防潮防晒。

【**宜忌**】忌食辛辣油腻食物。

## 999. 清血解毒丸

《天津市药品标准》(1978 年版)

【**药物组成**】大黄 400 克，荆芥、蒲公英、防风、地丁、黄芩、木通、地黄、连翘、甘草各 200 克。

【**功效**】清热解毒，散风消肿。

【**主治**】疮疖溃烂，灼热焮痛，流脓流水，风湿瘙痒，乳痈，丹毒。

【**方药分析**】大黄清火泻毒，活血祛瘀；地丁、蒲公英、连翘、甘草清热解毒，消散痈肿；防风、荆芥散风除湿，排脓消肿；黄芩清热燥湿解毒；木通降火，通利血脉；地黄滋阴凉血，抑苦寒太过以伤阴津之弊。诸药配伍具有清热解毒，散风消肿之功，是治疗痈疖火毒、血热不清的良方。

【**性状与剂型**】为棕黄色的水丸，味苦，每袋重 6 克。

【**用法与用量**】内服，1 次 6 克，1 日 1 次。

【**贮藏**】密闭，贮于阴凉干燥处，防潮防晒。

【**宜忌**】孕妇忌用。忌食辛辣油腻食物。

## 1000. 清肝化虫散

《全国医药产品大全》

【**药物组成**】白术（麸炒）、茯苓各 80 克，青皮（醋炙）、白芍（酒炙）、使君子（肉）、槟榔（炒）、北沙参（苏条参）、麦芽、麦冬（砂炒）、甘草各 40 克，柴胡（醋炙）、芡实、莲子、山楂（焦）各 32 克，乌梅（肉）20 克，胡黄连（炒）12 克。

【功效】清肝杀虫，健胃消积。

【主治】脾弱肝旺，<u>虫积腹痛</u>，<u>不思饮食</u>，<u>消化不良</u>，<u>面黄肌瘦</u>。

【方药分析】青皮、柴胡疏肝理气；麦冬、北沙参、白芍养阴柔肝；使君子、槟榔、乌梅消积杀虫；白术、茯苓、莲子、山楂、麦芽、芡实、甘草健脾消积化食；胡连退虚热，清疳热。诸药合用，抑肝扶脾，消积杀虫。

【性状与剂型】为灰黄色的粉末状散剂，味苦，微涩，每包重 10 克。

【用法与用量】内服，1 日 2 次，2~3 岁小儿 1 次 1/4 包，3~5 岁小儿 1 次 1/3 包，5 岁以上小儿 1 次 1/2 包。

【贮藏】密闭，贮于阴凉干燥处，防潮防晒。

【宜忌】病后体弱小儿忌用。

# 1001. 清金宁肺丸

《北京市药品标准》（1983 年版）

【药物组成】法半夏、麻黄、瓜蒌子（蜜炙）、川贝母、白及各 384 克，橘红、甘草、苦杏仁（去皮炒）、五味子（醋炙）、桔梗、百部各 240 克，曼陀罗叶、白芥子（炒）各 144 克，陈皮、厚朴（姜炙）、桂枝、浙贝母、款冬花、地骨皮各 96 克，沉香 48 克，茯苓 24 克。

【功效】祛痰，止嗽，定喘。

【主治】肺失清肃引起的咳嗽白痰，<u>胸满气喘</u>，<u>睡眠不安</u>，<u>精神疲倦</u>。

【方药分析】陈皮、半夏、茯苓健脾燥湿化痰；橘红、麻黄、苦杏仁、曼陀罗叶、五味子、桔梗、川贝母、浙贝母、款冬花、百部宣肺化痰，止咳平喘；厚朴、沉香、白芥子、瓜蒌子下气消痰；桂枝、甘草辛温通阳，所谓"病痰饮者，当以温药和之"之意；白及能敛肺止血；地骨皮滋阴清热。诸药配伍为一平和之剂，重在宣肺化痰，止咳平喘，故适用于痰饮所致的咳喘诸证。

【性状与剂型】为白色光亮的水丸，除去外衣显黄褐色，味微苦，每 100 粒重 6 克。

【用法与用量】内服，1 次 3~6 克，1 日 2 次，温开水送服。

【贮藏】密闭，置室内阴凉干燥处，防潮防晒。

【宜忌】孕妇及感冒咳嗽者忌服。谨避风寒。

# 1002. 清金理嗽丸

《北京市药品标准》（1983 年版）

【药物组成】黄芩、胆南星（酒炙）、陈皮各 240 克，桑白皮（蜜炙）、桔梗、苦杏仁（去皮炒）、枳壳（去瓤麸炒）各 120 克，百部、知母、麦冬、甘草各 60 克。

【功效】清肺止嗽，化痰定喘。

【主治】肺热引起的咳嗽痰盛，<u>气促作喘</u>，<u>胸膈满闷</u>，<u>烦躁口渴</u>，<u>咽喉疼痛</u>。

【方药分析】黄芩、胆星清热化痰；杏仁、桔梗、桑白皮宣肺降气化痰；陈皮、枳壳理气化痰；知母、麦冬、百部润肺化痰；甘草调和诸药。

【性状与剂型】为深褐色的大蜜丸，味甜，苦，每丸重6克。

【用法与用量】内服，1次1丸，1日2次。周岁以内小儿酌减。

【贮藏】密闭，置室内阴凉干燥处，防潮防蛀。

【宜忌】忌食辛辣油腻食物。

## 1003. 清金止嗽化痰丸

《北京市药品标准》（1983年版）

【药物组成】黄芩960克，天花粉480克，浙贝母、枳壳（去瓤麸炒）、桑白皮（蜜炙）、桔梗各240克，熟大黄、知母、麦冬、橘红、苦杏仁（去皮炒）、前胡、百部各120克，甘草30克。

【功效】清肺，化痰，止嗽。

【主治】肺热极盛引起的咳嗽黄痰，胸膈不畅，喉痛音哑，大便干燥。

【方药分析】黄芩苦寒直入肺经而清肺火；熟大黄清大肠之热而引火下行，因肺与大肠相表里，大肠之热得下，肺火便会随之而降；用熟大黄是使其泻下之力得缓；知母、麦冬、花粉滋阴润肺清热；橘红、浙贝母、桑白皮、苦杏仁、枳壳、前胡、百部、桔梗清热宣肺，化痰降气止咳；用甘草调和诸药。

【性状与剂型】为黄褐色的水丸，味微苦，每100粒重6克。

【用法与用量】内服，1次6克，1日2~3次。

【贮藏】密闭，置室内阴凉干燥处，防潮防晒。

【宜忌】忌食辛辣油腻食物。

## 1004. 清胃丸（1）

《辽宁省药品标准》（1980年版）

【药物组成】连翘、栀子、大黄、芒硝、川芎、黄芩、薄荷、知母、石膏、升麻、生地黄、防风、甘草、陈皮各50克，黄连、黄柏、白芷各25克。

【功效】清热降火。

【主治】胃火炽盛，口燥舌干，牙疼腮肿，头疼目眩。

【方药分析】石膏、知母配伍仿白虎汤之意，清泻胃火；大黄、芒硝仿调胃承气汤之意，清热泻下；连翘、栀子、黄芩、黄连、黄柏清热解毒；薄荷、防风疏风清热而治牙疼腮肿；生地滋阴清热；川芎、陈皮行血理气；升麻散风热解毒，并能升提诸药；白芷燥湿止痛；甘草调和诸药。

【性状与剂型】为黄褐色圆形蜜丸，味苦，每丸重10克。

【用法与用量】内服，1次1丸，1日2次。

【贮藏】密闭，贮于阴凉干燥处，防潮防蛀。

【宜忌】孕妇忌服。忌食辛辣油腻食物。

## 1005. 清胃丸（2）

《吉林省药品标准》（1977 年版）

【药物组成】炒牵牛子、大黄各 500 克，白芷、芒硝、黄柏、醋香附各 250 克，姜厚朴 200 克，陈皮、石膏、炒枳实、羌活、醋青皮、草豆蔻各 150 克，木香 100 克，升麻 50 克。

【功效】清胃泻火。

【主治】胃火上升所引起的齿龈肿痛，口燥舌干，胸腹胀满，大便燥结，小便赤黄。

【方药分析】大黄、芒硝，枳实、厚朴大承气汤原方再配牵牛子清热泻下，行气导滞；白芷、升麻、羌活散风消肿止痛，引药力上行；陈皮、青皮、香附、木香、草豆蔻行气除满，以解气郁化火；石膏、黄柏清胃泻火。诸药合用能清泻胃火，行气导滞除满。

【性状与剂型】为类圆球形棕黄色的蜜丸，气微辛香，味微苦，每丸重 6.5 克。

【用法与用量】内服，1 次 1 丸，1 日 2 次，温开水送下。

【贮藏】密闭，放阴凉干燥处，防潮防蛀。

【宜忌】孕妇忌服。忌食辛辣油腻食物。

## 1006. 清胃和中丸

《北京市药品标准》（1983 年版）

【药物组成】石膏 480 克，黄连、大黄、牵牛子（炒）各 240 克，黄芩、黄柏、香附（醋炙）、青皮（醋炙）、陈皮、枳壳（去瓤麸炒）、槟榔、当归、莪术（醋炙）各 120 克，木香 60 克。

【功效】清胃，导滞。

【主治】胃热气滞引起的脘腹胀满，烦热口苦，恶心呕吐，食少纳呆，大便秘结。

【方药分析】黄芩、黄连、黄柏清热燥湿；大黄、牵牛子清热泻下导滞；石膏清热泻火；木香、香附、青皮、陈皮、枳壳、槟榔、莪术理气除满；当归养血行血。

【性状与剂型】为黄褐色的大蜜丸，气微香，味苦，微甜，每丸重 6 克。

【用法与用量】内服，1 次 2 丸，1 日 1~2 次。

【贮藏】密闭，置室内阴凉干燥处，防潮防蛀。

【宜忌】孕妇忌服。年老体弱者慎服。

## 1007. 清胃保安丸

《北京市药品标准》（1983 年版）

【**药物组成**】山楂（炒）、南山楂各 360 克，白酒曲 180 克，白术（麸炒）、六神曲（麸炒）、陈皮、茯苓、砂仁、青皮（醋炙）、厚朴（姜炙）、麦芽（炒）、甘草、槟榔、枳壳（去瓤麸炒）、枳实各 90 克。

【**功效**】消食化滞，和胃止呕。

【**主治**】小儿胃热积滞引起的停食停乳，肚腹胀满，呕吐，心烦，口渴，不思饮食。

【**方药分析**】白术、六神曲、陈皮、茯苓、砂仁、麦芽、山楂健脾消食，化滞和胃；青皮、厚朴、槟榔、枳壳、枳实、酒曲疏肝理脾，行气导滞；甘草健脾，调和诸药。

【**性状与剂型**】为黄色的大蜜丸，气香，味甜、酸，每丸重 3 克。

【**用法与用量**】内服，1 次 1 丸，1 日 2 次。

【**贮藏**】密闭，置室内阴凉干燥处，防潮防蛀。

【**宜忌**】忌生冷黏腻等不易消化的食物。

## 1008. 清胃黄连丸

《北京市药品标准》（1983 年版）

【**药物组成**】黄芩、黄柏、栀子（姜炙）各 200 克，黄连、石膏、连翘、天花粉、玄参（去芦）、知母、地黄、牡丹皮、赤芍、桔梗各 80 克，甘草 40 克。

【**功效**】清胃降火，消炎止痛。

【**主治**】胃火上炎引起的头痛眩晕，牙龈肿痛，口舌生疮，咽喉肿痛，溃烂出血，大便干燥。

【**方药分析**】石膏、知母清胃泻火而保津；连翘、栀子、黄连、黄芩、黄柏清热解毒燥湿；玄参、地黄、天花粉滋阴清热；丹皮、赤芍凉血行瘀；桔梗化痰散结，引药上行；甘草解毒，调和诸药。

【**性状与剂型**】为黄色至深黄色的水丸，味微苦，每 100 粒重 6 克。

【**用法与用量**】内服，1 次 6 克，1 日 2 次。

【**贮藏**】密闭，置室内阴凉干燥处，防潮防晒。

【**宜忌**】年老体弱者及孕妇慎服。忌食辛辣油腻食物。

【**各家论述**】《中药成药学》："本药临证适用于胃热所致齿龈肿痛、溃烂、口干舌燥、胃热不思饮食、大便干燥、口臭、胃热齿衄等症；三叉神经痛、口腔炎、牙周炎等症。可用于小儿牙疳等症。"

## 1009. 清咽抑火丸

*《吉林省药品标准》*（1977 年版）

【药物组成】广豆根 200 克，连翘 150 克，桔梗、栀子、黄芩、大黄、玄参、炒牛蒡子、芒硝、知母、防风各 100 克，薄荷 75 克，黄柏、甘草各 50 克。

【功效】清热解毒，消肿利咽。

【主治】咽喉肿痛，肺热咳嗽。

【方药分析】连翘、栀子、黄芩、黄柏清热解毒；广豆根、炒牛蒡子解毒利咽；桔梗化痰利咽，升提诸药；大黄、芒硝泻热通便；防风、薄荷疏风清热；玄参、知母滋阴清热；甘草解毒，调和诸药。

【性状与剂型】为类圆球形棕褐色的蜜丸，味苦，每丸重 10 克。

【用法与用量】内服，1 次 1 丸，1 日 2~3 次，温开水送下。

【贮藏】密闭，放阴凉干燥处，防潮防蛀。

【宜忌】年老体弱者及孕妇慎服。忌食辛辣油腻食物。

## 1010. 清咽利隔丸

*《山西省药品标准》*（1983 年版）

【药物组成】桔梗、玄参（去芦）、天花粉、大黄、连翘、牛蒡子（清炒）、黄芩、射干、金银花、黄连、地黄、石膏、白芷各 100 克，僵蚕（麸炒）、麦冬、葛根、薄荷、甘草、防风各 50 克。

【功效】清热，利咽，消肿。

【主治】咽喉疼痛，瘟毒发颐，口苦舌干。

【方药分析】射干、牛蒡子清热解毒，利咽止痛；连翘、黄芩、黄连、双花、大黄清热解毒，引火下行；天花粉、玄参、地黄、麦冬、石膏滋阴清热；防风、僵蚕、葛根、白芷、薄荷疏风清热，消肿止痛；桔梗化痰利咽开结，引药上行；甘草调和诸药。

【性状与剂型】为黄褐色水丸，味苦，每 10 粒重 0.52 克，每袋重 9 克。

【用法与用量】内服，1 次 9 克，1 日 2 次，温开水送下。

【贮藏】密闭，放阴凉干燥处，防潮防晒。

【宜忌】忌食辛辣油腻食物。

## 1011. 清咽润喉丸

*《北京市药品标准》*（1983 年版）

【药物组成】白芍、甘草各 60 克，麦冬、玄参（去芦）、地黄各 45 克，射干、广豆根、桔梗、牡丹皮、青果、知母、浙贝母各 30 克，僵蚕（麸炒）、栀子（姜炙）、金果榄各 15 克。每 510 克细粉兑研冰片 6 克，水牛角浓缩粉 3 克。

【功效】清热，利咽，消肿。

【主治】肺胃热盛引起的咽喉肿痛，声哑失音，单双乳蛾，胸膈不利，口渴心烦。

【方药分析】射干、广豆根、青果、金果榄清热解毒，利咽消肿；麦冬、玄参、丹皮、知母、地黄、白芍滋阴清热；桔梗、僵蚕、浙贝母化痰散结；栀子、水牛角粉、冰片清热解毒泻火；甘草解毒，调和诸药。

【性状与剂型】为黑褐色的大蜜丸，味甘，微苦而辛凉，每丸重 3 克。

【用法与用量】内服，1 次 2 丸，温开水送服或嚼化，1 日 2 次。

【贮藏】密闭，置室内阴凉干燥处，防潮防蛀。

【宜忌】忌食辛辣食物。


# 1012. 清肺丸

《全国医药产品大全》

【药物组成】黄芩 100 克，葛根、紫苏、款冬花、桑白皮各 75 克，陈皮、枳实、苦杏仁（炒）、玄参、前胡、清半夏、地骨皮、桔梗、瓜蒌子各 50 克，甘草 25 克。

【功效】清肺化痰，止咳，解表，发汗退热。

【主治】肺经不清，痰喘咳嗽，伤寒发热，恶寒头痛，无汗鼻塞，不思饮食，体倦无力。

【方药分析】黄芩、桑白皮、瓜蒌子清肺热而化痰；陈皮、枳实、半夏理气化痰；杏仁、前胡、桔梗、冬花宣肺化痰止咳；玄参、骨皮养阴清热；葛根、紫苏解表发汗退热；甘草调和诸药。综合全方，能清热宣肺，化痰止咳，兼以解表。

【性状与剂型】为棕褐色蜜丸，味微甜后苦，每丸重 9 克。

【用法与用量】内服，1 次 1 丸，1 日 2 次。

【贮藏】密封，贮于阴凉干燥处，防潮防蛀。

【宜忌】谨避风寒。忌食生冷黏腻等不易消化的食物。


# 1013. 清肺止咳散

《辽宁省药品标准》(1980 年版)

【药物组成】清半夏、苦杏仁、白果仁、松花粉各 200 克，黄芩、葶苈子各 150 克，川贝母、大青叶、清茶叶各 100 克，青黛 10 克，冰片 1 克。

【功效】清肺止咳。

【主治】感冒咳嗽，小儿百日咳，支气管炎。

【方药分析】黄芩、大青叶、清茶叶、葶苈子、青黛、冰片清肺热而解毒；

川贝、清夏、苦杏仁、白果仁化痰止咳平喘；松花粉收湿敛肺止咳。诸药合用，重在清肺热而止咳平喘。

【性状与剂型】为青绿色散剂，味苦，有辛凉感，每包重 0.5 克。

【用法与用量】内服，周岁小儿 1 次 1 包，1 日 2 次。

【贮藏】密闭，放阴凉干燥处，防潮防晒。

【宜忌】谨避风寒。

## 1014. 清肺宁嗽丸（清金宁嗽丸）

《山西省药品标准》（1983 年版）

【药物组成】黄芩 1440 克，天花粉 720 克，桔梗、桑白皮（蜜炙）、枳壳（麸炒）、浙贝母各 360 克，朱砂 230 克，知母、百部、麦门冬、苦杏仁、前胡、橘红各 180 克，甘草 45 克。

【功效】清肺，止咳，化痰。

【主治】肺热咳嗽，痰多黏稠。

【方药分析】黄芩为主药，清肺泻热；桑白皮、浙贝母清肺化痰止咳；桔梗、苦杏仁、前胡、橘红理肺化痰，降气止咳；花粉、知母、百部、麦门冬养阴清热润肺；朱砂镇惊安神而解毒；枳壳理气化痰；甘草调和诸药。

【性状与剂型】为棕褐色蜜丸，味甘微苦，每丸重 9 克。

【用法与用量】内服，1 次 1 丸，1 日 2 次，温开水送服。小儿酌减。

【贮藏】密闭，放阴凉干燥处，防潮防蛀。

【宜忌】忌食辛辣食物。

## 1015. 清音丸

《上海市药品标准》（1980 年版）

【药物组成】桔梗、寒水石、薄荷、诃子肉各 20 克，甘草 10 克，青黛、硼砂各 4 克，冰片 0.6 克。

【功效】清凉解热，生津止渴。

【主治】咽喉肿痛，声嘶音哑，口干舌燥，咽下不利。

【方药分析】寒水石、青黛、硼砂、冰片清热解毒，消肿止痛；桔梗宣肺化痰利咽，升提诸药；薄荷疏风清热；诃子肉酸敛，生津清音；甘草解毒，调和诸药。全方共奏清热解毒利咽、消肿止痛之功。

【性状与剂型】为青黑色至黑褐色大蜜丸，气芳香，味甘，每丸重 3 克。

【用法与用量】内服，1 次 1 丸，1 日 2 次，温开水送下。

【贮藏】密闭，放阴凉干燥处，防潮防蛀。

【宜忌】忌食辛辣食物。

【各家论述】《中药成药学》："本药临证适用于风热火毒壅肺，肺失宣肃所致声音嘶哑，咽喉肿痛，口干舌燥等症，咽喉炎，肿痛，声哑等症。"

# 1016. 清宫丸
《辽宁省药品标准》（1980 年版）

**【药物组成】**水牛角浓缩粉 50 克，麦冬、黄芩、桔梗各 25 克，枳壳（炒）、柴胡、郁金、白芍（酒炒）、清半夏、茯苓、雄黄、朱砂、甘草、白糖参、葛根各 20 克，薄荷、栀子、胆南星、羌活、独活各 15 克，石膏、龙胆各 10 克。

**【功效】**清热解毒。

**【主治】**流行性感冒，风热头疼。

**【方药分析】**水牛角粉、石膏、黄芩、栀子、龙胆草清热泻火解毒；麦冬、白芍、白糖参养阴润肺；枳壳、柴胡、郁金疏肝理气解郁；薄荷、葛根疏风散热；外邪犯肺，常致肺气不利，故以清夏、桔梗、胆星、茯苓化痰止咳；雄黄燥湿解毒；羌活、独活祛风除湿止痛；朱砂清热安神；甘草调和诸药。全方合用，能清热解毒，疏风化痰，理气止痛，适用于时行感冒等证。

**【性状与剂型】**为红棕色圆形蜜丸，味甘苦，微辛，每丸重 10 克。

**【用法与用量】**内服，1 次 1 丸，1 日 2 次，姜汤或温开水送服。

**【贮藏】**密闭，放阴凉干燥处，防潮防蛀。

**【宜忌】**孕妇忌服。

# 1017. 清降片
《河北省药品标准》（1985 年版）

**【药物组成】**金银花、连翘、板蓝根、蚕沙、大黄、玄参、皂角子、赤芍、麦冬、地黄、白茅根 40 各克，牡丹皮 26 克，青黛 20 克，甘草 13.2 克，薄荷冰 0.1 克。

**【功效】**清热解毒，消肿止痛。

**【主治】**急性咽炎，急性扁桃腺炎，大便秘结及久烧不退。

**【方药分析】**金银花、连翘、板蓝根、青黛清热解毒；玄参、麦冬、丹皮、地黄、白茅根滋阴清热，凉血解毒；赤芍凉血活血；大黄清热泻下，引火下行；蚕沙、皂角子消肿止痛；甘草调和诸药；薄荷冰疏风清热。

**【性状与剂型】**为深棕色片，味苦，每片 0.5 克。

**【用法与用量】**内服，周岁小儿 1 次 1 片半，1 日 2 次；3 岁小儿 1 次 2 片，1 日 3 次；6 岁小儿 1 次 3 片，1 日 3 次。

**【贮藏】**密封，置阴凉干燥处保存，防潮防晒。

**【宜忌】**忌食辛辣食物。

## 1018. 清热丸

《清内廷法制丸散膏丹各药配本》

【药物组成】京墨200克，牛胆汁160克，黄连、胡黄连、儿茶各100克，熊胆20克，冰片6克，牛黄、麝香各5克。

【功效】清热解毒，祛暑，凉血，消肿，镇惊。

【主治】小儿高热，惊风，中暑，口舌生疮，牙齿疼痛，牙龈咽喉肿痛，痈肿。

【方药分析】黄连、胡黄连、京墨清心胃肝诸经之热；牛黄、熊胆、牛胆汁清热解毒，息风止惊；冰片、麝香祛暑邪，解热开窍，疗高热神昏，且可散痈肿；儿茶敛疮止血，生肌收口。

【性状与剂型】为黑色光亮的水丸，气芳香，味苦，有清凉感，每10粒重1.5克。

【用法与用量】内服，1次10~20粒，1日1~2次。小儿酌减。外用，醋调敷患处。

【贮藏】密闭，放阴凉干燥处，防潮防晒。

【宜忌】忌食辛辣食物。

【各家论述】《中药成药学》："本药临证适用于外邪化热所致高热神昏，抽搐及中暑神昏等症；热毒所致疔疮痈肿，咽喉肿痛，口舌生疮等症；血热妄行所致吐血，衄血等症。"

## 1019. 清热丹

《吉林省药品标准》（1977年版）

【药物组成】黄芩150克，大黄、黄柏、栀子、知母、甘草、石膏、滑石、北寒水石各100克，雄黄30克，冰片20克。

【功效】泻火，清热，解毒。

【主治】实热毒火引起的身热烦渴，头晕目赤，齿龈肿痛，咽喉肿痛，大便燥结。

【方药分析】黄芩、黄柏、栀子、雄黄、冰片清热解毒；大黄清热泻下；石膏、知母、滑石、北寒水石清热泻火不伤津；甘草解毒，调和诸药。

【性状与剂型】为类圆球形黄褐色的蜜丸，气清凉，味苦、微辛，每丸重5克。

【用法与用量】内服，1次1丸，1日2~3次，温开水送下。

【贮藏】密闭，放阴凉干燥处，防潮防蛀。

【宜忌】孕妇慎用。忌食辛辣食物。

## 1020. 清热化毒丸

《辽宁省药品标准》(1980 年版)

【药物组成】牛蒡子(炒)、生地黄、荆芥各 1900 克，玄参、赤芍、桔梗各 1425 克，连翘、天花粉、浙贝母、防风各 950 克，朴硝 760 克，甘草 570 克，朱砂 475 克，青黛 190 克。

【功效】清热，凉血，解毒。

【主治】小儿热毒蕴积，头面生疮，皮肤溃烂，口舌生疮，心热烦渴，痘疹余毒不清。

【方药分析】生地、玄参、天花粉滋阴清热；牛蒡子散风热，透疹毒，消肿利咽；荆芥、防风发表祛风；连翘、青黛清热解毒；赤芍凉血活血，清血分之热；浙贝母、桔梗清热化痰散结；朴硝泻热，润燥，软坚；朱砂清心安神；甘草清热解毒，调和诸药。

【性状与剂型】为黑色圆形蜜丸，味苦辛甘，每丸重 3 克。

【用法与用量】内服，1 次 1 丸，1 日 2 次。3 岁以下小儿酌减。

【贮藏】密闭，放阴凉干燥处，防潮防蛀。

【宜忌】忌食辛辣食物。

## 1021. 清热安宫丸

《江西省药品标准》(1982 年版)

【药物组成】水牛角浓缩粉 92 克，黄连、黄芩、栀子、郁金、雄黄(水飞)、朱砂(水飞)、胆南星各 40 克，冰片 10 克，人工牛黄、珍珠(水飞)各 8 克，麝香 2 克。

【功效】清热解毒，镇惊开窍。

【主治】热病高热，昏迷，惊厥及脑炎等具有上述症状者。

【方药分析】人工牛黄、水牛角粉、冰片、胆星、麝香清热醒神，开窍；珍珠、朱砂镇惊安神；黄连、黄芩、栀子、雄黄清热解毒；郁金理气解郁，以助开窍之力。

【性状与剂型】为黄橙色或红褐色的大蜜丸，气芳香浓郁，味微苦，每丸重 3 克。

【用法与用量】内服，1 次 1 丸，1 日 3 次。小儿 3 岁以内 1 次 1/4 丸，4~6 岁 1 次 1/2 丸。或遵医嘱。

【贮藏】密封，置阴凉干燥处保存，防潮防晒。

【宜忌】孕妇慎用。

## 1022. 清热保幼丸（丹）

《全国医药产品大全》

【**药物组成**】栀子40克，甘草30克，大黄(酒制)25克，石膏、玄明粉、茯苓、菊花、金银花、黄芩、山豆根、知母、牛蒡子（炒）、黄连、射干、川贝母各15克，薄荷、冰片各10克。

【**功效**】清热泻火，解毒。

【**主治**】三焦热盛，面赤身热，口舌生疮。

【**方药分析**】栀子、金银花、黄芩、黄连清热解毒；山豆根、牛蒡子、射干清热解毒利咽；大黄、玄明粉清热泻下，引火下行；薄荷、菊花疏风清热解毒；石膏、知母清热泻火养阴；茯苓、川贝化痰；冰片通窍散热，消肿止痛；甘草清热解毒，调和诸药。

【**性状与剂型**】为浅褐色蜜丸，质柔软，味苦凉，每丸重3克。

【**用法与用量**】内服，1次1丸，1日1~2次。

【**贮藏**】密封，贮于阴凉干燥处，防潮防蛀。

【**宜忌**】忌食辛辣食物。脾胃虚寒者忌服。

## 1023. 清热养阴丸

《北京市药品标准》(1883年版)

【**药物组成**】地黄30克，玄参(去芦)24克，麦冬、浙贝母、广豆根各15克，石膏、栀子（姜炙）、牡丹皮、白芍各12克，黄连、薄荷、甘草各9克。

【**功效**】清热养阴，消肿止痛。

【**主治**】肺胃积热引起的肺热咳嗽，声哑失音，口舌生疮，咽喉肿痛，牙龈出血，烦躁便秘。

【**方药分析**】石膏、栀子、黄连清胃泻火；牡丹皮、白芍、地黄、麦冬、玄参养阴清热；浙贝母清热化痰散结；薄荷疏风清热，消肿止痛；广豆根解毒利咽，止痛；甘草既能清热解毒，又能调和诸药。

【**性状与剂型**】为褐色大蜜丸，味甜而苦，每丸重6克。

【**用法与用量**】内服，1次2丸，1日2~3次。

【**贮藏**】密闭，置室内阴凉干燥处，防潮防蛀。

【**宜忌**】忌食辛辣食物。

## 1024. 清热解毒丸

《江苏省药品标准》(1977年版)

【**药物组成**】蒲公英、板蓝根、紫花地丁、穿心莲各750克，山豆根、甘草各 500 克，蟾酥（酒化）、雄黄（水飞）各 125 克，青黛 31 克。

【功效】清热解毒，消肿止痛。

【主治】红肿热痛的痈疽，疔疮及无名肿毒。

【方药分析】蟾酥、雄黄解毒止痛；蒲公英、板蓝根、紫花地丁、山豆根、青黛、穿心莲清热解毒消肿；甘草调和诸药。

【性状与剂型】青黑色的小丸，味苦微麻，每 65 粒重 1 克。

【用法与用量】内服，1 次 6~8 粒，1 日 3 次。儿童 1 次 3~4 粒，婴儿 1 次 1 粒。外用治疗疮疡，肿痛，毒虫咬伤，可取药数粒用水或醋烊化后，敷于患处。

【贮藏】密闭，置室内阴凉干燥处，防潮防晒。

【宜忌】本品药性剧烈，应严格按照规定剂量服用，不可多服。疮疡溃烂者，不可外敷。孕妇忌服。

## 1025. 清热醒脑灵

*《黑龙江省药品标准》*（1986 年版）

【药物组成】水牛角、雄黄、郁金、赭石、石膏、黄连、栀子、黄芩各 100 克，辛夷、冰片、海蛤各 30 克，胆汁粉 15 克，薄荷脑 10 克。

【功效】清热解毒，开窍醒脑，息风安神。

【主治】高热惊厥，神昏抽搐。可用于治疗脑炎，高血压及各种高烧。

【方药分析】水牛角清心解毒；冰片开窍醒神；黄连、黄芩、栀子、石膏清热解毒，助水牛角以泻心包之火；雄黄、蛤粉豁痰解毒；郁金、薄荷助冰片芳香祛秽，通窍醒神；胆汁粉泻肝火；赭石镇心安神；辛夷载药上行，宣通清窍。

【性状与剂型】深枣红色的蜜丸，质柔软，味辛，凉，苦，有薄荷气味，每丸重 5 克。

【用法与用量】内服，1 次 1 丸，1 日 2~3 次。

【贮藏】密封，贮于阴凉干燥处，防潮防蛀。

【宜忌】孕妇慎服。虚寒病证勿服。偶有服后发生腹泻者，停药可自愈。

## 1026. 清润丸

*《四川省药品标准》*（1983 年版）

【药物组成】大黄（制）400 克，黄芩、青果各 80 克，甘草 40 克，硼砂、儿茶各 20 克，桂皮、冰片、薄荷脑各 12 克，丁香 4 克。

【功效】清热，润肠，通便，导滞。

【主治】积热便秘。

【方药分析】大黄清热泻下导滞；硼砂、冰片、儿茶、黄芩清热解毒，热毒得出，其便自通；青果清肺利咽，解毒生津；薄荷脑疏风清热；桂皮、丁香理气温中，防过寒伤胃；甘草调和诸药。

【**性状与剂型**】为黑色水丸，气芳香，味苦，凉，每 20 粒重 1 克。

【**用法与用量**】内服，1 次 1.5~3 克，1 日 1~2 次。

【**贮藏**】密闭，置室内阴凉干燥处，防潮防晒。

【**宜忌**】忌食辛辣食物。

## 1027. 清凉散

《全国医药产品大全》

【**药物组成**】大黄、黄柏各 100 克，甘松、红花、川木香、细辛、芫花、麻黄、石灰、甘草、石膏、煅石膏、生半夏、生川乌各 50 克。

【**功效**】退热，消肿，止痛。

【**主治**】阳证之痈疽，恶毒疔疮等有红肿热痛者。

【**方药分析**】大黄、黄柏、石膏清热泻火解毒；红花、木香、甘松行气活血止痛；石灰、煅石膏敛疮生肌；其他诸药主要取其消肿止痛之功。

【**性状与剂型**】为黄褐色粉末状散剂。

【**用法与用量**】外用，取本品适量，用蜂蜜调敷患处，干则另换，以痛止热退为度。

【**贮藏**】密闭，置室内阴凉干燥处，防潮防晒。

【**宜忌**】外用药，有毒，切勿入口。

## 1028. 清疹散

《全国医药产品大全》

【**药物组成**】芦根、金银花各 200 克，石膏、犀角、知母各 100 克，蝉蜕、僵蚕（麸炒）、连翘、薄荷叶各 80 克，重楼 60 克。

【**功效**】清热解毒，解表透疹。

【**主治**】疹毒不透，喉肿音哑，呼吸急促，腹痛便溏，神昏谵语，抽搐等症。

【**方药分析**】蝉蜕、薄荷叶、僵蚕疏风散热，透疹解表；石膏、知母清热泻火；犀角、金银花、重楼、连翘清热解毒透疹；芦根清热养阴生津。

【**性状与剂型**】为土黄色粉末状散剂，微臭，味苦，每袋重 0.625 克。

【**用法与用量**】内服，1 岁以上小儿 1 次 1/2 袋，3 岁以上 1 次 1 袋，5 岁以上 1 次 1.5 袋。

【**贮藏**】密闭，置阴凉干燥处，防潮防晒。

【**宜忌**】忌食生冷黏腻等不易消化的食物。

## 1029. 清眩丸

《中华人民共和国药典》（1977 年版）

【**药物组成**】川芎、白芷各 200 克，薄荷、荆芥穗、石膏各 100 克。
【**功效**】散风清热。
【**主治**】头晕目眩，偏正头痛，鼻塞不通，牙痛。
【**方药分析**】川芎、白芷散头风；荆芥穗、薄荷疏散风热；石膏清热泻火。
【**性状与剂型**】黑褐色大蜜丸，气微香，味微甜而苦，辛凉，每丸重 6 克。
【**用法与用量**】内服，1 次 1~2 丸，1 日 2 次。
【**贮藏**】密闭，置室内阴凉干燥处，防潮防蛀。
【**宜忌**】忌食辛辣之物。

## 1030. 清理丸

《湖南省药品标准》（1982 年版）

【**药物组成**】苍术（麸炒）、防风各 400 克，六曲（微炒）、羌活各 200 克，厚朴（姜制）、半夏（制）、白芷、柴胡、泽泻（盐制）、独活各 150 克，紫苏叶、陈皮、川芎、木香、藿香、桔梗、枳壳（麸炒）各 100 克。
【**功效**】疏散风寒，解暑除湿。
【**主治**】感冒风寒，暑湿，生冷积滞，头痛腹痛，发热咳嗽。
【**方药分析**】防风、羌活、白芷、紫苏叶辛温解表，疏风散寒；苍术、半夏、独活燥湿祛风；陈皮、六曲健脾消食祛暑；厚朴、柴胡、川芎、木香、枳壳疏肝理气宽中；藿香解暑祛湿；泽泻淡渗利湿；桔梗化痰止咳。诸药合用，则能疏风散寒，解暑除湿，理气消食。
【**性状与剂型**】为棕褐色的水丸，气香味苦，每包重 9 克。
【**用法与用量**】内服，1 次 9 克，1 日 2 次。
【**贮藏**】密闭，置室内阴凉干燥处，防潮防晒。
【**宜忌**】忌食生冷黏腻等不易消化的食物。谨避风寒、暑热。

## 1031. 清脑安神丸

《内蒙古药品标准》（1982 年版）

【**药物组成**】龙骨、牡蛎、玉竹各 157 克，远志（甘草水制）、五味子、地黄、琥珀、九节菖蒲、栀子、菊花、麦冬、当归、丹参各 118 克，黄芩 78 克，合欢花、甘草、磁石、川芎、夜交藤各 39 克。
【**功效**】清热安神。
【**主治**】惊悸怔忡，失眠健忘，头晕耳鸣，倦怠无力，心烦舌燥。

【方药分析】龙骨、牡蛎、琥珀、磁石平肝潜阳，镇惊安神；当归、丹参、远志、菖蒲、合欢花、夜交藤养血活血，安神宁心，豁痰解郁；黄芩、栀子清热泻火，凉血止血；地黄、玉竹、麦门冬、五味子养阴除烦；川芎、菊花清脑止头痛；甘草调和诸药。故本品适用于热扰心神引起的惊悸怔忡等证。

【性状与剂型】红色糖衣丸，味辛甘，微苦，每袋装 50 粒，重 3 克。

【用法与用量】内服，1 次 2 袋，1 日 2 次。

【贮藏】密闭，置室内阴凉干燥处，防潮防晒。

【宜忌】忌食辛辣食物。忌饮酒。忌情绪波动。

## 1032. 清脑降压片
《河北省药品标准》（1985 年版）

【药物组成】黄芩、当归、决明子各 100 克，夏枯草、槐米、磁石（煅）、牛膝、钩藤各 60 克，生地黄、丹参、珍珠母各 40 克，水蛭、地龙各 20 克。

【功效】清脑降压。

【主治】高血压，头昏头晕，失眠健忘，记忆力衰退。

【方药分析】生地、丹参、水蛭、槐米活血降压；钩藤、夏枯草、决明子、地龙息风通络；黄芩清热；牛膝引火下行；磁石、珍珠母镇心安神；当归养血宁心。共奏清脑降压、养心安神之功效。

【性状与剂型】片芯呈黑棕色，味微苦，糖衣片，0.3 克相当于原生药 1.5 克。

【用法与用量】内服，1 次 4~6 片，1 日 3 次。

【贮藏】密闭，置室内阴凉干燥处，防潮防晒。

【宜忌】孕妇忌服。忌食辛辣膏粱厚味。忌饮酒。忌情绪波动。

## 1033. 清脑慧智丸
《全国中药成药处方集》

【药物组成】龟板（制）、酸枣仁（炒）、龙骨（炒）、麦门冬、茯神各 100 克，远志（制）、地黄各 80 克，甘草、川芎、菖蒲、莲心各 50 克。

【功效】清脑，强心，安神。

【主治】脑力衰弱，健忘怔忡，心跳无力，自汗失眠，滑精梦遗，腰背酸痛。

【方药分析】酸枣仁、远志、莲心、茯神、麦门冬养心安神；川芎活血清脑；龙骨镇静宁心；菖蒲清心开窍；地黄、龟板滋阴养血；甘草调和诸药。

【性状与剂型】棕褐色蜜丸，气微香，味甘，微苦，每丸重 6 克。

【用法与用量】内服，1 次 1 丸，1 日 2 次。

【贮藏】密闭，置室内阴凉干燥处，防潮防蛀。

【宜忌】忌饮酒。忌思虑过度，情绪波动。忌过劳。

# 1034. 清温安宫丸

《广东省药品标准》（1982 年版）

【药物组成】水牛角 180 克，黄连、黄芩、雄黄、郁金、山栀子、石膏（生）、朱砂（飞）、牛黄各 20 克，珍珠层粉 10 克，冰片 5 克，麝香 2.5 克。

【功效】清热解毒，镇心安神。

【主治】热邪内陷，温热病引起之神昏谵语，狂躁不安，惊厥抽搐。

【方药分析】朱砂镇心安神；牛黄、黄芩、黄连清热解毒；珍珠、麝香、冰片清心开窍，定惊安神；雄黄解毒祛邪；山栀子、石膏清热；水牛角、郁金清热凉血。

【性状与剂型】棕色大蜜丸，有冰片、麝香气，味甘凉而苦，每丸重 3 克。

【用法与用量】内服，1 次 1 丸，1 日 2~3 次。

【贮藏】密闭，置室内阴凉干燥处，防潮防蛀。

【宜忌】孕妇慎用。忌食辛辣。

# 1035. 清膈丸

《北京市药品标准》（1983 年版）

【药物组成】金银花、连翘、玄参（去芦）、射干、广豆根、龙胆、玄明粉、桔梗、麦冬各 6 克，地黄 45 克，黄连、熟大黄、石膏、薄荷、硼砂各 30 克，甘草 15 克。每 750 克，细粉兑研水牛角浓缩粉、冰片各 6 克，人工牛黄 2.4 克。

【功效】清热利咽，消肿止痛。

【主治】热毒引起的口渴咽干，胸膈不利，咽喉肿痛，水浆难下，喑哑失音，面赤腮肿，大便燥结。

【方药分析】金银花、连翘清热解毒；黄连、龙胆、石膏清泄肝胃之火；熟大黄、玄明粉清热泻下，引火下行；玄参、麦冬、地黄滋阴清热；射干、广豆根、桔梗清热解毒，利咽消肿止痛；水牛角、人工牛黄、冰片、硼砂清心泻火，解毒开窍；薄荷疏风清热，消肿止痛；甘草清热解毒，调和诸药。综合全方，则能清热解毒，利咽清膈，消肿止痛。

【性状与剂型】黑棕褐色的大蜜丸，气微香，味苦，甘，每丸重 9 克。

【用法与用量】内服，1 次 1 丸，1 日 2 次。

【贮藏】密闭，置室内阴凉干燥处，防潮防蛀。

【宜忌】孕妇忌服。忌食辛辣食物。

# 1036. 清暑益气丸

《脾胃论》

【药物组成】黄芪(炙)、苍术(米泔水制)各 450 克，升麻(炙)300 克，党参(去

芦 )、白术（土炒）、六曲（炒）、陈皮、泽泻各 150 克，青皮（醋炒）、甘草（炙）、麦冬、五味子（酒蒸）、当归（酒浸）、黄柏（酒炒）、葛根、大枣（去核）各 90 克。

【功效】清暑益气，化湿生津。

【主治】气虚受暑，身热头痛，胸闷身重，四肢困倦，不思饮食，头晕目眩，精神疲惫，口渴心烦，大便溏泄，小便赤涩。

【方药分析】党参、黄芪益气固表；湿伤脾，以二术燥湿而强脾；火盛则金病而水衰，故用麦冬、五味合人参而保肺生脉生津；用黄柏以泻热而滋水；青皮平肝而破滞；当归养血而和阴；六曲化食而消积；升麻葛根解肌热而升清；泽泻泻湿热而降浊；陈皮理气；甘草、大枣和中。合之而为益气强脾、除湿清热之剂。

【性状与剂型】棕黄色蜜丸，味微苦，每丸重 9 克。

【用法与用量】内服，1 次 1 丸，1 日 2 次，姜汤或温开水送下。

【贮藏】密闭，置阴凉干燥处，防潮防蛀。

【宜忌】谨避暑热。忌食生冷黏腻等不易消化的食物。

【各家论述】《脾胃论》："主治平素气虚，感受暑湿，身热头痛，口渴自汗，四肢困倦，不思饮食，胸闷身重，便溏尿赤，舌淡苔腻或微黄，脉象虚弱。"

《医方集解》："治长夏湿热炎蒸，四肢困倦，精神减少，胸满气促，身热心烦，口渴恶食，自汗身重，肢体疼痛，小便赤涩，大便溏黄而脉虚者。"

# 1037. 清痰补肺丸

《吉林省药品标准》（1977 年版）

【药物组成】蜜桑白皮 60 克，陈皮 40 克，平贝母、桔梗、黄芪、蜜紫菀、炒山药、玄参、茯苓、麦门冬、百合、天门冬、蜜百部、清半夏、蜜枇杷叶、橘红、蜜马兜铃各 30 克，蜜款冬花、黄芩、生地黄、天花粉、五味子、炒苦杏仁、阿胶、党参、甘草、知母各 20 克。

【功效】润肺补肺，清痰止嗽。

【主治】肺虚有热，久咳痰多，喘息气逆。

【方药分析】桑白皮、陈皮、平贝、桔梗、紫菀、百部、半夏、枇杷叶、橘红、杏仁、马兜铃、款冬花皆有化痰止嗽之效；黄芪、炒山药、茯苓、阿胶、党参补气益肺；玄参、麦门冬、百合、生地、花粉、知母润肺滋阴；黄芩、天门冬清肺泻火；稍佐五味子敛肺气；甘草调和诸药。全方清痰而不伤阴，补肺而不温燥，故适于治疗肺虚有热诸证。

【性状与剂型】类圆球形棕黑色蜜丸，味苦，微甘，每丸重 6 克。

【用法与用量】内服，1 次 1 丸，1 日 2 次，温开水送下。

【贮藏】密闭，放阴凉干燥处，防潮防蛀。

【宜忌】忌食辛辣食物。

## 1038. 清瘟至宝丸

《北京市药品标准》(1983 年版)

【**药物组成**】金银花、连翘各 480 克,黄芩、大黄、玄参(去芦)、桔梗、甘草各 360 克,黄连、黄柏、栀子、郁金各 240 克,薄荷、知母、木香各 120 克,天竺黄 60 克。每 480 克细粉兑研冰片 12 克,雄黄粉、朱砂粉各 10 克,人工牛黄 6 克。

【**功效**】清瘟解毒,退热镇惊。

【**主治**】瘟邪内热引起的体倦身热,头痛眩晕,口燥咽干,面赤腮肿,二便不利。

【**方药分析**】金银花、连翘、黄连、黄芩、黄柏、人工牛黄、雄黄、冰片等清瘟热解毒;大黄、栀子清泄三焦实火,引热从二便出;玄参、知母养阴清热;桔梗、天竺黄清热化痰散结;薄荷疏风清热,解毒消肿;郁金、木香行气止痛;朱砂粉镇惊安神,解毒防腐;甘草调和诸药。全方药味虽多,但重在清瘟解毒,泻热镇惊。

【**性状与剂型**】红黄色大蜜丸,气香,味辛凉,每丸重 6 克。

【**用法与用量**】内服,1 次 1 丸,1 日 2 次。

【**贮藏**】密闭,置室内阴凉干燥处,防潮防蛀。

【**宜忌**】孕妇忌服。忌食辛辣食物。

## 1039. 清瘟解毒丸

《中华人民共和国药典》(1977 年版)

【**药物组成**】大青叶、玄参、天花粉、牛蒡子(炒)、葛根、黄芩、淡竹叶各 100 克,连翘、桔梗、羌活各 75 克,防风、柴胡、白芷、川芎、赤芍各 50 克,甘草 25 克。

【**功效**】清热解毒。

【**主治**】温病发热,无汗头痛,口渴咽干。可用于流行性感冒,腮腺炎。

【**方药分析**】大青叶、连翘、玄参、黄芩清热解毒;天花粉、淡竹叶清热生津;牛蒡子、羌活、防风、葛根、柴胡解表发汗,宣其表邪;白芷善治头痛;川芎、赤芍活血行气;桔梗载药上行;甘草调和诸药。

【**性状与剂型**】黑褐色大蜜丸,气微香,味甘、苦,每丸重 9 克。

【**用法与用量**】内服,1 次 1 丸,1 日 2 次。小儿酌减。

【**贮藏**】密闭,置阴凉干燥处,防潮防蛀。

【**宜忌**】忌食辛辣食物。

## 1040. 清瘟败毒丸

《疫疹一得》

【药物组成】石膏 120 克，地黄 40 克，栀子、连翘、黄芩、玄参、板蓝根、犀角各 30 克，知母、淡竹叶、牡丹皮、赤芍、桔梗、甘草各 20 克，黄连 15 克。

【功效】清热泻火，解毒凉血。

【主治】流行时疫，瘟热狂躁，心烦口渴，头痛身热，咽喉肿痛，瘟毒发斑，吐血衄血以及疼腮等。临床上常用于流行性乙型脑炎、流行性脑脊髓膜炎、败血症等见气血两燔证者的治疗。

【方药分析】重用石膏配知母、甘草清热保津；黄芩、黄连、栀子通泻三焦火热；犀角、生地、赤芍、丹皮清热解毒，凉血散瘀，清其气血两燔之证；配连翘、玄参解散浮游之火；桔梗、竹叶载药上行。

【性状与剂型】棕褐色蜜丸，质柔软，味苦，每丸重 9 克。

【用法与用量】内服，1 次 1 丸，1 日 2~3 次，薄荷煎汤或温开水送服。

【贮藏】密封，贮于阴凉干燥处，防潮防蛀。

【宜忌】孕妇忌服。忌食辛辣食物。

【各家论述】《疫疹一得》："疫症初起，发热恶寒，头痛如劈，烦躁谵妄，身热肢冷，舌刺唇焦，上呕下泄，六脉沉细而数，即用大剂；沉而数用中剂；虚大而数者即用小剂。……此十二经泻火之药也。斑疹出于胃，亦诸经之火有以之，重用石膏，直入胃经，使其敷布于十二经，退其淫热。佐以黄连、犀角、黄芩泄心肺之火于上焦。丹皮、栀子、赤芍泄肝经之火。连翘、玄参解散浮游之火。生地、知母抑阳扶阴，泄其亢甚之火，而救欲绝之水。桔梗、竹叶载药上行，使以甘草和胃也。"

## 1041. 清燥润肺合剂

《医门法律》

【药物组成】桑叶 300 克，石膏 250 克，麦门冬 120 克，甘草、胡麻仁各 100 克，阿胶 80 克，北沙参、苦杏仁各 70 克，枇杷叶 50 克。

【功效】清燥润肺。

【主治】温燥伤肺，头痛身热，干咳无痰，气逆而喘，咽喉干燥，鼻燥，胸满胁痛，心烦口渴。

【方药分析】桑叶清宣肺燥；石膏、麦冬清热润肺；杏仁、枇杷叶利肺气；阿胶、北沙参、胡麻仁润肺养阴；甘草益气和中。诸药相伍，使燥邪得宣，气阴得复。

【性状与剂型】为褐色液体，具苦杏仁香气，味微苦，有大量油脂浮于面。

【用法与用量】内服，1 次 20 毫升，1 日 3 次。用时摇匀。

【贮藏】密封，置阴凉避光处保存，避光防晒。

【各家论述】《医门法律》："今拟此方，……大约以胃气为主。胃土为肺金之母也，其天门冬虽能保肺，然味苦而气滞，恐反伤胃阻疾，故不用也。其知母能滋肾水，清肺金，亦以苦而不用。其他苦寒降火伤胃之药，尤在所忌。盖肺金自至于燥，变生诸证，如沃焦救焚，不厌其频，庶克有济尔。"

《成方便读》："《经》有'火郁发之'之说，故以桑叶之轻宣肌表者，以解外束之邪，且此物得金气而柔润不凋，取之为君。石膏甘寒色白，直清肺部之火，禀西方清肃之气，以治其主病。肺与大肠为表里，火逼津枯，肺燥则大肠亦燥，故以杏仁、麻仁降肺而润肠，阿胶、麦冬以保肺之津液，人参、甘草以补肺之母气，枇杷叶苦平降气，除热消炎，使金令得以下行，则膹郁喘呕之证皆可痊矣。"

# 1042. 鸿茅酒

《内蒙古药品标准》(1982 年版)

【药物组成】小茴香（盐炒）240 克，肉桂 120 克，当归 90 克，桔梗、红花、砂仁、白豆蔻、荜茇各 60 克，白术（炒）、槟榔各 45 克，人参（去芦）、厚朴、枳实（炒）、高良姜、熟地、菖蒲、甘草、茯苓、红豆蔻、沉香各 30 克，何首乌（制）、地黄、白芷、山药（炒）、五倍子、藿香、桑白皮、海桐皮、甘松、独活、苍术（炒）、川芎、菟丝子（盐炒）、茯神、青皮（炒）、草果仁、山茱萸（去核）、附子（制）、陈皮、五味子、牛膝、山奈子、款冬花、秦艽、莪术、莲子（去心）、木瓜、麦冬（去心）、羌活、香附（炒）、肉苁蓉、黄芪、天冬、桃仁、栀子（炒）、泽泻、乌药、半夏（制）、天南星（制）、苦杏仁（去皮尖）、远志、淫羊藿（炒）、三棱（醋制）、茜草、豹骨各 15 克，麝香 1 克。

【功效】祛风除湿，补气通络，舒筋活血，健脾温肾。

【主治】风寒湿痹，筋骨疼痛，脾胃虚寒，肾亏腰酸以及妇女气虚血亏等症。

【方药分析】何首乌、地黄、五倍子、盐菟丝子、山茱萸、五味子、牛膝、小茴香、熟地、莲子、肉苁蓉、淫羊藿、肉桂、附子温肾固精以强其腰膝；白芷、藿香、苍术、独活、秦艽、羌活、豹骨、桑白皮、茯神、草果仁、桔梗、菖蒲、槟榔、泽泻、半夏、天南星、苦杏仁、远志祛风除湿，消肿；山药、人参、甘松、厚朴、陈皮、高良姜、山奈、白术、甘草、黄芪、茯苓、砂仁、豆蔻、荜茇健脾温中，亦能化湿；川芎、当归、红花、莪术、桃仁、乌药、三棱、茜草、沉香、麝香活血；枳实、青皮行气；木瓜、香附舒筋；稍佐麦冬、天冬、栀子以滋阴除烦，而杜绝伤阴之虞。

【性状与剂型】深棕色液体，味微甜，微苦，每瓶装 250~500 毫升。

【用法与用量】内服，1 次 15 毫升，1 日 2 次。

【贮藏】密封，置阴凉干燥避光处保存，防晒。

【宜忌】阴虚阳亢者及孕妇忌用。

## 1043. 混元丸（混元丹）

《北京市药品标准》（1983 年版）

【药物组成】滑石 1800 克，牡丹皮 600 克，天花粉、甘草、香附各 300 克，益智仁（盐炒）180 克，茯苓 150 克，甘松 120 克，白梅花、莪术（醋炙）、砂仁各 90 克，远志（去心甘草炙）75 克，紫河车、山药各 60 克，人参（去芦）、黄芪、桔梗、天竺黄、木香各 30 克。

【功效】健脾益肾。

【主治】小儿先天不足，后天失调，脾胃虚弱引起的体质软弱，发育不良，面黄肌瘦，饮食少进，遗尿便溏。

【方药分析】甘草、茯苓、人参、山药、黄芪健脾补益中气；辅以滑石利水而止泻；木香、香附、莪术、白梅花、砂仁、甘松行肠胃气滞，以消为补，调理胃肠；益智仁、紫河车补肾助阳；佐以桔梗宣肺升提；牡丹皮凉血，清虚热；天花粉清热生津；竹黄清热化痰；远志安神宁心。

【性状与剂型】为灰黄色大蜜丸，气香，味甜，微苦，每丸重 3 克。

【用法与用量】内服，1 次 1 丸，1 日 2 次。周岁以内小儿酌减。

【贮藏】密闭，置室内阴凉干燥处，防潮防蛀。

【宜忌】忌食生冷黏腻等不易消化的食物。

## 1044. 羚羊清肺丸

《内蒙古药品标准》（1982 年版）

【药物组成】石斛 100 克，天花粉、金银花、生地黄、桔梗、玄参、枇杷叶（蜜制）、栀子各 50 克，浙贝母 40 克，陈皮 30 克，黄芩、牡丹皮、薄荷、麦门冬、天门冬、大青叶、板蓝根、苦杏仁、桑白皮（蜜制）、前胡、金果榄、熟大黄各 25 克，甘草 15 克，羚羊角粉 6 克。

【功效】清肺利咽，除瘟止嗽。

【主治】肺胃热盛，感受时邪，身烧头晕，四肢酸懒，咳嗽痰盛，咽喉肿痛，鼻衄咳血，口干舌燥。

【方药分析】羚羊角、金银花、金果榄、黄芩、大青叶、板蓝根、栀子俱能清热解毒，以泻其肺热；浙贝、前胡、枇杷叶、杏仁、桑皮、桔梗止咳平喘，化痰降气；配天花粉、玄参、丹皮、生地、薄荷、天门冬、麦门冬之凉，既清热又养阴生津；少佐石斛益其胃津；陈皮理其气滞；甘草调和诸药。

【性状与剂型】黑色的蜜丸，味微苦，每丸重 6 克。

【用法与用量】内服，1 次 2 丸，1 日 2 次。小儿酌减。

【贮藏】密闭，置阴凉干燥处，防潮防蛀。

【宜忌】忌食辛辣食物。

## 1045. 羚翘解毒丸

《北京市药品标准》（1983 年版）

【**药物组成**】玄参 90 克，金银花、牛蒡子（炒）、芦根、桔梗各 60 克，淡豆豉 50 克，连翘、荆芥穗、淡竹叶各 40 克，甘草 30 克，薄荷 20 克，冰片 13 克，羚羊角粉 2.17 克。

【**功效**】清热解表。

【**主治**】内热外感引起的怕冷发烧，四肢酸懒，头痛咳嗽，咽喉疼痛，痄腮红肿。

【**方药分析**】羚羊角、金银花、连翘清热解毒；牛蒡子、淡豆豉、薄荷、荆芥穗解表散风；玄参、芦根、竹叶清热养阴，生津；桔梗开宣肺气以散表邪；冰片清热亦可止咽痛；甘草调和诸药。

【**性状与剂型**】棕褐色蜜丸，味微甜而苦、辛，气芳香，每丸重 9 克。

【**用法与用量**】内服，1 次 1~2 丸，1 日 2 次。

【**贮藏**】密闭，置阴凉干燥处，防潮防蛀。

【**宜忌**】忌食膏粱厚味和辛辣油腻食物。

## 1046. 黏膜溃疡粉

《天津市药品标准》（1982 年版）

【**药物组成**】青黛 20 克，冰片 1 克。

【**功效**】清热解毒，消炎止痛，促进溃疡愈合。

【**主治**】咽喉肿痛，口舌生疮以及其他黏膜溃疡。

【**方药分析**】青黛清热解毒，凉血；配以冰片清热，亦可止痛。

【**性状与剂型**】蓝灰色粉末，气清凉，味微苦，每瓶装 4 克。

【**用法与用量**】外用，将药末涂擦或吹于患处，1 日数次。

【**贮藏**】密封，置阴凉干燥处，防潮防晒。

【**宜忌**】忌烟酒和辛辣食物。

## 1047. 维血宁

《江苏省药品标准》（1977 年版）

【**药物组成**】仙鹤草、鸡血藤各 71.875 克，虎杖、地黄（熟）、地黄各 57.5 克，白芍（炒）35.94 克，太子参 28.75 克，墨旱莲 21.56 克。

【**功效**】补血活血，凉血止血。

【**主治**】血虚、血瘀及出血症。临床可用于血小板减少和白细胞减少症。

【**方药分析**】虎杖重在活血祛瘀，鸡血藤一则助虎杖以活血，另则配白芍、熟地以养血；配仙鹤草、生地、墨旱莲以清热凉血止血；加太子参一味以补气，意在补气以养血，补气以活血，补气以摄血。诸药调和，以达补血活血，凉血止血之效，以维护血液安宁，故名"维血宁"。

【**性状与剂型**】棕褐色澄明液体，气香，味甜，微苦，每瓶装 500 毫升。

【**用法与用量**】内服，1 次 25~30 毫升，1 日 3 次。小儿减量或遵医嘱。

【**贮藏**】密闭，贮阴凉干燥处，避光防晒。

【**宜忌**】忌烟酒。忌食生冷黏腻等不易消化的食物。

## 1048. 绿袍散（1）

《全国医药产品大全》

【**药物组成**】黄柏、薄荷、青黛各 200 克，冰片 60 克。

【**功效**】清热解毒。

【**主治**】口舌生疮，咽喉肿痛，口臭，齿龈溃烂出血。

【**方药分析**】黄柏清热燥湿，泻火解毒；青黛既清热解毒，又凉血消肿；薄荷清利咽喉；冰片清热止痛，消肿防腐。

【**性状与剂型**】淡绿色的粉末，味苦，微凉，每瓶重 3 克。

【**用法与用量**】外用，取适量搽患处，或漱口用，每瓶可分 5~6 次，1 日数次。

【**贮藏**】密闭，贮阴凉干燥处，防潮防晒。

【**宜忌**】忌食辛辣食物。

## 1049. 绿袍散（2）

《江苏省药品标准》（1977 年版）

【**药物组成**】青黛、黄柏各 150 克，山豆根、薄荷各 80 克，儿茶（炒）、人中白（煅）、硼砂（炒）、冰片各 50g，黄连 30 克。

【**功效**】清热解毒，消肿化腐。

【**主治**】口舌生疮，咽喉肿痛，齿龈溃烂出血。

【**方药分析**】青黛、黄柏清热泻火解毒；青黛既清热解毒，又凉血消肿；山豆根清热解毒，消肿利咽；薄荷清利咽喉；黄连、人中白泻火解毒；儿茶敛疮生肌；硼砂、冰片清热解毒，消肿防腐；薄荷清利咽喉。

【**性状与剂型**】灰褐色的粉末，具有清凉香气，味苦，每瓶重 1.5 克。

【**用法与用量**】外用，取适量搽患处，1 日数次。

【**贮藏**】密闭，贮阴凉干燥处，防潮防晒。

【**宜忌**】忌食辛辣食物。

# 1050. 琥珀止泻散

《辽宁省药品标准》(1980年版)

【药物组成】琥珀30克，朱砂、茯苓各20克，猪苓、陈皮、滑石、甘草各15克。

【功效】止泻，利尿。

【主治】暑湿水泻，小便不利，腹部胀满。

【方药分析】茯苓、猪苓、滑石为甘淡渗利之品，有利水渗湿之效，使三焦之湿热由小便而出，利小便而实大便；暑为阳邪而通于心，朱砂甘寒清心热，安心神而除暑热口渴、心烦；琥珀助朱砂定惊安神，又有利水通淋之效；陈皮燥湿行气除胀；甘草清热和中，且同滑石合为甘寒生津之品，使小便利而津不伤。故本方适宜暑湿所伤之泄泻如水，烦渴尿赤，小便不利，身热烦渴，心悸失眠等证。

【性状与剂型】红黄色粉末，味苦，散剂，每包重5克。

【用法与用量】内服，1次5克，1日2次，温开水送下。

【贮藏】密闭，置阴凉干燥处，防潮防晒。

【宜忌】忌食生冷黏腻等不易消化的食物。

# 1051. 琥珀止晕散

《内蒙古药品标准》(1982年版)

【药物组成】蒲黄、五灵脂（醋制）各250克，朱砂50克，琥珀35克。

【功效】通经活血，镇惊安神。

【主治】妇女产后昏迷不醒。

【方药分析】蒲黄、五灵脂、琥珀活血散瘀，使瘀血得去，新血上荣；朱砂、琥珀镇静安神，故可用治血瘀气逆所致之产后血晕，不省人事。

【性状与剂型】为棕黄色粉末，味苦，散剂，每袋重6克。

【用法与用量】内服，1次1袋，1日2次。

【贮藏】密闭，置阴凉干燥处保存，防潮防晒。

【宜忌】产前忌服。

# 1052. 琥珀止痛膏

《全国中成药产品集》

【药物组成】琥珀，马钱子，蟾酥，天南星，茴香油，丁香油。

【功效】通络止痛，活血散结，消肿。

【主治】痈疽，痰核，风湿痹证，关节肿痛，肢体麻木。

【方药分析】马钱子解毒散结，通络止痛；蟾酥解毒消肿；琥珀活血散瘀；天南星化痰，祛风散结；茴香油散寒，祛风止痛；丁香油通络散结，祛风止痛。诸药合用而收化痰散结、活血通络、祛风止痛之效，可用治疗寒湿凝聚之痈疽肿痛，痰邪结聚之痰核瘰疬，风寒湿邪杂至而患之风湿痹证，关节肿痛，肢体麻木等证。

【性状与剂型】外贴膏剂，每张宽 6 厘米，长 10 厘米。

【用法与用量】外用，依患处大小，取适当大小贴敷患处。

【贮藏】密闭，置阴凉干燥通风处保存，防潮防晒。

【宜忌】患处化脓者忌用。

## 1053. 琥珀化痰镇惊丸

《福建省药品标准》（1977 年版）

【药物组成】茯苓、竹黄、胆南星、枳壳、朱砂（飞）、甘草各 100 克，琥珀 10 克，僵蚕（麸炒）、川贝母、沉香各 50 克，雄黄（飞）40 克，麝香 10 克。

【功效】清热化痰，镇惊安神。

【主治】痰热壅盛，惊风抽搐，烦躁不安。

【方药分析】朱砂、琥珀重镇安神；麝香开窍醒神；雄黄、竹黄清热化痰定惊；胆南星、僵蚕息风止痉，兼可化痰；沉香、枳壳行气降逆消痰；茯苓健脾利湿，安神；甘草调和诸药。

【性状与剂型】棕红色的大蜜丸，气香，味苦，微甘，每丸重 4.5 克。

【用法与用量】内服，1 次 1 丸，1 日 2~3 次。3 岁以下小儿酌减。

【贮藏】密封，放阴凉干燥处，防潮防蛀。

【宜忌】谨避风寒、暑热。

## 1054. 琥珀多寐丸

《上海市药品标准》（1974 年版）

【药物组成】琥珀（水飞）、羚羊角、党参、茯苓、制远志、甘草各 30 克。

【功效】平肝，安神。

【主治】肝阳上亢，心神不宁。

【方药分析】羚羊角平肝潜阳；琥珀定惊安神；远志、茯苓宁心安神；党参性不刚燥，生津养血，从阴制阳；甘草调和诸药。组合成平肝阳、安心神之效方。用治肝气郁结，久则化火耗阴，致肝阳上亢，头晕目眩及肝不藏魂，火扰心神之心悸怔忡，健忘多梦，心神不宁等证。

【性状与剂型】黄褐色小圆球形水丸，气微香，味微苦，每 42 粒重 1 克。

【用法与用量】内服，1 次 1.5~3 克，每晚睡前 1 次服下。

【贮藏】密闭，置阴凉干燥处，防潮防晒。

【宜忌】忌食辛辣厚味。忌烟酒。忌情绪波动。

## 1055. 琥珀安神丸

《吉林省药品标准》（1977 年版）

【药物组成】生地黄 400 克，当归、柏子仁霜、天门冬、炒酸枣仁、麦门冬、五味子、大枣各 100 克，人参、茯苓、丹参、制远志、玄参、桔梗、北合欢、炙甘草、琥珀、龙骨各 50 克。

【功效】滋阴养血，益气安神。

【主治】阴血不足，心气虚损之心悸怔忡，失眠健忘，虚烦不安。

【方药分析】生地黄、天门冬、麦门冬、玄参甘寒，滋养心阴；当归、丹参补养心血；人参、大枣、五味子、炙甘草补益心气；柏子仁、酸枣仁养心安神；茯苓、远志宁心安神；北合欢安神解郁；琥珀、龙骨镇心安神；桔梗载药上行，使诸药作用于胸膈之间，发挥滋阴、养血、益气安神之效。

【性状与剂型】棕褐色蜜丸，味甘，微酸，辛，每丸重 10 克。

【用法与用量】内服，1 次 1 丸，1 日 2 次，温开水送下。

【贮藏】密封，放阴凉干燥处，防潮防蛀。

【宜忌】忌食辛辣厚味。忌烟酒。忌情绪波动。

## 1056. 琥珀利气丸

《黑龙江省中成药标准规格》（1966 年版）

【药物组成】大黄、牵牛子各 300 克，香附（醋制）200 克，黄柏 150 克，神曲（麸炒）、炒麦芽、山楂各 100 克，琥珀、木香、槟榔、枳壳（麸炒）、青皮、橘皮、黄连、莪术各 50 克。

【功效】行气疏肝，消食通便。

【主治】食积停水，气滞腹胀，腹痛吞酸，大便燥结。

【方药分析】大黄荡涤胃肠积滞；牵牛子攻逐内停之水湿；木香、槟榔、枳壳、橘皮行肠胃之滞气；香附、青皮疏郁滞之肝气；神曲、麦芽、山楂消食化积；黄连、黄柏清热燥湿；琥珀利水，活血；莪术行气化瘀。诸药合用，有行气疏肝、消食通便之效。

【性状与剂型】深棕色蜜丸，质柔软，气香，味苦平，每丸重 9 克。

【用法与用量】内服，1 次 1 丸，1 日 2 次，姜汤或温开水送服。

【贮藏】密封，置阴凉干燥处，防潮防蛀。

【宜忌】孕妇忌服。忌食生冷黏腻食品。

## 1057. 琥珀抱龙丸

《丸散膏丹集成》（1961 年版）

【**药物组成**】山药 1600 克，甘草 300 克，琥珀、竺黄、檀香、党参、茯苓各 150 克，枳壳（麸炒）、枳实、胆南星（蒸）各 100 克，朱砂 50 克，牛黄 20 克。

【**功效**】清热息风，豁痰定惊。

【**主治**】小儿急惊风，高热烦躁，痰壅气急，惊厥抽搐而体虚者。

【**方药分析**】本方为《活幼心书》中琥珀抱龙丸去雄黄、金箔，加牛黄组成。方中牛黄清热息风，化痰开窍；竺黄、胆南星清热化痰；朱砂、琥珀安神定惊；党参、甘草、山药、茯苓补气健脾利湿；檀香、枳壳、枳实理气调中。故此方不仅有清热息风、化痰定惊之效，除痰热内壅，高热昏睡，烦躁气急，惊厥抽搐之急惊风；而且兼理脾胃，补气调中，更适于体虚之痰热急惊。

【**性状与剂型**】棕褐色圆球形蜜丸，气微香，味甜，微苦，每丸重 3 克。

【**用法与用量**】内服，周岁小儿 1 次 1 丸，1 日 2 次。

【**贮藏**】密闭，置阴凉干燥处保存，防潮防蛀。

【**各家论述**】南京中医学院主编《中医方剂学讲义》："抱龙丸三方虽同治急惊风，但作用有区别。抱龙丸重用麝香芳香走窜，开窍之力最强，宜于神昏窍闭之证；牛黄抱龙丸清热解毒之力较前者为优，故用于痰热重者；琥珀抱龙丸兼理脾胃，适用于体虚之痰热急惊。"

## 1058. 琥珀明目丸

《全国医药产品大全》

【**药物组成**】当归 80.1 克，薄荷、木贼、生地黄、菊花、石决明（煅）、枸杞子、白蒺藜各 40.2 克，夜明砂、补骨脂（盐炒）、密蒙花、盐炒黄柏各 30 克，茯苓、荆芥、紫苏梗、青葙子、北沙参、知母、蝉蜕、酒炒黄芩各 20.1 克，琥珀、蛇蜕、黄连各 10.2 克。

【**功效**】补肾祛风，清肝明目。

【**主治**】目赤肿痛，迎风流泪，云翳遮睛，视物不清。

【**方药分析**】薄荷、木贼、荆芥、紫苏梗、菊花、白蒺藜、蛇蜕、蝉蜕疏散风热，祛风明目；知母、黄芩、黄连、黄柏清泻火热；夜明砂、密蒙花、青葙子清肝明目；补骨脂补肾；当归、生地黄、沙参、枸杞子补养阴血；茯苓健脾渗湿；琥珀活血散瘀，可使补而不滞。

【**性状与剂型**】黑褐色小圆球形水丸，味苦，每瓶内装 60 克。

【**用法与用量**】内服，1 次 30 粒，每日 2 次，清茶送下。

【**贮藏**】密闭，置阴凉干燥处，防潮防晒。

【**宜忌**】忌食辛辣食物。

## 1059. 琥珀消石冲剂

《山东省药品标准》(1986 年版)

【药物组成】赤小豆，当归，琥珀，海金沙，金钱草，鸡内金。

【功效】清热利湿，通淋排石。

【主治】热淋，石淋。可用治泌尿系结石及感染。

【方药分析】金钱草、海金沙清热利湿，利尿通淋，排石；赤小豆利水渗湿；当归、琥珀利尿通淋，活血散瘀止痛；鸡内金善化结石。故本方有清热利湿，通淋止痛化石之效，用治热淋、石淋等证有效。

【性状与剂型】棕黄色颗粒状冲剂，每袋 15 克，相当于原药材 35 克。

【用法与用量】内服，1 次 1 袋，1 日 2~3 次，开水冲服。

【贮藏】密闭，放阴凉干燥通风处保存，防潮防晒。

【宜忌】本品为混悬性冲剂，服用时将沉淀物一同服下。忌食辛辣食物。

## 1060. 琥珀蜡矾丸

《外科正宗》

【药物组成】白矾 750 克，朱砂、雄黄各 60 克，琥珀 50 克，蜂蜜 100 克，蜂蜡 500 克。

【功效】解毒消肿，杀毒敛疮。

【主治】疔毒恶疮，痈疽发背，未溃者。

【方药分析】雄黄解毒力强，疗疮毒有良效；白矾解毒燥湿；朱砂清热解毒；蜂蜡解毒生肌；琥珀活血散瘀；蜂蜜托毒。

【性状与剂型】如豌豆大圆球形丸剂。

【用法与用量】内服，1 次 3 克，1 日 2 次，温开水送服。

【贮藏】密闭，放阴凉干燥通风处保存，防潮防晒。

【宜忌】本品有毒，不可过量服用。忌食辛辣食物。

## 1061. 琥珀镇惊丸

《广东省药品标准》(1982 年版)

【药物组成】茯苓 220 克，薄荷 112.5 克，钩藤 90 克，胆南星、天麻、甘草、白术、桔梗、柴胡、地龙、白僵蚕、竺黄、檀香、皂荚、白附子、藿香、山药各 45 克，朱砂 32.69 克，琥珀 9.47 克，冰片 6.8 克。

【功效】息风镇惊，清热祛痰。

【主治】小儿惊风，腹痛泄泻，感冒发热，咳嗽痰多。

【方药分析】胆南星、桔梗、竺黄、白附子、皂荚、白僵蚕清热燥湿化痰；

白术、茯苓、山药健脾利湿；钩藤、天麻、地龙息风止痉；琥珀、朱砂清热定惊安神；皂荚、冰片开窍醒神；柴胡、檀香行气开郁。以上诸药合用有化痰开窍、息风镇惊之效，对痰热惊风之高热神昏、痰壅气喘、痉挛抽搐等证有效。另外，方中又用茴香、薄荷、柴胡辛散解表；甘草止咳，调和诸药。

【**性状与剂型**】深棕色圆球形丸剂，味苦，微辛，有冰片香气，每丸重2.6克。

【**用法与用量**】内服，婴儿1丸分2次服，百日内婴儿，1丸分3次服，1日1丸。

【**贮藏**】密闭，放阴凉干燥通风处保存，防潮防晒。

【**宜忌**】忌食生冷。谨避风寒。

## 1062. 琼玉膏

《洪氏集验方》

【**药物组成**】生地黄500克，茯苓94克，党参47克。

【**功效**】滋阴润肺，补脾益胃。

【**主治**】气阴不足，虚劳干咳，咽燥咯血，津枯形瘦。

【**方药分析**】生地黄甘寒，养阴生津，凉血止血；党参甘温，补气生津；佐加茯苓健脾利湿。三药合用既滋肺阴，补肺气，又补脾气，益生化之源。气旺以生津，且佐茯苓渗利湿浊，使补而不滞，滋而不腻，最适于气阴两伤之患者服用。常用治肺阴不足之气短无力，干咳少痰，形体羸瘦，甚则咯血等劳嗽痰血证，有益气养阴，润肺止血之效。

【**性状与剂型**】黑色稠膏，味甜，每瓶装250毫升。

【**用法与用量**】内服，1次15~30毫升，1日2次。

【**贮藏**】密闭，放阴凉干燥通风处保存，防潮防晒。

【**宜忌**】忌食辛辣食物。

【**各家论述**】《删补名医方论》："以地黄为君，令水盛则火自息；又损其肺者益其气，故用人参以鼓生发之元。虚则补其母，故用茯苓以培万物之本；白蜜为百花之精，味甘归脾，性润悦肺，且缓燥急之火，四者皆温良和厚之品，诚堪宝重，郭机曰：起吾沉瘵，珍赛琼瑶，故有琼玉之名。"

## 1063. 斑秃丸

《广西药品标准》（1984年版）

【**药物组成**】生地黄、熟地黄、何首乌（制）各74克，当归、丹参、白芍、五味子各49克，羌活、木瓜各25克。

【**功效**】滋补肝肾，益精养血，祛风生发。

【**主治**】斑秃，全秃，普秃。

【**方药分析**】"发为血之余"，血虚不充肌肤，风邪乘虚袭入，风盛血燥，发失所荣，脱而成秃。方中熟地黄、制首乌、当归、白芍均为补血之常用药；生地黄、丹参活血养血；熟地黄、制首乌、五味子滋肾益精养血；羌活祛风；木瓜活络。故精充血足，风祛络通，发得重生。

【性状与剂型】黑褐色大蜜丸，味甜而后涩，每丸重9克。

【用法与用量】内服，1次1丸，1日3次。

【贮藏】密封，置阴凉干燥处，防潮防蛀。

【宜忌】忌食辛辣食物。忌饮酒。

## 1064. 散风活络丸

《中成药的合理使用》（1984年版）

【药物组成】防风、川芎、赤芍药、黄芩、熟地黄、党参、草豆蔻各60克，乌梢蛇（酒制）、威灵仙（酒制）、骨碎补（炒）、海风藤、牛膝、草乌（制）、当归、乳香（制）、白术、木香、香附（醋制）、代赭石各40克，麻黄、桂枝、附子、红花、桃仁、熟大黄、菖蒲、茯苓各30克，蜈蚣、地龙、胆南星、细辛、白附子（制）各20克，牛黄6.88克，冰片2.58克。

【功效】祛风除湿，舒筋活络。

【主治】中风瘫痪，口眼㖞斜，半身不遂，手足麻木，筋脉拘挛，步履艰难，风寒湿痹，腰腿疼痛。

【方药分析】乌梢蛇、防风、威灵仙、海风藤、骨碎补、牛膝、麻黄、桂枝、细辛、草乌、附子祛风除湿，散寒止痛；蜈蚣、地龙、胆南星、牛黄、代赭石、白附子平肝息风，祛风止痉；当归、川芎、红花、桃仁、赤芍药、乳香、大黄活血通经，祛瘀止痛；熟地黄、当归、党参、白术、茯苓补益气血。四组药物构成一个以治疗风寒湿痹及内风抽搐，同时伴有气血不足为主要适应证的方剂。又用冰片、菖蒲芳香开窍醒神；木香、草豆蔻行气；恐温燥太过，又加用苦寒之黄芩清热。

【性状与剂型】红棕色至棕褐色圆球形丸剂，气微香，味先甜后苦，每丸重6克。

【用法与用量】内服，1次1丸，1日2次，用黄酒或温开水送服。

【贮藏】密闭，置阴凉干燥处，防潮防蛀。

【宜忌】孕妇忌服。忌食生冷食物。

## 1065. 散风除湿丸

《全国医药产品大全》

【药物组成】炒苍术400克，荆芥、制乌头、防风、羌活、当归、川芎、石斛、天麻、细辛、麻黄、甘草、制首乌、何首乌各100克，全蝎、雄黄50克。

【功效】祛风除湿，散寒止痛，活血解毒。

【主治】风寒湿痹，筋骨疼痛，痈疽肿毒初起。

【**方药分析**】制乌头、制草乌散寒止痛为主药；苍术、荆芥、防风、羌活、细辛祛风散寒除湿；天麻、全蝎祛风通络；川芎祛风活血；当归、何首乌养血和血；石斛强腰膝；甘草调和诸药。又用雄黄解毒，与全蝎、何首乌、甘草解毒之品及川芎、当归活血祛瘀，消肿止痛之品合用，亦有较好的解毒消肿作用，用治热毒疮疡痈疽初起，可收解毒消肿之功。

【**性状与剂型**】类圆球形暗棕色的蜜丸，气芳香，微腥，味辛甘，微苦，每丸重 6 克。

【**用法与用量**】内服，1 次 1 丸，1 日 2~3 次，温开水送服。

【**贮藏**】密闭，置阴凉干燥处，防潮防蛀。

【**宜忌**】孕妇忌服。忌食生冷、辛辣食物。

## 1066. 葆春膏

《上海市药品标准》(1980 年版)

【**药物组成**】黄芪、灵芝、枇杷叶、麦芽、稻芽各 150 克，丹参、鸡血藤各 120 克，南沙参、北沙参、牡蛎、续断、熟地黄各 90 克，生晒人参、淡菜各 60 克，制香附 60 克，桑椹、制女贞子、虎杖、橘皮各 45 克，当归、淫羊藿、远志各 30 克，甘松 18 克，制北五味子、九节菖蒲各 15 克，珍珠粉 3 克。

【**功效**】补益气血，协调阴阳，益肾开胃，健脑安神。

【**主治**】气血不足之头晕目眩，腰膝疲软，盗汗失眠等症。亦可用于产后虚弱及病后调养。

【**方药分析**】本方为气血阴阳均补之剂，有较好的调养补虚作用。方中人参、黄芪为补气之要药，补周身之气；当归、熟地黄、鸡血藤为补血之佳品；淫羊藿、续断、女贞子、淡菜补肾阳，益肝肾，填精血；南北沙参、桑椹滋阴生津；珍珠镇心安神；丹参养血安神；五味子补肾安神；灵芝养心安神；菖蒲开窍宁神；远志宁心安神；香附、甘松、橘皮、枇杷叶行气开郁，调理气机；虎杖清热利湿；麦芽、稻芽消食和中，使补而不滞。故本方可收补益气血，调协阴阳，安定神志之效。凡气血不足，病后体虚，产后虚弱，肾衰精亏之体倦乏力，头晕目眩，腰膝疲软，盗汗失眠，心神不宁等证，皆可用之。

【**性状与剂型**】棕褐色稠厚的半流体的膏剂，味甜，微苦。

【**用法与用量**】内服，1 次 9~15 克（约 1 汤匙），1 日 2 次，开水冲服。

【**贮藏**】密闭，置阴凉干燥处，防潮防晒。

【**宜忌**】忌食生冷黏腻等不易消化的食物。

## 1067. 越鞠丸

《丹溪心法》

【**药物组成**】香附(醋制)、川芎、栀子(炒)、苍术(炒)、六曲(炒)各 200 克。

【功效】行气解郁。

【主治】气郁所致的胸膈痞闷，脘腹胀痛，恶心呕吐，嗳腐吞酸。

【方药分析】本方为通治气、血、痰、火、湿、食六郁之剂。气郁则多见胸膈痞闷，脘腹胀痛。血郁则胸胁刺痛，痛有定处。湿郁食滞则多见饮食不化，脘腹胀满，呕吐嗳气。痰火郁结，阻滞中焦，升清降浊失常，则多见嘈杂吞酸。其中气、血、火三郁多责之于肝，湿、痰、食三郁多责之于脾。故本方证实为肝脾郁结所致，且以气郁为主。所以本方着重于行气解郁，因气行则血行，气畅则痰、火、湿、食诸郁亦易消解。本方以香附行气解郁，治气郁为主；苍术燥湿健脾，以治湿郁；神曲消食和中，以治食郁；川芎活血行气，以治血郁；栀子清热除烦，以治火郁；痰郁多由脾湿引起，有时与气、火、食郁也有关系，诸病得解，痰郁亦可消除，故方中不另用化痰药物，此亦治病求本之意。

【性状与剂型】深棕色至棕褐色如绿豆大水丸，气香，味微涩、苦，每袋重6克。

【用法与用量】内服，1次6~9克，1日2次。

【贮藏】密闭，置阴凉干燥处，防潮防晒。

【宜忌】忌食生冷黏腻等不易消化的食物。

【各家论述】《医宗金鉴删补名医方论》："夫人以气为本，气和则上下不失其度，运行不停其机，病从何生？若饮食不节，寒温不适，喜怒无常，忧思无度，使冲和之气升降失常，以致胃郁不思饮食，脾郁不消水谷，气郁胸腹胀满，血郁胸膈刺痛，湿郁痰饮，火郁为热，及呕吐恶心，吞酸吐酸，嘈杂嗳气，百病丛生。故用香附以开气郁，苍术以除湿郁，川芎以开血郁，山栀以清火郁，神曲以消食郁。此朱震亨因五郁之法，而变通者也。五药相须，共收五郁之效。然当问何郁病甚，便当以何药为主。至若气虚加人参，气痛加木香，郁甚加郁金，懒食加谷蘖，胀加厚朴，痞加枳实，呕痰加姜、夏，火盛加萸、连，则又存乎临证者之详审也。"

# 1068. 越鞠保和丸

《古今医鉴》

【药物组成】炒白术120克，山楂80克，莱菔子（炒）64克，炒枳实60克，橘皮、炒苍术、炒六曲、当归、制香附、半夏各40克，黄连、黄芩、木香、栀子各20克。

【功效】健脾消食，理气解郁，开胃止呕。

【主治】饮食不化，胸膈痞闷，脘腹胀痛，嗳气呕吐。

【方药分析】白术健脾补气，香附理气开郁为主药；山楂、六曲、莱菔子消食化积；橘皮、枳实、木香行气调中，除痞；苍术、半夏燥湿降逆，消胀；黄芩、黄连、栀子清热泻火；当归甘润，调和肝脾为使。诸药合用，有健脾消食、疏肝解郁、行气导滞、开胃止呕之效。凡脾虚失运，饮食难消，积滞胃肠，阻塞三焦，气机升降失常之脘腹胀满，恶心呕吐，嗳气频作及肝郁气滞，木克脾土之胁肋胀痛，胸膈痞闷，食滞气郁，日久化热之胃中嘈杂，嗳腐吞酸等证皆可用之。

【性状与剂型】黄褐色小圆球形丸剂，味苦，每袋重9克，约150粒。

【用法与用量】内服，1次9克，1日2次，温开水送下。

【贮藏】密闭，置阴凉干燥处，防潮防晒。

【宜忌】忌食生冷黏腻等不易消化的食物。

# 1069. 提毒膏

《吉林省药品标准》（1977年版）

【药物组成】章丹2250克，草乌、白鲜皮、赤芍药、白蔹、苦参、苍术、生地黄、当归、天南星各25克，皂角、木鳖子各15克，肉桂5克，冰片2.5克，豆油5000克。

【功效】拔毒排脓，通络散结。

【主治】痈疽肿毒，诸疮瘰疬。

【方药分析】方中重用章丹解毒，收敛生肌为主药；辅以白鲜皮、白蔹、苦参清热解毒；木鳖子通络散结，消肿止痛；草乌、苍术、天南星逐寒湿，散结，开顽痰结核；皂角开窍，透脓，化痰；冰片辛香，开通经络，清热解毒；佐以赤芍、生地凉血祛瘀；当归和血；肉桂入营，温通血脉。诸药合用，共收拔毒排脓、通络散结、敛疮生肌之效。凡诸疮痈疽脓出不畅或溃后不敛者，用本方可拔毒透脓，敛疮生肌。凡寒湿痰瘀阻于经络，发之痰核、瘰疬、结核等证，用本方可化痰散结，通络消肿。

【性状与剂型】摊于布背的黑色半圆形固体膏剂，气清凉，每张净重5克。

【用法与用量】外用，1次1张，温热化开，贴于患处。

【贮藏】密闭，置阴凉干燥处，防潮防晒。

【宜忌】忌食辛辣和膏粱厚味。

# 1070. 提脓散

《中药成方集》（1959年版）

【药物组成】红粉600克，轻粉200克，冰片20克。

【功效】拔毒排脓，化腐生肌。

【主治】痈疽肿毒，疮疡溃烂，久不收口。

【方药分析】红粉拔毒，化腐，生肌；轻粉攻毒，除湿；冰片辛香走窜，散结解毒。故本方有拔毒排脓、化腐生肌之效，凡痈疽疮疡脓出不畅者，可拔毒排脓。痈疮溃后，腐不去新肉难生，久不收敛者，用之可化腐生肌，收敛愈疮。

【性状与剂型】棕黄色的粉末，散剂，具冰片的香气。

【用法与用量】外用，取适量撒布患处。

【贮藏】密闭，置阴凉干燥处，防潮防晒。

【宜忌】本品有剧毒，仅供外用，不可内服。

## 1071. 搜风顺气丸

*《校注妇人良方》*

【药物组成】大黄（酒制）200 克，山药、火麻仁、车前子（盐水炒）、牛膝、郁李仁各 120 克，独活、菟丝子、槟榔、防风、枳壳（麸炒）各 40 克。

【功效】搜风顺气，润肠通便。

【主治】肠风痔漏，风热便秘，胸膈痞闷，腰膝酸痛。

【方药分析】大黄苦寒泻下，能攻除大肠之湿热；火麻仁、郁李仁味甘润燥，滑肠通便；槟榔、枳壳行胃肠之滞气；独活祛风除湿；车前子利渗水湿；防风祛诸风；牛膝引诸药下行。上药配合，可奏祛风润燥、除湿清热及行气导滞通便之效，除大肠之风毒，行瘀滞之气血，通阻滞之经络，故可用治肠风下血，痔疮痔瘘或胃肠积热，胸膈痞闷，大便不通。方中又用山药、菟丝子、牛膝补益肝肾，强壮腰膝，所以对肝肾不足，老年肾虚之便秘、腰膝酸痛亦效。

【性状与剂型】棕黑色的大蜜丸，气微，味甘，微苦，每丸重 9 克。

【用法与用量】内服，1 次 1 丸，1 日 2 次。

【贮藏】密闭，置阴凉干燥处，防潮防蛀。

【宜忌】忌食黏腻、辛辣食物。

## 1072. 搜风理肺丸

*《北京市药品标准》*（1983 年版）

【药物组成】瓜蒌仁（蜜炙）80 克，旋覆花、橘皮、苦杏仁（炒）、桔梗、竹茹、枳壳（麸炒）各 60 克，前胡、半夏、黄芩各 40 克，苏梗 30 克，荆芥穗、薄荷、甘草各 20 克。

【功效】疏风清热，化痰平喘。

【主治】风热感冒，咳嗽胸闷，肺热咳痰喘促。

【方药分析】荆芥穗、薄荷、前胡祛风解表，疏散风热；半夏、橘皮、旋覆花、竹茹、前胡、瓜蒌仁、苦杏仁、桔梗通利肺气，止咳平喘；黄芩、竹茹清肺热；苏梗、橘皮、枳壳行气宽中；甘草润肺止咳，调和诸药。故本方既有疏散风热，止咳化痰之功，又有清肺热化痰，止咳平喘之效，既适宜于风热外侵肺卫之发热恶寒，咽干口渴，并治胸闷咳嗽，咯痰稠黄之证，又适用于风热袭肺、肺失清肃之咳嗽喘促、咳而不爽、痰黄黏稠等证。

【性状与剂型】棕褐色大蜜丸，气芳香，味苦，微甜，每丸重 9 克。

【用法与用量】内服，1 次 1 丸，1 日 2~3 次。

【贮藏】密闭，置阴凉干燥处，防潮防蛀。

【宜忌】忌食辛辣和膏粱厚味。

# 1073. 紫连膏

《全国医药产品大全》

【药物组成】生地黄、当归各 32 克，紫草、黄连、黄柏各 16 克，冰片 3 克，凡士林 500 克。

【功效】凉血解毒，祛腐消肿。

【主治】烧伤及疮疡痈肿，久溃不愈。

【方药分析】紫草、生地黄、当归入血分，凉血和血，活血祛瘀；黄连、黄柏、冰片三味清热解毒之品，共收凉血解毒、祛腐消肿之效。凡热毒疮疡肿痛或久溃不敛及烫火伤等，用之外涂，可消肿止痛敛疮。现用于烧伤、烫伤及皮肤的化脓性炎症。

【性状与剂型】紫红色软膏，有特殊嗅气，每盒重 25 克。

【用法与用量】外用，取适量涂于患处，1 日 2 次。

【贮藏】密闭，置阴凉干燥处，防潮防晒。

【宜忌】忌食辛辣和膏粱厚味。

# 1074. 紫金粉

《片玉心书》

【药物组成】山慈菇、五倍子（去毛、垢）各 200 克，红大戟 150 克，千金子霜 100 克，雄黄（飞）、朱砂（飞）各 75 克，麝香 30 克。

【功效】开窍辟秽，解毒消肿。

【主治】感受秽恶痰浊之邪，神昏瞀闷，腹痛吐泻以及小儿痰壅惊闭。外敷疔疮疖肿。

【方药分析】麝香开窍醒神，芳香辟秽；红大戟、千金子霜逐痰消肿；山慈菇、雄黄解毒消肿；朱砂重镇安神，清热解毒；五倍子涩肠止泻。诸药配伍则收逐痰辟秽，开窍醒神，解毒消肿之功。内服可除秽恶痰浊阻闭之神昏瞀闷，腹痛吐泻，小儿痰壅惊闭。外敷可愈热毒蕴结之疖疮痈肿，疔毒恶疮.

【性状与剂型】棕黄色粉末，具麝香特异香气。

【用法与用量】内服，1 次 0.3~1.5 克，1 日 2 次。小儿酌减。外用，用冷开水调敷患处，日敷数次。

【贮藏】密闭，置阴凉干燥处，防潮防晒。

【宜忌】孕妇忌内服。严格掌握用量，不可过量服用。

# 1075. 紫草丸

《幼科痘疹》

【药物组成】金银花、紫花地丁各500克，玄参、紫草各250克，羚羊角、琥珀、羌活、犀角、桃仁（炒）、菊花、甘草各150克，朱砂、雄黄各25克，牛黄、冰片、青黛、乳香（炒）、没药（炒）各15克，珍珠10克。

【功效】清热解毒，透疹。

【主治】诸疮肿毒及痘疹已出或未出，毒热不净者。

【方药分析】本方主要由寒凉清热之品为主组成，如犀角、羚羊角、牛黄、雄黄、金银花、地丁、青黛等，均有很强的清热解毒作用；朱砂、琥珀、珍珠清热解毒，兼可安神；冰片、菊花、紫草、甘草亦有清热解毒之效；乳香、没药、桃仁活血祛瘀，消肿止痛。故本方的作用，重在清热解毒，消肿止痛，主要用于治各种热毒疮疡，疔疖痈疽。然方中所用紫草凉血透疹，羌活、菊花、金银花辛散透表，所以本方亦适宜痘疹之证毒热内盛者。

【性状与剂型】红褐色小丸，质柔软，味甜，微香，每丸重1.75克。

【用法与用量】内服，3岁以上小儿1次1丸，7岁以上小儿1次2丸。病重者1天服4次。

【贮藏】密封，贮于阴凉干燥处，防潮防晒。

【宜忌】忌食辛辣油腻食物。

# 1076. 紫草油

《中医外科学》（上海中医学院编）

【药物组成】紫草、忍冬藤、白芷各30克，冰片15克。

【功效】清热解毒，消肿止痛。

【主治】烫伤，肌肤开放性创伤。

【方药分析】紫草清热凉血，化瘀解毒消肿；冰片、忍冬藤清热解毒，防腐；白芷味辛气香，化湿消肿止痛。故本方为清热解毒，防腐消肿之剂，用治水火烫伤，皮肤红肿，皮肉腐烂或用之保护肌肤创面，促进愈合。

【性状与剂型】紫红色的澄清液体，油剂，略具冰片香气。

【用法与用量】外用，依创面大小，取适量涂擦患处或用无菌纱条浸透敷于患处。定期换药。

【贮藏】密封，置阴凉干燥处保存，遮光防晒。

【宜忌】忌食辛辣油腻食物。

## 1077. 紫草膏
《中药成药学》

【**药物组成**】紫草 50 克，当归、防风、生地黄、白芷、乳香、没药各 15 克。

【**功效**】清热凉血，生肌止痛。

【**主治**】<u>火伤</u>，<u>疮疡已溃</u>，<u>疼痛不止</u>。

【**方药分析**】紫草、生地黄清热凉血；白芷消肿止痛；当归、乳香、没药活血生肌止痛；故本方有凉血生肌，消肿止痛之功。用治烧伤、烫伤疼痛不已，疮疡破溃不敛等症均效。

【**性状与剂型**】紫红色软膏，有特殊的油腻气味。

【**用法与用量**】外用，取适量摊于纱布上敷患处，或外涂患处，每隔 1~2 日换药一次。

【**贮藏**】密封，置阴凉干燥处保存，防潮防晒。

【**宜忌**】忌食辛辣油腻食物。

## 1078. 紫雪
《外台秘要》

【**药物组成**】芒硝(制)480 克，石膏、寒水石、滑石、磁石各 144 克，硝石(精制)96 克，玄参、升麻各 48 克，甘草 24 克，木香、沉香各 15 克，水牛角浓缩粉、朱砂各 9 克，羚羊角 4.5 克，麝香 3.6 克，丁香 3 克。

【**功效**】清热解毒，开窍醒神，息风止痉。

【**主治**】<u>温热病</u>，<u>热陷心包</u>，<u>高热</u>，<u>神昏谵语</u>，<u>惊风抽搐</u>，<u>热毒斑疹</u>。

【**方药分析**】石膏、寒水石、滑石甘寒清热；玄参、升麻、甘草清热解毒；水牛角粉清心凉血，解毒安神；麝香、木香、丁香、沉香行气开窍。以上两组清热与开窍药物，为方中主要成分。其中选用甘寒之品清热而不用苦寒清热，以免苦燥伤津，又配伍羚羊角清肝息风止痉，以解痉厥抽搐，角弓反张；朱砂、磁石重镇安神，以定惊除烦；更用芒硝、硝石泄热散结，起到釜底抽薪的效果。

【**性状与剂型**】棕红色至灰棕色的粉末，气芳香，味咸，微苦，每瓶重 1.5 克。

【**用法与用量**】内服，1 次 1.5~3 克，1 日 2 次。周岁小儿 1 次 0.3 克，每增 1 岁递增 0.3 克，1 日 1 次。5 岁以上小儿酌情服用。

【**贮藏**】密封，置阴凉干燥处保存，防潮防晒。

【**宜忌**】孕妇忌服。

【**各家论述**】《温病条辨》："诸石利水火而通下窍，磁石、玄参补肝肾之阴而上济君火；犀角、羚羊角泻心胆之火；甘草和诸药而败毒，且缓肝急。诸药皆降，独用一味升麻，盖欲降先升也。诸香化秽浊，或开上窍，或开下窍，使神明不致坐困于浊邪而终不克复其明也。丹砂色赤，补心而通心火，内含汞而补心体，为坐镇之用。诸药用气硝独用质者，以其水卤结成，性峻而易消，泻火而散结也。"

## 1079. 紫银软膏

《全国医药产品大全》

【药物组成】紫草、金银花各 100 克，樟脑 10 克，液状石蜡（或香油）100 克，凡士林适量。

【功效】清热凉血，解毒。

【主治】烧伤，烫伤，婴儿臀红等。

【方药分析】本方由寒凉清热之品为主组成。紫草清热凉血，化瘀解毒；金银花清热解毒，二药为伍可收凉血解毒之效。又加用樟脑，外用除湿止痛。故本方可用治烧伤、烫伤，皮肤红肿疼痛，甚则皮塌肉烂，流水溢脓之证。

【性状与剂型】深紫红色软膏，每克约相当于原生药 0.2 克。

【用法与用量】外用，取适量涂于患处，或做成细纱布条使用。

【贮藏】密封，置阴凉干燥处保存，防潮防晒。

【宜忌】忌食辛辣食物。

## 1080. 紫榆烧伤油

《全国医药产品大全》

【药物组成】地榆 200 克，黄柏、紫草各 100 克，栀子、苍术各 50 克，菜油（或其他食用植物油）1000 毫升。

【功效】清热解毒，收敛生肌。

【主治】I 度及浅 I 度烧伤或烫伤。

【方药分析】重用地榆为主药，凉血止血，解毒敛疮；紫草清热凉血，活血解毒；栀子、黄柏清热解毒，燥湿；苍术燥湿健脾。诸药合用，共收凉血解毒、燥湿敛疮生肌之功。

【性状与剂型】棕红色混悬状液体，油剂。

【用法与用量】外用，先将创面清洗消毒后，取适量涂患处，或用纱布浸透烧伤油外敷。

【贮藏】密封，置阴凉干燥处保存，防潮防晒。

【宜忌】忌食辛辣食物。

## 1081. 紫蔻丸

《吉林省药品标准》（1977 年版）

【药物组成】山楂 600 克，醋香附 400 克，炒白术 300 克，茯苓、槟榔、炒

莱菔子、草豆蔻、炒神曲、炒麦芽、炒枳壳、醋青皮各 200 克，白豆蔻、陈皮、
藿香、木香、高良姜、甘草各 100 克，丁香、砂仁、官桂各 90 克。

【功效】温中行气，健胃消食。

【主治】寒凝气滞或饮食所伤而致的<u>胃脘疼痛</u>，<u>腹满腹胀</u>，<u>食少不消</u>，<u>嗳气</u><u>吞酸</u>，<u>噫心呕吐</u>等证。

【方药分析】本方选用四组药物组成：方中重用白术配伍茯苓、甘草，补气健脾，甘草又调和诸药；高良姜、肉桂、丁香温中散寒；香附、槟榔、枳壳、青皮、陈皮、木香理气除胀，止痛；草豆蔻、白豆蔻、砂仁、藿香化湿醒脾，行气止呕；莱菔子、神曲、麦芽、山楂消食化积，莱菔子又降气。以上四组补气、温中、行气、消食药物，组成此具有温中行气、健胃消食之效的方剂。

【性状与剂型】圆球形棕黑色的蜜丸，气芳香，味辛，微苦，每丸重 10 克。

【用法与用量】内服，1 次 1 丸，1 日 2~3 次，温开水送服。

【贮藏】密闭，放阴凉干燥处保存，防潮防蛀。

【宜忌】忌食生冷、辛辣、油腻等不易消化的食物。

## 1082. 喉宁

《山西省药品标准》（1983 年版）

【药物组成】芒硝 500 克，大黄 400 克，连翘、栀子、玄参、麦冬、山楂(焦)各 240 克，薄荷、黄柏各 120 克，甘草 90 克，柴胡、荆芥穗、防风、砂仁、桔梗、黄连、青黛各 60 克，蟾酥、冰片各 15 克，人工牛黄 2 克，珍珠 1 克。

【功效】清热解毒，消肿止痛。

【主治】<u>咽喉肿痛</u>，<u>单双乳蛾</u>，<u>口舌生疮</u>。

【方药分析】蟾酥、珍珠、人工牛黄清热解毒，化腐生肌；苦寒的大黄、芒硝、黄连、栀子、黄柏清热解毒，泄上炎之火；连翘、青黛、冰片清热凉血，且有芳香辟秽解毒之功；玄参、麦冬滋阴清热，解毒消肿而利咽喉；柴胡、芥穗、防风、薄荷辛散上行，清肺利咽。本方多为苦寒之重品，为防苦寒伤胃，故加入山楂、砂仁芳香醒脾开胃，助脾运化；更用桔梗载药上浮，直达病所；用甘草调和诸药。

【性状与剂型】黑褐色的浓缩丸，味苦，每粒 0.05 克，每瓶装 100 粒。

【用法与用量】内服，每服 20~30 粒，1 日 3 次，温开水送下。

【贮藏】密闭，放阴凉干燥处保存，防潮防蛀。

【宜忌】体虚泻泄者与孕妇忌服。

## 1083. 喉症丸

《广东省药品标准》（1982 年版）

【药物组成】板蓝根 840 克，猪胆汁干膏 120 克，雄黄 90 克，蟾酥 80 克，

甘草炭 62 克，人工牛黄 60 克，玄明粉、硼砂各 40 克，冰片 28 克，青黛 24 克。

【功效】清热解毒，消肿止痛。

【主治】咽喉肿痛，溃烂，喉痛，乳痈及一般疮疡。

【方药分析】牛黄配雄黄、玄明粉、绷砂、冰片、蟾酥清热解毒，消肿止痛；更用猪胆汁、青黛、板蓝根加强清热解毒之效。

【性状与剂型】黑色极小水丸，除去包衣显黄褐色，味苦有麻舌感，每瓶装 30 粒，重 0.1 克。

【用法与用量】内服，3~10 岁小儿 1 次 3~5 粒，成人 1 次 5~10 粒，1 日 2 次。外用，凉开水研细，涂于疮疡患处，1 日数次。

【贮藏】密闭，放阴凉干燥处保存，防潮防晒。

【宜忌】孕妇忌服。疮疡已破者不可涂敷。

## 1084. 喉症锡类散

《浙江省药品标准》（1983 年版）

【药物组成】青黛 460 克，珍珠、象牙屑各 225 克，壁钱（焙存性）48 克，西黄、人指甲（炙）各 37.5 克，冰片 22.5 克。

【功效】清热解毒，消肿止痛。

【主治】乳蛾，牙疳，口舌糜烂。

【方药分析】珍珠、牛黄清热解毒，化腐生肌；象牙屑、壁钱、人指甲增强去腐功能；加入青黛、冰片加强清热凉血之功，且可芳香辟恶而止痛。

【性状与剂型】青灰色的粉末，气微香，味微咸，每瓶装 0.3 克。

【用法与用量】外用，取少许吹入患处，每 2~3 小时吹入 1 次。

【贮藏】密闭，放阴凉干燥处保存，防潮防晒。

【宜忌】吹入口中，吐出涎水，不可咽下。

## 1085. 喉痛铁笛丸

《浙江省药品标准》（1983 年版）

【药物组成】薄荷 330 克，川芎、连翘各 205 克，甘草、桔梗、百药煎各 165 克，诃子、大黄、砂仁各 83 克，鸡蛋清 330 克。

【功效】清肺利咽，开音。

【主治】肺热上炎，喉痛声哑，口燥咽干。

【方药分析】蛋清、薄荷清肺利咽，养阴生津，润肺止渴；大黄、连翘清热解毒；百药煎、诃子、砂仁、川芎清热化痰，利咽降气，且可开音；桔梗清宣肺气，清利咽喉，载药上行；甘草调和诸药，并解毒利咽。

【性状与剂型】灰褐色大蜜丸，气微香，味苦甘，每丸重 2 克。

【用法与用量】含服，1 次 1 丸，1 日 2~3 次。

【贮藏】密闭，放阴凉干燥处保存，防潮防蛀。

【宜忌】忌食辛辣等刺激性食物。

## 1086. 蛤蚧治痨丸

《吉林省药品标准》（1977 年版）

【药物组成】蜜百部 100 克，贝母、白果、白及各 75 克，乌梅、冬虫夏草各 50 克，蛤蚧 5 对。

【功效】滋肾补肺，止咳抗痨。

【主治】肺痨，潮热盗汗，咳嗽，咯血。

【方药分析】蛤蚧为主，补肺益肾；百部为辅，滋阴润肺止咳；主辅合用，滋肾补肺以止咳；贝母、冬虫夏草润肺养阴，且化痰止咳；白果、乌梅敛肺止咳；白及收敛止血。

【性状与剂型】棕褐色类圆球形的蜜丸，味苦，微酸，每丸重 10 克。

【用法与用量】内服，1 次 1 丸，1 日 2~3 次，温开水送下。

【贮藏】密闭，放阴凉干燥处，防潮防蛀。

【宜忌】忌食辛辣等刺激性食物。

## 1087. 蛤蚧定喘丸

《新疆维吾尔自治区药品标准》（1987 年版）

【药物组成】紫菀、百合各 300 克，瓜蒌仁、黄芩、鳖甲（醋制）、甘草、麦门冬、杏仁（炒）、生石膏各 200 克，麻黄 180 克，紫苏子（炒）100 克，蛤蚧尾 10 克。

【功效】滋阴清肺，止咳定喘。

【主治】虚劳久咳，年老哮喘，气短发热，胸闷郁闷，自汗盗汗，不思饮食。

【方药分析】蛤蚧为主，补肺气，定喘止嗽；鳖甲为辅，滋阴降火，治阴虚潮热盗汗；百合、麦冬、紫菀、瓜蒌仁滋阴润肺，化痰止咳；麻黄、杏仁、紫苏子宣降肺气，止咳平喘；生石膏、黄芩、黄连走上焦，清泄肺热；甘草为使，调和诸药。

【性状与剂型】棕灰色大蜜丸，味苦微甜，每丸重 9 克。

【用法与用量】内服，1 次 1 丸，1 日 2~3 次。

【贮藏】密闭，置阴凉干燥处，防潮防蛀。

【宜忌】忌食生冷、辛辣、黏腻等不易消化的食物。

## 1088. 跌打丸

《天津市中成药规范》

【药物组成】续断 320 克，三七、赤芍药各 64 克，白芍、红花、血竭、苏木、乳香（制）、没药（制）、三棱（醋制）、甘草各48克，当归、桃仁、刘寄奴、骨碎补（炒）、牡丹皮、甜瓜子、防风、枳实（炒）、桔梗、木通、自然铜（煅）、土鳖虫各32克，姜黄24克。

【功效】活血祛瘀，消肿止痛。

【主治】跌打损伤，瘀血肿痛，闪腰岔气。

【方药分析】三七为主，为活血、止血、止痛消肿之良药；辅以桃仁、红花、赤芍、血竭、刘寄奴、苏木、牡丹皮、乳香、没药、姜黄、三棱、甜瓜子、自然铜、土鳖虫助三七活血祛瘀，消肿止痛；佐以骨碎补、续断补益肝肾，续筋接骨；当归、白芍补血和血；枳实、桔梗行气活血；防风、木通祛风，通经止痛；甘草调和诸药为使。

【性状与剂型】黑褐色至黑色的圆球形蜜丸，气微腥，味苦，每丸重3克。

【用法与用量】内服，1次1丸，1日2次。

【贮藏】密闭，置阴凉干燥处，防潮防晒。

【宜忌】孕妇忌服。

## 1089. 跌打风湿药酒

《广东省药品标准》（1982年版）

【药物组成】桂枝、羌活、没药、当归、独活、薏苡仁、乳香、赤芍药各1.6克，防己、香附、续断、半夏(制)、巴戟天、杜仲各1.4克，天麻(制)、皂角刺、川芎（酒蒸）、木瓜、骨碎补各1.2克，牡丹皮、三棱（醋制）、五灵脂、补骨脂、威灵仙、防风、川乌（制）、白鲜皮、穿山甲（炙）、莪术、秦艽各1克，牛膝0.8克，白酒（45度）640克。

【功效】活血化瘀，祛风湿，止痛。

【主治】跌打损伤，血瘀肿痛，风湿痹证，肢体麻木，筋骨疼痛。

【方药分析】牡丹皮、三棱、五灵脂、没药、皂角刺、川芎、穿山甲、莪术、当归、乳香、赤芍、牛膝活血祛瘀；独活、秦艽、木瓜、巴戟天、川芎、薏苡仁、川乌、防己、羌活、防风、威灵仙、桂枝祛风胜湿，散寒止痛；桂枝、天麻、皂角刺、穿山甲、木瓜通经活络，舒筋止痛；补骨脂、续断、巴戟天、杜仲、骨碎补、牛膝补肝肾，强筋健骨；半夏燥湿；白鲜皮解毒除湿。故本方可收活血祛瘀、祛风除湿、通经活络、补益肝肾、强筋壮骨之效。既适用于跌打损伤，血瘀肿痛，又适宜于各种痹痛。凡风寒湿痹，肢体麻木，关节肿痛及久痹腰膝疲软，筋骨不健，步履艰难者，皆可用之。

【性状与剂型】棕红色澄清液体，酒剂，味苦涩，辛辣。

【用法与用量】内服，1次10~15毫升，1日2次，饭前服用。外用，涂擦患处。

【贮藏】密闭，置阴凉干燥处，避光防晒。

【宜忌】孕妇勿服。孕妇勿擦腹部。

## 1090. 跌打活血散

《中药成药学》

【药物组成】红花 120 克，乳香（制）90 克，当归、骨碎补（炒）、续断、没药（制）各 60 克，儿茶、大黄、土鳖虫各 40 克，三七 20 克，血竭 14 克，冰片 4 克。

【功效】舒筋活血，散瘀止痛。

【主治】跌打损伤，骨折肿痛，闪腰岔气。

【方药分析】红花、当归、血竭、三七、乳香、没药、土鳖虫、大黄均有活血祛瘀的功效；骨碎补、续断补肝肾，续折伤；乳香、没药、儿茶消肿生肌；冰片辛香走窜止痛。诸药合用，瘀血得散，肿痛得消，筋骨得健。用治跌打损伤，闪腰岔气，骨折肿痛证均有良效。

【性状与剂型】红棕色的粉末，具有冰片特有的香气，味微苦，

【用法与用量】内服，1 次 3 克，1 日 2 次，用温黄酒或温开水送服。外用，以黄酒或醋调敷患处。

【贮藏】密闭，置阴凉干燥处，防潮防晒。

【宜忌】孕妇忌服。皮肤破伤处不宜敷用。

## 1091. 跌打损伤丸（1）

《福建省药品标准》（1977 年版）

【药物组成】大黄（醋制）80 克，刘寄奴、桃仁各 40 克，红花、当归、香附（制）、牛膝各 30 克，莪术（醋制）、青皮、枳实（炒）、川芎、降香、赤芍、槟榔、苏木、土鳖虫（酒润）、威灵仙、三棱各 20 克，自然铜（煅）、延胡索（制）各 10 克。

【功效】行气活血，舒筋止痛。

【主治】跌打损伤，筋骨疼痛。

【方药分析】大黄荡涤留瘀败血为主，辅以香附、枳实、青皮、槟榔行气止痛，使气行血活；刘寄奴、红花、当归、莪术、三棱、赤芍、川芎、降香、自然铜、牛膝、桃仁、苏木、土鳖虫活血祛瘀，消肿止痛，增强主药活血定痛之力；更用威灵仙通经活络以止痛。

【剂型与性状】棕黑色或黑色的小丸，味先甜而后苦涩，每 6 粒重 1 克。

【用法与用量】内服，1 次 6~9 克，1 日 2 次。

【贮藏】密闭，置阴凉干燥处，防潮防蛀。

【宜忌】孕妇忌服。妇女月经期停服。

# 1092. 跌打损伤丸（2）

《辽宁省药品标准》（1980 年版）

【**药物组成**】鸡骨（制）125 克，黄瓜子 100 克，刘寄奴、续断、自然铜（煅）、香加皮、申姜（制）、菊三七各 50 克，麻黄、乳香（炒）、苏木、白芍（酒炒）、大黄、儿茶、硼砂（煅）、当归、赤芍、红花各 25 克，甘草 15 克。

【**功效**】舒筋活血，散瘀止痛。

【**主治**】跌打损伤，瘀血停滞，伤筋动骨，筋骨疼痛。

【**方药分析**】黄瓜子、鸡骨、续断、香加皮通络活血，强筋接骨；刘寄奴、乳香、自然铜、苏木、申姜、大黄、当归、三七、赤芍、红花祛瘀行气，消肿止痛；儿茶、硼砂清热止痛；麻黄表散瘀血；白芍补血，合甘草缓急以止痛；用甘草调和药性，使之趋于平和。

【**性状与剂型**】黑褐色的蜜丸，味苦，每丸重 10 克。

【**用法与用量**】内服，1 次 1 丸，1 日 2 次，黄酒送服。

【**贮藏**】密闭，置阴凉干燥处，防潮防蛀。

【**宜忌**】孕妇忌服。

# 1093. 跌打损伤酒

《四川省药品标准》（1983 年版）

【**药物组成**】柴胡、当归、川芎各 200 克，黄芩、五灵脂、桃仁、赤芍、苏木、续断、骨碎补（去毛）、马钱子（制）各 100 克，红花、三棱各 70 克，乳香 50 克，白酒 16000 克。

【**功效**】舒筋活血，散瘀止痛。

【**主治**】跌打损伤，瘀血肿痛。

【**方药分析**】当归补血活血，祛瘀生新；柴胡疏理滞气，二者合用，共为主药；川芎、五灵脂、桃仁、赤芍、苏木活血祛瘀，消肿止痛共为辅药。主辅合用，活血行气，祛瘀止痛。佐以续断通经活络；黄芩入血分，既下血闭，又清血瘀所化之热；更用红花、骨碎补、三棱、乳香活血祛瘀，消肿止痛；马钱子通络散结，以助主辅药活血散瘀止痛之力；更用白酒，通经络，行药势，是为使药。

【**性状与剂型**】棕褐色的澄清液体，味苦涩，每瓶装 250 毫升。

【**用法与用量**】内服，1 次 9~15 毫升，1 日 2 次。外用涂于患处。

【**贮藏**】密闭，置阴凉干燥处，避光防晒。

【**宜忌**】气虚血亏者及孕妇忌服。本品含马钱子，有消毒，不可过量饮用。

## 1094. 暑症片

《中华人民共和国药典》（1985 年版）

【药物组成】猪牙皂、细辛各 80 克，薄荷、广藿香各 69 克，雄黄、朱砂各 57 克，甘草 49 克，木香、防风、陈皮、半夏（制）、桔梗、贯众各 46 克，白芷、白矾（煅）各 23 克。

【功效】祛寒开窍，辟瘟解毒。

【主治】中暑昏厥，牙关紧闭，腹痛吐泻，四肢发麻。

【方药分析】皂角、细辛、白矾合用，开窍醒神，化痰开窍，主治卒然昏厥，不省人事；用藿香外散风寒以解表，内化暑湿而和中，治暑热外感，腹痛吐泻；白芷、防风辛香发散，既助藿香散风寒，又芳香化浊通窍；陈皮、半夏燥湿和胃，降逆止呕；桔梗宣肺利膈，既利解表，又益化湿；贯众、雄黄、朱砂解毒辟秽；使以甘草，调和诸药。

【性状与剂型】浅棕黄色的片剂，味香，气辛，每片 0.5 克。

【用法与用量】内服，1 次 2 片，1 日 2~3 次。昏厥时将片研成细粉，取少许吹入鼻内取嚏。

【贮藏】密闭，置阴凉干燥处，防潮防晒。

【宜忌】孕妇忌服。谨避暑热。

## 1095. 暑湿正气散

《全国医药产品大全》

【药物组成】广藿香、半夏（制）、青木香、陈皮、丁香、肉桂、苍术、白术、茯苓各 100 克，朱砂、硝石（精制）各 10 克，硼砂、雄黄各 6 克，金礞石（煅）4 克，麝香、冰片各 3 克。

【功效】温中散寒，降逆止呕。

【主治】暑天受寒，腹痛吐泻，头痛恶寒，肢体酸重。

【方药分析】藿香辛散风寒，芳香化浊，疏理气机；半夏、陈皮燥湿和胃，降逆止呕；苍术、白术、茯苓健脾运湿，和中止泻，且苍术辛温能助藿香以解表；更用木香行气，畅中除满；肉桂、丁香温中散寒；少用朱砂、硝石、硼砂、雄黄、礞石、麝香、冰片等芳香开窍，辟秽化浊之品，解毒止痛。

【性状与剂型】棕黄色至棕红色的水丸，气芳香，味苦，辛，每瓶重 30 克。

【用法与用量】内服，1 次 1.5~3 克，1 日 1~2 次。

【贮藏】密闭，置阴凉干燥处，防潮防晒。

【宜忌】孕妇忌服。谨避暑热。

# 1096. 黑豆健肾丸

《吉林省药品标准》（1977 年版）

【药物组成】黑刀豆 15 克，诃子、白豆蔻、五灵脂、红花、枇杷叶、侧柏叶、紫草茸、茜草各 10 克，紫花地丁 5 克。

【功效】清热解毒，利湿化瘀。

【主治】湿热小便不利，热淋作痛。

【性状与剂型】棕黄色的小圆球形水丸，气微香，味苦，每 100 丸重 20 克。

【用法与用量】内服，1 次 15~20 丸，1 日 2 次，温开水送下。

【贮藏】密闭，放阴凉干燥处保存，防潮防晒。

【宜忌】忌食辛辣食品。

# 1097. 黑虎散（黑虎丹）

《中医外科诊疗学》

【药物组成】穿山甲（炭）30 克，丁香（炭）、蜈蚣（炭）各 20 克，全蝎（炭）、磁石（醋煅、飞）各 15 克，冰片 10 克，僵蛹（炭）7 克，麝香、蜘蛛（炭）各 5 克，人工牛黄 2 克。

【功效】提脓拔毒，消肿散结。

【主治】痈疽发背，对口疔疮，无名肿毒，坚硬疼痛。

【方药分析】牛黄有很强的清热解毒作用；全蝎、蜈蚣、蜘蛛、僵蚕攻毒散结；冰片辛香走窜，清热解毒；麝香气极香走窜，活血散结；穿山甲活血通络，透脓；丁香温里助阳。四药合用，可提毒排脓散结。

【性状与剂型】黑色粉末，散剂，具有麝香、冰片的特异香气。

【用法与用量】外用，将药粉少许，撒于患处，外贴膏药，1 日更换 1 次。

【贮藏】密闭，置阴凉干燥处，防潮防晒。

【宜忌】只宜外用，不可内服。忌食辛辣食品。

# 1098. 黑药肉

《上海市药品标准》（1980 年版）

【药物组成】大黄、当归、羌活、独活、麻黄、防风、赤芍药、地黄、荆芥、玄参、白芷、黄柏、黄芩、乌药、鲜毛姜各 60 克，官桂 40 克，马钱子、牡丹皮各 30 克，棉籽油 24000 克。

【功效】祛风胜湿，清热解毒，消肿止痛。

【主治】风湿痹证，关节肿痛，疔疮痈疽，疮疡肿痛。

【方药分析】羌活、独活、防风、荆芥、白芷、麻黄祛风湿，散寒止痛；大

黄、黄芩、黄柏、地黄、玄参、赤芍、牡丹皮清热解毒，凉血活血；当归、乌
药、官桂、鲜毛姜温通经络，调和气血；马钱子通络散结，为消肿止痛之佳品。

【性状与剂型】黑色乌亮的膏药肉，受热即软化的膏药。

【用法与用量】外用，烘软后摊涂在布或纸上贴患处。

【贮藏】用滑石粉撒在黑药肉外面，避热保存。

【宜忌】皮肤溃烂处勿用。忌食辛辣食品。

# 1099. 黑锡丸
《太平惠民和剂局方》

【药物组成】黑锡、硫黄各 200 克，附子（制）、补骨脂、肉豆蔻（煨）、小
茴香、阳起石（煅）、葫芦巴（酒炒）、沉香、川楝子（酒蒸）、木香各 100 克，肉
桂 50 克。

【功效】温壮下元，镇纳浮阳。

【主治】真阳不足，肾不纳气，上盛下虚，痰壅气喘，下元虚冷，胸腹冷胀，
或男子阳痿精冷，女子血海虚寒。

【方药分析】黑锡质重，味甘性寒，镇摄浮阳，降逆平喘；硫黄性热味酸，
温补命门之火，暖肾祛寒；二药相须为用，水火并补，标本兼顾，为方中主要药
物。更用附子、肉桂温肾助阳，引火归原，使虚阳复归肾中；阳起石、补骨脂、
葫芦巴温命门，除冷气，能接纳下归之虚阳；佐用小茴香、沉香、木香、肉豆
蔻温中调气，降逆除痰，兼能暖肾；又恐诸药温燥太过，故加苦寒之川楝子，既能
监制诸药，又有疏利肝气之功。如此配合，可使真阳充，下元温，喘促平，厥逆
回，冷汗止，气归肾中。故用治真阳不足，肾不纳气，浊阴上泛，上盛下虚，痰
壅胸中，气喘不止，四肢厥逆，冷汗自出，舌苔薄白，脉沉微之证，以及下元虚
冷，气自少腹上冲心胸之胸胁脘腹胀痛，或寒疝腹痛，男子阳痿精冷，女子血海
虚寒，月经不调，带下清稀，不孕等症均效。

【性状与剂型】银灰色小圆球形水丸，破碎后呈棕灰色，味辛，微苦。

【用法与用量】内服，1 次 1.56 克，1 日 1~2 次。或遵医嘱。

【贮藏】密闭，置阴凉干燥处，防潮防晒。

【宜忌】感冒发热及孕妇勿服。

【各家论述】《成方便读》："如真阳虚乏者，不特寒从外来，且寒自内生，盛
则逼阳于上，或遗脱于下，种种变证，莫可枚举。然欲补真阳之火，必先固护真
阴。故硫黄、黑铅两味，皆能入肾，一补火而一补水，以之同炒，使之水火交
恋，阴阳互根之意。而后一派补肾壮阳之药，暖下焦逐寒湿，真阳返本，阴液无
伤。寒则气滞，故以木香理之；虚则气逆，故以肉果固之。用川楝子者，以肝肾
同居下焦，肝有相火内寄，虽寒盛于下，恐肝家内郁之火不净耳。故此方，治寒
疝一证，亦甚得宜。"

## 1100. 遗尿散

《辽宁省药品标准》（1980 年版）

【药物组成】萆薢 500 克，益智仁（盐炒）、朱砂各 25 克。

【功效】暖肾涩尿。

【主治】睡中遗尿。

【方药分析】萆薢利湿化浊为主，益智仁温肾阳，固涩缩泉为辅。主辅合用，温暖下元，分清化浊，固涩止遗；使以朱砂安魂魄，定心神。

【性状与剂型】味微辛的深黄色粉末，每袋重 5 克。

【用法与用量】内服，1 次 1 袋，1 日 2 次。

【贮藏】密闭，置阴凉干燥处，防潮防晒。

【宜忌】患儿睡前少喝水。

## 1101. 锁阳补肾胶囊

《湖北省药品标准》（1986 年版）

【药物组成】韭菜子 47 克，锁阳、仙茅、巴戟天、当归、蛇床子、肉苁蓉（蒸）、菟丝子、杜仲（盐炒）、沙苑子（盐炒）、党参（蜜炙）、山茱萸（蒸）、淫羊藿、黄芪（蜜炙）、山药、熟地黄各 31 克，五味子（蒸）、补骨脂（盐炒）、枸杞子、覆盆子、远志、莲须、金樱子各 20 克，红参、牛鞭（制）、狗肾（制）各 16 克，鹿茸、黑顺片、肉桂、小茴香、阳起石（煅）、花椒、泽泻、甘草（蜜炙）、茯苓各 10 克。

【功效】补肾壮阳，填精固真。

【主治】肾阴虚或肾阳虚引起的阳痿，遗精，早泄证。

【方药分析】肾阳虚损，精关不固，致滑精遗泄、阳痿等症，治宜补肾壮阳，填精固真。方用锁阳、巴戟天、肉苁蓉、补骨脂、杜仲、牛鞭、狗肾、鹿茸、淫羊藿、菟丝子补肾壮阳；红参、党参、黄芪大补元气，补脾益肺；附子、肉桂、花椒、小茴香、仙茅、阳起石补火助阳，散寒止痛，温通经脉；覆盆子、山茱萸、韭菜子补益肝肾；山药健脾益气；当归、熟地黄、枸杞子补血益阴，宁心安神；沙苑子、金樱子、五味子、莲须固精止遗，补益肝肾；茯苓、泽泻渗利湿浊；甘草补脾益气，调和药性。

【性味与剂型】胶囊剂，内容物为黑色的颗粒，气微香，味苦辛，微酸。

【用法与用量】内服，1 次 3~5 粒，1 日 2~3 次。

【贮藏】密封，置阴凉干燥处保存，防潮防晒。

【宜忌】用药期间，节制房事。忌饮酒。

## 1102. 锁阳固精丸

《中华人民共和国药典》（1977年版）

【药物组成】熟地黄、山药各56克，巴戟天（制）30克，肉苁蓉（蒸）、补骨脂（盐炒）、杜仲炭、八角茴香、莲须、大青盐各25克，锁阳、菟丝子、韭菜子、芡实（炒）、莲子、牡蛎（煅）、龙骨（煅）、鹿角霜、牛膝各20克，山茱萸（制）17克，牡丹皮、茯苓、泽泻各11克，知母、黄柏各4克。

【功效】温肾固精。

【主治】目眩耳鸣，腰膝酸软，四肢无力，滑精。

【方药分析】熟地黄、山茱萸、锁阳、肉苁蓉、菟丝子补肾填精为主药，即"善补阳者，必于阴中求阳"之意。八角茴香、韭菜子、巴戟天、补骨脂、鹿角霜、杜仲温肾壮阳；山药、芡实、莲子肉健脾益气，固涩精气；茯苓、泽泻渗利湿浊；煅龙骨、煅牡蛎、莲须涩精止遗，共为辅药；少用知母、黄柏、丹皮坚阴清虚热为佐；牛膝、大青盐取其引诸药下行入肾，直达病所为使药。

【性状与剂型】棕褐色至黑褐色大蜜丸，气微，味苦，每丸重9克。

【用法与用量】内服，1次1丸，1日2次。

【贮藏】密闭，置阴凉干燥处，防潮防蛀。

【宜忌】用药期间，节制房事。忌饮酒。忌食辛辣食物。

## 1103. 锁精丸（锁精丹）

《北京市药品标准》（1983年版）

【药物组成】地黄360克，牡蛎（煅）、龙骨（煅）各240克，黄芪（蜜炙）、山茱萸（酒炙）、山药各180克，人参（去芦）、肉桂（去粗皮）、泽泻、牡丹皮、柏子仁、酸枣仁（炒）、茯神、远志（去心，甘草炙）、五味子（醋炙）各120克。

【功效】益气，滋阴，固精。

【主治】肾水不足，相火妄动引起的早泄遗精，自汗盗汗，夜不安眠，头晕耳鸣，腰膝酸软。

【方药分析】人参、黄芪、山药补气健脾，生津止渴；肉桂补火助阳，散寒止痛；山茱萸、地黄养血滋阴，补益肝肾；泽泻、丹皮泄热凉血活血；龙骨、牡蛎、酸枣仁、柏子仁、茯神、远志养心安神，收敛固涩。诸药相伍共奏益气、滋阴、固精之功效。

【性状与剂型】为黄褐色的大蜜丸，味甘，微酸，每丸重6克。

【用法与用量】内服，1次1丸，1日2次。

【贮藏】密闭，置室内阴凉干燥处，防潮防蛀。

【宜忌】用药期间，节制房事。忌饮酒。忌食辛辣食物。

## 1104. 鹅血粉

《全国医药产品大全》

【**药物组成**】本品系抗凝鹅血经喷雾干燥制成。

【**功效**】解毒，祛瘀，散结。升白细胞。

【**主治**】用于消化道肿瘤的辅助治疗。

【**方药分析**】鹅血咸平，有涌吐胃中瘀结的作用，可用于噎膈反胃的治疗。

【**性状与剂型**】红棕色粉末，略带腥臭。

【**用法与用量**】内服，1 次 1.5 克，1 日 3~4 次。

【**贮藏**】密闭，置干燥阴凉处保存，防潮防晒。

【**宜忌**】也可用新鲜鹅血代之。

## 1105. 鹅掌风药水

《中华人民共和国药典》（1977 年版）

【**药物组成**】土槿皮 250 克，蛇床子、大风子仁、百部、防风、风仙透骨草、花椒各 125 克，当归、侧柏叶、吴茱萸各 100 克，蝉蜕 75 克，斑蝥 3 克，乙醇、冰醋酸（比例为 3∶1）适量。

【**功效**】杀菌，祛湿，止痒。

【**主治**】鹅掌风，灰指甲，湿癣，脚癣。

【**方药分析**】土槿皮、蛇床子、百部、大枫子仁、花椒祛风除湿，杀虫止痒；风仙透骨草、吴茱萸、防风、蝉蜕增强祛风止痒功效；当归养血活血祛风；侧柏叶清热凉血止痒；斑蝥攻毒蚀疮。

【**性状与剂型**】暗黄绿色的透明液体，具冰醋酸的特臭。

【**用法与用量**】将患处洗净，1 日搽 3~4 次。灰指甲除去空松部分，使药易渗入。

【**贮藏**】密闭，置干燥阴凉处保存，防潮防晒。

【**宜忌**】外用药，切忌入口。严防触及眼、鼻、口腔等黏膜处。

## 1106. 筋骨丸

《辽宁省药品标准》（1980 年版）

【**药物组成**】穿山龙 200 克，申姜（制）、威灵仙、当归各 100 克，续断 75 克，地龙、苏木、土鳖虫各 25 克，自然铜（煅）、马钱子（制）各 15 克。

【**功效**】活血止痛，接骨续筋。

【**主治**】跌打损伤，伤筋动骨，瘀血停滞，筋骨疼痛。

【**方药分析**】穿山龙祛风湿，舒筋活络；威灵仙祛风湿，止痹痛；红花、当归、苏木、土鳖虫、自然铜补血活血，祛瘀通络；申姜、续断补肾，祛风湿，强筋骨；马钱子、地龙通经活络。

【**性状与剂型**】黑褐色圆形蜜丸，味苦，每丸重 6 克。

【**用法与用量**】内服，1 次 1 丸，1 日 2 次。

【**贮藏**】密闭，置干燥阴凉处保存，防潮防蛀。

【**宜忌**】孕妇忌服。严格掌握用量，不可过量服用，以防马钱子中毒。

# 1107. 筋骨宁片

《吉林省药品标准》（1977 年版）

【**药物组成**】穿山龙 200 克，桃仁、炒苍术、威灵仙、当归、桂枝、牛膝、甘草、丹参、千年建、地枫皮、红花、制草乌、炒乳香各 100 克，制马钱子 50 克。

【**功效**】祛风活血，舒筋止痛。

【**主治**】风寒湿痹，关节疼痛。

【**方药分析**】穿山龙、威灵仙、千年健、地枫皮、牛膝祛风除湿，舒筋活络，通痹止痛；制草乌、制马钱子搜风散寒，通利关节止痛；桃仁、丹参、红花活血通络止痛；当归、乳香合用，养血活血；炒苍术燥湿除痹；桂枝温经止痛，引药上行。

【**性状与剂型**】褐色糖衣片，气芳香，味苦，每片重 0.25 克。

【**用法与用量**】内服，1 次 2 片，1 日 1~2 次。

【**贮藏**】密闭，置阴凉干燥处，防潮防晒。

【**宜忌**】孕妇忌服。不可过量服用，以防马钱子中毒。

# 1108. 焦楂化滞丸

《全国医药产品大全》

【**药物组成**】焦山楂 2800 克，二丑（炒）1200 克，六曲（麸炒）、麦芽（炒）、莱菔子（炒）各 700 克。

【**功效**】消食宽中，理气消胀。

【**主治**】饮食停滞，肠胃不和，气滞不舒，膨闷胀饱。

【**方药分析**】焦山楂为主药，长于消肉食积滞，又能破气散瘀；气机不畅，饮食停积，辅以二丑泻水下气，通利三焦；佐以六曲、麦芽、莱菔子消食除胀，下气化痰。

【**性状与剂型**】棕褐色大蜜丸，气香，味酸甜，微麻，每丸重 9 克。

【**用法与用量**】内服，1 次 1~2 丸，1 日 2 次。儿童减半。

【**贮藏**】密闭，置阴凉干燥处，防潮防蛀。

【**宜忌**】孕妇及脾胃虚弱者忌用。忌食生冷黏腻等不易消化的食物。

## 1109. 舒气丸（舒气通）

《全国医药产品大全》

【药物组成】牵牛子(炒)240克，大黄、香附(醋炒)、五灵脂(醋炒)各120克，山楂(炒)80克，六神曲(麸炒)40克，槟榔、厚朴(姜制)、陈皮、枳实(麸炒)、麦芽(炒)、三棱(醋炒)、莪术(醋煮)、木香、枳壳(麸炒)各20克，青皮(醋炒)、苍术(米泔水炒)、莱菔子(炒)、川芎各10克。

【功效】消积通便，理气止痛。

【主治】胃肠积滞，膨闷胀饱，脘腹疼痛，大便不畅，气逆呕恶等证。

【方药分析】大黄、香附、青皮、枳实、木香行气化积；槟榔、陈皮、厚朴、枳壳、牵牛子宽胸利膈，降逆止呕；苍术、麦芽、山楂、莱菔子、神曲健脾和胃，消食除胀；川芎、五灵脂、莪术、三棱活血散瘀，止痛。

【性状与剂型】为浅褐色小水丸，味微苦，微臭，每20粒重1克。

【用法与用量】内服，1次4.6克，1日1~2次。

【贮藏】密闭，置阴凉干燥处，防潮防晒。

【宜忌】脾胃虚弱，大便溏薄者及孕妇忌服。忌食生冷过硬之物。

## 1110. 舒心宁片

《湖南省药品标准》(1982年版)

【药物组成】丹参、川芎、赤芍各500克，红花、当归、孩儿参、薤白、瓜蒌皮各400克，远志(甘草水制)、降香、石菖蒲、甘草(蜜炙)各300克。

【功效】活血祛瘀，行气止痛。

【主治】改善冠状动脉血液循环，兼治疗高血压病、胆固醇过高及冠心病心绞痛。

【方药分析】丹参、川芎、赤芍、红花、当归、降香活血祛瘀，通经止痛；孩儿参补气生津；薤白、瓜蒌皮通阳散结，利气宽胸；远志、石菖蒲祛痰开窍；甘草缓急止痛，调和药性。

【性状与剂型】为糖衣片，片芯呈棕褐色，气芳香，味微甜，每片重0.3克。

【用法与用量】内服，1次5~6片，1日3次。

【贮藏】密封，置阴凉干燥处保存，防潮防晒。

【宜忌】忌饮酒和情绪波动。

## 1111. 舒肝丸

《吉林省药品标准》(1977年版)

【药物组成】焦山楂、酒白芍各200克，醋香附、醋延胡索各150克，槟榔

100克，陈皮75克，乌药、醋青皮、炒枳壳、姜厚朴、法半夏、姜黄各50克，砂仁、甘草各25克，沉香20克。

【功效】疏肝，化滞，顺气。

【主治】胸肋胀满，郁气结滞，胃脘刺痛，呕逆嘈杂，嗳气吞酸。

【方药分析】白芍补血敛阴，柔肝止痛；香附、陈皮、乌药、青皮、枳壳、厚朴、砂仁、沉香理气止痛，健脾和胃；延胡索、姜黄、焦山楂、槟榔活血散瘀，理气止痛；半夏降逆止呕，消痞散结；甘草调和诸药。

【性状与剂型】为类圆球形黑褐色的蜜丸，气芳香，味微苦，辛，每丸重10克。

【用法与用量】内服，1次1丸，1日2次，温开水送服。

【贮藏】密闭，置阴凉干燥处保存，防潮防蛀。

【宜忌】孕妇忌服。忌食生冷黏腻等不易消化的食物。

## 1112. 舒肝和胃丸

《北京市药品标准》（1983年版）

【药物组成】佛手30克，陈皮15克，白术（麸炒）12克，香附（醋炙）、乌药、木香、郁金、焦槟榔、莱菔子(炒)各9克，广藿香6克，柴胡、白芍(蜜炙)、甘草（蜜炙）各3克。

【功效】疏肝解郁，和胃止痛。

【主治】肝郁气滞引起的胸胁胀满，食欲不振，呃逆吐酸，恶心呕吐，胃脘疼痛。

【方药分析】柴胡疏肝解郁；香附、乌药、木香、陈皮、郁金、佛手、白芍行气止痛，柔肝解郁；广藿香化湿止呕；白术、莱菔子、槟榔健脾导滞，消食和胃；甘草调和诸药。

【性状与剂型】为棕褐色大蜜丸，气香，味甘苦，每丸重6克。

【用法与用量】内服，1次1~2丸，1日2次。

【贮藏】密闭，置室内阴凉干燥处，防潮防蛀。

【宜忌】忌食生冷、黏腻等不易消化的食物。

## 1113. 舒肝保坤丸

《北京市药品标准》（1983年版）

【药物组成】香附（醋炙）480克，益母草150克，当归、黄芪（蜜炙）、茯苓各120克，厚朴（姜炙）、山楂（炒）、莱菔子（炒）、陈皮、法半夏、草果仁、槟榔、川芎、白芍、五灵脂（醋炙）、蒲黄炭、艾叶炭、白术（麸炒）、山药、防风、山茱萸（酒炙）、阿胶、黄芩、木瓜各90克，沉香、木香、砂仁、枳实、桃仁（去皮）、官桂、石菖蒲各60克，红花、干姜各30克。

【功效】舒郁调经，益气养血。

【主治】血虚肝郁，气逆结滞引起的胸满腹胀，<u>胃脘疼痛</u>，<u>恶心呕吐</u>，<u>嗳气吞酸</u>，<u>月经不调</u>，<u>行经腹痛</u>，<u>赤白带下</u>，<u>腰酸腿软</u>，<u>头目眩晕</u>。

【方药分析】香附疏肝理气，调经止痛；黄芪补气升阳；沉香、木香、厚朴、枳实、陈皮、槟榔行气解郁；白术、山药健脾益气；砂仁、草果仁、茯苓、山楂、莱菔子、石菖蒲芳香化湿，健脾消食；阿胶、桃仁、红花、当归、川芎、蒲黄、益母草、五灵脂补血活血，祛瘀止痛调经；半夏、黄芩、防风燥湿，降逆止呕；木瓜祛湿和胃；干姜、艾叶温中散寒，温经止痛；山茱萸补益肝肾。

【性状与剂型】为黄褐色的大蜜丸，气香，味苦，每丸重9克。

【用法与用量】内服，1次1丸，1日2次。

【贮藏】密闭，置室内阴凉干燥处，防潮防蛀。

【宜忌】孕妇忌服。忌食生冷、黏腻等不易消化的食物。

## 1114. 舒肝健胃丸

《河北省药品标准》（1981年版）

【药物组成】麦曲（炒）379克，牵牛子376克，柴胡282克，青皮235克，厚朴（姜制）、香附（醋制）各188克，白芍、五灵脂各141克，大黄、莱菔子（炒）、陈皮各94克，肉桂、鸡内金、草豆蔻、龙胆草各47克。

【功效】疏肝理气，健胃消食。

【主治】<u>消化不良</u>，<u>食后胀饱</u>，<u>胃脘疼痛</u>，<u>反胃吞酸</u>。

【方药分析】柴胡、青皮疏肝解郁，消积化滞；厚朴、香附、麦曲、牵牛子、大黄、肉桂、灵脂、白芍通利三焦气机，散郁止痛，攻积导滞；鸡内金、草豆蔻、莱菔子、陈皮、龙胆草燥湿健脾，消食除胀，降逆止呕。

【性状与剂型】白色水丸，丸芯呈棕色，味苦，辛，每100粒重7.5克，每瓶装300粒。

【用法与用量】内服，1次30粒，1日2次，早晚空腹服用。儿童酌减。

【贮藏】密闭，置阴凉干燥处保存，防潮防晒。

【宜忌】孕妇忌服。忌食生冷、黏腻等不易消化的食物。

## 1115. 舒郁九宝丸

《北京市药品标准》（1983年版）

【药物组成】丁香、香附（醋炙）、茯苓、当归、白扁豆（去皮）各240克，白芍180克，白术（麸炒）、六曲（麸炒）各120克，木香、砂仁、沉香、青皮（醋制）、陈皮、厚朴（姜炙）、豆蔻仁、甘草各90克。

【功效】行气解郁，和胃止痛。

【主治】气郁不舒，胃肠不和引起的胸膈满闷，<u>脘腹胀痛</u>，<u>倒饱嘈杂</u>，<u>恶心</u>

嗳气，不思饮食。

【方药分析】木香、沉香、香附、青皮、陈皮、厚朴行气解郁，散寒止痛；丁香、砂仁、豆蔻仁温中降逆；白芍柔肝止痛；当归补血养肝；白术、茯苓、白扁豆健脾化湿；神曲调食和胃；甘草调和诸药。

【性状与剂型】为黑褐色大蜜丸，气微香，味甜、辛，每丸重6克。

【用法与用量】内服，1次2丸，1日2次。

【贮藏】密闭，置室内阴凉干燥处，防潮防蛀。

【宜忌】忌食生冷、黏腻等不易消化的食物。

## 1116. 舒泰丸

《辽宁省药品标准》（1980年版）

【药物组成】紫苏、藿香、桔梗各40克，白芍（酒炒）、白豆蔻、厚朴（姜制）、陈皮、青皮（炒）、苍术（炒）、槟榔（炒）、鸡内金（炒）各25克，六曲（炒）、山楂（炒）、麦芽（炒）各20克，柴胡、川芎、木香、甘草各15克。

【功效】疏肝理气，消积化滞。

【主治】膨闷胀饱，食滞不消，呕逆吞酸。

【方药分析】青皮疏肝破气，消积化滞；柴胡、白芍疏肝解郁，柔肝止痛；陈皮、木香、厚朴、白豆蔻理气行滞；槟榔降逆气，气机通则郁滞疏解；鸡内金、六曲、山楂、麦芽消食导滞；苍术、紫苏、藿香、桔梗健脾利湿，行气宽中；甘草为使，调和诸药。

【性状与剂型】棕黑色圆形蜜丸，味甘微辛，每丸重10克。

【用法与用量】内服，1次1丸，1日2次。

【贮藏】密闭，置室内阴凉干燥处，防潮防蛀。

【宜忌】忌食生冷、黏腻等不易消化的食物。

## 1117. 舒胃片

《上海市药品标准》（1974年版）

【药物组成】枯巩16克，鸡蛋壳（炒）12克，延胡索4克，炼蜜4克。

【功效】制酸，止痛。

【主治】胃痛，胃酸过多，胃及十二指肠溃疡等。

【方药分析】鸡蛋壳其味淡，有收敛制酸之功，可治慢性胃炎，胃及十二指肠溃疡胃酸多者；延胡索活血行气止痛；枯矾燥湿，止血。

【性状与剂型】黄色压制片，具橘皮油特异香气。

【用法与用量】内服，常用量1次4~6片，1日3次。

【贮藏】密闭，置阴凉干燥处保存，防潮防晒。

【宜忌】忌食生冷、黏腻等不易消化的食物。

## 1118. 舒络养肝丸

《北京市药品标准》(1983年版)

【药物组成】赭石(煅醋淬)、甘草各480克,怀牛膝(去头)、麻黄、当归、延胡索(醋炙)、白芍各240克,续断、杜仲炭各180克,柴胡、香附(醋炙)、木香、木瓜、秦艽、防风、独活、羌活、地枫皮、青风藤、海风藤、乳香(醋炙)、没药(醋炙)、川芎、苍术(米泔炙)、厚朴(姜炙)各120克。每4440克细粉兑研马钱子粉720克。

【功效】疏肝解郁,通络止痛。

【主治】肝郁气滞,外受风邪,经络不舒引起的<u>两胁胀满</u>,<u>肩背疼痛</u>,<u>四肢麻木</u>,<u>筋脉拘挛</u>,<u>关节酸痛</u>。

【方药分析】马钱子通络止痛为主芍;秦艽、独活、地枫皮、青风藤、海风藤祛风湿,舒筋络;白芍、赭石柔肝止痛,平抑肝阳;柴胡舒肝解郁;香附、木香、厚朴行气解郁;牛膝、乳香、没药、川芎、当归、延胡索活血养血,祛瘀止痛;防风、羌活、麻黄、苍术祛风解表胜湿;续断、杜仲炭补肝肾,行血脉,续筋骨;使以甘草,调和诸药。

【性状与剂型】为紫褐色大蜜丸,气微香,味苦,每丸重3克。

【用法与用量】内服,1次2丸,1日2次,温黄酒或温开水送服。

【贮藏】密闭,置室内阴凉干燥处,防潮防蛀。

【宜忌】本品含马钱子,应严格控制剂量,以防中毒。若出现头晕、肌肉抽搐等中毒现象,可服用甘草水解之。

## 1119. 舒痔丸

《上海市药品标准》(1974年版)

【药物组成】槐角(炒)、地榆(炭)、胡黄连、槐米(炒)、象牙屑、荆芥(炭)、地黄各200克,牡丹皮150克,当归、大黄、茯苓、刺猬皮(炒、去刺)各100克,枳实(麸炒)、黄芩各50克,乳香(制)40克,甘草30克。

【功效】凉血散血,清热导滞。

【主治】<u>痔疮出血</u>,<u>肛门肿痛</u>,<u>大便干燥</u>,<u>脱肛下坠</u>。

【方药分析】槐角为主药清热止血;地榆、刺猬皮、荆芥、黄芩、地黄、丹皮清热厚肠,凉血止血;胡黄连、茯苓清热燥湿;象牙屑、乳香清热凉血,解毒生肌止痛;大黄、枳实、当归行气导滞,润肠通便。

【性状与剂型】黑色小粒蜜丸,味微甜而苦,每粒重0.5克。

【用法与用量】内服,1次15~20粒,1日2次。

【贮藏】密闭,置阴凉干燥处保存,防潮防蛀。

【宜忌】忌食辛辣刺激性食物。

## 1120. 舒筋丸（1）

《辽宁省药品标准》（1980 年版）

【药物组成】麻黄 1400 克，马钱子（制）350 克，地枫、千年健、怀牛膝、秦艽、老鹤草、乳香(炒)、桂枝、鸡血藤、防风、甘草、木瓜、杜仲炭各 105 克。

【功效】祛风通络，舒筋活血。

【主治】风寒麻木，腰腿疼痛。

【方药分析】马钱子散瘀消肿，镇痛；麻黄发散风寒之邪；秦艽、老鹤草、桂枝、防风散风祛寒胜湿；乳香、鸡血藤活血散瘀，消肿止痛，舒筋通络；千年健、地枫通络祛风；怀牛膝、杜仲、木瓜补肝肾，强筋骨，并能缓解痉挛而止痛；甘草调和诸药，缓急止痛，并能制马钱子之毒，用为使药。

【性状与剂型】黑褐色圆形蜜丸，味苦涩，每丸重 7 克。

【用法与用量】内服，1 次 1 丸，1 日 2 次。

【贮藏】密闭，置阴凉干燥处保存，防潮防蛀。

【宜忌】孕妇忌用。切勿多服，以防马钱子中毒，连服 7 日者须停服 3 日后再服。

## 1121. 舒筋丸（2）

《北京市药品标准》（1983 年版）

【药物组成】黑豆 400 克，川乌（甘草银花炙）、草乌（甘草银花炙）、黑芝麻各 200 克，熟地黄 100 克，威灵仙、千年健、藁本、川牛膝（去头）、白术（麸炒）、川木香、山茱萸（酒炙）、狗脊（沙烫去毛）、泽泻、何首乌（黑豆酒炙）、土茯苓各 50 克，羌活、独活、秦艽、地枫皮、白芷、钩藤、全蝎、当归、红花、桂枝、穿山甲（沙烫醋淬）、厚朴（姜炙）、官桂、肉桂（去粗皮）、补骨脂（盐炙）、杜仲炭、续断各 25 克，蜈蚣 5 克。每 208 克细粉兑研马钱子粉 5 克。

【功效】祛风除湿，散寒止痛，舒筋活络，补益肝肾。

【主治】风寒湿邪引起关节肿痛，腰腿疲软，四肢麻木，筋骨拘挛，足膝无力，行步艰难。

【方药分析】川乌、草乌、羌活、秦艽、威灵仙、千年健、地枫皮、白芷、藁本、桂枝、土茯苓、泽泻祛风湿，舒筋络，止痹痛；钩藤、蜈蚣、全蝎息风止痉，解毒散结，通络止痛；当归、红花、牛膝、穿山甲、木香、厚朴补血行气，活血祛瘀止痛；官桂、山茱萸温通经脉，散寒止痛；补骨脂、杜仲、狗脊、续断、黑芝麻、黑豆、熟地黄、何首乌补肝肾，行血脉，续筋骨。方中加入适量马钱子通络散结，消肿定痛。

【性状与剂型】为黑色大蜜丸，气微香，味苦，麻，每丸重 6 克。

【用法与用量】内服，1 次 1 丸，1 日 2 次，温黄酒或温开水送服。

【贮藏】密闭，置室内阴凉干燥处，防潮防蛀。

【宜忌】本品含剧毒药马钱子，按量服用，不宜多服。孕妇忌服，体弱者慎服。

## 1122. 舒筋止痛酊

《北京市药品标准》（1983 年版）

【药物组成】透骨草 30 克，地枫皮、红花、乳香（醋炙）、骨碎补、急性子、花椒、独活各 12 克，草乌（甘草银花炙）6 克。

【功效】舒筋，活血，止痛。

【主治】风寒湿邪引起的四肢关节及周身疼痛。

【方药分析】草乌、地枫皮、透骨草祛风除湿，舒筋散寒；红花、乳香活血祛瘀；骨碎补补肾活血，续伤；急性子、花椒散寒止痛，其中花椒有温通之力。

【性状与剂型】为棕红色澄清液体，味香，每瓶装 100 毫升。

【用法与用量】外用，取适量涂擦患处，1 日 3 次。

【贮藏】密封，置室内阴凉干燥处，避光防晒。

【宜忌】外用药，不可内服。

## 1123. 舒筋片（风湿片）

《全国医药产品大全》

【药物组成】马钱子粉 300 克，麻黄 207 克，独活、防风、甘草、地枫皮、千年健、乳香（制）、没药（制）、羌活、木瓜、桂枝、牛膝、杜仲（炒）各 160 克。

【功效】祛风除湿，舒筋活血。

【主治】四肢麻木，筋骨疼痛。

【方药分析】马钱子味苦性寒，通络止痛；乳香、没药活血散瘀，行气通络止痛；防风、羌活、麻黄、桂枝、独活、地枫皮、千年健、木瓜温经散寒，祛风化湿，舒筋通络；牛膝、杜仲补益肝肾，强筋壮骨；甘草调和诸药。

【性状与剂型】糖衣片，除去糖衣后，显棕褐色，气微，味极苦，每片 0.5 克。

【用法与用量】内服，1 次 2 片，1 日 2 次。

【贮藏】密封保存，防潮。

【宜忌】孕妇忌服。本品含剧毒药马钱子，不可多服，以防中毒。连服 7 日者须停服 3 日后再服用。

## 1124. 舒筋活血丸

《黑龙江省药品标准》（1982 年版）

【药物组成】当归 250 克，土鳖虫、红花、桃仁、牛膝、骨碎补（烫去毛）、续断、熟地黄、白芷、栀子、赤芍、桂枝各 150 克，三七、乳香、苏木、自然铜（醋煅）、大黄各 100 克，儿茶、马钱子（制）各 50 克，冰片 25 克。

【功效】舒筋活络，活血止痛。

【主治】跌打损伤，闪腰岔气，伤筋动骨，血瘀作痛。

【方药分析】土鳖虫、桃仁活血散瘀，通经止痛；骨碎补活血消瘀，补益肝肾，强骨续筋；红花、苏木、乳香、大黄、赤芍活血消肿，祛瘀止痛，其中大黄、赤芍兼清血中瘀热，以助消散；怀牛膝、续断、自然铜散瘀止痛，续筋接骨；熟地黄、当归养血，使瘀血祛而新血生；三七、儿茶止血散瘀定痛，俾瘀血散而不妄行；桂枝、白芷、冰片通络散郁，消肿止痛；制马钱子通络消肿，散结镇痛；栀子助大黄、赤芍清血中瘀热。

【性状与剂型】深褐色蜜丸，质柔软，味苦涩，每丸重 6 克。

【用法与用量】内服，1 次 1 丸，1 日 2 次，黄酒或温开水送服。

【贮藏】密封，贮于阴凉干燥处，防潮防蛀。

【宜忌】孕妇忌服。本品含马钱子，不可多服，以防中毒。连服 7 日者须停服 3 日后再服用。

## 1125. 舒筋活血酒

《全国医药产品大全》

【药物组成】狗脊 500 克，忍冬藤、桑枝（酒炒）、骨碎补、草薢、蚕沙（炒）、接骨木、香附（制）、威灵仙、淫羊藿、龙骨（煅）、丹参、苍术、菟丝子、覆盆子、木瓜、蒺藜、桑寄生、女贞子（盐水炒）、红枣各 250 克，石斛、红花、秦艽、乌药、石菖蒲、鸡血藤、凤眼草、麻黄、五加皮、甘草（炙）、防风、桂枝各 125 克，乌梢蛇、姜黄各 63 克。50 度白酒适量。

【功效】温补气血，舒筋活络。

【主治】气血亏损，风寒湿痹，关节酸痛，手足拘挛。

【方药分析】秦艽、桑枝、五加皮祛风通络止痛；骨碎补、淫羊藿、石斛补益肝肾，强壮筋骨；菟丝子、覆盆子、女贞子、红枣、狗脊、蒺藜、龙骨补肝肾，补气血，强腰膝，祛风湿；红花、鸡血藤、姜黄、丹参、乌药、香附行气活血，通理三焦；寄生、木瓜、威灵仙、乌梢蛇、忍冬藤、接骨木祛风通络，止痛；麻黄、桂枝、防风辛温解表，温经通络；石菖蒲、草薢、苍术化湿和胃；甘草为使，调和诸药。

【性状与剂型】棕红色澄清液体，气香，味苦、涩，每瓶装 500 毫升。

【用法与用量】内服，1 次 5~30 毫升，1 日 2 次。

【贮藏】密闭，贮阴凉干燥处，避光防晒。

【宜忌】孕妇忌服。谨避风寒。

## 1126. 舒筋活络丸

*《上海市药品标准》*（1974 年版）

【**药物组成**】熟地黄 400 克，玄参、毛姜（干、去毛）、大黄（制）、干姜、赤芍、威灵仙（酒洗）、当归（酒洗）、僵蚕、人工竺黄、甘草（炙）、香附（制）、地龙、蕲蛇（去头尾鳞）、茯苓、羌活、川芎（制）、白术（麸炒）、何首乌（制）、乌梢蛇（去头尾鳞）、黄连、防风、天麻（制）、白芷、广藿香、细辛各 200 克，沉香、檀香、豹骨（炙）、麻黄、龟甲（炙）、白豆蔻仁各 100 克，肉桂 50 克，朱砂（飞）40 克，乳香（制）、没药（制）、丁香各 20 克，血竭、冰片、人工牛黄各 10 克，麝香 6 克。

【**功效**】舒筋活络，祛风止痛。

【**主治**】筋骨疼痛，拘挛麻木，腰膝无力。

【**方药分析**】威灵仙、乌梢蛇、蕲蛇、天麻祛风通络，透筋骨，止痹痛；大黄、乳香、没药、血竭、麝香、香附、沉香、檀香行气活血，散瘀止痛；地龙、羌活、麻黄、防风、白芷、赤芍、玄参祛风通络；牛黄、朱砂、人工竺黄、丁香清热解毒；白术、白豆蔻仁、茯苓、藿香健脾利湿，芳香化湿；当归、地黄、首乌、龟甲、毛姜补肝肾，强筋骨；干姜、细辛、肉桂散寒止痛，温通经脉；甘草调和诸药。

【**性状与剂型**】黑棕色大蜜丸，截面棕黄色，味甜而后苦，每丸重 9 克。

【**用法与用量**】内服，1 次 1 丸，1 日 2 次。

【**贮藏**】密闭，贮于阴凉干燥处，防潮防蛀。

【**宜忌**】孕妇忌服。

## 1127. 舒筋散

*《中华人民共和国药典》*（1977 年版）

【**药物组成**】蘑菇（酒制）750 克，狗脊、川续断、木瓜、牛膝、独活、钩藤、枸杞子各 30 克，防风 20 克，槲寄生、杜仲（炭）各 15 克，当归、川芎各 10 克。

【**功效**】补肝肾，祛风湿。

【**主治**】风寒湿痹，腰腿疼痛，屈伸不利，手足拘挛，麻木不仁。

【**方药分析**】狗脊、续断、杜仲、牛膝补肝肾，强腰膝，祛风湿；当归、川芎活血通经；防风、独活祛风止痛；钩藤息风止痉；蘑菇、枸杞子滋养气血。

【**性状与剂型**】棕黄色粉末，味微苦，每袋重 9 克。

【**用法与用量**】内服，1 次 3~6 克，1 日 2~3 次。

【**贮藏**】密闭，贮于阴凉干燥处，防潮防晒。

【**宜忌**】谨避风寒。

## 1128. 脾肾双补丸

《先醒斋医学广笔记》

【药物组成】党参、山萸肉（制）各300克，五味子（制）、菟丝子各240克，补骨脂（盐水炒）、山药（炒）、莲子（去芯，炒）各160克，巴戟天、车前子（炒）各120克，肉果（煨）100克，砂仁、陈皮各60克。

【功效】健脾温肾。

【主治】脾肾虚寒，腹痛泄泻，或嗜酒伤脾，饮食呕恶。

【方药分析】党参、山萸肉补脾益肾，生津益气；巴戟天、补骨脂、菟丝子补肾助阳；五味子滋肾生津，取其阴阳双补，"善补阳者必于阴中求阳"之意；肉果、砂仁、山药、莲子补脾温中，消食止泻；陈皮行气宽中，以防诸补药之滞；车前利水止泻。

【性状与剂型】灰褐色小粒蜜丸，味甜而酸，苦。

【用法与用量】内服，1次9克，1日2次饭前服用。

【贮藏】密闭，贮于阴凉干燥处，防潮防晒。

【宜忌】便坚湿重者忌服。忌羊肉、羊血。

【各家论述】《先醒斋医学广笔记》："脾肾双补丸治肾泄。人参（去芦）一斤，莲肉（去心、每粒分作八小块，炒黄）一斤，菟丝子（如法另末）一斤半，五味子（蜜蒸烘干）一斤半，山茱萸肉（拣鲜红肉厚者，去核，烘干）一斤，真怀山药（炒黄）一斤，车前子（米泔淘净炒）十二两，肉豆蔻十两，橘红六两，砂仁六两（炒，最后入），巴戟天十二两（甘草汁煮去骨），补骨脂（圆而黑色者佳，盐水拌炒，研末）一斤，为细末，炼蜜和丸如绿豆大。每五钱，空心饥时各一服。如虚而有火者，火盛肺热者，去人参、肉豆蔻、巴戟天、补骨脂。忌羊肉、羊血。梁溪一女人，茹素，患内热，每食肠鸣，清晨下瘕泄。脾胃双补丸内去肉豆蔻，以白芍药代之，外加白扁豆十二两，立愈。"

## 1129. 解肌清肺丸

《北京市药品标准》（1983年版）

【药物组成】葛根、菊花、板蓝根、桑白皮（蜜炙）、苦杏仁（去皮炒）、前胡、川贝母、黄芩、栀子（姜炙）、知母各90克，白前60克，紫苏子（炒）、紫苏叶各30克。每990克细粉兑研人工牛黄15克，冰片6克。

【功效】解肌清肺，化痰止嗽。

【主治】小儿肺热外感引起的头痛身热，咳嗽气促，痰涎黏稠，咽喉干痛。

【方药分析】紫苏叶、葛根发表散寒，解肌；人工牛黄、冰片清热解毒，化痰开窍；菊花、板蓝根、栀子、知母清热解毒，泻火除烦；黄芩清肺热；桑白皮、紫苏子、苦杏仁、前胡、白前、川贝母降气，祛痰，止咳。

【性状与剂型】为黑褐色大蜜丸，气凉，味香甜，微苦，每丸重 3 克。

【用法与用量】内服，1 次 2 丸，1 日 3 次。周岁以内小儿酌减。

【贮藏】密闭，置室内阴凉干燥处，防潮防蛀。

【宜忌】肺虚久咳者忌用。

## 1130. 解毒蕲蛇丸

《福建省药品标准》（1977 年版）

【药物组成】蕲蛇、薏苡仁各 60 克，大风子（去壳）、大黄、土茯苓各 45 克，苦参、苍术（米汤水漂）、胡麻子、金银花、首乌（制）、栀子、薄荷、黄柏、玄参、桔梗各 30 克，防风 24 克，木通、羌活、豨莶草、厚朴（姜制）、连翘各 22.5 克，黄连 18 克，蝉蜕、荆芥、独活、黄芩、朴硝、甘草各 15 克，全蝎（去头尾足）7.5 克。

【功效】泻火解毒，祛风凉血，通肠利便。

【主治】疥疮火毒，周身痒痛，无名肿毒，顽癣湿痹，大便不通。

【方药分析】蕲蛇祛风活络；蝉蜕疏散风热，透疹；全蝎解毒散结；黄连、黄芩、黄柏清热燥湿，泻火解毒；大风子、苦参祛风燥湿，攻毒杀虫；大黄、朴硝清热泻火，解毒，泻下攻积；木通泄热利水；防风、荆芥、羌活、独活、豨莶草祛风解表，胜湿清热解毒；金银花、连翘、桔梗清热解毒，排脓；薏苡仁利水渗湿，清热排脓；土茯苓解毒除湿；苍术芳香化湿；胡麻子、首乌补益精血，润肠通便；玄参清热凉血；厚朴行气燥湿化积；甘草调和诸药。

【性状与剂型】为灰黄色水丸，气微，味苦。

【用法与用量】内服，1 次 15 克，1 日 1~2 次。

【贮藏】密闭，置室内阴凉干燥处，防潮防晒。

【宜忌】忌食辛辣食物。

## 1131. 解郁和肝丸

《北京市药品标准》（1983 年版）

【药物组成】当归、栀子（姜制）各 690 克，香附（醋炙）510 克，白芍、山楂（炒）、六神曲（麸炒）各 450 克，苍术（米泔炙）、川芎、法半夏各 277.5 克，青皮（醋炙）180 克，木香、陈皮、厚朴（姜炙）、枳壳（去瓤麸炒）、郁金、茯苓、黄芩各 150 克，砂仁、柴胡各 97.5 克，甘草 75 克。

【功效】疏肝开郁，顺气消胀。

【主治】肝郁气滞引起的胸胁串痛，脘腹胀满，吞酸嘈杂，不思饮食。

【方药分析】柴胡舒肝解郁；白芍柔肝止痛，平抑肝阳；当归、郁金、川芎补血活血祛瘀；香附、木香、青皮、陈皮、厚朴、枳壳行气解郁，消满除胀；苍术、茯苓燥湿健脾；法半夏消痞散结，降逆止呕；山楂、六神曲消食和胃；黄芩、栀子泻火除烦；甘草调和诸药，又具补脾益气之功。

【性状与剂型】为黄褐色的大蜜丸，味微苦，酸，每丸重 6 克。

【用法与用量】内服，1 次 1 丸，1 日 2 次。

【贮藏】密闭，置室内阴凉干燥处，防潮防蛀。

【宜忌】忌生冷、黏腻、辛辣食物。

## 1132. 痨嗽丸
### 《全国医药产品大全》

【药物组成】菊花、茯苓（去皮）各 150 克，天门冬、麦门冬、生地、百部（炙）、阿胶（蛤粉炒）、北沙参、川贝母（去心）、水獭肝各 90 克，山药（炒）、三七、桑叶各 60 克。

【功效】养阴补肺，宁嗽止血。

【主治】痨伤咳嗽，痰中带血。

【方药分析】二冬为主，滋阴清热，辅以生地清热凉血，且生津；贝母、沙参、百部润肺化痰，且百部有杀虫之功；佐以水獭肝血肉有情之品以补肺；阿胶、三七润肺止血且化瘀；山药、茯苓补脾益肺，培土生金；更用菊花、桑叶轻宣肺中之邪。

【性状与剂型】圆球形黑褐色的蜜丸，味甘，微苦，每丸重 9 克。

【用法与用量】内服，1 次 1 丸，1 日 3 次，温开水送下。

【贮藏】密闭，置阴凉干燥处，防潮防蛀。

【宜忌】忌食辛辣食物。

## 1133. 痢疾散
### 《全国医药产品大全》

【药物组成】苍术（米泔水制）600 克，羌活 400 克，苦杏仁（制霜）200 克，甘草 150 克，草乌（制）、川乌（制）、生大黄、熟大黄各 100 克。

【功效】燥湿止痢。

【主治】赤白痢疾，水泻初起。

【方药分析】川乌、草乌为主，温中助阳，散寒祛湿止痛；辅以生熟大黄，攻泻积滞，推陈致新；大黄助川乌、草乌温阳下积滞，川乌、草乌又监制大黄苦寒伤中；佐以羌活、苍术燥湿；杏仁润大肠气秘；使以甘草调和诸药。

【性状与剂型】棕黄色的散剂。

【用法与用量】内服，1 次 1.5 克，1 日 2 次，开水调服。

【贮藏】密闭，置室内阴凉干燥处，防潮防晒。

【宜忌】孕妇慎服。忌食生冷、黏腻等不易消化的食物。

## 1134. 痫症镇心丸

《江苏省药品标准》(1877 年版)

【药物组成】酸枣仁 300 克,茯苓、麦冬各 210 克,犀角、胆南星各 150 克,黄连、朱砂(飞)各 90 克,珍珠(飞)、远志(炒)、石菖蒲各 60 克,甘草 30 克,牛黄 21 克。

【功效】宁心安神,化痰开窍。

【主治】痰火蒙闭,神识昏乱,眩晕跌仆及一切痫证。

【方药分析】犀角为主,清心定惊;胆南星为辅,清热豁痰;主辅合用,清化痰热,镇心安神;佐以牛黄、黄连清心火,化痰热;远志、菖蒲逐痰开窍;珍珠、枣仁、茯苓镇心安神;朱砂、麦冬既防苦燥伤阴,又具安神之效。

【性状与剂型】棕褐色的大蜜丸,气微腥,味微甜,每粒重 2 克。

【用法与用量】内服,1 次 1 粒,重症加倍。

【贮藏】密闭,置阴凉干燥处,防潮防蛀。

【宜忌】忌食辛辣食物。

## 1135. 痧气散

《上海市药品标准》(1974 年版)

【药物组成】硼砂(煅)309 克,朱砂(飞)200 克,腰黄(飞)、灯草灰各 100 克,人中白(煅、飞)80 克,青黛(飞)、白矾各 50 克,冰片、麻黄各 40 克,珍珠(飞)、猪牙皂、麝香各 30 克,蟾酥、银硝各 25 克,人工牛黄 20 克。

【功效】芳香辟秽,理气开窍。

【主治】中暑受秽,转筋抽搐,绞肠腹痛,吐泻不得,胸闷气闷,头晕眼花,神志昏迷,山岚瘴气。

【方药分析】麝香辛香,开窍醒神;牛黄、蟾酥、朱砂、冰片、腰黄、银硝、人中白、硼砂清热避秽解毒;猪牙皂、白矾通关开闭;珍珠镇心定惊;麻黄解表祛邪;青黛清泻里热;灯心草调和诸药,且助开闭。

【性状与剂型】土褐色粉末,有麝香特异香气,味微苦。

【用法与用量】内服,1 次 0.3~0.6 克。小儿酌减。外用将药末吹鼻取嚏。

【贮藏】密闭,置阴凉干燥处,防潮防晒。

【宜忌】孕妇忌服。谨避暑热。忌食生冷、黏腻等不易消化的食物。

## 1136. 痛经丸

《中药成药学》

【药物组成】益母草 300 克,熟地黄 100 克,当归、香附(醋制)、山楂炭、丹参各 75 克，白芍、延胡索、五灵脂（醋炒）各 50 克，川芎 37.5 克，茺蔚子、红花各 25 克，木香、青皮、炮姜、肉桂各 12.5 克。

【功效】活血理气，温经止痛。

【主治】寒凝气滞及血瘀经行腹痛。

【方药分析】当归、熟地黄、白芍、川芎四药组成理血调经之要剂四物汤，在此方基础上，又加用疏肝理气止痛之香附、木香、青皮；活血祛瘀之延胡索、丹参、红花、益母草、茺蔚子、五灵脂以及温经散寒之炮姜、肉桂。诸药共集，养血调经，活血通经，行气解郁，温经散寒。凡气滞、血瘀寒凝之妇女痛经，用之颇效。

【性状与剂型】棕黑色小圆球形水丸。

【用法与用量】内服，1 次 6~9 克，1 日 1~2 次。

【贮藏】密闭，放阴凉干燥处保存，防潮防蛀。

【宜忌】临经时服用，平时勿服。忌食生冷、黏腻等不易消化的食物。

## 1137. 阑尾炎片

《吉林省药品标准》（1977 年版）

【药物组成】金银花、蒲公英、黄芩各 50 克，大黄、玄参、地榆、冬瓜仁各 40 克，炒薏苡仁、麦门冬、当归、甘草、桃仁各 20 克，牡丹皮 10 克。

【功效】清热凉血，解毒消痈。

【主治】肠痈，慢性阑尾炎。

【方药分析】大黄、黄芩清热燥湿泻火，薏苡仁、冬瓜仁清热利湿，四药共用清除肠中湿热之邪；蒲公英、金银花清解肠中热毒；桃仁、当归、牡丹皮活血，行散肠中瘀滞；热郁日久入血伤阴，又用牡丹皮、玄参、地榆凉血，清血中之热；麦门冬、玄参养阴生津；甘草解毒，调和诸药。故本方适用治肠痈未成脓者。脓成当排，则不用本法。

【性状与剂型】棕褐色圆片剂，味苦，每片重 0.5 克。

【用法与用量】内服，1 次 6~8 片，1 日 3 次。

【贮藏】密闭，置阴凉干燥处，防潮。

【宜忌】孕妇慎用。化脓性阑尾炎忌用。

## 1138. 阑尾炎消炎片

《山东省药品标准》（1986 年版）

【药物组成】金银花、大青叶、败酱草、蒲公英、红藤各 100 克，赤芍药 40 克，大黄、木香、冬瓜子、黄芩各 30 克，川楝子、桃仁各 20 克。

【功效】解毒消痈，祛瘀止痛。

【主治】肠痈，急慢性阑尾炎。

【方药分析】本方立意于清热解毒为主，佐以行气化瘀止痛。故方中用金银花、大青叶、蒲公英、红藤、败酱、大黄、黄芩清热解毒，荡涤胃肠实热，清解大肠热毒；木香、川楝子行气止痛；桃仁、赤芍药活血祛瘀，消肿止痛。本方最适于肠痈初起，热毒壅盛期。可用于急、慢性阑尾炎末化脓者。

【性状与剂型】片芯呈棕黄色糖衣片，味微甘，略苦，每片重 0.25 克，相当于原药材 1 克。

【用法与用量】内服，1 次 10~15 片，1 日 3 次。

【贮藏】密闭，置阴凉干燥处，防潮。

【宜忌】孕妇慎用。化脓性阑尾炎忌用。

## 1139. 湿疹散

《江苏省药品标准》（1977 年版）

【药物组成】苦参 350 克，侧柏叶、芙蓉叶各 320 克，蛇床子、马齿苋、大黄、黄柏、陈小粉（炒黄）各 300 克，甘草 160 克，枯矾、炉甘石（制）冰片、珍珠母（煅）各 150 克。

【功效】清热解毒，收敛止痒，生肌。

【主治】湿疹或风疹，瘙痒无时，抓破流水。

【方药分析】芙蓉叶、侧柏叶清热解毒凉血，消肿止痛；马齿苋、大黄、黄柏、苦参清热燥湿止痒；蛇床子燥湿杀虫止痒；枯矾、炉甘石（制）、陈小粉、珍珠母燥湿敛疮，生肌；冰片清热止痛止痒；甘草调和诸药。

【性状与剂型】淡黄色的粉末，气清凉，芳香，味苦，每袋装 30 克。

【用法与用量】外用，取少许外敷患处，1 日 2~3 次。

【贮藏】密闭，放阴凉干燥处，防潮防晒。

【宜忌】忌食辛辣厚味。

## 1140. 温中四神丸

《吉林省药品标准》（1977 年版）

【药物组成】盐补骨脂 400 克，肉豆蔻、五味子、大枣各 200 克，乌梅、泽泻各 150 克，藿香、盐吴茱萸、盐车前子、大腹皮、紫苏叶、甘草、炮干姜各 110 克。

【功效】温肾暖胃，涩肠止泻。

【主治】脾胃虚寒，五更泄泻或久泻，不思饮食，食不消化，或腹痛。

【方药分析】补骨脂善补命门之火，以温养脾阳；肉豆蔻暖脾涩肠；吴茱萸温中散寒；五味子酸敛固涩；干姜温中散寒，以助吴茱萸温中散寒之力；大枣补养脾胃；更用泽泻、车前子利小便，实大便，使水归正道；藿香芳香化浊，助脾运化；大腹皮、紫苏叶疏理中焦气机；甘草调中补脾；乌梅酸敛涩肠，以助肉豆蔻涩肠止泻之功。

【性状与剂型】类圆球形棕褐色蜜丸，味苦，微辛，每丸重 10 克。

【用法与用量】内服，1 次 1 丸，1 日 2 次，温开水送下。

【贮藏】密闭，放阴凉干燥处，防潮防蛀。

【宜忌】忌食生冷黏腻食物。

# 1141. 温六散

《医方考》

【药物组成】滑石（飞）600 克，甘草 100 克，干姜 50 克。

【功效】祛暑散寒，除呕止泻。

【主治】暑月受寒，呕吐，泻下白痢。

【方药分析】滑石质重体滑，味甘淡而性寒，清热利小便，使三焦湿热从小便排出，以解暑除湿；干姜专于守中，散直中之寒邪；甘草既和中，又同滑石合成甘寒生津之品，使小便利而津液不伤。

【性状与剂型】米黄色粉末，味微甘带辛，每袋装 9 克。

【用法与用量】内服，1 次 9 克，1 日 1~2 次，布袋包煎。

【贮藏】密闭，置阴凉干燥处保存，防潮防晒。

【宜忌】忌食生冷黏腻食物。

【各家论述】明·吴昆："滑石寒而淡，寒则能除六腑之热，淡则能利六腑之湿。甘草得天地冲和之气，故性平而调六腑。干姜得天地正义之气，故入气而辟湿邪。又曰干姜性温，可使从治，经曰'佐以所利'，是故用之。"

# 1142. 温经丸

《河北省药品标准》（1985 年版）

【药物组成】党参、白术（麸炒）各 250 克，肉桂、茯苓各 150 克，黄芪、吴茱萸(甘草水制)、郁金、干姜各 100 克，厚朴(制)、沉香、附子(制)各 50 克。

【功效】温经散寒，养血止痛。

【主治】妇女血寒，经期腹痛，腰膝无力，寒湿白带，子宫虚寒。

【方药分析】吴茱萸、附子、干姜、肉桂温下元，助元阳，暖胞宫，温经散寒；党参、黄芪、茯苓、白术健脾益气，助后天气血生化之源；沉香、厚朴、郁金散寒理气，解郁活血。

【性状与剂型】棕黄色质柔软的蜜丸，气微香，味苦辛，每丸重 10 克。

【用法与用量】内服，1 次 1 丸，1 日 2 次。

【贮藏】密闭，贮于阴凉干燥处，防潮防蛀。

【宜忌】孕妇忌服。忌食生冷黏腻食物。

## 1143. 温经白带丸

《福建省药品标准》（1977 年版）

【药物组成】鹿角霜（醋炒）180 克，牡蛎（煅）143.75 克，茯苓、白术（土炒）各 87.5 克，龙骨（煅）、陈皮（制）、苍术（麸炒）、车前子（炒）、莲须各 62.5 克，厚朴（姜制）、黄柏（盐炒）、赤芍各 50 克，柴胡 37.5 克，胡桃肉 14.06 克。

【功效】温经散寒，利湿健脾，固涩止带。

【主治】湿注带下，月经不调，腰酸胸闷，头晕眼花。

【方药分析】鹿角霜、胡桃肉温肾助阳，通经脉，散寒邪；白术、茯苓、陈皮、苍术、厚朴、车前子健脾利湿；柴胡升清阳，降浊阴；赤芍通经以助散寒；黄柏清寒湿郁久所化之热；更用牡蛎、龙骨、莲须固涩止遗。

【性状与剂型】棕褐色水蜜丸或黑褐色大蜜丸，味苦涩，每丸重 9 克。

【用法与用量】内服，1 次 1 丸，1 日 2 次。

【贮藏】密封，置阴凉干燥处，防潮防蛀。

【宜忌】忌食生冷寒凉食物。

## 1144. 温热至宝丸

《广东省药品标准》（1982 年版）

【药物组成】安息香（制）150 克，犀角、朱砂（水飞）、雄黄（水飞）、玳瑁（炙）、琥珀（水飞）各 100 克，牛黄 50 克，麝香、梅片各 10 克。

【功效】清热开窍，化浊解毒。

【主治】中暑、中风及温病痰热内闭，神昏谵语，身热烦躁，痰盛气粗，舌红苔黄垢腻，脉滑数，以及小儿惊厥属于痰热内闭者。

【方药分析】麝香、冰片、安息香芳香开窍，辟秽化浊；犀角、牛黄、玳瑁清热解毒，化痰镇惊；朱砂、琥珀镇心安神；雄黄豁痰解毒。

【性状与剂型】内呈赭褐色的朱红色小蜜丸，气芳香浓郁，味微苦，每瓶装 0.94 克。

【用法与用量】内服，1 次 1 瓶，1 日 1~2 次。

【贮藏】密封，置阴凉干燥处，防潮防晒。

【宜忌】孕妇忌服。谨避暑热。

## 1145. 温脾止泻丸

《北京市药品标准》（1973 年版）

【药物组成】熟地黄 24 克，白术（麸炒）、茯苓、山药、泽泻各 12 克，人参（去芦）、甘草、附子（炙）、於术各 9 克，青皮（醋炙）、木香、肉桂（去粗皮）各 6 克，黄连 3 克。

【功效】温脾止泻。

【主治】脾胃虚寒，腹痛便溏，饮食少进，面黄肌瘦，倦怠无力。

【方药分析】附子理中汤合四君子汤补脾祛寒止泻；加入山药、熟地甘温补虚；於术、泽泻渗利水湿，助脾运化；青皮、木香行气止痛，且使补而不滞；佐以肉桂温中祛寒，黄连反佐，以防虚寒不纳。

【性状与剂型】黄褐色大蜜丸，味甜，微苦辛，每丸重 9 克。

【用法与用量】内服，1 次 1 丸，1 日 2 次，米汤或温开水送服。

【贮藏】密闭，置室内阴凉干燥处，防潮防蛀。

【宜忌】忌食生冷寒凉食物。

## 1146. 温脾固肠散

《山西省药品标准》（1983 年版）

【药物组成】白术、车前子、扁豆（土炒）各 30 克，肉豆蔻（煨）、诃子肉、莲子肉（麸炒）、薏苡仁（麸炒）、山药（麸炒）、罂粟壳、党参各 20 克，甘草（蜜炙）15 克，木香 10 克。

【功效】温脾止泻。

【主治】虚寒久泻。

【方药分析】本方为虚寒久泻，滑脱失禁之证而设。方中以罂粟壳为主，涩肠固脱，辅以诃子、肉豆蔻、莲子肉温中涩肠，以助粟壳止泻之力；久泻脾虚不运，故以党参、白术、山药、扁豆、薏苡仁、甘草益气健脾，渗利水湿；车前子利小便，实大便；木香调畅气机。综合诸药，涩肠固脱，补虚温中，以涩为主，重在治标。

【性状与剂型】土褐色细粉散剂，味稍苦，每袋装 6 克。

【用法与用量】内服，1 次 6 克，1 日 2 次。小儿酌减。

【贮藏】密闭，置干燥处保存，防潮防晒。

【宜忌】霍乱吐泻及痢疾性泻下勿服。忌食生冷寒凉食物。

## 1147. 溃疡丸

《辽宁省药品标准》（1980 年版）

【药物组成】甘草酸、煅瓦楞子粉各 100 克，天仙子、皂矾（制）各 30 克，桃胶 10 克，蜂蜜 5 克，干姜面 3 克，蔗糖适量。

【功效】制酸止痛。

【主治】胃脘疼痛，嗳气吞酸，可用于治疗胃溃疡及十二指肠溃疡。

【方药分析】甘草酸、瓦楞子缓急制酸止痛；天仙子、桃胶辛麻止痛；皂矾消积滞；干姜温中止痛；蜂蜜缓急补中和药。

【性状与剂型】内呈土黄色的糖衣丸，每 10 丸重 2.7 克。

【用法与用量】内服，1 次 10 丸，1 日 2 次，饭后温开水送下。

【贮藏】密闭，置阴凉干燥处，防潮防蛀。

【宜忌】忌喝茶。忌食荞麦面。孕妇忌服。忌用热水服。

## 1148. 溃疡胶囊

《江苏省药品标准》（1977 年版）

【药物组成】仙鹤草 140 克，鸡蛋壳 60 克，瓦楞子、陈皮、枯矾、水红花子各 40 克，珍珠粉 6.25 克。

【功效】制酸止痛，收敛生肌。

【主治】胃痛吐酸，胃及十二指肠溃疡。

【方药分析】仙鹤草为主，收敛止血；瓦楞子、鸡蛋壳制酸止痛；陈皮、水红花子健脾利湿，行气消积；枯矾、珍珠粉收敛生肌。

【性状与剂型】内含灰白色颗粒的胶囊，每粒 0.3 克。

【用法与用量】内服，1 次 5 粒，1 日 3 次。

【贮藏】密闭，置阴凉干燥处，防潮防晒。

【宜忌】忌食生冷寒凉油腻等不易消化的食物。

## 1149. 滋阴补肾丸

《广西药品标准》（1984 年版）

【药物组成】熟地黄 120 克，肉苁蓉（蒸）、菟丝子、茯苓、山药、泽泻、巴戟天各 60 克，枸杞子、黄柏、山茱萸（制）、知母、牡丹皮各 45 克。

【功效】滋阴补肾。

【主治】肾阴不足，头晕目眩，自汗盗汗，腰脊酸痛。

【方药分析】熟地黄滋阴益髓为主，山茱萸滋肾益肝，山药滋肾补脾，共成三阴并补，以收补肾治本之功；泽泻配熟地降泻肾浊，丹皮配山茱萸以泻肝火，茯苓配山药渗利脾湿，使补而不滞；知母、黄柏降上炎之虚火；枸杞子、菟丝子、肉苁蓉、巴戟天补肾益精，增强滋补之力。

【性状与剂型】棕褐色水蜜丸，气微香，味微甜而后酸苦，每 10 粒重 1 克。

【用法与用量】内服，1 次 9 克，1 日 2 次。

【贮藏】密闭，置阴凉干燥处，防潮防晒。

【宜忌】忌食辛辣食物。

## 1150. 滋阴健肾丸（还少丹）

《经验良方》

【药物组成】熟地黄、山药(炒)、茯苓、大枣(去核)各 60 克，怀牛膝、枸杞、山茱萸、杜仲（盐炙）、远志（甘草水洗）、巴戟天（炒）、五味子、茴香（盐炙）、褚实子、肉苁蓉各40克，菖蒲20克。

【功效】养血益精，温胃补脾。

【主治】脾肾虚损，腰膝酸痛，阳痿遗精，耳鸣目眩，精血亏耗，肌体瘦弱，食欲减退，牙根酸痛。

【方药分析】地黄、牛膝、杜仲、山茱萸、五味、枸杞滋阴，填精生髓；巴戟、肉苁蓉、茴香、菖蒲、远志、山药、茯苓、褚实、红枣温补脾肾以助阳。

【性状与剂型】黑褐色蜜丸，味甜、麻、涩，每丸重10克。

【用法与用量】内服，1次1丸，1日2次。

【贮藏】密闭，置阴凉干燥处，防潮防蛀。

【宜忌】外感表证及热证忌用。

## 1151. 滋肾育胎丸

《广东省药品标准》（1982年版）

【药物组成】人参、阿胶、鹿角霜、巴戟天、首乌、杜仲、枸杞子、熟地黄、菟丝子各等份。

【功效】补肾健脾，益气培元，养血安胎。

【主治】滑胎。

【方药分析】鹿角霜、巴戟天、菟丝子助阳益精，固护冲任；熟地、枸杞、首乌滋阴养血；杜仲固肾强腰以系胎；阿胶养血止血；人参补气健脾。

【性状与剂型】水蜜小丸，每瓶60克。

【用法与用量】内服，1次5克，1日3次，淡盐水或蜜糖水送服。

【贮藏】密闭，置阴凉干燥处保存，防潮防蛀。

【宜忌】感冒发热勿服。孕妇禁房事。服药时忌服萝卜、薏米、绿豆。

## 1152. 普济回春丸

《山东省药品标准》（1986年版）

【药物组成】板蓝根160克，牛蒡子（炒）、僵蚕、连翘、马勃、薄荷、柴胡、升麻各80克，朱砂24克，橘皮、甘草、桔梗、玄参各20克，黄芩10克，黄连6克。

【功效】疏风清热，解毒利咽。

【主治】小儿伤风，发热头痛，瘟疫传染，头面漫肿，咽喉肿痛，疟腮，颜面丹毒等症。

【方药分析】本方药物组成基本上与普济消毒饮相同，但药量有很大差异。此方中重用牛蒡子、僵蚕、连翘、薄荷等辛凉疏散风热之品及板蓝根、马勃解毒利咽为主要药物；并加了助药上行之升麻、柴胡的用量；酌加黄芩、黄连泻火解毒，甘草、玄参、桔梗清热利咽；另外又加用朱砂清热镇惊安神。故本方当以疏风清热利咽为主，泻火解毒作用为辅。多适用于小儿外感风热或温热病毒，但热毒不甚之发热恶寒、头痛咽肿、惊悸不宁等症；对热毒上壅之咽喉肿痛、痄腮、颜面丹毒等亦有效。

【性状与剂型】棕褐色圆球形蜜丸，臭微，味甘、苦，每丸重 3.125 克。

【用法与用量】内服，1 周岁小儿 1 次 1/2 丸，2 周岁小儿 1 次 1 丸，1 日 2 次，或遵医嘱。

【贮藏】密封，置阴凉干燥处，防潮防蛀。

【宜忌】忌食辛辣油腻食物。

## 1153. 普济消毒丸
《东垣试效方》

【药物组成】黄芩（酒制）、黄连（酒制）、大黄各 100 克，玄参、甘草、桔梗、柴胡、橘皮各 40 克，牛蒡子、板蓝根、马勃、连翘、薄荷各 20 克，升麻、僵蚕各 14 克。

【功效】清热解毒，疏散风热。

【主治】风热疫毒上攻之大头瘟证，喉痹，咽喉肿痛，小儿痄腮，颜面丹毒。

【方药分析】本方由原"普济消毒饮子"去人参，加大黄、薄荷而成。方中以酒炒黄芩、酒炒黄连清降发于头面之热毒，大黄泻火解毒，清泻胃肠实热为主要药物；又加玄参、马勃、板蓝根可增强清热解毒利咽之功；牛蒡子、连翘、薄荷、僵蚕辛凉疏散头面之风热；配伍甘草、桔梗、玄参清利咽喉；升麻、柴胡疏散风热，引药上行；橘皮理气疏壅，散邪热郁结。诸药合用以奏疏风散邪、清热解毒之效。用治风热疫毒之邪壅于上焦，发于头面，恶寒发热，头面红肿焮痛，目不能开，咽喉不利，舌燥口渴，便秘等证。

【性状与剂型】黑褐色圆球形蜜丸，质柔软，味苦、辛，每丸重 9 克。

【用法与用量】内服，1 次 1 丸，1 日 2 次，淡姜汤送服，取汗泄泻为宜。

【贮藏】密封，置阴凉干燥处，防潮防蛀。

【宜忌】孕妇忌服。忌食腥辣食物。

【各家论述】《医方集解》："此手太阴、少阴、足少阳、阳明药也。芩连苦寒，泻心肺之热为君；玄参苦寒，橘红苦辛，甘草甘寒，泻火补气为臣；连翘、薄荷、鼠粘辛苦而平，蓝根甘寒，马勃、僵蚕苦平，散肿消毒定喘为佐；升麻、柴胡苦平，行少阳、阳明二经之阳气不得伸。桔梗辛温为舟楫，不令下行，为载也。"

## 1154. 寒石散
《全国医药产品大全》

【药物组成】寒水石、赤石脂、炉甘石、生石膏、地榆各 500 克，冰片 20 克。

【功效】清热解毒，生肌止痛。

【主治】水火烫伤。

【方药分析】地榆泻火解毒，且收敛，为治疗烫伤之要药；寒水石、生石膏清热泻火，收湿止痛；赤石脂、炉甘石收湿生肌；冰片清热止痛。

【性状与剂型】黄色粉末，散剂。

【用法与用量】外用，加适量植物油或液状石蜡调成糊状外敷患处，1 日 3 次。

【贮藏】密闭，置阴凉干燥处，防潮防晒。

【宜忌】忌食腥辣食物。

## 1155. 强身药酒

《江苏省药品标准》（1977 年版）

【药物组成】牛膝 5000 克，党参(炒)1000 克，首乌(制)750 克，泽泻 520 克，五加皮、地黄（生）、桑寄生、地黄（熟）、女贞子（酒蒸）、鸡血藤、白术（炒）、木瓜、丹参、山药、六神曲（焦）、山楂（焦）、麦芽各 500 克，香附（制）、陈皮、半夏（姜制）、桔梗、大枣各 250 克，红花 125 克。

【功效】强身活血，健胃。

【主治】身体衰弱，神倦乏力，脾胃不和，食欲不振。

【方药分析】党参补中益气，生津养血；牛膝活血祛瘀，补肝肾，强筋骨；首乌、地黄、女贞子、山药补气血，益精髓；六神曲、山楂、麦芽消食和胃；白术补气健脾；五加皮、寄生、鸡血藤、木瓜补肝肾，强筋骨，舒筋活络；香附、陈皮、红花、丹参行气活血；半夏健脾化痰；泽泻与诸补药合用使之补而不滞；桔梗开宣肺气并能载药上行，使以大枣补中益气，又可缓和药性。

【性状与剂型】棕色澄清液体，气香，味微苦，涩，每瓶装 500 毫升。

【用法与用量】内服，1 次 15~25 毫升，1 日 2 次。

【贮藏】密封，贮阴凉处，遮光防晒。

【宜忌】实证和阴虚症状明显者忌用。忌食生冷寒凉油腻等不易消化的食物。

## 1156. 强肝丸

《广东省药品标准》

【药物组成】黄芪、茵陈、丹参各 775 克，郁金、白芍、当归、泽泻、党参、黄精、板蓝根各 388 克，山楂、神曲、秦艽、甘草各 300 克。

【功效】疏肝解郁，祛瘀镇痛。

【主治】慢性肝炎，早期肝硬化，脂肪肝，中毒性肝炎等证。

【方药分析】茵陈苦寒，有清热利湿退黄之功；丹参、郁金疏肝解郁，活血行气止痛；板蓝根清热解毒，清泄肝经郁热；白芍养血敛阴，柔肝止痛；当归、党参、黄芪、黄精补气补血，行血止痛；泽泻、秦艽清虚热；山楂、神曲消食和胃；甘草调和诸药。

【性状与剂型】赭棕色大蜜丸，具当归气，味苦、甘，每丸重 3 克。

【用法与用量】内服，1 次 1 丸，1 日 2 次，早晚饭前温水送服。

【贮藏】密闭，置阴凉干燥处保存，防潮防蛀。

【宜忌】感冒发热，暂停服用。忌食生冷寒凉油腻等不易消化的食物。

## 1157. 强筋英雄丸

《全国医药产品大全》

【药物组成】川乌（制）、草乌（制）各 36 克，半夏 12 克，党参、天南星（制）、续断、陈皮、石斛、木瓜、川牛膝、钩藤各 6 克，马钱子（炮、去毛）各 3 克。

【功效】祛风除痰，强筋壮骨。

【主治】左瘫右痪，筋骨疼痛，风湿麻木，腰膝痿软。

【方药分析】川乌、草乌祛风湿，散寒止痛；木瓜舒筋活络，化湿和胃；天南星、钩藤、半夏祛风化痰；牛膝、续断补肝肾，强筋骨，活血祛瘀；党参、石斛补中益气，养胃生津；陈皮理气调中；马钱子通络散结，止痛。

【性状与剂型】黑褐色小圆球形丸剂，味辛，每丸 0.3 克。

【用法与用量】内服，1 次 10 粒，每日 2 次，用黄酒或温开水送下。

【贮藏】密闭，置阴凉干燥处，防潮防蛀。

【宜忌】孕妇忌服。严格掌握用量，不可多服，以免出现中毒现象。

## 1158. 犀角化毒丸

《辽宁省药品标准》（1980 年版）

【药物组成】水牛角浓缩粉 30 克，桔梗 50 克，生地黄 25 克，茯苓、连翘各 30 克，牛蒡子（炒）黄芩、浙贝母、天花粉各 25 克，玄参、芒硝、大黄（酒炒）、甘草各 15 克，青黛 10 克。

【功效】凉血，解毒，退热。

【主治】心热烦渴，痘疹余毒，齿龈出血，牙宣口臭，皮肤溃烂，头面疮疡。

【方药分析】连翘、桔梗清热解毒，散痈排脓；水牛角浓缩粉清热凉血，解毒定惊；大黄、芒硝、黄芩、浙贝母清热散结，泻热导滞；青黛、天花粉，牛蒡子疏风清热；玄参、地黄滋阴降火，除烦；茯苓淡渗利湿；甘草清热利咽，调和诸药。

【性状与剂型】黑褐色圆形蜜丸，味苦，微甘，每丸重 3.5 克。

【用法与用量】内服，1 次 1 丸，1 日 2 次。

【贮藏】密闭，置阴凉干燥处，防潮防蛀。

【宜忌】孕妇忌服。忌食香燥腥辣食物。

## 1159. 犀角地黄丸

《北京市药品标准》（1983年版）

【**药物组成**】侧柏叶、荷叶炭、大黄炭各60克，牡丹皮、白茅根、栀子（姜炙）、地黄、白芍各30克。每300克细粉兑研犀角粉1.5克，水牛角浓缩粉27克。

【**功效**】清热，凉血，止血。

【**主治**】血热妄行引起的咳血，吐血，衄血，便血，尿血，崩漏下血。

【**方药分析**】犀角粉、水牛角浓缩粉清营凉血，清热解毒；生地清热凉血，协助犀角清解血分热毒，并能养阴，以治热甚伤阴；白芍、牡丹皮清热凉血，活血散瘀，既能增强凉血之力，又可防止瘀血停滞；侧柏叶、荷叶炭、大黄炭、栀子凉血清热而止血；白茅根清热凉血，导热下行。诸药合用，清热兼以养阴，使热清血宁而无耗血之虑，凉血止血兼以散瘀，使血止而无留瘀之弊。

【**性状与剂型**】为黑色的大蜜丸，气微味苦，每丸重6克。

【**用法与用量**】内服，1次2丸，1日2次。

【**贮藏**】密闭，置室内阴凉干燥处，防潮防蛀。

【**宜忌**】忌服辛辣香燥食物。

## 1160. 犀羚丸（丹）

《全国医药产品大全》

【**药物组成**】黄柏、栀子、黄芩各80克，大黄、地黄、黄连、玄参、甘草各40克，川芎32克，龙胆、冰片各20克，犀角、羚羊角各2克。

【**功效**】清热解毒，泻火通便。

【**主治**】头痛牙痛，口舌生疮，暴发火眼，咽喉肿痛，大便不通，烦躁口渴。

【**方药分析**】犀角、羚羊角为主药清热解毒；黄连助犀角清心火，兼清中焦之火；黄芩清上焦之火，黄柏清下焦之火，龙胆助羚羊角清肝胆火，栀子通利三焦水道，引火下行；大黄、玄明粉清泻胃肠实热而通便；冰片清热解毒消肿；川芎散风止痛；玄参、地黄滋阴清热解毒；甘草解毒，调和诸药。

【**性状与剂型**】黑色蜜丸，味甜，微苦，每丸重6克。

【**用法与用量**】内服，1次1丸，1日2次。

【**贮藏**】密封，贮于阴凉干燥处，防潮防蛀。

【**宜忌**】孕妇需遵医嘱服用。忌服辛辣香燥食物。

## 1161. 犀羚散

《吉林省药品标准》（1977年版）

【**药物组成**】胆南星、黄连、栀子、黄芩各250克，天竺黄、天麻、全蝎（去钩）、钩藤、琥珀各 150 克，雄黄 100 克，朱砂、牛黄、冰片各 50 克，广角、羚羊角各 25 克，麝香 5 克。

【功效】清热化痰，息风定惊。

【主治】小儿急热惊风，高热神昏，痉厥抽搐，肺热咳喘。

【方药分析】广角、羚羊角为主药清热解毒；胆南星、黄连、栀子、黄芩清热化痰，泻火除烦；天竺黄、天麻、全蝎、钩藤、琥珀、牛黄、冰片豁痰开窍，息风定惊；雄黄、朱砂、麝香芳香化浊，开窍醒神。

【性状与剂型】为棕黄色粉末的散剂，气清凉而芳香，味苦，每包重 0.5 克。

【用法与用量】内服，周岁小儿 1 次 1 包，1 日 2 次，温开水送下。周岁以下小儿酌减。

【贮藏】密闭，放阴凉干燥处，防潮防蛀。

【宜忌】谨避风寒。

## 1162. 犀羚解毒丸
《山东省药品标准》（1986 年版）

【药物组成】薄荷、荆芥穗、连翘、金银花、牛蒡子、淡豆豉、淡竹叶、桔梗、甘草各 100 克，广角、羚羊角各 1 克，冰片 5 克。

【功效】清热解毒。

【主治】感冒发热，头痛咳嗽，咽喉肿痛。

【方药分析】羚羊角、广角清热解毒；金银花、连翘轻宣透表；荆芥穗、薄荷、淡豆豉辛散表邪，透热外出，其中荆芥属辛温之品配入辛凉解表药中可防温燥之弊，并能增强解表之功；牛蒡子、桔梗、甘草合用能解毒利咽散结，宣肺祛痰；淡竹叶甘凉轻清，增强银翘清热透表之效；略加冰片，辛苦微寒，助主药清热之功并利咽止痛；甘草调和诸药。

【性状与剂型】黑色大蜜丸，味微苦，有清凉感，每丸重 5 克。

【用法与用量】内服，1 次 1 丸，1 日 2 次，鲜芦根、薄荷煎汤或温开水送服。

【贮藏】密闭，置室内阴凉干燥处，防潮防蛀。

【宜忌】风寒感冒者忌服。

## 1163. 疏风保童丸
《全国医药产品大全》

【药物组成】胆南星 100 克，琥珀 53 克，薄荷、法半夏（砂炒）、天麻（姜汁炒）、白附子（炙）、僵蚕、蝉蜕、白芷、荆芥（炒）、钩藤、防风、白芍（酒炙）、天花粉、橘红各 50 克，甘草 30 克，全蝎 20 克，麝香 3 克，朱砂（水飞）适量。

【功效】疏风化痰，解热镇惊。

【主治】小儿感冒，急热惊风，头痛发热，咳嗽痰阻。

【方药分析】胆南星性味苦凉，清热镇惊，涤痰开窍；半夏辛温燥湿祛痰；钩藤、天麻、全蝎、僵蚕、蝉蜕、白芍息风解痉；朱砂、琥珀镇心安神，定惊；防风、荆芥、白芷、薄荷辛散，疏解外风；白附子祛风化痰；麝香开窍辟秽；橘红止咳化痰；天花粉生津止渴，降火润燥：甘草甘平，调和诸药。

【性状与剂型】为朱红色的蜜丸，味甜，苦，略麻，每丸重 3.5 克。

【用法与用量】内服，3 岁以下小儿 1 次 1/2 丸，3 岁以上小儿 1 次 1 丸，1 日 2 次，或遵医嘱。

【贮藏】密闭，置阴凉干燥处，防潮防蛀。

【宜忌】慢惊风忌用。

## 1164.疏风活血丹
《吉林省药品标准》（1977 年版）

【药物组成】当归、川芎、威灵仙、白芷、防己、黄柏、胆南星、炒苍术、羌活、桂枝各 100 克，红花 30 克。

【功效】疏风活血，祛湿止痛。

【主治】风湿痹痛，四肢关节流注刺痛。

【方药分析】苍术、防己、黄柏清热利湿；羌活、桂枝、白芷、威灵仙疏风胜湿止痛；胆南星散风破结；当归、川芎、红花养血活血，行气止痛。

【性状与剂型】类圆球形棕褐色的蜜丸，味甘，微苦，每丸重 10 克。

【用法与用量】内服，1 次 1 丸，1 日 2 次，温开水送下。

【贮藏】密闭，放阴凉干燥处，防潮防蛀。

【宜忌】孕妇忌服。忌食生冷寒凉食物。谨避风寒。

## 1165.疏风活络丸
《全国医药产品大全》

【药物组成】麻黄 200 克，马钱子 120 克，木瓜、千年健、地枫皮、桂枝各 100 克，甘草、防风、桑寄生、秦艽各 60 克。

【功效】疏风活络，散寒止痛。

【主治】风寒湿痹，四肢麻木，关节腰背酸痛。

【方药分析】马钱子散瘀止痛；麻黄发散风寒之邪；防风、桂枝散风祛寒胜湿；千年健、地枫皮温经散寒，祛风湿，通经络；木瓜、秦艽、桑寄生祛风湿，补肝肾，强筋骨；甘草调和诸药，缓急止痛，并能制马钱子之毒。

【性状与剂型】为棕黑色的有光泽的水蜜丸，每 30 粒重约 3 克。

【用法与用量】内服，1 次 3 克，1 日 2 次，临睡前服或遵医嘱。

【贮藏】密闭，阴凉干燥处保存，防潮防晒。

【宜忌】心脏病，高血压患者及孕妇忌服。不得超量服用，以防马钱子中毒。

服药后患者出现头晕目眩，心烦胸闷，四肢挺直，握拳，呼吸粗大，全身肌肉不规则抽搐等中毒症状，服用甘草水可使症状消失。

## 1166. 槐花止血丸

《全国医药产品大全》

【药物组成】醋槐花 1000 克，棕榈炭 500 克。

【功效】凉血止血。

【主治】月经过多，崩漏，便血。

【方药分析】槐花苦寒沉降，善清下焦之热而起凉血止血之效，经醋制则更增其收敛止血之力；棕榈苦涩性平，苦能泻热，涩可收敛，故有收敛止血之功，炒黑成炭，其止血之力尤强。

【性状与剂型】类圆球形黑色的蜜丸，味微甘，每丸重 10 克。

【用法与用量】内服，1 次 1 丸，1 日 3 次，温开水送下。

【贮藏】密闭，放阴凉干燥处，防潮防蛀。

【宜忌】忌服辛辣香燥食品。

## 1167. 槐角丸

《上海市药品标准》（1974 年版）

【药物组成】槐角（炒）200 克，地榆（炭）、黄芩、枳壳（炒）、当归、防风各 100 克。

【功效】清热凉血。

【主治】痔疮肿痛，大便下血。

【方药分析】槐角专清大肠湿热，凉血止血；地榆、黄芩助槐角清肠凉血；枳壳下气宽肠，防风疏风利气，当归补血和血。

【性状与剂型】黑褐色至黑色的大蜜丸，味苦，涩，每丸重 9 克。

【用法与用量】内服，1 次 1 丸，1 日 2~3 次。

【贮藏】密闭，放阴凉干燥处，防潮防蛀。

【宜忌】证属虚寒者勿服。忌服辛辣香燥食品。

## 1168. 槐角地榆丸

《辽宁省药品标准》（1980 年版）

【药物组成】①槐角（炒）200 克，白芍（酒炒）、枳壳（炒）、荆芥、地榆炭、椿皮（炒）、栀子（炒）、黄芩、生地黄各 100 克。②槐角（炒）50 克，秦艽 30 克，地榆（炒炭）、黄连、黄芩、荆芥、侧柏叶（炒炭）、枳壳（麸炒）各 25 克，黄柏、当归各 20 克，防风 15 克。

【功效】清热止血，消肿止痛。

【主治】大便下血，大肠积热，痔疮肿痛。

【方药分析】二方药物相似，功用相近。槐角能清大肠之热而凉血止血；地榆炭凉血收敛止血；黄芩、黄柏、椿皮、栀子均可清热，解毒燥湿；枳壳、荆芥、秦艽疏风利气，与活血药配伍可起到消肿止痛，祛瘀生新之效；生地、白芍、当归既可养血，又可凉血而有祛瘀生新之功，且白芍又可缓急止痛。

【性状与剂型】黑褐色圆形蜜丸，味苦，每丸重 10 克。

【用法与用量】内服，1 次 1 丸，1 日 2 次。

【贮藏】密闭，放阴凉干燥处，防潮防蛀。

【宜忌】忌辛辣香燥食物。

## 1169. 蓖麻消肿膏
### 《全国医药产品大全》

【药物组成】蓖麻仁 1500 克，松香 3500 克。

【功效】软坚消肿。

【主治】早期乳腺炎，疖疮及多发性毛囊炎。

【方药分析】蓖麻仁消肿拔毒，通滞；松香排脓拔毒，生肌止痛；二药合用则可起到消肿排脓、生肌止痛之效。

【性状与剂型】涂布的灰色膏药。

【用法与用量】外用，加热后贴于患处，1 次 1 张，2~3 天换药 1 次。

【贮藏】密封，置阴凉处，防晒防风干。

【宜忌】忌食辛辣香燥食物。外用膏药，不可内服。

## 1170. 蒲紫地丁膏
### 《全国医药产品大全》

【药物组成】蒲公英（鲜）、紫花地丁（鲜）各 200 克，草乌（鲜）50 克，凡士林 60 克。

【功效】消炎散肿。

【主治】疮疖痈肿。

【方药分析】公英、地丁性味苦寒，清热解毒力强；草乌辛热，散寒止痛。三药合用，则具清热解毒、止痛消肿之效。

【性状及剂型】黑褐色软膏。

【用法与用量】外涂患处，1 日 3 次。

【贮藏】密闭，置阴凉干燥处，防晒。

【宜忌】忌食辛辣香燥食物。外用膏药，不可内服。

# 1171. 感冒丸

《辽宁省药品标准》（1980 年版）

【**药物组成**】石膏 100 克，麦冬 50 克，薄荷 30 克，黄芩、桔梗各 25 克，枳壳（炒）、法半夏、天花粉、柴胡、朱砂、栀子、郁金、茯苓、龙胆、白糖参、甘草、雄黄各 20 克，羌活、独活、菊花各 15 克。

【**功效**】清热解毒。

【**主治**】感冒头痛，目眩，口渴心烦，咳嗽咽痛。

【**方药分析**】桂枝、羌活、独活、柴胡解表发汗，以祛外表之邪；石膏、黄芩、龙胆、菊花清热降火解毒；白糖参、茯苓、枳壳、天花粉、麦冬等补气滋阴；雄黄辟秽解毒；甘草调和诸药。

【**性状与剂型**】黄棕色圆形蜜丸，味苦清凉，每丸重 6 克。

【**用法与用量**】内服，1 次 1 丸，1 日 2 次。

【**贮藏**】密闭，放阴凉干燥处，防潮防蛀。

【**宜忌**】忌辛辣香燥食物。

# 1172. 感冒苏风丸

《全国医药产品大全》

【**药物组成**】白芍（酒炙）、谷芽（炒）各 125 克，苦杏仁、桂枝、防风、大枣（去核）各 75 克，麻黄绒（炙）、紫苏叶、桔梗、独活、甘草、生姜（捣碎）各 50 克。

【**功效**】辛温解表，宣肺和中。

【**主治**】风寒感冒，发热咳嗽，头痛怕冷，鼻流清涕，骨节酸疼，四肢疲倦。

【**方药分析**】本方由麻黄汤合桂枝汤加味而成。其中麻黄、桂枝、紫苏叶、防风、独活、生姜辛温解表，发汗散寒；白芍、大枣调和营卫；谷芽健脾和中；苦杏仁、桔梗、甘草化痰止咳。

【**性状与剂型**】黑褐色的水丸，味苦，微甜，略麻，每包重 10 克。

【**用法与用量**】内服，1 次 1 包，1 日 2 次。

【**贮藏**】密闭，置阴凉干燥处，防潮防晒。

【**宜忌**】风热感冒忌用。

# 1173. 感冒清热冲剂

《中华人民共和国药典》（1985 年版）

【**药物组成**】荆芥穗、苦地丁各 200 克，芦根 160 克，防风、柴胡、葛根各 100 克，苦杏仁 80 克，薄荷、紫苏叶、桔梗、白芷各 60 克。

【功效】解表清热。

【主治】<u>感冒头痛</u>，<u>发热恶寒</u>，<u>全身酸痛</u>，<u>鼻流清涕</u>，<u>咳嗽咽干</u>。

【方药分析】荆芥穗、防风、紫苏叶、白芷、辛温解表；柴胡、葛根、薄荷辛凉解表；苦地丁清热解表；苦杏仁、桔梗化痰止咳，升提肺气；芦根清热生津。

【性状与剂型】黄白色的颗粒冲剂，味甜，微苦，每袋重12克。

【用法与用量】内服，1次12克，1日2次，开水冲服。

【贮藏】密闭，置阴凉干燥处，防潮防晒。

【宜忌】忌辛辣香燥食物。谨避风寒。


## 1174. 感冒解毒灵

*《黑龙江省药品标准》*（1986年版）

【药物组成】板蓝根50克，紫苏叶25克，前胡、金银忍冬叶、连翘各20克，防风、麦冬、苦杏仁、羌活、川芎、陈皮、桑白皮各15克，牛蒡子10克。

【功效】解表散寒，宣肺止咳，清热解毒。

【主治】<u>感冒</u>，<u>头痛发热</u>，<u>鼻塞流涕</u>，<u>咳嗽</u>，<u>咽痛</u>，<u>肢体酸痛</u>等症。亦可作防治流感的常备药。

【方药分析】紫苏叶、防风、羌活辛温散寒解表；牛蒡子疏散风热，利咽散肿；金银忍冬叶、连翘、板蓝根清热解毒；川芎祛风止痛；麦冬养阴生津，清心除烦；杏仁、桑白皮、陈皮化痰止咳，理气调中。诸药相合可起解表散寒、宣肺止咳、清热解毒之效。

【性状与剂型】含棕色的中药粉末及颗粒的袋泡茶剂，味微苦，每袋重5克。

【用法与用量】内服，1次2袋，1日2次，置有盖杯内加开水150~220毫升浸泡15分钟，加糖适量使溶，将药液1次服完，再加适量开水浸泡当茶饮。

【贮藏】密闭，置阴凉干燥处，防潮防晒。

【宜忌】谨避风寒。


## 1175. 雷击散

*《湖南省药品标准》*（1982年版）

【药物组成】猪牙皂、北细辛各35克，薄荷、广藿香各30克，朱砂（水飞）、雄黄（水飞）各25克，甘草、桔梗、防风、贯众、木香、陈皮、半夏（制）各20克，枯矾、白芷各10克。

【功效】通关开窍，辟秽解毒。

【主治】<u>一切痧症</u>，<u>呕吐腹痛</u>，<u>四肢麻木</u>，<u>中暑卒倒</u>，<u>牙关紧闭</u>。

【方药分析】猪牙皂、细辛、白芷芳香上达，宣通鼻窍，搜风涤痰；薄荷、藿香、贯众、枯矾、防风、甘草化湿解暑，清热解毒，祛风解痉，胜湿止痛；木香、陈皮、半夏、桔梗理气化痰，降逆止呕；朱砂、雄黄安神镇静。

【性状与剂型】黄褐色粉末，气香，味微辛辣。

【用法与用量】内服，1 次 3~6 克，1 日 2~3 次。小儿酌减。必要时取适量，吹鼻取喷嚏。

【贮藏】密封，干燥处保存，防潮防晒。

【宜忌】孕妇忌用。

【各家论述】《急救异痧奇方》："又名救急散、累济散、雷公救疫丹、暑疫散。皂角、细辛各三钱半，朱砂、雄黄各二钱半，薄荷、藿香各三钱，枯矾、白芷各一钱，桔梗、防风、木香、贯众、陈皮、法半夏曲、甘草各二钱。为细末，每用一至三分，吹入鼻中。再用一至二钱，姜汤冲服。治一切痧症，或头痛腹痛，或手足直硬麻木，身发寒热，或不寒热而心胸胀痛，神昏，或喉痛，腰腹作胀，或指甲青黑，上吐下泻，或不青黑，或不吐泻。"

# 1176. 暖脐膏

《吉林省药品标准》（1977 年版）

【药物组成】当归、白芷、乌药、小茴香、八角茴香、香附、乳香各 80 克，木香 40 克，母丁香、没药、肉桂、沉香各 20 克，麝香 3 克。

【功效】行气止痛，祛寒止泻。

【主治】<u>脘腹痞满</u>，<u>少腹冷痛</u>，<u>大便溏泻</u>。

【方药分析】麝香辛温，香窜之力最强；乌药、小茴香、八角茴香温肾助阳，散寒止痛；当归、白芷、乳香、没药、香附、木香祛风散寒，活血止痛；肉桂、丁香助其温中散寒之力，沉香一味既可行气止痛，又因其沉降之性引诸药下行直达病所。

【性状与剂型】摊于布或纸上的黑膏药，每块净重 3~30 克。

【用法与用量】外用，加温软化，贴于肚脐上。

【贮藏】密闭，置阴凉干燥处，防潮防晒。

【宜忌】孕妇忌用。

# 1177. 蜈蚣膏

《辽宁省药品标准》（1980 年版）

【药物组成】蜈蚣 500 条，大黄、当归、五倍子各 350 克，羌活、黄柏、黄连、白芷、猪牙皂、没药、生川乌、地骨、乳香、冰片各 250 克，防风，独活、生地黄、生草乌、玄参、穿山甲、密陀僧、蓖麻仁各 150 克，全蝎 50 克。

【功效】拔毒生肌，消肿止痛。

【主治】<u>毒疮恶疮</u>，<u>痈疽发背</u>，<u>鼠疮瘰疬</u>，<u>乳痈乳癖</u>。

【方药分析】蜈蚣辛温有毒，有较强的解毒散结，消肿止痛的作用，能以毒攻毒；大黄清热泻火解毒，且能活血祛瘀，故能除肉腐血败之源；山甲、当归、乳香、没药、牙皂活血通经，行散瘀滞，消肿排脓；黄连、黄柏、五倍子、冰片清热解毒，泻火燥湿；羌活、独活、防风、川乌、草乌、白芷辛温之品，可增其通络止痛之力；生地、玄参、地骨皮滋阴清热；密陀僧、全蝎、蓖麻仁均有消肿拔毒之力。

【性状与剂型】表面黑褐色的块状黑膏药，每块重 10 克。

【用法与用量】外敷，用火烤软，贴于患处。

【贮藏】密闭，置阴凉干燥处，防潮防晒。

【宜忌】孕妇忌敷腹部。

## 1178. 跳骨片

《福建省药品标准》（1977 年版）

【药物组成】马钱子（制）55 克，枳壳（麸炒）、骨碎补（炒）、黄芪各 28 克，没药（炒）、乳香（炒）、狗脊（炒）、血竭、蒺藜、自然铜（煅醋淬）、土鳖虫、仙桃草、三七各 14 克，细辛、羌活、独活、红花、朱砂（飞）、乌药各 7 克，冰片 3.4 克。

【功效】消肿镇痛，活血舒筋，促进骨质生长。

【主治】跌打损伤，骨折。

【方药分析】马钱子、细辛、朱砂、羌活、独活消肿镇痛；土鳖虫、仙桃草、自然铜、三七、冰片、红花、乌药、血竭、乳香、没药活血舒筋；蒺藜、狗脊、骨碎补补肝益肾，壮筋骨，可促进其骨质生长。

【性状与剂型】为橙黄色的糖衣片，除去糖衣显深棕色，气香，味苦略麻舌，每瓶 100 片，每片 0.5 克。

【用法与用量】内服：10~20 岁，1 次 4 片；20~30 岁，1 次 5 片；30~40 岁，1 次 6 片；50 岁以上，1 次 7 片。1 日 2 次。

【贮藏】密闭，置阴凉干燥处，防潮防晒。

【宜忌】按定量服用，不可过量，服后多饮开水。服药后，约 3 小时左右，骨折部自觉感到微有跳动约 10~20 分钟，这说明药的效用。服药后若感到全身骨节均有跳动，这是药物过量所致，可服绿豆汤或甘草汤即止。

## 1179. 嗣育片

《北京市药品标准》（1983 年版）

【药物组成】何首乌（黑豆酒炙）、山药各 120 克，党参（去芦）、熟地黄、地黄、肉苁蓉（酒炙）、杜仲炭、天冬、知母（盐炙）、黄柏、远志（去心甘草炙）各 60 克，黄芪（蜜炙）、山茱萸（酒炙）、怀牛膝（去头）、麦冬、龟板（沙烫醋淬）、泽泻（盐炙）、蛇床子、八角茴香、甘草各 30 克，枸杞子、五味子（醋炙）

各 15 克。

【功效】滋补气血，调经散寒。

【主治】气血两亏，脾肾虚弱引起的男子形体瘦弱，精神倦怠，腰酸腿软，肾寒阳痿，遗精盗汗；女子经血不调，经期腹痛，湿寒带下，久不孕育。

【方药分析】党参、黄芪补中益气；山药益气养阴，补脾肺肾；熟地黄、山茱萸、枸杞子、何首乌、五味子、天门冬、麦门冬滋阴补血，补益肝肾；生地黄养阴生津；肉苁蓉、杜仲炭补肾助蛇床子、八角茴香温肾壮阳，散寒止痛；怀牛膝活血祛瘀，补肝肾；知母、黄柏、泽泻滋肾阴，泻相火；远志宁心安神；甘草补脾益气，调和诸药。

【性状与剂型】为微苦的片剂，气微，味甘，每片重 0.5 克。

【用法与用量】内服，1 次 6 片，1 日 2 次，男用淡盐汤送服，女用生姜 3 片，红枣 1 枚，煎汤送服。

【贮藏】密闭，置室内阴凉干燥处，防潮防晒。

【宜忌】忌食生冷、黏腻等不易消化的食物。


# 1180. 嗣育保胎丸

*《北京市药品标准》（1983 年版）*

【药物组成】黄芪、党参（去芦）、茯苓、白术（麸炒）、当归、白芍、熟地黄、菟丝子、艾叶炭各 120 克，川芎、桑寄生、枳壳（去瓤，麸炒）各 90 克，阿胶、川贝母各 60 克，荆芥穗、厚朴（姜制）各 30 克，羌活、甘草各 15 克，兑研鹿茸粉 9 克。

【功效】补气养血，安胎保产。

【主治】孕妇气血不足引起的恶心呕吐，腰酸腹痛，足膝浮肿，胎动不安，屡经小产。

【方药分析】黄芪、党参、白术补中益气；鹿茸、白芍、当归、熟地黄、阿胶补肝肾，滋阴补血；桑寄生、菟丝子补益肝肾，安胎；艾叶炭温经止血；厚朴、枳壳、荆芥穗理气解郁，安胎。诸药合用共奏补气养血、安胎保产之效。

【性状与剂型】为黑褐色大蜜丸，气微香，味苦，每丸重 6 克。

【用法与用量】内服，1 次 2 丸，1 日 2~3 次。

【贮藏】密闭，置室内阴凉干燥处，防潮防蛀。

【宜忌】忌房事。


# 1181. 稚儿灵

*《江西省药品标准》（1982 年版）*

【药物组成】大枣 300 克，浮小麦、牡蛎（煅）各 150 克，党参、孩儿参、南沙参、地黄、白术（麸炒）、白芍（麸炒）、黑大豆、白扁豆、山药、仙鹤草、功劳叶各 90 克，首乌（制）、当归、茯苓各 60 克，陈皮、远志（制）各 45 克，石菖蒲、木香、五味子（制）、甘草（蜜炙）各 30 克。

【功效】益气，健脾，补脑，强身。

【主治】小儿厌食，面黄体弱，夜寝不宁，睡后盗汗。

【性状与剂型】棕褐色稠膏，味甜。

【用法与用量】内服，1 次 9~15 克，约 1 汤匙，1 日 2 次，开水冲服。

【贮藏】密闭，置室内阴凉干燥处，防潮防晒。

【宜忌】忌生冷、黏腻等不易消化的食物。

# 1182. 催乳丸

《内蒙古药品标准》（1982 年版）

【药物组成】生麦芽 800 克，当归、生地黄、白芍、漏芦、黄芪、鹿角霜各 400 克，川芎、木香、王不留行（炒）、穿山甲（醋制）各 200 克，通草 100 克。

【功效】助气补血，活络下乳。

【主治】产后气血亏损，乳汁不通，乳少乳稀。

【方药分析】四物补血，黄芪补气为主，补益气血，使亏损之气血得以恢复；生麦芽健脾舒肝，木香健胃调气，协助主药补益气血；穿山甲、鹿角霜、漏芦、王不留行、通草活血通络下乳。共成补气益血、通经下乳之剂。

【性状与剂型】棕褐色的大蜜丸，味甜，微苦，每丸重 9 克。

【用法与用量】内服，1 次 2 丸，早、午、晚各服 1 次，黄酒或温开水送下。

【贮藏】密闭，置室内阴凉干燥处，防潮防蛀。

【宜忌】产后虚弱及流血未止或刚止者不宜服用。

# 1183. 愈带丸

《北京市药品标准》（1986 年版）

【药物组成】白芍、蒲黄（炒）、鸡冠花各 120 克，当归、芍药花、熟地黄、艾叶炭、棕榈炭、百草霜、香附（醋制）、木香、怀牛膝（去头）、干姜（微炒）、官桂（炒焦）、甘草（蜜炙）各 90 克，知母、黄柏各 60 克。

【功效】理血调经，散寒止带。

【主治】气血瘀滞，子宫寒湿引起的经血不调，赤白带下，少腹作痛，腰腿酸软。

【方药分析】当归、熟地、白芍补血活血；香附、木香、牛膝、蒲黄、芍药花、鸡冠花理气活血，调经；官桂、干姜温经散寒；黄柏、知母清热燥湿；艾叶炭、棕榈炭、百草霜收敛止带；甘草调和诸药。

【性状与剂型】为黑色的水丸，气香，味苦，每 100 粒重 6 克。

【用法与用量】内服，1 次 6 克，1 日 2 次。

【贮藏】密闭，置室内阴凉干燥处，防潮防晒。

【宜忌】孕妇忌服。忌食生冷黏腻等不易消化的食物。

## 1184. 腰椎痹痛丸

《广东省药品标准》（1982 年版）

【药物组成】白芷、防己、赤芍各 506 克，桂枝、红花、独活、五加皮、草乌（制）、防风、千年健、秦艽、桃仁、海风藤、威灵仙、续断各 338 克，骨碎补、当归、桑寄生、萆薢各 169 克。

【功效】祛风湿，壮筋骨，舒筋活络，去痹止痛。

【主治】肥大性腰脊炎，肥大性颈椎炎，风湿性关节炎及腰肌劳损等症引起的腰部疼痛。

【方药分析】独活、骨碎补、续断、五加皮、寄生补肝肾，强筋骨；威灵仙、海风藤、秦艽、千年健、防风、防己、萆薢祛风除湿，舒筋活络；桂枝、草乌、白芷温经散寒止痛；当归、红花、赤芍养血活血通经。

【性状与剂型】赭棕色的大蜜丸，味微苦辛，每丸重 3 克。

【用法与用量】内服，1 次 1 丸，1 日 3 次。

【贮藏】密闭，置阴凉干燥处保存，防潮防蛀。

【宜忌】忌持重操劳。

## 1185. 腮腺炎粉

《全国医药产品大全》

【药物组成】重楼 80 克，地龙 20 克。

【功效】清热解毒，消肿散结。

【主治】痄腮（腮腺炎）。

【方药分析】重楼苦寒，清热解毒，活血消肿；地龙咸寒，清热通经，祛热毒，通郁滞。二药合用则有清热解毒、消肿散结之效。

【性状与剂型】灰白色粉末，味苦。

【用法与用量】外用，取适量药粉加食醋调匀敷患处，1 日数次，干则换之。

【贮藏】密闭，置阴凉干燥处保存，防潮防晒。

【宜忌】患儿隔离，预防传染。

## 1186. 腹痛止泻丸（普救丸）

《福建省药品标准》（1977 年版）

【药物组成】生姜 212 克，藿香、陈皮（制）、建曲、香附（制）各 60 克，山楂（炒）、直扁豆（去衣姜炒）、白术（土炒）、厚朴（姜制）、制半夏、茯苓各

48克，豆蔻、砂仁（去壳姜炒）36克，麦芽（炒）、苍术（麸炒）、木香、肉桂、泽泻（麸炒）各30克，朱砂（飞）27.6克，白芷、丁香、甘草（蜜炙）各15克，冰片7.29克，细辛（去叶）3克。

【功效】健脾暖胃，消积舒气，止痛止泻。

【主治】脾胃虚弱，食滞胀气，腹痛呕吐，四时肠鸣腹泻。

【方药分析】藿香、苍术、厚朴、砂仁、豆蔻健脾燥湿，行气止呕；陈皮、香附、木香行气止痛；山楂、神曲、麦芽消积化食，理气除胀；半夏燥湿化痰，降逆止呕；茯苓、泽泻、白术、扁豆益气健脾，燥湿止泻；丁香、生姜、肉桂、细辛、白芷温中助阳，散寒止痛；冰片、朱砂清热止痛；甘草补脾益气，缓急止痛，调和药性。

【性状与剂型】为赭红色大蜜丸，气香，味苦微甜，每丸重3克。

【用法与用量】内服，1次1~2丸，1日2次。

【贮藏】密封，置阴凉干燥处，防潮防蛀。

【宜忌】忌食生冷、黏腻等不易消化的食物。

## 1187. 解肌宁嗽丸（1）

《中华人民共和国药典》（1977年版）

【药物组成】前胡、葛根、苦杏仁、桔梗、半夏（制）、陈皮、浙贝母、天花粉、枳壳、玄参各80克，茯苓、甘草各64克，紫苏叶48克，木香24克。

【功效】解表宣肺，止嗽化痰。

【主治】小儿急性支气管炎初期，痰多，咳嗽，发烧。

【方药分析】紫苏叶、葛根解表宣肺；桔梗、杏仁，前胡止咳祛痰；贝母、花粉、玄参润燥化痰；半夏、陈皮、茯苓健脾燥湿；木香、枳壳理气除痰止咳；甘草调和诸药。

【性状及剂型】黑绿色的大蜜丸，味微苦，辛，每丸重3克。

【用法与用量】内服，1周岁小儿1次1/2丸，2~3岁小儿1次1丸，1日2次。

【贮藏】密闭，置阴凉干燥处，防潮防蛀。

【宜忌】谨避风寒。

## 1188. 解肌宁嗽丸（2）

《北京市药品标准》（1983年版）

【药物组成】前胡、胆南星（酒炙）、黄芩、天花粉、枳壳（去瓤麸炒）各200克，山楂150克，紫苏叶、桑叶、浙贝母、桔梗、陈皮各100克，青黛70克，甘草50克。

【功效】解表清热，止嗽化痰。

【主治】小儿内热引起的头痛身热，咳嗽痰盛，气促作喘，咽喉疼痛，烦躁不安。

【方药分析】紫苏叶、桑叶清热解表；前胡、浙贝母、桔梗、胆南星止咳平喘化痰；黄芩、青黛、天花粉清热解毒，生津；陈皮、枳壳、山楂理气健脾，消食；甘草止咳化痰健胃，调和诸药。

【性状与剂型】黑绿色的大蜜丸，味微苦，辛，每丸重3克。

【用法与用量】内服，1次1丸，1日2次。周岁以内小儿减半。

【贮藏】密闭，置室内阴凉干燥处，防潮防蛀。

【宜忌】忌辛辣食物。

## 1189. 解肌清肺丸

《北京市药品标准》(1983 年版)

【药物组成】葛根、菊花、板蓝根、桑白皮（蜜炙）、苦杏仁（去皮炒）、前胡、川贝母、黄芩、栀子(姜炙)、知母各90克，白前60克，紫苏叶、紫苏子各30克，人工牛黄15克，冰片6克。

【功效】解肌清肺，化痰止咳。

【主治】小儿肺热外感引起的头痛身热，咳嗽气促，痰涎黏稠，咽喉干痛。

【方药分析】苏叶、葛根、菊花解肌发表，开宣肺气；黄芩、栀子、知母、牛黄、冰片、板蓝根清泻肺热，解肺经热毒，且知母又有滋阴润燥之效，可防止燥邪伤肺；桑白皮、苏子、杏仁、前胡、白前、川贝母降气化痰，止咳平喘。

【性状与剂型】为黑褐色的大蜜丸，气凉，香，味甜微苦，每丸重3克。

【用法与用量】内服，1次2丸，1日3次。周岁以内小儿酌减。

【贮藏】密闭，置室内阴凉干燥处，防潮防蛀。

【宜忌】忌食辛辣香燥食物。

## 1190. 解毒清心丸（神犀丹）

《江苏省药品标准》(1977 年版)

【药物组成】水牛角600克，忍冬藤240克，地黄160克，连翘100克，板蓝根90克，淡豆豉80克，玄参70克，石菖蒲、黄芩各60克，天花粉、紫草各40克。

【功效】凉血解毒，清心开窍。

【主治】湿温暑疫，高热不退，痉厥昏狂，谵语发痫。

【方药分析】黄芩、连翘、板蓝根、淡豆豉清热解毒，消肿止痛；淡豆豉还具有清心除烦之作用；热灼津液所以用地黄、玄参、天花粉滋阴清热凉血；水牛角功能清热凉血，解毒；紫草清热凉血活血，能解血分热毒，具有解毒透疹之功能；石菖蒲开窍宁神，化湿和胃；忍冬藤清热解毒，通经活络。

【性状与剂型】淡棕褐色或棕黑色小丸，气微，味淡，每12粒重1克。

【用法与用量】内服，1 次 9 克，1 日 2 次，小儿酌减。

【贮藏】密封，置阴凉干燥处保存，防潮防晒。

【宜忌】忌食辛辣食物。谨避暑热。

## 1191. 解热感冒片

《北京市药品标准》（1983 年版）

【药物组成】黄芩 400 克，葛根、板蓝根各 250 克，蒲公英、苦地丁、芦根、玄参（去芦）各 200 克，防风、薄荷、苦杏仁各 150 克，荆芥穗、白芷、柴胡、甘草各 100 克。

【功效】清热解毒，润肺止咳。

【主治】上焦郁热，外感风寒引起的头痛鼻塞，发烧怕冷，咳嗽音哑，咽喉干痛。

【方药分析】荆芥穗、防风、白芷祛风解表；柴胡、葛根、薄荷疏散风热，解热生津；蒲公英、板蓝根、苦地丁、黄芩清热解毒；芦根、玄参清热养阴；苦杏仁止咳平喘；甘草润肺止咳，调和诸药。

【性状与剂型】灰黄色片剂，气芳香，味苦辛，每片重 0.5 克。

【用法与用量】内服，1 次 6 片，1 日 3 次。

【贮藏】密封，置阴凉干燥处，防潮防晒。

【宜忌】谨避风寒。

## 1192. 解热镇惊丸

《黑龙江省药品标准》（1986 年版）

【药物组成】全蝎（去刺）120 克，胆南星、羌活各 105 克，天麻 90 克，麻黄、钩藤、牙皂、薄荷各 75 克，朱砂 68 克，僵蚕（炒）、茯苓（去皮）、琥珀、甘草、天竺黄、冰片、陈皮各 60 克，珍珠（豆腐制）48 克，牛黄、麝香各 12 克。

【功效】解热，镇惊，化痰。

【主治】急热惊风，痰涎壅盛，手足抽搐，背项强直。

【方药分析】胆南星、天竺黄、牛黄清热解毒，息风镇惊，化痰开窍；麝香、冰片清心定惊，开窍醒神；珍珠、琥珀、朱砂清心解热，定惊安神；羌活、防风、麻黄祛风，散寒胜湿；僵蚕、全蝎、牙皂、钩藤、天麻息风定惊，解毒散结；茯苓、陈皮健脾利湿；薄荷疏散风热，清利头目；甘草补脾益气，润肺止咳，调和诸药。

【性状与剂型】圆球形深褐色蜜丸，气清香，味微苦，每丸重 1.5 克。

【用法与用量】内服，4~5 岁儿童 1 次 1 丸，1 日 2 次，温开水送服。3 岁以下儿童酌减。

【贮藏】密闭，置阴凉干燥处，防潮防蛀。

【宜忌】谨避风热。

## 1193. 解热镇惊散

*《黑龙江省药品标准》*（1986 年版）

【药物组成】紫苏叶、川芎、葛根、黄芩各 20 克，地黄、茅术（麸炒）、琥珀各 15 克，陈皮、白芷、秦艽、香附（醋制）、朱砂、防风各 10 克，细辛、甘草各 5 克。

【功效】辛温解表，镇惊安神。

【主治】小儿感冒，头痛发热，鼻流清涕，睡眠不安。

【方药分析】紫苏叶、白芷、葛根、细辛、防风辛温解表，发散风寒；川芎活血行气，祛风止痛；陈皮健脾理气化痰；香附、茅术调理气机，健脾燥湿；秦艽清虚热，祛风湿，舒经络；黄芩清热燥湿，泻火解毒；朱砂、琥珀清心热，定惊安神；甘草补脾益气，润肺止咳，调和诸药。

【性状与剂型】棕黄色粉末，气香，味苦，每包重 1.5 克。

【用法与用量】内服，2~3 周岁 1 次 1 包，1 日 2 次。周岁以内酌减。

【贮藏】密闭，贮于阴凉干燥处，防晒防潮。

【宜忌】谨避风寒。

## 1194. 解暑定中丸

*《广东省药品标准》*（1982 年版）

【药物组成】苏叶、苍术（泡）、香薷、山楂、谷芽（炒）、葛根、甘草、莲叶、陈皮、枳壳、青蒿、扁豆（炒）、草薢、黄芩、药曲、半夏（制）各 235 克，香附（制）、藿香、厚朴（制）、薄荷各 118 克，砂仁 29 克。

【功效】解暑去湿，和胃止泻。

【主治】暑天感冒，发热恶寒，呕吐恶心，腹痛肚泻，四肢倦怠。

【方药分析】苏叶、香薷、藿香解表祛暑；厚朴、砂仁、半夏（制）、扁豆、陈皮、枳壳、苍术健脾化湿；山楂、谷芽、药曲消食导滞；葛根、黄芩、青蒿、薄荷清解暑热；香附行气止痛；甘草调和诸药。

【性状与剂型】红色水丸，破碎面呈灰褐色，味甘平，微苦，略带芳香气，每瓶装 3 克。

【用法与用量】内服，1 次 1~2 瓶。小儿减半。

【贮藏】密闭，贮于阴凉干燥处保存，防潮防晒。

【宜忌】谨避暑热。

## 1195. 痰饮丸

《全国医药产品大全》

【药物组成】苍术、白术(麸炒)、莱菔子(微炒)各90克，紫苏子(微炒)60克，附子、白芥子（微炒）各45克，肉桂（去粗皮）、甘草（炙）、干姜各30克。

【功效】温补脾肾，助阳化饮。

【主治】痰饮咳嗽，气促发喘，咯吐白痰，畏寒肢冷，腰酸背凉，腹胀食少等症。

【方药分析】痰饮丸是由附子理中丸去人参加肉桂、苍术合三子养亲汤而成。方中白术、苍术、干姜、肉桂、附子、甘草温肾健脾，温化痰涎；白芥子、紫苏子、莱菔子降气快膈，化痰消食。

【性状与剂型】圆球形黑褐色蜜丸，味辛，微苦，每丸重9克。

【用法与用量】内服，成人1次1丸，1日2次，温开水送下。小儿酌减。

【贮藏】密闭，置阴凉干燥处，防潮防蛀。

【宜忌】忌食生冷，预防受风受寒。患感冒发烧、热性咳嗽、潮热咯血等症及孕妇忌服。服药期间，最好兼贴痰饮膏。服药后若头晕便结，口干舌燥时，可酌情减量或停服数日。本药四季皆可服用，每年夏季三伏天服用效果好，有预防冬季犯病作用。心脏病、高血压患者应慎服。

## 1196. 痰饮膏药

《全国医药产品大全》

【药物组成】肉桂、川乌各120克，细辛、附子、干姜、桂枝、花椒各60克。

【功效】温肺化饮。

【主治】虚寒性咳嗽气喘。

【方药分析】花椒辛温，温中散寒；肉桂散寒止痛，温通经脉；细辛散寒止痛，温肺化饮；附子散寒除湿；干姜温中，温肺化饮；桂枝温经通阳。

【性状与剂型】薄圆形亮黑色的膏药，每贴净重3克。

【用法与用量】外用，暖开贴于肺俞穴(背部第三、四胸椎的两旁各1.5寸处)，每周换1次。

【贮藏】密封，置阴凉干燥处，防潮防晒。

【宜忌】本药为痰饮丸之辅助治疗剂，夏季三伏天服痰次丸时，本膏药应在立秋之日起贴用。

## 1197. 痰喘丸

《吉林省药品标准》(1977 年版)

【药物组成】党参 400 克, 枇杷叶 370 克, 橘红 250 克, 青黛 230 克, 桑叶、石膏、鲜姜各 200 克, 炒苦杏仁、贝母各 150 克, 前胡、炒半夏曲、蜜紫菀、炒紫苏子、海浮石、桔梗、蜜旋覆花、蜜远志、茯苓、酒白芍、白前、蜜百部、黄芩、薤白各 100 克, 煅海蛤 77 克, 麻黄 70 克, 桂枝、蜜甘草、五味子、射干各 50 克, 炒葶苈子、蜜马兜铃各 50 克, 细辛 30 克, 大枣肉 800 克。

【功效】散风祛痰, 镇咳定喘。

【主治】外感风邪, 肺热咳嗽, 气促哮喘, 痰涎壅盛, 胸膈胀满。可用于气管炎, 支气管炎发作期。

【方药分析】麻黄、桂枝、细辛、薤白、橘红、鲜姜辛温, 解表散寒, 温中止呕, 化痰止咳; 桑叶、黄芩、射干、石膏、煅海蛤、青黛辛凉, 疏风清热, 泻火解毒, 化痰软坚; 炒苦杏仁、蜜紫菀、蜜款冬花、炒苏子、炒葶苈子、枇杷叶、蜜马兜铃、蜜百部止咳平喘; 白前、蜜旋覆花、贝母、炒半夏曲、海浮石、桔梗, 化痰止咳平喘; 党参、大枣肉补中益气, 润肺止咳; 酒白芍、五味子、茯苓敛肺滋阴, 健脾安神; 蜜远志辛温, 祛痰开窍, 温肺化痰; 甘草甘平, 调和诸药。

【性状与剂型】圆球形白色的水丸, 除去包衣后呈棕黄色, 味微苦, 每 100 丸重 20 克。

【用法与用量】内服, 1 次 30 丸, 1 日 2 次, 温开水送下。小儿酌减。

【贮藏】密闭, 放阴凉干燥处, 防潮防晒。

【宜忌】忌辛辣食物。谨避风寒。

## 1198. 痰喘半夏

《上海市药品标准》(1974 年版)

【药物组成】半夏 (制)、川贝母、肉桂、白豆蔻、沉香、丁香、西洋参各 480 克, 甘草、陈皮 288 克, 朱砂 (飞) 240 克, 白芷、细辛、川芎、枳壳、白术、青皮、泽泻、白芍、山楂、五味子、酸枣仁各 192 克, 人工竺黄 180 克, 干姜 128 克, 薄荷油 32 克。

【功效】化痰, 止咳, 平喘。

【主治】新老咳嗽, 痰多气喘。

【方药分析】半夏 (制)、川贝母、五味子、青皮、陈皮、沉香理气化痰, 止咳平喘; 朱砂、竺黄、白芍、酸枣仁、泽泻清热化痰, 定惊安神; 白豆蔻、肉桂、干姜、丁香、川芎、白芷、细辛温中降逆, 散寒止痛; 白术、山楂、枳壳健脾开胃; 西洋参益肺阴, 清虚火; 甘草滋阴润肺, 清热化痰, 止咳平喘。诸药合用, 标本兼顾, 寒热并用, 使肺气得平, 喘咳自止。

【性状与剂型】咖啡色颗粒，味辛凉，每袋装 15 克。

【用法与用量】内服，1 次 3 克，1 日 2~3 次，吞服或冲服。

【贮藏】密闭，放阴凉干燥处，防潮防晒。

【宜忌】忌食辛辣食物。谨避风寒。

## 1199. 滇酸枣药水

《全国医药产品大全》

【药物组成】滇酸枣茎皮 1000 克，75% 乙醇适量。

【功效】消炎止痛，凉血敛疮。

【主治】烧伤。

【方药分析】酸枣茎皮味涩，性温，有消炎止痛、凉血收敛的作用，常用于烧伤、烫伤等。

【性状气剂型】为棕红色的液体，气醇香，味涩。

【用法与用量】临用时先于水浴上蒸除乙醇，即时外搽患处，1 日数次。I 度以上烫伤，皮肤起泡破裂，局部感染者应先清洗创面，再用药液涂擦，一般不加包扎。

【贮藏】密闭，置阴凉干燥处，避光防晒。

## 1200. 滚痰丸

《中华人民共和国药典》(1977 年版)

【药物组成】金礞石(煅)、天南星(制)、枳壳(麸炒)、黄芩(酒蒸)各 200 克，熟大黄、牵牛子各 150 克，川贝母、郁金、黄连各 50 克。

【功效】逐痰，散结，通便。

【主治】顽痰壅塞，精神狂躁，神志迷蒙，大便秘结。

【方药分析】金礞石下气逐痰，平肝镇惊；川贝母、天南星、枳壳、郁金清心行气，豁痰开窍；黄芩、黄连、大黄清上导下，以除痰热之源；牵牛子攻逐二便，荡涤痰涎，与大黄、黄芩、黄连配伍，清泄肺热，泻火通便。

【性状与剂型】为金黄色的水丸，味苦，每 20 小丸重 1 克。

【用法与用量】内服，1 次 4.5~6 克，1 日 1~2 次。

【贮藏】密闭，置阴凉干燥处保存，防潮防晒。

【宜忌】忌精神刺激。忌饮酒。

## 1201. 福禄补酒

《浙江省药品标准》(1983 年版)

【药物组成】生玉竹、金樱子、制狗脊、熟地黄各 7.5 克，红参、黄芪(炙)、桑寄生、女贞子、锁阳、淫羊藿、米仁各 5 克，炙甘草 3 克，马鹿茸 1.6 克，红花 1 克，蜂蜜、白酒适量。

【功效】补肾助阳，益气养血，强壮筋骨。

【主治】阳虚畏寒，气血两亏，腰膝酸软。

【方药分析】红参、黄芪大补元气；鹿茸、淫羊藿、锁阳、狗脊、桑寄生、女贞子补肾壮阳，益精血，强筋骨，兴阳事；熟地滋阴补血，益髓填精；米仁、玉竹养阴健脾；金樱子酸涩固精；红花活血祛瘀。

【性状与剂型】红棕色澄清的药酒，气香，味微甜，每瓶装 500 毫升。

【用法与用量】内服，1 次 15~20 毫升，1 日 2 次。

【贮藏】密闭，置阴凉干燥处保存，避光防晒。

【宜忌】高血压患者和孕妇忌用。


# 1202. 辟瘟丹

《浙江省药品标准》（1983 年版）

【药物组成】牛角浓缩粉 60 克，毛慈菇、鬼箭羽、降香、赤豆、大枣（黑枣）各 40 克，羚羊角、香附（制）、大黄、土藿香、玄精石、玄明粉、朱砂（飞）、木香、川乌（制）、五倍子（去毛，虫尸）、苍术（米泔水润，炒）、苏合香、半夏（制）、玳瑁、黄连、滑石（飞）、猪牙皂、厚朴（制）、肉桂（去粗皮）、郁金、茯苓、茜草、金银花、黄芩、黄柏各 30 克，紫苏叶、升麻、白芷、天麻、川芎、草河车、干姜、丹参、桔梗、石菖蒲、檀香、蒲黄、麻黄、柴胡各 20 克，腰黄、琥珀、陈皮、麝香、安息香、冰片、雌黄各 15 克，细辛、千金子霜、丁香、巴豆霜、当归、桃仁霜、甘遂（制）、红大戟、莪术、槟榔、胡椒、葶苈子、白芍（炒）、禹粮石（煅）、桑白皮、山豆根各 10 克，紫菀、牛黄各 8 克，芫花（制）5克，蜈蚣（去头足）2 克，斑蝥（去头足翅）0.8 克，铜石龙子 1 条。

【功效】辟秽气，止吐泻。

【主治】感受暑邪，时行痧气，头晕胸闷，腹痛吐泻。

【方药分析】本方 74 味药，系祛暑解毒，开窍辟秽之剂。因药味繁多，其功效、主治各异。具有祛暑解毒、芳香开窍辟秽的药有土藿香、苏叶、白芷、腰黄、檀香、苏合香、石菖蒲、麝香、安息香、冰片、降香、丁香等；具有清热镇惊、止咳之功的药有羚羊角、牛黄、水牛角粉、大黄、黄芩、黄连、黄柏、金银花、天麻、朱砂、玳瑁、琥珀、朱砂、桑白皮、山豆根、桔梗等；具有活血破瘀消滞的药有丹参、川芎、莪术、厚朴、巴豆、猪牙皂、蒲黄、茜草、槟榔、芫花等；具有止吐泻、收敛固脱药有苍术、五倍子、干姜、茯苓、半夏（制）、禹粮石、肉桂、玄明粉。

【性状与剂型】本品为棕色的圆形或八角形药锭，气香，味苦辛，每锭重1.25 克。

【用法与用量】内服，1 次 1~2 锭，1 日 1~2 次。

【贮藏】密闭，置阴凉干燥处保存，防潮防晒。
【宜忌】谨避暑热。

# 1203. 碧玉散

《上海市药品标准》（1974年版）

【药物组成】滑石600克，甘草100克，青黛35克。
【功效】清暑热，平肝火。
【主治】暑热蕴积，烦渴引饮，肝火旺盛，小便短赤。
【方药分析】滑石性寒而滑，寒能清热，滑能利窍，清膀胱热结，通利水道，用于暑热烦渴，湿热泄泻；甘草解毒，和中缓急，调和诸药；青黛清热凉血解毒，治温病热盛之证。
【性状与剂型】灰白色粉末，味微甘。
【用法与用量】内服，1次12克，1日1~2次，布袋包煎。
【贮藏】密闭，置阴凉干燥处保存，防潮防晒。
【宜忌】谨避暑热。
【各家论述】《伤寒直格》：“即六一散加青黛令如轻碧色。功用祛暑清热，主治暑湿证兼有肝胆郁热者。”

《成方便读》：“六一散……治伤暑感冒，表里俱热，烦躁口渴，小便不通，一切泻痢淋浊等证属于热者，此解肌行水，而为却暑之剂也。滑石气滑能解肌，质重能清降，寒能胜热，滑能通窍，淡能利水；加甘草者，和其中以缓滑石之寒滑，庶滑石之功，得以彻表彻里，使邪去而正不伤，故能治如上证耳。”

《宣明论方》：“即六一散（滑石六两，甘草一两）加青黛。治暑热病兼赤咽痛，或口舌生疮者。”

# 1204. 槟榔丸

《河南省药品标准》（1984年版）

【药物组成】大黄160克，牵牛子（炒）80克，槟榔、青皮（醋炙）、陈皮、莪术（醋煮）、黄芩、香附（醋炙）、朴硝、黄柏（酒炙）、栀子（酒炙）、枳壳（麸炒）、三棱（醋煮）各40克，山楂（炒）、六曲（炒）、麦芽（炒）各30克，木香、莱菔子各20克。
【功效】行气破积。
【主治】胸腹积滞，泄泻下痢。
【方药分析】槟榔、枳壳、陈皮、木香、三棱、莪术、牵牛子、香附、大黄、朴硝破积导滞，行气泻水；山楂、六曲、莱菔子健脾消食开胃；栀子、黄柏清热止泻痢。
【性状与剂型】为土黄色水丸，味辛苦，每50粒重3克。

【用法与用量】内服，1次7克，1日1次，温开水或姜汤送下。小儿酌减。
【贮藏】密闭，置阴凉干燥处，防潮防晒。
【宜忌】孕妇忌服。气虚者慎用。

## 1205. 槟榔四消丸

*《内蒙古药品标准》（1982 年版）*

【药物组成】大黄（酒制）、牵牛子（炒）各400克，槟榔、香附（醋制）、五灵脂（醋炒）各200克，猪牙皂50克。
【功效】清理肠胃，消食止痛，杀虫化滞。
【主治】胸膈胀满，不思饮食，停食停水，消化不良，嘈杂倒饱。
【方药分析】香附理气开郁，气行则积滞易化，食积易消，停水易除；槟榔、猪牙皂消食通便，导滞化食积；牵牛子泻积以除停水；大黄清郁热，配牵牛子导积滞宿食，泄停水外出；五灵脂行血止痛，配猪牙皂搜风杀虫化滞。
【性状与剂型】棕黄色至棕褐色的大蜜丸，气微香，味苦而涩，每丸重9克。
【用法与用量】内服，1次1丸，1日2次。小儿遵医嘱。
【贮藏】密闭，置阴凉干燥处，防潮防蛀。
【宜忌】孕妇忌服。气虚者慎用。年老体弱者勿服。

## 1206. 鼻炎灵丸

*《全国中成药产品集》*

【药物组成】苍耳子、白芷、黄芩、薄荷、辛夷、细辛、川贝母、豆豉各等份。
【功能】通窍消肿，祛风退热。
【主治】急慢性鼻炎。
【方药分析】苍耳子、辛夷、豆豉祛风解表，通鼻窍；薄荷芳香上达，祛头面风热之邪而助解表；黄芩、贝母清热以助通窍；白芷、细辛辛香助通窍，且消肿排脓止痛。
【性状与剂型】棕褐色的水蜜丸，每瓶装54克。
【用法与用量】内服，1次2~6克，1日2次。
【贮藏】密闭，置阴凉干燥处，防潮防晒。
【宜忌】忌食辛辣食物。

## 1207. 鼻咽灵

*《河南省药品标准》（1984 年版）*

【药物组成】山豆根、半枝莲、石上柏、白花蛇舌草、麦冬、玄参、党参各等份。

【功效】清热解毒，软坚散结，益气养阴。

【主治】咽喉肿痛或急慢性咽喉炎，也可用于鼻咽癌放疗后的辅助治疗。

【方药分析】山豆根为主，清热解毒，利咽喉，止疼痛；半枝莲，石上柏、白花蛇舌草清热解毒；玄参软坚散结，清上炎之虚火；麦冬、党参益气养阴。

【性状与剂型】糖衣片，每片重 0.25 克。

【用法与用量】内服，1 次 5 片，1 日 3 次。

【贮藏】密闭，置阴凉干燥处，防潮防晒。

【宜忌】忌食辛辣、油炸等刺激性食物。

## 1208. 鼻通丸

《北京市药品标准》(1985 年版)

【药物组成】苍耳子（炒）、薄荷、黄芩各 187.5 克，白芷 125 克，辛夷、鹅不食草、甘草各 62.5 克。

【功效】清热，祛风，通鼻窍。

【主治】风热袭肺，鼻塞流涕，头痛鼻渊，慢性鼻炎。

【方药分析】苍耳子、辛夷祛风解表，通鼻窍，治鼻渊；鹅不食草、黄芩入肺经，清肺热；白芷芳香通窍，化湿排脓；薄荷辛散上达，清利头目；甘草调和诸药。

【性状与剂型】黄褐色大蜜丸，气微香，味甘，每丸重 9 克。

【用法与用量】内服，1 次 1 丸，1 日 2 次。

【贮藏】密闭，置室内阴凉干燥处，防潮防蛀。

【宜忌】忌食辛辣、油炸等刺激性食物。

## 1209. 鼻渊丸

《吉林省药品标准》(1977 年版)

【药物组成】酒黄芩、栀子、玄参、辛夷、苍耳子各 50 克，麦门冬、地骨皮、赤芍、连翘、白芷、薄荷、荆芥、花粉、甘草、桔梗各 30 克。

【功效】清肺泻火，消肿止痛。

【主治】肺热鼻塞，不闻香臭，鼻孔红肿，咽喉肿痛。

【方药分析】黄芩、栀子、天花粉、连翘、赤芍清热泻火，解毒消肿止痛；白芷、苍耳子、辛夷通鼻窍，消肿排脓；麦冬、玄参、地骨皮软坚散结，清上炎之虚火；荆芥、薄荷气轻上行，疏头面之疾；桔梗既通肺窍，又为诸药之舟楫，载药上浮，直达病所；甘草调和诸药。

【性状与剂型】类圆球形棕褐色的蜜丸，味甘，微苦，每丸重 10 克。

【用法与用量】内服，1 次 1 丸，1 日 2 次，温开水送下。

【贮藏】密闭，放阴凉干燥处，防潮防蛀。

【宜忌】忌食辛辣、油炸等刺激性食物。

## 1210. 滴耳油

《北京市药品标准》(1980 年版)

【药物组成】胡桃油，黄柏，冰片，五倍子。

【功效】清热解毒，消肿止痛。

【主治】上焦湿热引起耳内生疮，肿痛刺痒，流脓滴水。

【方药分析】黄柏苦寒，清热燥湿力强，是为主药；辅以冰片通窍，解毒消肿；五倍子酸涩收敛；佐以胡桃油可达清热消肿之效。

【性状与剂型】油剂，每瓶装 3 克。

【用法与用量】外用滴耳，每次 2~3 滴，1 日 3~5 次。

【贮藏】密闭，置阴凉干燥处，避光防晒。

【宜忌】滴耳前，需先洗净耳内脓水。外耳道疔肿破溃者慎用本品。

## 1211. 精制海马追风膏

《辽宁省药品标准》(1980 年版)

【药物组成】生马钱子 6000 克，当归 1200 克，冰片 1000 克，防风、没药、乳香各 200 克，荆芥、红花、怀牛膝、木瓜、防己、赤芍、甘草、川芎、天麻、杜仲各 600 克，樟脑 500 克，冬青油、肉桂各 300 克，人工麝香 250 克，海马 120 克。辅料：汽油 60000 克，氧化锌 22500 克，橡胶 20000 克，凡士林 5000 克，羊毛脂 2500 克，松香 2050 克。

【功效】祛风散寒，活血止痛。

【主治】风寒麻木，腰腿疼痛，四肢不仁，积聚疝气。

【方药分析】荆芥、防风、防己、肉桂、天麻祛风湿，散寒邪；当归、红花、赤芍、川芎、乳香、没药活血祛瘀，止痛；生马钱子苦寒，散血热，消肿止痛；杜仲、怀牛膝、木瓜补肝肾，强筋骨，舒筋活络；樟脑、人工麝香、冰片通诸窍，辟秽，通络散瘀，消肿止痛；海马调气活血；甘草解毒，调和诸药。

【性状与剂型】布质片状含药橡皮膏，膏面淡黄色，有芳香凉气，每贴长 5 厘米，宽 6.5 厘米。

【用法与用量】外用。先将患处洗净，擦干，撕下药膏上的纱布，贴于患处，用手按摩几分钟。

【贮藏】密封，置阴凉干燥处，防潮防晒。

【宜忌】凡对橡皮膏过敏，皮肤糜烂及外伤化脓者，不宜贴用。

## 1212. 赛金化毒散

《江苏省药品标准》（1977 年版）

【药物组成】大黄 80 克，川贝母、雄黄(飞)、朱砂（飞）各 30 克，乳香（制）、没药（制）、天花粉、甘草、黄连、赤芍各 20 克，人工牛黄 3 克，珍珠（飞）、冰片各 2 克。

【功效】清热化毒。

【主治】痧疹后余毒未尽，咳嗽气喘，邪热蕴结，口舌生疮。

【方药分析】天花粉、大黄、人工牛黄、黄连、川贝母清热解毒透疹，清解麻疹留滞在各脏腑的余毒；赤芍清解血中余毒；川贝母清热润肺，化痰止咳；大黄清泻胃肠之火；牛黄、黄连清泻心火，去烦止躁；甘草、雄黄清解热毒；乳香、没药活血消肿，生肌；珍珠消肿止痛，化腐生肌。

【性状与剂型】红褐色粉末，味苦微凉，每袋 0.3 克。

【用法与用量】内服：1 岁小儿 1 次服 0.3 克，2~3 岁小儿 1 次 0.45 克，4~5 岁小儿 1 次服 0.6 克，1 日 2 次。周岁以内小儿酌减。外用敷患处。

【贮藏】密闭，置阴凉干燥处，防潮防晒。

【宜忌】忌食辛辣油腻食物。

## 1213. 熊胆丸

《吉林省药品标准》（1977 年版）

【药物组成】龙胆、大黄各 80 克，生地黄 60 克，盐泽泻、栀子、当归、盐车前子、菊花、柴胡、决明子、黄芩、防风、黄连、木贼各 48 克，冰片 6 克，薄荷冰 5 克，熊胆 1 克。

【功效】清热散风，止痛退翳。

【主治】风热或肝经湿热引起的目赤肿痛，羞明多泪，目生翳障。

【方药分析】熊胆为主，清泄肝热，明目退翳；龙胆草、大黄泄肝火，导热下行；决明子、木贼、菊花、车前子直入肝经，清热明目；防风、柴胡疏风清热；栀子、黄芩、黄连苦寒燥湿退热；泽泻泻伏水，去留垢以明目。本方多为苦寒伤阴之品，故方中佐用生地黄、当归清热滋阴养血，取清热不伤阴之效；用少量冰片、薄荷冰以加强清热止痛，防腐止痒之效。

【性状与剂型】类圆球形棕黑色的蜜丸，气清凉，味苦，微辛，每丸重 10 克。

【用法与用量】内服，1 次 1 丸，1 日 1~2 次，温开水送下。

【贮藏】密闭，放阴凉干燥处，防潮防蛀。

【宜忌】孕妇慎用。忌食辛辣油腻食物。

## 1214. 熊胆痔疮膏
《全国医药产品大全》

【药物组成】炉甘石（煅）163 克，熊胆、珍珠母各 32.5 克，冰片 19.5 克，麝香 1.95 克，液状石蜡 98 克，凡士林 880 克。

【功效】清热，解毒，杀虫。

【主治】痔疮痛痒，肛门破裂，红肿流水。

【方药分析】熊胆清热解毒，消肿止痛；麝香活血散结止痛；痔疮一病，多与湿热为患有关，故佐以珍珠母、煅炉甘石收湿敛疮生肌；冰片清热止痛，防腐止痒。

【性状与剂型】灰黄色的软膏，气香。

【用法与用量】外用适量，涂擦患处，1 日 3 次。

【贮藏】密封，置阴凉干燥处，防潮防晒。

【宜忌】忌食辛辣油腻食物。

## 1215. 熊麝膏
《广东省药品标准》（1982 年版）

【药物组成】熊胆 393 克，三七 225 克，木鳖子、痕芋头各 169 克，琥珀、麝香壳各 112 克，人工牛黄 82 克，乳香、苍术各 79 克，大黄 69 克，麝香 67 克，天南星、大枫子、胡麻仁、川乌、广东刘寄奴、半夏、山慈菇、地黄、当归尾、阿魏、白鲜皮、蓖麻子、苦瓜、朱砂（水飞）各 56 克，土茯苓、枳壳、陈皮、玄参、蒲公英、槐角、桑寄生、补骨脂、猪牙皂、荆芥、独活、蜂房、杜仲、两面针、甘草、黄芩、木香、薄荷、连翘、白附子、蛇蜕、葱白头、桃枝、白芍、苍耳子、浙贝母、羌活、紫草、红花、皂角刺、毛麝香、防风、生姜、垂柳枝、紫花地丁、黄柏、血余炭、白芷、地榆、牛蒡子、苦参、桑枝、金果榄、山奈、赤芍、穿山甲、白及、肉豆蔻、蝉蜕、蛇床子各 50 克。

【功效】软坚散结，消肿止痛。

【主治】疮疖，痈疽，瘰疬。

【方药分析】麝香活血散结止痛为主；熊胆清热解毒，消痈散肿为辅；佐以清热解毒，活血化瘀，行气通经活络，散结止痛消肿之品。

【性状与剂型】黑色膏药，气芳香，每贴 0.5~2.0 克。

【用法与用量】外用，软化，贴于患处。3 天 1 换。

【贮藏】密闭，置阴凉干燥处，防潮防晒。

【宜忌】孕妇忌贴腹部。

## 1216. 缩泉丸
《妇人良方》

【药物组成】山药、益智仁（盐水炒）、乌药各 600 克。

【功效】温肾祛寒，缩尿止遗。

【主治】下元虚冷，小便频数及小儿遗尿。

【方药分析】益智仁温肾纳气，暖脾摄津，固涩缩尿；乌药温散下焦虚冷，以助膀胱气化，固涩小便；山药健脾补肾而涩精补气。

【性状与剂型】米色小粒水丸，具有益智仁特异香气，味微苦。

【用法与用量】内服，1 次 6~9 克，1 日 2 次，饭前用淡盐汤或温开水送服。小儿酌减。

【贮藏】密闭，置阴凉干燥处，防潮防晒。

【各家论述】《医方考》："胕气者，太阳膀胱之气也。膀胱之气，贵于冲和，邪气热之则便涩，邪气实之则不出。正气寒之则遗尿，正气虚之则不禁。是方也，乌药辛温而质重，重者坠下，故能疗肾间之冷气；益智仁辛热而色白，白者入气，故能壮下焦之胕气。胕气复其沃，则禁固复其常矣。"

## 1217. 增力丸
《全国医药产品大全》

【药物组成】神曲（麸炒）、白术、（麸炒）、枳实（麸炒）、麦芽（炒）各 800 克，厚朴（姜制）、橘红、清半夏（制）、陈皮、茯苓、党参各 400 克，白芍、当归、生地黄、枸杞子、山药、山茱萸（酒制）、泽泻、远志（制）各 200 克，黄连、黄柏、扁豆（炒）、甘草、芡实（麸炒）各 100 克，木香 60 克。

【功效】温补气血，健胃消食。

【主治】膨闷胀饱，嗳气吞酸，耳鸣腹泻，四肢无力，精神疲乏，食欲不振。

【方药分析】参、苓、术、草、陈、夏六君补气祛痰；归、地、芍补血；山药、山萸肉、泽泻滋肾；厚朴、枳实、木香行气宽中除胀；芡实、远志、橘红、陈皮健脾理气；黄连、黄柏清心肾之火；扁豆、枸杞补脾益肾；神曲、麦芽健胃消食。

【性状与剂型】棕褐色的大蜜丸，味甜微苦，每丸重 10 克。

【用法与用量】内服，1 次 1 丸，1 日 2 次，温开水送下。

【贮藏】密闭，置室内阴凉干燥处，防潮防蛀。

【宜忌】忌食生冷黏腻等不易消化的食物。

## 1218. 震灵丹

《上海市药品标准》（1974 年版）

【药物组成】禹粮石（醋煅，飞）、赤石脂（煅，飞）、紫石英（醋煅，飞）代赭石（醋煅，飞）各 400 克，五灵脂、没药（制）、乳香（制）各 200 克，朱砂（飞）100 克。

【功效】固崩止带，祛瘀生新。

【主治】妇女崩漏，白带延久不止。

【方药分析】赤石脂、禹粮石收敛止血；紫石英、代赭石平肝降逆止血；乳香、没药、五灵脂活血化瘀止痛；朱砂镇静安神。

【性状与剂型】褐红色小粒糊丸，味淡。

【用法与用量】内服，1 次 3~9 克，1 日 2 次，饭前服用。

【贮藏】密闭，置阴凉干燥处，防潮防晒。

【宜忌】忌生气恼怒。

## 1219. 噙化上清丸

《全国医药产品大全》

【药物组成】玄明粉、柿饼霜、款冬花（炙）、五味子（炙）、黄芩（酒炒）、海浮石（煅）、薄荷、乌梅（去核）、甘草（炙）、寒水石（煅）、麦芽（炒）、青黛、诃子肉（煨去核）、川贝母（去心）各 30 克。

【功效】清热利肺，生津止嗽。

【主治】口干咽燥，咳嗽声哑，咽喉不利，咽如有物，吐之不出，咽之不下。

【方药分析】玄明粉、黄芩、海浮石、寒水石、青黛、薄荷清热化痰；款冬花、川贝母、柿饼霜润肺下气，止咳化痰；五味子、乌梅、诃子敛肺下气，利咽止咳；麦芽、甘草和中疏肝。全方清热利肺，生津止嗽，兼化老痰。

【性状与剂型】黑褐色小圆球形蜜丸，味甘，微酸，每丸重 1.5 克。

【用法与用量】每次 1 丸，口内噙化，每日 3~5 次。

【贮藏】密闭，置阴凉干燥处，防潮防蛀。

【宜忌】忌辛辣刺激食物。忌抽烟。

## 1220. 镇惊散

《全国医药产品大全》

【药物组成】水牛角浓缩粉 60 克，麦冬、钩藤、天竺黄、茯苓各 50 克，胆南星 40 克，远志（制）、全蝎、朱砂、九节菖蒲、僵蚕（炒）、黄连各 30 克，珍珠、甘草各 20 克，琥珀、牛黄各 15 克。

【主治】<u>小儿急惊风</u>，<u>身热神昏</u>，<u>抽搐</u>，<u>痰涎壅盛</u>。

【方药分析】牛黄、水牛角、黄连凉血解毒，化痰开窍，泻心经实火；朱砂、菖蒲、天竺黄清热化痰，镇惊安神；钩藤、全蝎、胆南星清热平肝，息风止痉；珍珠、琥珀、僵蚕平肝潜阳，定惊安神，息风化痰；麦冬、茯苓、远志清心养阴，健脾安神；甘草调和诸药。

【性状与剂型】黄棕色粉末散剂，味苦，每副重 0.5 克。

【用法与用量】内服，1~3 岁小儿 1 次 0.5 克，1 日 2 次。周岁以下酌减。

【贮藏】密闭，置阴凉干燥处，防潮防晒。

# 1221. 镇痫片

《全国医药产品大全》

【药物组成】珍珠母 1000 克，酸枣仁 100 克，茯苓、麦冬各 70 克，石菖蒲、郁金、胆南星、红参、莲子芯、远志（甘草水泡）各 50 克，人工牛黄、朱砂（飞）各 30 克。

【功效】镇心安神，豁痰开窍。

【主治】<u>癫狂</u>，<u>痰迷心窍</u>，<u>神志昏迷</u>，<u>四肢抽搐</u>，<u>口角流涎</u>。

【方药分析】牛黄、朱砂、石菖蒲清热止痉，镇心安神，豁痰开窍；胆南星、珍珠母化痰息风，安神定志；麦冬、莲子芯、郁金凉血清心，安神除烦，行气开郁；红参、酸枣仁、远志、茯苓益气养心，安神镇静。

【性状与剂型】为赭红色片剂，味苦，每片 0.5 克。

【用法与用量】内服，1 次 4 片，1 日 3 次，饭前服用。

【贮藏】密闭，置阴凉干燥处，防潮防晒。

【贮藏】忌精神刺激。忌食辛辣食物。

# 1222. 橘红丸

《四川省药品标准》（1983 年版）

【药物组成】橘红 75 克，陈皮、茯苓、苦杏仁、瓜蒌皮、浙贝母、地黄、麦冬、石膏各 50 克，半夏（制）、桔梗、紫苏子（炒）、紫菀各 37.5 克，甘草、款冬花各 25 克。

【功效】清肺，化痰，止咳。

【主治】<u>咳嗽痰多</u>，<u>胸闷口干</u>。

【方药分析】橘红宣肺化痰止咳；制半夏降逆化痰平喘；瓜蒌皮、石膏清肺泻热；陈皮健脾祛痰；桔梗、紫菀、苦杏仁、紫苏子、款冬花宣肺止咳，化痰平喘；麦冬、地黄滋阴润燥；甘草止咳，调和诸药。

【性状与剂型】棕褐色的大蜜丸，气微香，味甜，微苦，每丸重 6 克。

【用法与用量】内服，1 次 2 丸，1 日 2 次，空腹温开水送下。

【贮藏】密闭，置阴凉干燥处，防潮防蛀。

【宜忌】忌食辛辣刺激食物。

## 1223. 橘红化痰丸

*《黑龙江省药品标准》（1986 年版）*

【药物组成】苦杏仁（炒）、酸浆（净）各 100 克，罂粟壳、甘草、川贝母、白矾、橘红、五味子各 75 克。

【功效】理肺止嗽，化痰定喘。

【主治】日久咳嗽，气促喘急。

【方药分析】罂粟壳固涩平喘；川贝、苦杏仁、橘红宣肺止咳；白矾、酸浆、五味子、甘草酸甘滋阴，润肺止嗽；甘草止咳又能调和诸药。

【性状与剂型】红棕色丸剂，质柔软，味甜，微苦涩，每丸重 9 克。

【用法与用量】内服，1 次 1 丸，1 日 2 次。

【贮藏】密封，贮于阴凉干燥处，防潮防蛀。

【宜忌】忌食辛辣刺激食物。

【各家论述】《中药成药学》："本药临证适用于咳嗽日久，气喘，肺肾已虚，肺气不敛所致诸症；因本药药性偏于收敛，宜治久嗽气喘，但不宜用于外感表证患者，以免闭关留邪之弊。"

## 1224. 橘核丸

*《上海市药品标准》（1980 年版）*

【药物组成】海带（漂）400 克，橘核（炒）、海藻（漂）、川楝子（炒）、桃仁（炒）各 200 克，厚朴（制）、枳实（麸炒）、木通、延胡索（麸炒）、木香、肉桂各 50 克。

【功效】理气散寒，消疝止痛。

【主治】小肠疝气，睾丸偏大，阴囊肿胀，气结做痛。

【方药分析】橘核、川楝子、木香辛苦之品，入厥阴气分，行气止痛；桃仁、延胡索入厥阴血分，活血散结止痛；肉桂辛热，温肝肾，散寒凝；厚朴、枳实破气分之郁结，兼以燥湿；海藻、海带咸润，软坚散结；木通通利下焦湿邪。

【性状与剂型】灰棕色小粒糊丸，味咸带涩。

【用法与用量】内服，1 次 9 克，1 日 2 次，饭前服用。

【贮藏】密封，贮于阴凉干燥处，防潮防晒。

【宜忌】忌食生冷寒凉食物。

## 1225. 橘核疝气丸

《辽宁省药品标准》（1980 年版）

【药物组成】川楝子（炒）、小茴香（盐制）、延胡索、炮姜、橘核（炒）、荔枝核（炒）、附子（制）、泽泻（盐制）、木香、胡芦巴（炒）、苍术（炒）、吴茱萸（制）各 50 克，肉桂 30 克。

【功效】散寒止痛，软坚散结。

【主治】疝气疼痛，睾丸肿大，阴囊潮湿。

【方药分析】疝气疼痛多因厥阴肝经寒凝气滞，川楝子和温阳理气药相配伍，温通散寒，行气止痛；吴茱萸、小茴香、附子、肉桂、炮姜温中理气，疏肝散结，温肾祛寒；橘核、荔枝核行气散结，散寒止痛；木香、延胡索行气化瘀，散结止痛；泽泻、苍术、胡芦巴散湿邪，补肾阳，使下焦复暖，疝痛则平。

【性状与剂型】为棕褐色圆形蜜丸，味辛苦，每丸重 10 克。

【用法与用量】内服，1 次 1 丸，1 日 2~3 次。

【贮藏】密闭，置阴凉干燥处，防潮防蛀。

【宜忌】忌食生冷寒凉食物。

## 1226. 醒消丸

《外科全生集》

【药物组成】乳香（制）、没药（制）各 200 克，雄黄 100 克，麝香 30 克。

【功效】消肿止痛。

【主治】痈疽肿毒，坚硬疼痛。

【方药分析】雄黄辛苦性温，以毒攻毒，燥湿祛风；麝香辛温，芳香走窜，活血通络，散瘀止痛；乳香、没药活血化瘀，调气止痛，祛腐消肿。

【性状与剂型】棕黄色至暗黄色水丸剂，气芳香，味微苦，每瓶装 3 克，约50 粒。

【用法与用量】内服，成人 1 次 3 克，1 日 1~2 次，温黄酒或温开水送下。7岁以上小孩减半；3~7 小儿岁服成人的 1/4 量。

【贮藏】密封，贮于阴凉干燥处，防潮防晒。

【宜忌】忌辛辣厚味。孕妇忌服。痈疽已溃成脓者，不宜使用。

## 1227. 瘰疬内消丸

《全国医药产品大全》

【药物组成】牡蛎（煅）、夏枯草各 90 克，玄参（蒸）、浙贝母（去心）各 30 克。

【功效】软坚消结。

【主治】瘰疬结核，肿胀或破后久不愈者。

【方药分析】玄参、浙贝母、牡蛎咸寒软坚；夏枯草消肿散结，加强诸药软坚散结之功。

【性状与剂型】小圆球形黑褐色小丸剂，气腥，味微苦，每袋装 9 克。

【用法与用量】内服，1 次 9 克，1 日 2 次，饭后温开水送下。

【贮藏】密闭，置阴凉干燥处，防潮防晒。

【宜忌】忌食辛辣厚味食物。

## 1228. 黛蛤散
《上海市药品标准》（1986 年版）

【药物组成】蛤壳（煅）600 克，青黛 60 克。

【功效】清热化痰。

【主治】肝旺肺热，咳嗽痰黏。

【方药分析】青黛清肝泻火，蛤壳化痰止咳。

【性状与剂型】青灰色粉末，散剂，味淡。

【用法与用量】内服，1 次 9 克，1 日 1~2 次。

【贮藏】密封，贮于阴凉干燥处，防潮防晒。

【各家论述】《中药成药学》："本药临证适用于肝肺郁热，痰火上逆所致头晕目眩，咳喘痰多黏稠，痰多带血等症；支气管扩张所致咳嗽痰血症；胃热，慢性胃炎疼痛，吞酸，用饴糖或蜂蜜调服，具有消炎止痛的作用。"

## 1229. 鹭鸶咯丸
《北京市中药成方集》

【药物组成】麻黄、甘草、白芥子各 12 克，杏仁、石膏、栀子（姜水炒）、蛤壳、苏子（炒）、瓜蒌皮、天花粉各 60 克，青黛、射干、牛蒡子各 30 克，细辛 6 克，麝香 0.6 克，龙涎香 1.5 克。

【功效】清宣肺热，止嗽化痰。

【主治】小儿百日咳，咳嗽不休，气呛声嘶，甚则咯血，久嗽音哑，面目浮肿，经久不愈。

【方药分析】鹭鸶咯即百日咳。本品以清泄肺热的麻杏甘石汤为基础方，配伍栀子、青黛、蛤壳、射干，加强清肺泻热功效；配苏子、瓜蒌、白芥子、蛤壳降气，消痰，止咳；牛蒡子、细辛宣肺气，降逆止咳；天花粉、甘草清热润肺，生津利咽；麝香、龙涎香祛痰，散结，宣肺。

【性状与剂型】棕褐色大蜜丸，臭微，味甜，苦，每丸重 1.2 克。

【用法与用量】内服，1 次 1~2 丸，1 日 2 次。

【贮藏】密闭，置阴凉干燥处，防潮防蛀。

**【宜忌】**忌食辛辣厚味食物。

# 1230. 藿香正气散
《太平惠民和剂局方》

**【药物组成】**藿香 90 克，半夏曲、白术、陈皮、厚朴、苦桔梗各 60 克，大腹皮、白芷、紫苏、茯苓各 30 克，甘草 75 克。

**【功效】**解表化湿，理气和中。

**【主治】**外感风寒，内伤湿滞，霍乱吐泻，发热恶寒，头痛，胸膈满闷，脘腹疼痛，舌苔白腻，以及山岚瘴疟等。临床常用于治疗急性胃肠炎或四时感冒暑湿滞脾胃外感风寒者。

**【方药分析】**方中藿香用量偏重，既能辛散风寒，又能芳香化浊，且兼升清降浊，善治霍乱；配以苏叶、白芷辛香发散，助藿香外解风寒，兼可芳香化浊；半夏曲、陈皮燥湿和胃，降逆止呕；白术、茯苓健脾运湿，和中止泻；厚朴、大腹皮行气化湿，畅中除满；桔梗宣肺利膈，既利于解表，兼能化湿；甘草和中，调和诸药。

**【性状与剂型】**灰黄色粉末，散剂，味苦，每包 10 克。

**【用法与用量】**内服，1 次 1 包，1 日 2 次，姜枣煎汤送服。

**【贮藏】**密封，贮于阴凉干燥处，防潮防晒。

**【宜忌】**忌食生冷黏腻等不易消化的食物。

**【各家论述】**《成方切用》："此手太阴、足阳明药也。藿香辛温，理气和中，辟恶止呕，兼治表里为君。紫苏、白芷、桔梗散寒利膈，佐之以发表邪。厚朴、大腹皮行水荡满。橘皮、半夏散逆除痰，佐之以疏里滞；苓、术、甘草益脾去湿，以辅正气，为臣使也。正气通畅，则邪逆自除矣。"

《删补名医方论》："四时不正之气由鼻而入，不在表而在里，故不用大汗以解表，但用芳香利气之品以正里。苏、芷、陈、腹、朴、梗皆气胜者也，故能正不正之气；苓、半、甘草则甘平之品，所以培养中气者也。……名曰正气，谓能正不正之气也。"

《成方便读》："夫四时不正之气，与岚瘴疟疾等证，无不皆由中气不足者方能受之。而中虚之人，每多痰滞，然后无形之气挟有形之痰互结为患。故此方以白术、甘草补土健中者，既以半夏、陈皮、茯苓化痰除湿组之，但不正之气从口鼻而入者居多，故复以桔梗之宣肺，厚朴之平胃，以鼻通于肺，而口达乎胃也。藿香、紫苏、白芷皆为芳香辛散之品，俱能发表宣里，辟恶祛邪。大腹皮独入脾胃，行水散满，破气宽中，加姜枣以和营卫，致津液，和中达表，如是则邪有不退气有不正者哉？"

# 1231. 藿胆丸

《医宗金鉴》

【药物组成】藿香叶 40 克，猪胆汁 45 克。

【功效】清湿热，通鼻窍。

【主治】鼻渊属于湿热者，鼻流浊涕，量多色黄，鼻塞不通，头痛头胀，不闻香臭。

【方药分析】猪胆汁苦寒，可清胆经之热；藿香芳香化浊，利湿。

【性状与剂型】黑色小水丸，味苦，气特异，每瓶装 36 克。

【用法与用量】内服，成人 1 次 6 克，1 日 2 次，小儿减半。

【贮藏】密封，贮于阴凉干燥处，防潮防晒。

【宜忌】忌食辛辣油腻食物。

# 1232. 蟾龙丸

《中药制剂汇编》（1983 年版）

【药物组成】地龙 5000 克，桔梗 500 克，甘草 250 克，蟾酥 10 克。

【功效】止咳化痰。

【主治】老年慢性气管炎。

【方药分析】蟾酥解毒祛瘀，地龙清热平喘，桔梗宣肺化痰，甘草润肺和中。

【性状与剂型】水丸剂。

【用法与用量】内服，1 次 6 克，1 日 3 次，饭后服。10 日为 1 个疗程。

【贮藏】密封，置阴凉干燥处，防潮防晒。

【宜忌】忌食辛辣油腻食物。

# 1233. 蟾酥丸

《外科正宗》

【药物组成】朱砂 9 克，蟾酥（酒化）、枯矾、寒水石（煅）、铜绿、乳香、没药、胆矾、麝香各 3 克，轻粉 1.5 克，蜗牛 21 个。

【功效】清热解毒，消肿定痛。

【主治】热毒蕴结，致患疔疮，发背，脑痈，乳痈，附骨腿臀等疽及一切恶疮。

【方药分析】蟾酥解毒消肿，强心止痛，主痈疽疔肿瘰疬，一切恶疮顽癣；寒水石、蜗牛清热解毒，消肿软坚；乳香、没药活血化瘀，消肿定痛；麝香开通经络；朱砂解毒安神；雄黄解毒化瘀；胆矾解毒消肿；枯矾燥湿化瘀；轻粉攻毒；铜绿杀虫疗恶疮。配合成方，具有清热解毒、消肿定痛的功效。

【**性状与剂型**】水丸，每33粒重1克。

【**用法与用量**】内服，1次4~5粒，1日1~2次，葱白汤或温开水送服。外用，研细醋调敷患处。

【**贮藏**】密闭，置阴凉干燥处，防潮防晒。

【**宜忌**】本丸有毒，服用不可过量。气血虚弱者慎用。孕妇忌服。疔疮、痈疽等已溃烂者不宜外敷。

【**各家论述**】《外科正宗》："治疗疮、发背、脑疽、乳痈、附骨臀腿等疽，一切恶症歹疮，不痛或麻木，或呕吐，病重者必多昏愦。此药服之不起发者即发，不痛者即痛，痛甚者即止，昏愦者即苏，呕吐者即解，未成者即消，已成者即溃。真有回生之功，乃恶症中至宝丹也。"

## 1234. 蟾酥痧气丸

《浙江省药品标准》（1983年版）

【**药物组成**】大黄240克，麻黄、腰黄（飞）、天麻、朱砂各144克，苍术120克，甘草（炒）96克，蟾酥36克，丁香24克，麝香12克。

【**功效**】祛暑，解肌，开窍。

【**主治**】夏令中暑，腹痛吐泻，牙关紧闭，四肢逆冷。

【**方药分析**】苍术、腰黄燥湿祛风，辟秽解毒；麝香、蟾酥开窍辟秽，通络解毒；天麻、朱砂安神定志；麻黄发汗解肌，开腠理；大黄泻热解毒，行滞；丁香辟秽祛邪，芳香开窍；甘草和中解毒，调和诸药。

【**性状与剂型**】为朱红色有光泽的水丸，除去朱砂衣后，显深黄色至棕黄色，气香，味甘、苦，有麻舌感，每40粒重约1克。

【**用法与用量**】内服，1次10粒，一日1~2次；外用，研细后吹入鼻孔取喷嚏。小儿酌减。

【**贮藏**】密封，贮于阴凉干燥处，防潮防晒。

【**宜忌**】孕妇忌服。

## 1235. 蟾酥锭

《四川省药品标准》（1983年版）

【**药物组成**】雄黄(飞)250克，大黄、藤黄各200克，蟾酥75克，儿茶60克，蜈蚣25克，麝香、冰片各10克，地牯牛（制）25个。

【**功效**】清热解毒，消肿止痛。

【**主治**】痈疽发背，无名肿毒，恶疮初起，疼痛坚硬以及毒虫咬后红肿痒痛。

【**方药分析**】蟾酥解毒消肿止痛为主，配以雄黄解毒杀虫；蜈蚣解毒止痛；麝香、冰片活血散结止痛；地牯牛解热拔毒消肿；藤黄止血消痈；大黄破血行瘀，泻血分实热。诸药合用，共奏清热解毒、消肿止痛之功。

**【性状与剂型】** 黄褐色锭，气香，每锭重 2 克。

**【用法与用量】** 外用，用温开水或醋磨化，涂擦患处。

**【贮藏】** 密闭，置阴凉干燥处，防潮防晒。

**【宜忌】** 破皮及将溃者不宜用。切勿入口入眼。

## 1236. 癣药玉红膏
《北京市药品标准》(1983 年版)

**【药物组成】** 赤石脂 360 克，细辛、全蝎、斑蝥各 180 克，雄黄粉 60 克，轻粉 120 克，虫白蜡 150 克。

**【功效】** 杀虫止痒。

**【主治】** 干癣，湿癣，顽癣，癞癣，桃花癣，吃发癣，围脖癣，牛皮癣。

**【方药分析】** 斑蝥、全蝎攻毒蚀疮；赤石脂、虫白蜡收湿生肌敛疮；雄黄、轻粉攻毒杀虫，止痒；细辛祛风止痛。

**【性状与剂型】** 为粉红色的油膏，气香微腥，每盒装 12 克。

**【用法与用量】** 外用，薄涂患处，用纱布轻扎至起泡时，将泡内毒水放出擦净。

**【贮藏】** 密闭，置室内阴凉干燥处，避光防晒。

**【宜忌】** 破皮及将溃者不宜用。本品有毒，切勿入口入眼。

## 1237. 癣药膏
《北京市药品标准》(1983 年版)

**【药物组成】** 花生油 480 克，桃仁（带皮水疱 3、4 日）、蜂蜡各 240 克，樟脑 75 克，冰片 45 克，苦楝皮、硫黄各 15 克，红丹、紫草各 6 克。

**【功效】** 清血祛毒，杀虫止痒。

**【主治】** 皮肤湿毒，身面刺痒，牛皮恶癣，金钱癣，搔痒成疮，溃流脓水，浸淫作痛。

**【方药分析】** 苦楝皮杀虫疗癣；硫黄、樟脑除湿杀虫，止痒；桃仁、紫草活血凉血，解毒透疹；红丹、蜂蜡解毒生肌；冰片防腐止痒；花生油为膏剂的基质。

**【性状与剂型】** 呈紫红色的油膏，气香，每盒装 6 克。

**【用法与用量】** 外用，用温水洗净患处，取适量涂擦患处，1 日 3 次。

**【贮藏】** 密闭，置室内阴凉干燥处，避光防晒。

**【宜忌】** 外用药，切勿入口眼。

# 1238. 囊虫丸

《内蒙古药品标准》（1982年版）

【**药物组成**】五灵脂流浸膏240克，茯苓200克，僵蚕或僵蛹（炒）、桃仁各150克，雷丸、牡丹皮各100克，橘红60克，大黄、黄连各50克，水蛭（滑石烫）、干漆（炭）各35克，川乌（制）、芫花（醋制）各12克。

【**功效**】活血化瘀，软坚消囊，镇惊止痛，杀虫解毒。

【**主治**】人的猪囊虫症，脑囊虫及由脑囊虫引起的癫痫。

【**方药分析**】僵蚕化痰散结，息风解痉；水蛭、大黄、桃仁、丹皮破血祛瘀；雷丸、干漆、芫花杀虫；茯苓淡渗利湿，祛痰；橘红理气化痰：川乌消散痰结；五灵脂散瘀止痛。

【**性状与剂型**】为棕褐色蜜丸，气腥，味苦，每丸重4.5克。

【**用法与用量**】内服，1次1丸，1日2~3次，饭后温开水送服。

【**贮藏**】密闭，置阴凉干燥处，防潮防蛀。

【**宜忌**】孕妇忌服。肝肾功能不正常者忌用。病情严重者可遵医嘱。

# 主治 – 方剂对照拼音首字母索引